医用耗材使用
安全风险管理

马丽平　谢松城　主编

清华大学出版社
北京

内 容 提 要

本书以医用耗材使用安全为重点，根据风险管理理论结合国内外的最新管理理念编写，内容包括相关法律法规、医用耗材使用的风险分析、风险评估、风险控制的过程，同时收集和分析了大量医用耗材使用安全、不良事件真实案例，以及各类医用耗材的使用安全风险管理实践，最后还有信息化技术在医用耗材安全风险管理中的应用。

本书是由资深的医院管理人员、医学工程人员、医护人员结合他们多年实际工作经验和国内外最新进展编写而成，理论与实践结合。可以作为各级医院医用耗材管理人员、医护人员、医学工程技术人员实际工作中的参考书和工具书，帮助促进医用耗材管理水平的提高，以保障医疗安全。

图书在版编目（CIP）数据

医用耗材使用安全风险管理 / 马丽平，谢松城主编 . —北京：清华大学出版社，2021.9
ISBN 978-7-302-58913-6

Ⅰ. ①医…　Ⅱ. ①马…②谢…　Ⅲ. ①医药卫生材料—安全管理—风险管理—研究　Ⅳ. ① R197.39

中国版本图书馆 CIP 数据核字（2021）第 171767 号

责任编辑：肖　军
封面设计：吴　晋
责任校对：李建庄
责任印制：丛怀宇

出版发行：清华大学出版社
　　　　　网　　　址：http://www.tup.com.cn，http://www.wqbook.com
　　　　　地　　　址：北京清华大学学研大厦 A 座　　　邮　　编：100084
　　　　　社 总 机：010-62770175　　　　　　　　邮　　购：010-62786544
　　　　　投稿与读者服务：010-62776969，c-service@tup.tsinghua.edu.cn
　　　　　质量反馈：010-62772015，zhiliang@tup.tsinghua.edu.cn
印 装 者：三河市君旺印务有限公司
经　　销：全国新华书店
开　　本：185mm×260mm　　　印　张：34.25　　　字　数：662 千字
版　　次：2021 年 9 月第 1 版　　　印　次：2021 年 9 月第 1 次印刷
定　　价：108.00 元

产品编号：091281-01

编委名单

顾 问：彭明辰 于清明

主 编：马丽平 谢松城

副主编：郑 焜 楼晓敏 艾瑞克·吴（马来西亚） 张 锦 王国宏

编 委（按姓氏笔画）

马丽平 国家卫生健康委员会医院管理研究所

王 坤 河南驼人医疗器械集团有限公司

王 俐 浙江医院

王 涛 安徽省立医院

王 焱 首都医科大学附属北京同仁医院

王 溪 四川大学华西第二医院

王 巍 国家卫生健康委员会医院管理研究所

王义鸿 烟台市市场监督管理局

王国宏 华中科技大学同济医学院附属协和医院

王佳丽 浙江医院

王思敏 华中科技大学同济医学院附属协和医院

王海东 昆明医科大学第一附属医院

毛亚杰 山西白求恩医院

方良君 浙江医院

艾瑞克·吴（马来西亚） ECRI 研究院

包松樱 杭州市中医院

冯靖祎 浙江大学医学院附属第一医院

刘景鑫 吉林大学中日联谊医院

许 欢 浙江省人民医院

杨大干 浙江大学医学院附属第一医院

李 斌 上海市第六人民医院

吴　韬　浙江大学医学院附属第一医院

谷　玮　安徽省立医院

汪　佶　浙江医院

沈　婷　浙江大学医学院附属第二医院眼科中心

应　悦　浙江大学医学院附属第二医院

张　莉　浙江省医疗器械检验研究院

张　锦　山西白求恩医院

陈　芳　浙江医院

陈　晔　国家卫生健康委员会医院管理研究所

陈宏文　南方医科大学南方医院

林　娟　浙江医院

金　伟　无锡市人民医院

金静芬　浙江大学医学院附属第二医院

周　强　国药集团医疗器械研究院

郑　焜　浙江大学医学院附属儿童医院

郑司雨　浙江工业大学

郑彩仙　浙江大学医学院附属儿童医院

胡咏梅　国药集团医疗器械研究院

娄海芳　浙江省人民医院

费晓璐　首都医科大学附属北京宣武医院

倪亚珺　浙江医院

徐彩娟　浙江大学医学院附属第一医院

钱　英　江苏省人民医院

郭云剑　国家卫生健康委员会医院管理研究所

高关心　内蒙古自治区人民医院

黄　磊　浙江医院

常省委　河南驼人医疗器械集团有限公司

谢松城　浙江医院

楼晓敏　杭州市红十字会医院

序言一

近几年来，我国医用耗材行业发展迅猛，很多中高端的植入、介入类医用耗材已经实现进口替代。医用耗材作为医疗器械的重要组成部分，是医疗技术发展和医疗质量提高的核心。随着技术的飞速发展，相关产业不断升级，临床应用越来越广泛，监管部门和医疗机构对医用耗材质量以及安全管理的要求也不断提升。

2021年1月国家卫健委发布《医疗器械临床使用管理办法》(国家卫生健康委员会令第8号)，2021年3月国务院发布《医疗器械监督管理办法》(国务院令第739号)，对医疗器械安全性管理提出更高更严要求，尤其是对医疗器械不良事件、使用安全事件以及上市后的再评价。

"难事，必作于易；大事，必作于细"。医用耗材使用安全问题既是大事也是难事，我们必须从细处着手，认真对待每个具体问题，每个应用环节，最终实现安全有效的管理。目前，在医用耗材安全风险方面的系统研究相对有限，《医用耗材使用安全风险管理》一书的出现，从理论到实践，列举大量实际案例，从产品质量、临床使用、科学监管等多维度进行分析和再评价；用风险管理方法，系统讨论医用耗材使用中安全风险问题，针对医疗机构管理产品应用流程、降低临床使用风险手段、生产企业提高产品质量措施等全链条给与详实阐述，具有很高的指导价值。

相信本书能够促进"产用结合"，实现"医工结合"，为保障患者安全，推进我国医用耗材高质量发展发挥积极作用。

2021年5月

序言二

　　医用耗材作为医疗器械的重要组成部分，在医院手术、护理、诊疗各个方面已经成为医疗活动中不可缺少的物质基础，尤其在植入、介入诊疗等领域大量新型医用耗材投入临床使用；促进了医疗技术的发展和医疗质量的提高。同时，医用耗材使用管理问题也引起广泛的关注。在临床使用中"患者安全"相关的医用耗材使用安全风险问题包括给患者造成伤害的使用安全事件、不良事件逐年上升，成为医院管理人员和社会关注的焦点。2019年国家卫健委发布的《医疗机构医用耗材管理办法（试行）》，2021年1月发布的《医疗器械临床使用管理办法》（国家卫健委8号令），明确要求建立医疗器械临床使用风险管理制度，持续改进医疗器械临床使用行为。由于医用耗材的使用安全风险涉及面很广，安全风险因素包括耗材本身是质量、临床使用操作和使用环境以及使用对象（患者），涉及医用管理部门包括医疗、护理、院感、医学工程等，是需要各方面协调的系统工程，医用耗材使用安全风险管理也是医院医疗质量、安全管理的新课题。

　　《医用耗材使用安全风险管理》一书，配合相关法律法规的落实，根据医院医用耗材管理人员、医护人员和临床医学工程人员的实际需求，从临床使用安全的角度出发，应用风险管理的方法，讨论医用耗材的使用安全问题。本书编写结合国内外医用耗材管理方面的最新进展、管理经验，从管理理论、方法以及编者实际工作中的真实案例分析，对医院医用耗材管理人员、医护人员和临床医学工程人员的工作发挥很好的指导作用，促进医用耗材管理的规范化。提高医疗质量，保障患者安全。

2021 年 6 月

前　言

医用耗材作为医疗器械的重要组成部分，技术发展十分迅速。大量新型医用耗材投入临床使用，在手术、护理、诊疗各个方面已经成为不可缺少的器械，尤其在植入、介入诊疗等领域高值耗材广泛使用，促进了医疗技术的发展和医疗质量的提高。同时，医用耗材使用管理问题也引起广泛的关注。目前，医院在医用耗材使用管理主要集中在经济管理方面，包括成本控制、绩效管理、物流供应链管理及遏制医用耗材费用的不合理增长等方面。在临床使用中"患者安全"相关的使用安全风险的观念相对薄弱，是管理的"短板"。如何规范医用耗材的使用安全风险管理成为医用耗材管理的重要议题。2019年国家卫生健康委员会发布的《医疗机构医用耗材管理办法（试行）》明确要求对医用耗材的遴选、采购、验收、存储、发放、临床使用、监测、评价等工作进行全流程管理。在临床使用环节，为加强医疗器械临床使用管理，保障医疗器械临床使用安全、有效，2021年1月国家卫生健康委员会发布《医疗器械临床使用管理办法》，2021年3月国务院发布修订的《医疗器械监督管理办法》2021版（国务院令第739号），在2021年6月1日施行。这些法律、法规明确了医用耗材使用安全管理的职责与内容，成为医用耗材使用安全风险管理的准则。

医用耗材管理与医疗设备管理方式、方法明显不同。不同类别耗材的管理也不一样，在临床使用管理方面具有极强的专业性，已经成为医院医疗质量安全管理的新内容。近年来，国内外医院发生与医用耗材应用相关的不良事件、使用安全事件及引发的医疗纠纷、事故也呈明显增加的趋势。医用耗材使用安全问题已经成为医疗安全重要隐患之一。

医用耗材使用安全风险管理方面缺少经验和技术，这些问题已经引起各方面重视和共识。为了让医院医用耗材管理人员、医护人员、临床工程技术人员系统地了解医用耗材临床使用安全风险的因素以及医用耗材使用安全风险管理的理论和模式；掌握不同耗材使用安全风险管理特点、方法和技术，以及如何应用信息化、智能化管理方法实现医用耗材安全风险管理，我们根据广大医院医用耗材管理人员、医护人员和临床医学工程人员的实际需求，结合国内外医用耗材管理方面的最新进展、管理经验，编写了《医用耗材使用安全风险管理》一书，希望能够为各级医院医用耗材管理人员、医护人员和临床工程人员开展医用耗材安全管理工作，达到保障患者安全，促进医疗质量提高的目标。

本书在编写过程中得到河南驼人控股集团、史赛克（北京）医疗、深圳迈瑞；碧迪医疗；四川素问天码等单位提供资料和支持，特此致谢。

马丽平　谢松城

2021 年 5 月

Preface

Clinical care and diagnosis procedure continuously improve with the advancement of medical devices and supplies. A large number of medical supplies are being used clinically, and have become an indispensable part of patient care particularly in surgery, nursing, diagnosis, and treatment. High-value supplies are widely used in the field of implantation, and interventional diagnosis and treatment. The enormous reliant of medical supplies in patient care have prompted many developments in technological advancement for such products, so-much-so the development and availability trajectory is comparable to medical devices, hence it warrants greater effort and attention in managing it's associated safety and risk.

Presently, it is noted that hospitals are focusing their management of medical supplies only in areas of cost (product, transaction, logistics), economic benefits such as increase productivity or profitability, and managing unreasonable yearly increase of its cost. The ideology and believes towards managing medical supplies require a new management culture where managing associated safety and risk should be given the priority over cost and commercial benefit.

The Administrative Measures for Management of Medical Supplies in Medical Institutions (Trial Version) issued by the National Health Commission in 2019 clearly requires the *full-process management* of the selection, procurement, acceptance, storage, distribution, clinical use, monitoring and evaluation of medical supplies. In January 2021, The National Health Commission issued the Administrative Measures in the Clinical Use of Medical Device, requiring hospitals to strengthen their management of medical supplies for clinical use. In March 2021, the State Council issued the revised Regulations for the Supervision and Administration of Medical Device (State Council Decree 739, 2021), which will be implemented on June 1, 2021. These laws and regulations clarify the responsibilities and contents on safety management of medical supplies, and become the guidelines for the safe use and risk management of medical supplies and consumables.

The management of medical supplies and consumables is obviously different from the management of medical equipment. The management of different types of consumables is also different. Hospitals are currently challenging with the lack of professional expertise to manage safety and risk associated to medical supplies, which is an important component. In recent years, adverse events and safety incidents of medical devices have caused many medical disputes and litigation, in which the number of events related to the application of medical supplies in hospitals both domestically and internationally indicates a significant increase in trend. There is seemingly a lack of experience, knowledge, and tools to manage medical supplies safety and risk, and such requirements are gaining greater attention with the prevalence of new guidelines and regulations.

A concerted effort was initiated to produce a book titled *"Application of Safety and Risk Management for Medical Supplies"*. The book describes findings from our research on domestic and international best practices, various factors and requirements of medical supply management personnel, medical staff and clinical engineers of hospitals in relation to managing medical supply's safety and risk management. We hope this book provide insight, and support medical supply management personnel, medical staff and clinical engineers in managing safety risk associated to medical supplies and consumables, enhancing patient safety outcomes, and promote the improvement of medical care standard and quality. The book provides a systematically structured understanding on the clinical safety and risk associated, and theories and models of safety and risk management in the use of medical supplies. Stakeholders'adoption of principles, guidelines and methods, and adopting technological tools and management system would improve the overall management of medical supplies safety and risk.

Thanks to Henan Tuoren Holding Group, Stryker (Beijing) Medical Equipment Co., Ltd., Shenzhen Mindray, BD Medical, Sichuan Suwen Tianma, etc for providing informative materials and support in the compilation of this book.

Ma liping Xie Songcheng
May, 2021

目　录

第一章　概述……………………………………………………………………… 1

第一节　医用耗材使用管理历史背景与现状 …………………………………… 1

一、医用耗材使用管理历史背景 ………………………………………… 1

二、医用耗材的技术发展与临床使用发展 ……………………………… 6

三、医用耗材的临床使用管理现状 ……………………………………… 11

四、医用耗材的分类与编码 ……………………………………………… 18

第二节　国内外医用耗材使用安全管理机构与法规 …………………………… 22

一、国内外的监管机构和组织 …………………………………………… 22

二、国内外医用耗材使用安全管理的相关法律、法规及监管实践 …… 27

第三节　医用耗材使用安全风险管理理念与方法 ……………………………… 42

一、医用耗材使用安全风险管理的规律与特点 ………………………… 42

二、医用耗材使用安全风险管理理念 …………………………………… 45

三、医用耗材使用安全风险管理的过程 ………………………………… 50

四、医用耗材使用安全风险管理的实施 ………………………………… 51

第二章　医用耗材使用安全风险分析…………………………………………… 53

第一节　医用耗材使用安全风险分析基本概念 ………………………………… 53

一、风险分析定义和术语 ………………………………………………… 53

二、风险分析内容 ………………………………………………………… 53

三、风险分析的方式 ……………………………………………………… 54

四、风险分析需要考虑的因素 …………………………………………… 54

第二节　使用安全风险信息采集 ………………………………………………… 55

一、实际使用状态下各种真实世界数据 ………………………………… 55

二、影响医用耗材使用安全特征的识别 ………………………………… 57

三、风险信息采集的原则 ………………………………………………… 59

四、风险信息采集的质量保证 …………………………………………… 60

第三节　医用耗材使用安全风险因素分析 ⋯⋯⋯⋯⋯⋯⋯⋯⋯⋯⋯ 61

一、医用耗材使用前各个环节的安全风险因素分析 ⋯⋯⋯⋯⋯⋯ 61

二、医用耗材临床使用相关的安全风险因素分析 ⋯⋯⋯⋯⋯⋯⋯ 63

三、医用耗材使用环境相关的安全风险分析 ⋯⋯⋯⋯⋯⋯⋯⋯⋯ 68

四、医用耗材使用与患者因素相关的风险因素分析 ⋯⋯⋯⋯⋯⋯ 70

五、医护人员的职业暴露风险因素分析 ⋯⋯⋯⋯⋯⋯⋯⋯⋯⋯⋯ 71

六、医用耗材使用中患者伤害事件的分类分析 ⋯⋯⋯⋯⋯⋯⋯⋯ 74

第四节　医用耗材使用风险分析方法 ⋯⋯⋯⋯⋯⋯⋯⋯⋯⋯⋯⋯⋯ 76

一、研发、生产阶段的风险分析方法 ⋯⋯⋯⋯⋯⋯⋯⋯⋯⋯⋯⋯ 77

二、使用环节的安全风险分析方法 ⋯⋯⋯⋯⋯⋯⋯⋯⋯⋯⋯⋯⋯ 77

第五节　医用耗材使用安全风险分析统计 ⋯⋯⋯⋯⋯⋯⋯⋯⋯⋯⋯ 86

一、统计分析方法 ⋯⋯⋯⋯⋯⋯⋯⋯⋯⋯⋯⋯⋯⋯⋯⋯⋯⋯⋯⋯ 86

二、统计分析报告 ⋯⋯⋯⋯⋯⋯⋯⋯⋯⋯⋯⋯⋯⋯⋯⋯⋯⋯⋯⋯ 88

第三章　医用耗材使用安全风险评价 ⋯⋯⋯⋯⋯⋯⋯⋯⋯⋯⋯⋯⋯⋯ 89

第一节　风险评价的基本概念 ⋯⋯⋯⋯⋯⋯⋯⋯⋯⋯⋯⋯⋯⋯⋯⋯ 89

一、风险评价的定义与维度 ⋯⋯⋯⋯⋯⋯⋯⋯⋯⋯⋯⋯⋯⋯⋯⋯ 89

二、风险评价的常用工具 ⋯⋯⋯⋯⋯⋯⋯⋯⋯⋯⋯⋯⋯⋯⋯⋯⋯ 91

第二节　医用耗材使用安全风险评价分类与方法 ⋯⋯⋯⋯⋯⋯⋯⋯ 94

一、医用耗材使用安全风险评价重点 ⋯⋯⋯⋯⋯⋯⋯⋯⋯⋯⋯⋯ 94

二、医用耗材使用安全风险评价分类 ⋯⋯⋯⋯⋯⋯⋯⋯⋯⋯⋯⋯ 94

三、医用耗材使用安全风险评价方法 ⋯⋯⋯⋯⋯⋯⋯⋯⋯⋯⋯⋯ 97

四、风险评价案例 ⋯⋯⋯⋯⋯⋯⋯⋯⋯⋯⋯⋯⋯⋯⋯⋯⋯⋯⋯ 109

第三节　医用耗材使用材料相关的风险评价 ⋯⋯⋯⋯⋯⋯⋯⋯⋯⋯ 117

一、医用生物材料理化性质 ⋯⋯⋯⋯⋯⋯⋯⋯⋯⋯⋯⋯⋯⋯⋯⋯ 117

二、医用生物材料分类 ⋯⋯⋯⋯⋯⋯⋯⋯⋯⋯⋯⋯⋯⋯⋯⋯⋯ 121

三、医用材料生物相容性评价 ⋯⋯⋯⋯⋯⋯⋯⋯⋯⋯⋯⋯⋯⋯⋯ 129

第四节　卫生技术评估在医用耗材使用安全风险评价中的应用 ⋯⋯⋯130

一、卫生技术评估的基本概念 ⋯⋯⋯⋯⋯⋯⋯⋯⋯⋯⋯⋯⋯⋯⋯ 130

二、基于医院的卫生技术评估 HB-HTA ⋯⋯⋯⋯⋯⋯⋯⋯⋯⋯⋯ 132

三、卫生技术评估应用于医用耗材风险评价 ⋯⋯⋯⋯⋯⋯⋯⋯⋯134

第四章 医用耗材使用安全风险控制 …………………………………… 136

第一节 医用耗材使用安全风险控制基本措施 …………………………136
一、管理机构与工作职责 ……………………………………………… 136
二、制订管理工作制度 ………………………………………………… 137

第二节 医用耗材使用人员培训与资质认证 ……………………………139
一、培训内容 …………………………………………………………… 139
二、培训层次 …………………………………………………………… 140
三、培训方式与方法 …………………………………………………… 140
四、医用耗材相关使用人员工作资质认证要求 …………………… 142

第三节 医用耗材使用安全、不良事件的报告与监测 ………………143
一、医用耗材使用中的安全事件和可疑不良事件 …………………… 143
二、医用耗材使用安全事件处理 …………………………………… 144
三、医用耗材不良事件监测、报告与分析 ………………………… 145
四、医用耗材使用安全、不良事件的溯源管理 …………………… 155

第四节 医用耗材召回 …………………………………………………156
一、医疗器械的召回管理 ……………………………………………… 156
二、医用耗材召回信息采集与利用 ………………………………… 160
三、医用耗材召回后的风险管理措施 ……………………………… 162
四、医用耗材召回的实际案例 ……………………………………… 164

第五节 医用耗材物流、存储过程的安全风险控制 …………………167
一、医用耗材院外物流环节的风险控制 …………………………… 168
二、医用耗材存储环境相关的风险控制 …………………………… 170
三、SPD模式下的医用耗材物流风险控制 ………………………… 171

第六节 患者安全教育和告知 …………………………………………172
一、安全教育的要点 …………………………………………………… 172
二、安全教育的实施 …………………………………………………… 174

第七节 新技术在医用耗材风险控制中的应用 ………………………174
一、机器人物流在医用耗材风险控制中的应用 …………………… 174
二、静脉置管可视化技术应用 ……………………………………… 177

第八节 医用耗材清洗、消毒、灭菌 …………………………………179
一、医用耗材清洗消毒、灭菌方法、原理和使用范围 …………… 180

二、医用耗材使用环境消毒 ……………………………………………………… 181

三、医疗器械清洗、消毒、灭菌相关法规与标准 ……………………………… 184

第九节　医疗废物处置与风险控制 ………………………………………………185

一、医疗废物处置管理 …………………………………………………………… 185

二、医疗废物的处置流程 ………………………………………………………… 186

三、医疗废物处置中的风险控制 ………………………………………………… 188

四、医疗废物处置管理信息化 …………………………………………………… 189

第十节　医用耗材管理制度、流程及操作规程范本 …………………………190

第五章　医用耗材不良事件、使用安全事件案例分析……………………… **207**

第一节　与医用耗材产品质量相关的不良事件案例分析 ……………………207

一、一次性注射、输液用耗材不良事件案例分析 ……………………………… 207

二、产品设计缺陷问题造成的不良事件案例分析 ……………………………… 210

三、产品生产过程存在各种瑕疵造成的不良事件案例分析 …………………… 212

四、生产工艺、材料引起的不良事件案例分析 ………………………………… 217

第二节　临床使用相关的使用安全事件案例分析 ……………………………221

一、使用管理的过错 ……………………………………………………………… 221

二、未按照操作规程进行操作引起的使用安全事件案例分析 ………………… 226

三、未按照产品说明书范围使用造成的使用安全事件案例分析 ……………… 235

四、患者未正确配合使用造成的使用安全事件案例分析 ……………………… 235

第三节　与环境相关的使用安全事件案例分析 ………………………………237

第四节　综合因素引起的患者伤害事件案例分析 ……………………………238

一、一次性使用静脉留置针临床使用伤害事件 ………………………………… 239

二、骨科植入物使用安全、不良事件 …………………………………………… 242

三、眼用透明质酸钠凝胶的临床使用安全、不良事件 ………………………… 243

第六章　介入和植入性医用耗材使用安全风险管理……………………… **245**

第一节　骨科植入性耗材的使用安全风险管理 ………………………………245

一、骨科植入性耗材的技术发展与应用 ………………………………………… 245

二、骨科植入性耗材使用安全风险分析 ………………………………………… 249

三、骨科植入性耗材使用安全风险评估 ………………………………………… 251

四、骨科植入性耗材使用安全风险控制 ………………………………………… 252

第二节　血管、心脏介入诊疗用耗材使用安全风险管理 ……………………254

一、血管、心脏介入诊疗用耗材的技术发展与应用 ……………… 254

二、血管、心脏介入诊疗用耗材使用安全风险分析 ……………… 255

三、血管、心脏介入诊疗用耗材使用安全风险评价 ……………… 256

四、血管、心脏介入诊疗用耗材使用安全风险控制 ……………… 257

第三节　植入式心脏起搏器使用安全风险管理 ……………………………259

一、植入式心脏起搏器的技术发展与应用 ………………………… 259

二、植入式心脏起搏器使用安全风险分析 ………………………… 263

三、植入式心脏起搏器使用安全风险评估 ………………………… 266

四、植入式心脏起搏器使用安全风险控制 ………………………… 268

第四节　眼科手术人工晶体（IOL）使用安全风险管理 …………………273

一、眼科人工晶体的技术发展与应用 ……………………………… 273

二、人工晶体使用安全风险分析 …………………………………… 275

三、人工晶体使用安全风险评估 …………………………………… 278

四、人工晶体使用安全风险控制 …………………………………… 280

第七章　医疗设备配套使用的医用耗材安全风险管理……………………… 283

第一节　血液透析使用耗材的安全风险管理 ………………………………283

一、血液透析类耗材的技术发展与应用 …………………………… 283

二、血液透析耗材使用安全风险分析 ……………………………… 288

三、血液透析耗材使用安全风险评估 ……………………………… 292

四、血液透析耗材使用安全风险控制 ……………………………… 294

第二节　输注泵配套输液管路使用安全风险 ………………………………297

第三节　微创外科手术用耗材使用安全风险管理 …………………………303

一、微创外科手术用耗材种类与应用 ……………………………… 303

二、微创外科手术用耗材使用安全风险因素分析 ………………… 307

三、微创外科手术用耗材使用安全风险评估 ……………………… 311

四、微创外科手术用耗材使用安全风险控制 ……………………… 312

第四节　手术麻醉配套耗材使用安全风险管理 ……………………………315

一、手术麻醉配套用耗材种类与应用 ……………………………… 315

二、手术麻醉配套用耗材使用安全风险因素分析 ………………… 326

三、手术麻醉用耗材使用安全风险评价 …………………………… 329

四、手术麻醉用耗材使用安全风险控制 ……………………………………… 330

第五节　医疗设备配套电池使用风险管理 ……………………………………333

一、医疗设备配套电池的功能与应用 ……………………………………… 333

二、医疗设备配套电池的使用风险因素分析 ……………………………… 333

三、医疗设备配套电池的使用安全管理 …………………………………… 334

第八章　临床护理类医用耗材使用安全风险管理 ………………………………336

第一节　临床护理类医用耗材分类与技术发展 ……………………………336

一、护理医用耗材使用种类 ………………………………………………… 336

二、护理用耗材的技术进展 ………………………………………………… 337

三、护理医用耗材临床使用管理状况 ……………………………………… 343

第二节　临床护理类医用耗材使用安全风险因素分析 ……………………344

一、护理用耗材本身相关的安全风险因素 ………………………………… 344

二、使用操作相关安全风险因素 …………………………………………… 346

三、医用耗材使用与护理人员职业暴露风险因素 ………………………… 347

四、患者配合与护理医用耗材使用中相关风险 …………………………… 348

第三节　临床护理医用耗材使用安全风险评价 ……………………………348

一、护理医用耗材使用安全评价 …………………………………………… 349

二、护理医用耗材对患者使用安全评价 …………………………………… 349

三、护理医用耗材使用说明书中风险提示 ………………………………… 351

四、护理医用耗材产品使用定期安全评价 ………………………………… 353

第四节　临床护理医用耗材使用安全风险控制 ……………………………353

一、护理人员医用耗材使用职业培训与资质认证 ………………………… 353

二、根据风险评估结果采取风险控制措施 ………………………………… 355

三、护理医用耗材不良事件和使用安全事件的监测 ……………………… 356

四、护理用医用耗材使用管理制度 ………………………………………… 357

五、应急管理 ………………………………………………………………… 359

六、护理医用耗材使用溯源管理 …………………………………………… 359

第五节　医疗防护用品使用安全风险管理 …………………………………360

一、医疗防护技术发展与应用 ……………………………………………… 360

二、医疗防护用耗材使用安全风险分析 …………………………………… 363

三、医疗防护用耗材使用安全风险评估 …………………………………… 365

四、医疗防护用耗材使用安全风险控制 ························· 366

第九章　体外诊断试剂安全使用风险管理 ················· 368

第一节　体外诊断试剂分类与临床应用 ················366368

一、体外诊断试剂的定义与技术发展 ························· 368

二、体外诊断试剂相关法律法规 ························· 369

三、体外诊断试剂的分类 ························· 370

四、体外诊断试剂的临床应用 ························· 372

第二节　体外诊断试剂的新技术进展 ·················376

一、分子诊断技术 ························· 376

二、质谱技术 ························· 378

三、POCT 及智能居家检测技术 ························· 379

四、其他体外诊断新技术 ························· 381

第三节　体外诊断试剂使用安全风险因素分析和评价 ·················381

一、体外诊断试剂的风险分析 ························· 382

二、体外诊断试剂的风险因素 ························· 383

三、体外诊断试剂风险的后果分析 ························· 387

四、不确定性及敏感性因素 ························· 387

五、风险评价 ························· 388

第四节　体外诊断试剂使用安全风险控制 ·················395

一、体外诊断试剂的使用安全 ························· 395

二、体外诊断试剂不良事件的监测 ························· 400

三、体外诊断试剂的使用质量控制措施 ························· 402

第十章　信息化技术在医用耗材使用安全风险管理中的应用 ············ 406

第一节　医用耗材信息化管理技术应用现状及发展趋势 ·················406

一、医用耗材使用安全风险管理信息技术应用现状及发展 ········ 406

二、医用耗材使用安全风险管理与"三链合一"信息采集 ········ 410

三、医用耗材使用安全风险管理信息化中创新技术的应用 ········ 413

第二节　医疗器械唯一标识（UDI）编码与医用耗材管理应用 ·········422

一、医疗器械唯一标识国际进展和相关技术标准 ········· 422

二、医疗器械唯一标识系统中的相关术语和定义 ········· 426

三、医疗器械唯一标识系统规则 ········· 428

第三节 信息安全管理 …………………………………………………………434

　　一、医用耗材使用风险管理中患者隐私信息的安全保护 ……………………434

　　二、应对策略 ……………………………………………………………………436

第四节 医用耗材使用安全风险管理信息化应用案例 …………………………438

　　一、SPD 管理在追踪管理中应用案例 …………………………………………438

　　二、物联网技术在医用耗材使用风险管理中应用案例 ………………………440

　　三、医疗器械唯一标识在医用耗材使用安全溯源管理中的应用 ……………447

第五节 信息化平台在医用耗材使用安全风险管理应用 ………………………449

　　一、医用耗材全生命周期管理信息化平台建设案例（图 10-25） ……………449

　　二、区块链技术在医用耗材信息化平台建设中的应用案例 …………………450

　　三、有源植入性医用耗材的远程监测信息化网络平台建设和应用案例 ………451

参考文献………………………………………………………………………… **455**

附录一 《医疗器械监督管理条例》（2020 修订）………………………… **466**

附录二 医疗器械临床使用管理办法………………………………………… **489**

附录三 医疗器械不良事件监测和再评价管理办法………………………… **496**

附录四 医疗机构医用耗材管理办法（试行）……………………………… **510**

附录五 手术缝合线评价…………………………………………………… **518**

第一章

概 述

第一节　医用耗材使用管理历史背景与现状

一、医用耗材使用管理历史背景

医用耗材（Medical Supplies），是指经药品监督管理部门批准的使用次数有限的消耗性医疗器械，包括一次性及可重复使用医用耗材。本书所称医用耗材管理，是指医疗机构以患者为中心，以医学科学为基础，对医用耗材的采购、储存、使用、追溯、监测、评价、监督等全过程进行有效组织实施与管理，以促进临床科学、合理使用医用耗材的专业技术服务和相关的医用耗材管理工作，是医疗管理工作的重要组成部分。

医用耗材是医疗器械的一部分，在医疗器械中所占比例很高，在管理上应按照医疗器械相关的法律法规要求，对其安全性、有效性、经济性及社会影响等进行科学、客观的评价，从使用过程各个环节开展全方位管理。

医用耗材品种，根据国家医疗保障局 2021 年 4 月发布更新国家医保医用耗材分类与代码数据库共有 44 061 条耗材分类编码，1 216.423 7 万个规格型号，实际使用的医用耗材品种已远超过上面的品种数量。同时，医用耗材涉及应用范围很广，从基础护理到常规手术，从微创外科专科治疗的一次性使用耗材、介入治疗的各种导管、支架，到骨科、眼科、血管内科使用的各种植入性的高值耗材，几乎覆盖所有医疗领域。随着医疗技术的发展，医用耗材的临床使用频率不断增加，各种新的医用耗材的应用，在促进医疗技术水平的提高的同时，也给医用耗材使用管理带来了新的挑战。

（一）医用耗材使用的安全性、有效性管理

随着医用耗材使用越来越广泛，在使用中发生对患者的伤害事件越来越多，医院与医

用耗材使用相关的医患纠纷越来越普遍。医用耗材使用的安全、有效管理越来越受重视。

1. 医用耗材不良事件管理

（1）国外医疗器械不良事件管理：医疗器械不良事件管理始于 20 世纪 80 年代，美国是最早开展此项工作的国家，1984 年颁布的美国联邦法规 21CFR803 部分专门规定了医疗器械不良事件报告（Medical Device Report）的相关要求。其上市后监督主要通过质量体系检查、医疗器械报告、医疗器械召回和公告（警示）制度来实现。1992 年，全球协调特别工作组（Global Harmonization Task Force，GHTF）成立，对全球医疗器械监管及不良事件监测相关法规与技术指南进行协调。1999 年，GHTF 发布的《医疗器械制造商或其授权代理商的不良事件报告指南》，明确提出的医疗器械不良事件监测工作的宗旨："不良事件报告及其后续评价的目的，是通过发布那些信息能够减少不良事件的发生、防止不良事件的再现、减缓不良事件再现后果的信息，最终提高患者、使用者及其他人的健康和安全保证"。

（2）国内医疗器械不良事件管理：我国医疗器械不良事件管理起步相对较晚。国务院在 2000 年发布了《医疗器械监督管理条例》（中华人民共和国国务院令第 276 号）后，国家食品药品监督管理局从 2002 年底开展医疗器械不良事件监测试点工作，并于 2004 年在全国全面铺开。当时第一批医疗器械重点监测品种是血管内支架、人工心脏瓣膜、聚丙烯酰胺水凝胶、角膜塑形镜、骨科植入物，全部属于医用耗材品种。2014 年，国务院重新修订了《医疗器械监督管理条例》，专门设立"不良事件的处理及医疗器械的召回"章节，明确提出建立医疗器械不良事件监测、再评价、召回等上市后监管制度。2018 年，国家市场监督管理总局和国家卫生健康委员会正式发布《医疗器械不良事件监测和再评价管理办法》（国家市场监督管理总局令第 1 号），每年由国家药品不良反应监测中心发布《国家医疗器械不良事件监测年度报告》。报告显示，2015—2020 年全国医疗器械不良事件数量逐年上升，2020 年比上年增加了 35.25%。在 2020 年国家医疗器械不良事件当中，护理、注输和防护器械类占比达到 42.5%，这其中耗材类占比达到 50% 以上。2015—2020 年全国医疗器械不良事件数量及增长率见图 1-1。

2. 医用耗材临床使用安全管理　2010 年，国家卫生部为加强医疗器械临床使用安全管理工作，降低医疗器械临床使用风险，提高医疗质量，制定了《医疗器械临床使用安全管理规范（试行）》（卫医管发〔2010〕4 号）。文件要求根据医疗器械分类与风险分级原则，建立医疗器械临床使用的安全控制及监测评价体系，组织开展医疗器械临床使用的监测和评价工作。

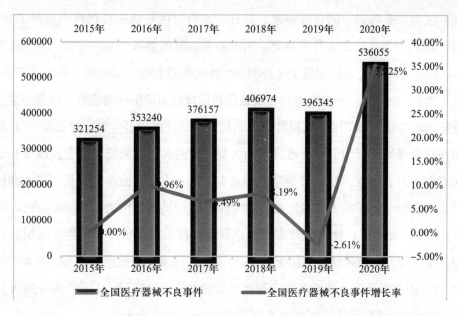

图 1-1 2015-2020 年全国医疗器械不良事件数量及年增长率

2021 年 1 月，国家卫生健康委员会为加强医疗器械临床使用管理，保障医疗器械临床使用的安全性和有效性，发布了《医疗器械临床使用管理办法》(国家卫生健康委员会令第 8 号，以下简称办法)。《办法》规定，医疗机构应建立并完善本机构医疗器械临床使用管理制度，要求设立医疗器械临床使用管理委员会，由本机构负责医疗管理、质量控制、医院感染管理、医学工程、信息等工作的相关职能部门负责人以及相关临床、医技等科室负责人组成，负责指导和监督本机构医疗器械临床使用行为，包括组织开展医疗器械临床使用安全管理、技术评估与论证；监测识别医疗器械临床使用安全风险，分析、评估使用安全事件，并提供咨询与指导；组织开展医疗器械管理法律、法规、规章和合理使用相关制度、规范的业务知识培训，宣传医疗器械临床使用安全知识。

医用耗材临床使用安全事件，主要是指在使用中造成患者伤害的"事件"，其原因有医疗器械产品质量原因和医疗器械使用行为造成的差别，分为医疗器械不良事件和医疗器械使用安全事件，两类事件管理职能不同，只有通过"事件"分析才能区别。《医疗器械不良事件监测和再评价管理办法》明确规定可疑医疗器械不良事件由医疗器械产品质量原因造成的，由药品监督管理部门按照医疗器械相关法规予以处置；由医疗器械使用行为造成的，由卫生行政部门予以处置。

（二）对经济性及社会影响的管理

在新医改形势下，我国医院面临过度医疗、医疗费用不断上涨等问题。在增长的费用中，医用耗材使用费用增长迅速，已经超过医疗费用的 25% 以上，越来越为医患双方所重视，成为"看病贵"的重要因素。因此，政府对医院医用耗材使用加强了管理力度。2015 年，国家卫生和计划生育委员会、国家发展和改革委员会、财政部、人力资源和社会保障部、国家中医药管理局印发了《控制公立医院医疗费用不合理增长的若干意见》（国卫体改发〔2015〕89 号），要求"推动实现医疗费用增长与经济社会发展、医保基金运行和群众承受能力相协调，切实维护人民群众健康权益，促进医药卫生事业健康发展"。此后，促进医用耗材合理使用成为卫生行政管理的重要工作内容，国家层面的管控政策开始陆续出台。2017 年 8 月，国家卫生和计划生育委员会、国家发展和改革委员会、工业和信息化部等 9 部委联合印发的《关于印发医用耗材专项整治活动方案的通知》（国卫办医函〔2017〕698 号）提出"要对耗材使用量动态监测，开展耗材质量评价；探索建立医用耗材长效监管机制，重点加强高值耗材使用情况监控。"随后，国家卫生健康委员会、国家中医药管理局在 2019 年 6 月发布了《医疗机构医用耗材管理办法（试行）》（国卫医发〔2019〕43 号），要求医疗机构应当对医用耗材的临床使用进行评价，并促进医用耗材的合理使用。

为全面深入治理高值医用耗材，规范医疗服务行为，控制医疗费用不合理增长，维护人民群众健康权益，2019 年 7 月 19 日，国务院办公厅发布了《治理高值医用耗材改革方案的通知》（国办发〔2019〕37 号），提出要完善医用耗材临床应用管理，并将其纳入公立医疗机构绩效考核评价体系。为落实通知要求，在 2020 年 6 月发布的《国家三级公立医院绩效考核指标（2020 版）》中增设了"重点监控高值医用耗材收入占比"作为 56 项考核指标之一。重点监控高值医用耗材清单见表 1-1。

表 1-1 第一批国家高值医用耗材重点治理清单

序号	耗材名称	描述	品名举例
1	单/多部件金属骨固定器械及附件	由一个或多个金属部件及金属紧固装置组成。一般采用纯钛及钛合金、不锈钢、钴铬钼等材料制成	金属锁定接骨板、金属非锁定接骨板、金属锁定接骨螺钉等
2	导丝	引导导管或扩张器插入血管并定位的柔性器械	硬导丝、软头导丝、肾动脉导丝等
3	耳内假体	采用不锈钢、钛合金等金属材料和/或聚四氟乙烯等高分子材料制成	鼓室成形术假体、镫骨成形术假体、通风管
4	颌面部赝复及修复重建材料及制品	由硅橡胶或聚甲基丙烯酸甲酯等组成	硅橡胶颌面赝复材料、树脂颌面赝复材料
5	脊柱椎体间固定/置换系统	由多种骨板和连接螺钉组成。一般采用纯钛、钛合金等材料制成	颈椎前路固定系统、胸腰椎前路固定系统、可吸收颈椎前路钉板系统
6	可吸收外科止血材料	由有止血功能的可降解吸收材料制成。无菌提供，一次性使用	胶原蛋白海绵、胶原海绵、可吸收止血明胶海绵
7	髋关节假体	由髋臼部件和股骨部件组成	髋关节假体系统、髋臼假体

续表

序号	耗材名称	描述	品名举例
8	颅骨矫形器械	由外壳、填充材料/垫和固定装置组成。一般采用高分子材料制成。	婴儿颅骨矫形固定器、颅骨成形术材料形成模具
9	刨骨器	骨科手术配套工具。一般采用不锈钢材料制成。非无菌提供	刨骨器
10	球囊扩张导管	由导管管体、球囊、不透射线标记、接头等结构组成	冠状动脉球囊扩张导管、PTCA导管、PTA导管
11	托槽	采用金属、陶瓷或高分子材料制成。通常带有槽沟、结扎翼，部分带有牵引钩	正畸金属托槽、正畸树脂托槽、正畸陶瓷托槽
12	吻合器（带钉）	由吻合器或缝合器和钉仓（带钉）组成	吻合器、切割吻合器、内窥镜吻合器
13	血管支架	由支架和/或输送系统组成。支架一般采用金属或高分子材料制成，维持或恢复血管管腔的完整性，保持血管管腔通畅	冠状动脉支架、外周动脉支架、肝内门体静脉支架
14	阴茎假体	由液囊、液泵阀与圆柱体组成	阴茎支撑体
15	植入式神经刺激器	由植入式脉冲发生器和附件组成	植入式脑深部神经刺激器、植入式脊髓神经刺激器、植入式骶神经刺激器
16	植入式心律转复除颤器	由植入式脉冲发生器和扭矩扳手组成。通过检测室性心动过速和颤动，并经由电极向心脏施加心律转复/除颤脉冲对其进行纠正	植入式心律转复除颤器、植入式再同步治疗心律转复除颤器、植入式皮下心律转复除颤器
17	植入式药物输注设备	由输注泵植入体、鞘内导管、附件组成	植入式药物泵
18	椎体成形导引系统	由引导丝定位、扩张套管、高精度钻、工作套管等组成	椎体成形导向系统、椎体成形导引系统、椎体成形术器械

从医院经济管理角度考虑，由于医用耗材成本在医院总成本的比重越来越重，在国家相关"控费"管理的政策因素影响下，推行了一系列政策，如医用耗材零加成、控制耗占比等措施。开展医用耗材的成本管控，提高医院的综合运营效率，成为医院管理的重要任务。因此，在医用耗材使用管理方面，提出精细化管理理念，通过计划、采购、物流、考核的管理循环，将医院医用耗材适时、适量、适价、保价地提供给相关管理部门，使耗材成本最低化。具体的管理活动包含制定计划、采购、库存、物流、使用、信息管理等。部分医院在信息化管理中引入医院资源规划（Hospital Resource Planning，HRP）管理思想和技术，优化医院耗材管理流程，实现医用耗材精细化管理。

二、医用耗材的技术发展与临床使用发展

（一）医用耗材的技术发展

医用耗材技术发展十分迅速，产品更新换代很快。主要在新技术、新材料、新工艺的应用。我们国家鼓励医用耗材创新发展，支持医用耗材研发生产，也带动了我国医用耗材新技术的快速发展，尤其是高值耗材领域技术进展。

1. 生物医用材料技术发展　生物医用材料（Biomedical Materials）是直接或间接与人体组织接触的材料。在医用耗材中需要大量使用生物医用材料，因而技术发展十分迅速。从临床应用上看，在组织修复与替代、各种创伤愈合、各种功能的改善、人体及各组织器官的塑形、人工器官、疾病诊断与治疗，尤其是介入和植入性的医用耗材中，各种生物医用材料被大量使用。从材料学技术发展看，由单一材料到复合材料，由医用无机材料到医用高分子聚合物材料以及医用天然衍生材料，可吸收或可降解材料，缓释、控释材料、纳米材料，从智能材料到仿生材料，在各种医用耗材中得到广泛使用。在最新技术应用方面有：

（1）组织工程应用：组织工程学，应用了工程学及生命科学的原理和技术，在体外构建一个有生物活性的种植体，替代、修复或重建组织器官的结构，维持、改善或恢复其功能，是一门新兴边缘学科。它涉及材料学、细胞生物学、工程学、分子生物学、临床医学等多学科间的交叉与结合。目前已经成功复制出人工耳、人工血管、人工肌腱、人工神经、人工软骨组织等。现在，组织工程学已涉及几乎所有现代临床医学领域。

组织工程三大要素是：组织工程支架材料、种子细胞、诱导组织再生的物质或信息分子（生长因子）。生物医用材料在组织工程学的应用，主要是支架材料。组织工程支架材料主要特征是能与活体细胞直接结合；与生物系统结合，还具备细胞相容性和组织相容性。用作组织工程的支架材料有：高分子材料、陶瓷材料、天然生物材料、复合体材料。

（2）3D打印技术中新材料的应用：3D打印（Three-dimensional Printing）也称为增材制造（Additive Manufacturing），是以数字模型为基础，以数字技术材料打印机为载体，采用粉末状金属或塑料等可粘合材料，生成实体物品的技术。3D打印技术目前主要有激光快速成型（Laser Rapid Melting，LRM）、电子束快速成型（Electron Beam Melting，EBM）和直接三维打印技术（Direct Typing，DTP）三种，统称3D打印。

根据制造方法的种类不同，3D打印可分为：光固化成型；选择性激光烧结；熔融沉积成型；分层实体制造，喷墨打印技术等。

3D打印技术采用粉末状金属或塑料等可粘合材料，通过分层加工、叠加成型的方式逐层增加材料生成实体物品的技术。3D打印使用的材料种类十分丰富，主要种类包括聚合物材料、液态树脂、金属材料、陶瓷材料等，具有良好的生物相容性和承重力。3D打印技术

在口腔医学、神经外科、骨科手术中广泛应用，在心血管医学中的应用进展正以惊人的速度发展。

2. 介入治疗用医用耗材技术发展　介入治疗是通过人体自然孔道或微小的创口将特定的器械导入人体病变部位进行微创治疗的一系列技术的总称。使用领域可分成心血管介入、神经介入、肿瘤介入、妇产科介入、骨骼肌肉介入等，目前已经成为与传统的内科、外科并列的临床三大支柱性学科。介入治疗需使用大量医用耗材，包括：支架（血管支架和非血管支架）、导管（造影导管、球囊扩张导管、射频消融导管、标测导管等）、导丝、导管插入鞘、穿刺针、扩张器等。介入耗材是介入治疗的关键环节，绝大部分的介入治疗技术都需要配合高技术路径的介入耗材完成。介入治疗用医用耗材技术发展也大大促进了介入治疗技术应用发展。目前支架领域的研究主要集中在第四代完全可降解支架、在冠脉支架植入手术中与支架配合使用的球囊扩张导管技术。

3. 个性化医用耗材技术发展　个性化医疗（Personalized medicine），又称精准医疗，是目前新的发展趋势，个性化医疗器械产品也成为热点问题，激发了医疗器械行业的创新热情，促进个性化医疗器械的产品的研发应用。医疗器械监管国际组织也开始对个性化医疗器械的系统性地研究，制定全球统一的标准。国际医疗器械监管机构论坛（International Medical Device Regulators Forum，IMDRF）于 2017 年 9 月正式成立，作为个性化医疗器械工作组，主要研究个性化医疗器械的术语和监管要求。经过文件起草、征求意见和反复讨论，2018 年 9 月，《个性化医疗器械术语》指南正式由 IMDRF 管理委员会批准发布，标志着国际上对于"个性化医疗器械"这一大类产品形成了初步统一的认识。我国国家药监局和国家卫生健康委员会于 2019 年发布了《定制式医疗器械监督管理规定（试行）》的公告（2019 年第 53 号）。考虑到产品特点，定制式医疗器械难以通过现行注册管理模式进行注册，因此规定对定制式医疗器械实行上市（使用）前备案管理，定制式医疗器械生产企业与医疗机构共同作为备案人。

IMDRF 根据个性化医疗器械特点，将其划分为定制式医疗器械（Custom-made Device）、患者匹配医疗器械（Patient-matched Medical Device）和适应性医疗器械（Adaptable Medical Device）。从医疗器械设计、生产和使用三个环节细分其个性化程度，在临床使用环节均是个性化应用（如表 1-2）。

目前个性化医疗器械主要是一次性使用的医用耗材为主。大部分的个性化医疗器械多是为了满足人体解剖匹配或特定患者的需求，以骨科和口腔植入医用耗材产品为主。在技术上主要以应用 3D 打印技术为主。

表 1-2　个性化医疗器械

术语	个性化医疗器械		
	定制式医疗器械	患者匹配医疗器械	适应性医疗器械
设计环节	具体设计特征	给定设计范围	标准化
生产环节	非批量化	非批量化	批量化
使用环节	个性化	个性化	个性化

自 2014 年 3D 打印技术迅速发展以来，因其拥有广泛应用于各个领域的可能性而备受关注。其中，3D 打印医疗器械是现今应用、发展最为迅速的领域之一，主要在以下几个方面应用：

（1）3D 打印在骨科个性化耗材的技术发展：进入 21 世纪之后，对于骨科治疗的精准化、微创化、智能化以及 3D 打印技术引领的个性化进一步加速了骨科行业的起步腾飞。3D 打印技术是一种通过系统建模运用可粘合材料以快速成型的技术。3D 打印在骨科植入物制造中的技术发展，首先解决了骨科植入物形状特异的需求。在应用当中，操作者通过影像技术（CT、MRI）采集到病变部位的数据，借助算机辅助设计软件（Computer Aided Design，CAD），将数据转换成 3D 打印机可识别的语言，选择不同的打印材料，完全按照病变部位构造逐层叠加，最终形成与原部位 1∶1 的实物以满足患者的个性化需求，实现"量体裁衣"的全过程。其次，3D 打印植入物可以实现良好的组织相容性和承重力，克服了传统缺陷。如 3D 打印的人工植入物完全可做成与骨组织相似的孔隙，达到真骨与人工植入物的融合，在牢固性上有极大的优势。

（2）3D 打印技术在血管医学用耗材中的技术发展：3D 打印技术在血管医学中的技术发展相对较新，目前处于起步阶段，却存在着巨大的潜力。例如，在可吸收血管支架领域，随着科学技术的发展，从过去不可吸收的金属支架、涂药支架、覆膜支架，到现在已逐渐应用于临床的生物可降解支架（Bioresorbable Scaffold，BRS）等，各种新型支架陆续产生。近年来，用可吸收金属、多聚合物等作为 3D 打印的原料制作出 BRS。采用 3D 打印技术可以制造出可自行调节参数、改变大小的支架。一种新型 3D 管状打印机，可以利用聚合物快速打印出 BRS，其研究结果表明，打印过程可在 5 分钟内完成，且达到 85% 的精确度，该技术的设计和应用可能引领 BRS 制造的未来，从而实现精确化、个体化的疾病治疗。

（3）3D 打印在人工血管个性化耗材的技术发展：3D 打印技术在人工血管方面应用技术尚处于起步阶段，目前所用的打印材料具有生物相容性不足等缺点，因此 3D 打印材料是影响该技术在打印人工血管领域无法取得广泛应用的最主要原因。随着技术的发展，一种 3D 细胞打印技术逐渐被引入到组织工程领域。3D 细胞打印技术的主要特点是使用生物材料水凝胶作为打印材料，该物质可在生理条件下无须使用刺激性化学物质即可进行相变，不会对细胞产生损害。3D 细胞打印技术为 3D 打印人工血管的制作提供了新的思路。3D 打印技术与生命科学的结合将成为个性化医用耗材技术发展的趋势。

（4）3D 打印技术在口腔医学用耗材的技术发展：3D 打印技术在口腔医学用耗材在口腔颌面外科、口腔种植、口腔修复、口腔内科、口腔正畸等领域均能使用，主要有数字模型制作和植入物制作两类，具体应用案例很多。在颅颌面外科手术中，操作者利用计算机软件重建并 3D 打印制造充填模型，最后按照充填模型用 3D 打印制作出植入体。口腔修复学应用 3D 打印技术，形成全冠的数字模型，最终利用激光快速成型成功制作出树脂全冠。在赝复体制作上通过激光扫描患者缺损部数字模型，利用软件反求获取缺损部镜像，并重建模型，再利用选择性激光烧结技术烧结复合蜡粉，制作出鼻部缺损蜡型，并进一步用 3D 打印技术制作出鼻部硅橡胶赝复体。正畸矫正过程中以 3D 打印为基础的数字模型，提供制订计划所需要的各种术前数据，可以成为石膏模型的一种替代。

在口腔医学数字化的大趋势下，口腔三维成像技术、3D 打印技术将对口腔用耗材发展带来颠覆性的变化。

（二）医用耗材临床使用的发展

从临床使用范围看，各种医用耗材在临床使用的突飞猛进，尤其是近 20 年来医用耗材的助力对临床技术的发展影响显得越来越重要，医用耗材使用量越来越大，增长十分迅速，尤其是高值医用耗材的使用。图 1-2 是 2015—2019 年高值医用耗材使用发展状况，预计 2026 年中国高值医用耗材市场规模为 3356 亿元。

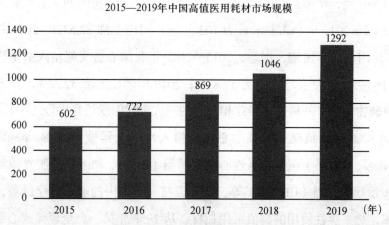

图 1-2　中国高值医用耗材使用发展（单位：亿元人民币）

近年来，国家出台了多项产业政策，鼓励植入介入类器械创新，实现技术突破。国产植入性医疗器械将逐步实现从低端市场到中高端市场的进口替代，且有明显价格优势。同时，高值医用耗材实行全面带量采购，价格大幅度下降，有效地降低使用成本，减轻患者负担；政府加大医疗支出，医疗保障水平加宽加深，各种因素将促进医用耗材临床使用量的增加。

下面从几个专业领域使用分析看医用耗材的临床使用情况。

1. 骨科植入类耗材临床使用　骨科植入物分类为无源植入性医疗器械，是一次性使用的高值医用耗材。目前在骨科创伤、脊柱、关节外科使用已经十分普及。骨科临床使用内固定植入类耗材比例达到 95% ~ 98% 以上。据相关数据显示，2018 年骨科植入耗材使用规模达 262 亿元，连续 5 年年均增速超 17%；预计 2019—2023 年将保持 15% 的年均复合增长率，2023 年市场规模将超过 530 亿元。未来骨科植入耗材的临床使用仍将保持快速增长。

根据国家卫生健康委员会 2018 年发布的中国首个骨质疏松症流行病学调查结果显示，我国 40 ~ 49 岁人群骨质疏松症患病率为 3.2%；65 岁以上人群骨质疏松症患病率更是高达 32.0%。骨质疏松症会导致疼痛、脊柱变形、骨折等。此外，老年人行动不便易跌倒、摔伤等，一旦骨组织受伤，多需要进行治疗乃至骨科修复手术。对临床的骨科植入物使用的需求持续上升。

2. 血管介入医用耗材使用发展　国内高值医用耗材细分领域中的血管介入耗材使用量最高，占比为 35.74%。尤其是心脏内科的介入诊断、治疗临床应用中大量使用各种医用耗材，如导管、血管支架等，患者越来越多。根据原国家卫生计生委冠心病介入治疗质控中心和国家心血管病中心《中国心血管病报告 2017》统计数据，我国冠心病介入治疗手术由 2006 年的 112 580 例，增加至 2017 年的 753 142 例。2018 年我国 PCI 手术量为 91.53 万例，同比上涨 21.54%；2019 年 PCI 手术量为 103 万例，同比上涨 12.53%。2008—2017 年我国 PCI 支架总体使用量逐年递增，据悉，2015—2019 年我国心脏支架植入数量快速上升，从 83 万条升至 160 万条，复合增长率为 17.83%；2019 年同比上涨 32.23%。介入治疗已成为与传统的内科药物治疗、外科手术治疗相并列的三大现代医学治疗手段之一。

3. 植入式心血管器械使用发展　心血管植入性电子器械（Cardiovascular Implantable Electronic Devices，CIEDs）包括植入性心脏起搏器（PMS）、植入式心脏复律除颤器（ICD）和心脏再同步治疗除颤器（CRT-D）等，是一类植入于体内的电子治疗设备，属于有源植入式医疗器械，是一次性使用的高值医用耗材。从 1958 年第一台全埋藏式心脏起搏器植入人体以来，起搏制造技术和工艺快速发展，功能日趋完善。在应用起搏器成功地治疗缓慢性心律失常、挽救了成千上万患者生命的同时，起搏器也开始应用到快速性心律失常及非心电性疾病，如预防阵发性房性快速心律失常、颈动脉窦晕厥、双室同步治疗药物难治性充血性心力衰竭等。

植入式心脏起搏器临床技术已经成熟，心脏起搏器植入术已经普及。根据《中国心血管报告 2017》中资料统计，2016 年植入起搏器例数比 2015 年增长 11.1%（73080 例 vs65785 例）。很多高端的心脏起搏器如三腔起搏及植入式心脏自动除颤复律起搏器（ICD）的临床应用，为心动过缓、传导阻滞、心动过速及心力衰竭的患者解除疾苦，也为难治性心力衰竭和反复发作危及生命的室性心动过速、室颤患者提供了新的治疗途径。起搏器已经进入自动化和智能化的新时代，可以根据佩戴者的实际情况制定其在体内工作的各种参数。同时，随着集中带量采购价格下降、以及医保报销比率的逐渐提升，植入起搏器的报销比例已经从 50% 提升至 70% 以上，因此植入起搏器使用量会进一步增加。

4. 眼科人工晶体临床使用发展　白内障是世界上主要致盲的眼病之一，据世界卫生组织报告，全球有 35% 的盲症、25% 的中重度视力损伤等来自未及时治疗的白内障。随着人口老龄化加剧，白内障患病人数持续增长。据中华医学会眼科学分会统计，我国 60 岁至 89 岁人群白内障发病率是 80%，而 90 岁以上人群白内障发病率达到 90% 以上。根据国际防盲协会（IAPB）2019 年发布的《World report on vision》，预计 2020 年中国患白内障人群（45 ~ 89 岁）约达到 1.32 亿人，其中年龄相关性白内障人群预计达到 9383 万人。从中国视力损伤因素占比情况来看，白内障占比为 32.5%，为第二大造成视力损伤的疾病。目前唯一确定有效的治疗手段为人工晶体植入手术疗法。

在人工晶体临床使用方面，受益于国内医改政策、医疗服务技术的改善，我国每百万人口中白内障手术开展例数（Cataract Surgical Rate，CSR）近几年在快速提升，从 2011 年至 2018 年，CSR 从 1000 发展到 2662。但与国外比较仍有较大差距，美国（CSR=12 700）、日本（CSR=12 400）、欧洲（CSR=11 400）、印度（CSR=5600），我国 CSR 水平与他们相差 2.1 ~ 4.8 倍，仍处于低水平。预计 2019 年至 2025 年，我国 CSR 将由 2662 增加到 4287，人工晶状体的临床使用量也将随之增长。

三、医用耗材的临床使用管理现状

医用耗材由于品种规格多，应用广泛，同时与医疗质量、医疗安全和医疗费用密切相关。规范医用耗材的使用和管理，对于深化医疗卫生体制改革，维护人民健康具有重要意义。医用耗材，尤其是高值耗材，很大一部分是属于三类高风险医疗器械，所以，医用耗材管理重点关注的是使用风险高的高值医用耗材。目前有几个方面，如流程管理、信息技术应用和安全风险管理等，是医用耗材的临床使用管理的热点。下面对管理现状分别进行讨论。

（一）流程管理现状

《医疗机构医用耗材管理办法（试行）》明确对医用耗材的遴选、采购、验收、存储、发放、临床使用、监测、评价等工作进行全流程管理。目前，医院普遍开展医用耗材使用流程管理，全流程中的不同环节管理方式和措施各不相同。

1. 遴选、采购管理环节　医用耗材的遴选、采购环节需要实现规范化管理。《医疗机构医用耗材管理办法（试行）》规定，医用耗材管理部门按照合法、安全、有效、适宜、经济的原则，遴选出本机构需要的医用耗材及其生产、经营企业名单，报医用耗材管理委员会批准，形成供应目录。2019 年 7 月 19 日，国务院《治理高值医用耗材改革方案》，针对高值医用耗材出现价格虚高、过度使用等群众反映强烈、社会关注度高的突出问题，全面深入治理高值医用耗材，规范医疗服务行为，控制医疗费用不合理增长，维护人民群众健康权益，加强高值医用耗材规范化管理。具体管理方式包括：建立高值医用耗材价格监测和集中采购管理平台；建立部门间高值医用耗材价格信息共享和联动机制，强化购销价格信息监测；建立高值医用耗材基本医保准入制度，实行高值医用耗材目录管理；建立高值医用耗材医保评估管理体系和标准准入体系；按照带量采购、量价挂钩、促进市场竞争等原则探索高值医用耗材分类集中采购；所有公立医疗机构采购高值医用耗材须在采购平台上公开交易、阳光采购，实行直接挂网采购；加强对医疗机构高值医用耗材实际采购量的监管；取消公立医疗机构医用耗材加成等。

目前医用耗材在遴选、采购环节的安全性评价考虑相对较少。医院医用耗材的遴选、采购环节的参与者，缺少与产品安全性相关的信息，如安全警戒、危险案例和召回事件等信息。这就无法进行医用耗材在安全性方面的评价，例如，如对于反复出现安全警戒和召回的医用耗材，是否不列入遴选目录或避免采购。对于新技术和新开发的医用耗材的准入、遴选，通常情况下，产品所提供的使用说明可能没有全面考虑实际的临床条件，导致临床医生在使用这一类医用耗材时面临新挑战，这通常会给患者医疗流程或愈后带来风险。医院在新技术和新开发的医用耗材准入、采购前，如何根据推荐的方法，对产品的安全性、可用性、可靠性及其效果进行评估，如何对在使用此类医用耗材时的人为风险因素、技术因素和患者状况适用性评价，是目前存在的难题。

2. 验收、存储、发放环节　《医疗机构医用耗材管理办法（试行）》规定，医用耗材管理部门负责医用耗材的验收、储存及发放工作，对这些环节有很多管理要求。

医用耗材验收、存储、发放环节管理上主要是院内物流管理。医院内部物流管理的业务范围包括：医用耗材到货验收、日常申领、供给补充、运送、库存、消耗管理等工作内容。目标是提升医用物资的精细化管理水平，降低管理成本。在耗材"零加成""两票制"、集中配送制的政策大环境下，医院外部的物流配送产业即将面临较大的变革。在医院内部，运营成本管控也成为医院管理者必须面对的问题。随着医疗体制改革的不断深入，通过精细化管理提升内部效率、降低成本的应用研究成果很多。

在管理方式上，近年来较为流行的院内物流管理 SPD 模式（Supply Processing & Distribution，SPD）。

从使用安全考虑，医用耗材运输、存储，尤其是体外诊断（IVD）试剂有着不同的要求。耗材运输、储存不当可能会影响产品的功能和／或功效，如 IVD 检测试剂的冷链运输、储存条件不符合要求，可能导致对患者病情的误诊。根据《医疗器械冷链（运输、贮存）管理指南》规定对医用耗材需冷链管理的，应当严格落实冷链管理要求，包括对制造商的监控和对医疗机构内的供应链进行监控和记录，并确定专人负责验收、储存和发放工作，确保物流和存储各环节温度可追溯。

3. 临床使用环节管理　医用耗材临床使用环节的管理根据《医疗机构医用耗材管理办法（试行）》有相关的规定，医用耗材临床应用管理是对医疗机构临床诊断、预防和治疗疾病使用医用耗材全过程实施的监督管理。

医用耗材临床使用的相关规定有：医疗机构应当遵循安全、有效、经济的合理使用医用耗材的原则。落实国家医疗管理制度、诊疗指南、技术操作规范，遵照医用耗材使用说明书、技术操作规程等，促进临床合理使用医用耗材；根据风险等级对医用耗材临床使用实施分级分类管理。医疗机构使用安全风险程度较高的医用耗材时，应当与患者进行充分沟通，告知可能存在的风险。使用Ⅲ级或植入类医用耗材时，应当签署知情同意书；加强对医用耗材使用人员培训，提高其医用耗材使用能力和水平。尤其在新医用耗材临床使用前，应当对相关人员进行技术培训；建立医用耗材临床应用登记制度，使医用耗材信息、患者信息以及诊疗相关信息相互关联，保证使用的医用耗材向前可溯源、向后可追踪；对医用耗材尤其是重点监控医用耗材的临床使用情况设立质控点，纳入医疗质量控制体系；结合单病种管理、临床路径管理、支付管理、绩效管理等工作，持续提高医用耗材合理使用水平；医用耗材在遴选和采购前如需试用，应当由使用科室或部门组织对试用的必要性、可行性以及安全保障措施进行论证，并向医务管理部门提出申请或备案等等。临床使用管理的最终目标是保证医疗质量和患者安全。

4. 监测和评价　医用耗材使用安全监测和应用评价，目前主要在两个方面开展工作。

（1）根据国家卫生健康委员会《医疗机构医用耗材管理办法（试行）》规定，在医疗机构建立医用耗材临床应用中安全事件报告、不良事件监测、重点监控、超常预警和评价制度，对医用耗材临床使用安全性、有效性和经济性进行监测、监控、分析、评价，对医用耗材应用行为进行点评与干预。尤其对临床应用技术要求较高、风险较大、价格较昂贵的高值医用耗材进行重点监控。根据相关法律法规、技术规范等，建立评价体系，对医用耗材临床使用的安全性、有效性、经济性等进行综合评价，发现存在的或潜在的问题，制定并实施干预和改进措施，促进医用耗材安全、合理使用。

（2）根据国家市场监督管理总局和国家卫生健康委员会《医疗器械不良事件监测与再评价管理办法》规定，对临床使用的医疗器械安全性进行持续研究，收集使用中发生的不良事件报告等相关风险信息，并开展调查、分析、评价。对不良事件报告、监测资料和国内外风险信息进行汇总、分析，评价产品的风险与受益，记录采取的风险控制措施，撰写定期风险评价报告，强化医疗器械产品上市后风险研究。

（二）信息技术应用现状

《医疗机构医用耗材管理办法（试行）》规定，医疗机构应当逐步建立医用耗材信息化管理制度和系统。耗材管理信息系统应当与医疗机构其他相关信息系统整合，做到信息互联互通。要求医疗机构耗材管理信息系统应当全面覆盖每一种医用耗材的全生命周期。各医疗机构应当建立医用耗材临床应用登记制度，使医用耗材信息、患者信息以及诊疗相关信息相互关联，保证使用的医用耗材向前可溯源、向后可追踪。

目前，医用耗材信息化管理应用主要有：

1. HRP 管理模式　医院资源规划（Hospital Resource Planing HRP）是医院近年来引入企业资源规划（Enterprise Resource Planning，ERP）的成功管理思想和技术，将新兴管理理念和业务流程融入，对医院现有的信息数据进行整合，设计的一系列能够集成医院医疗诊断，财务核算，物资管理，人力资源调配，医疗质量考核，综合绩效考评的互通互联，数据共享的信息系统为了加强对医用耗材资源的管理，建立在信息技术基础上将物资流、资金流、信息流统一的信息化工程。医院资源规划和传统医院信息系统（Hospital information System，HIS）不同的是，传统的医院 HIS 系统只是重视对医院运营前台数据信息的管理，对于后台数据的整合和管理不完善，HRP 不仅集成了传统的 HIS 系统的功能，也为医院各后台管理部门服务。HRP 以系统化的管理思想. 为决策层及管理人员提供决策运行手段的管理平台。HRP 系统采用先进的管理思想设计，提供了丰富的功能模块、规范化的工作流程及人性化的界面设计，具有安全稳定、易用和可扩展等特点，集信息技术与先进的管理思想于一身，成为医用耗材管理的一种运行模式，可以提升其医用耗材管理效率，降低管控成本，保障医用耗材的质量和安全性，提高医院的医疗服务质量。目前 HRP 管理模式主要应用在医用耗材供应链管理方面，可以实现：优化医用耗材采购流程与库存管理；实施医用耗材过程控制与成本核算；实现医用耗材信息的集成和统一；建立了预警机制以提升医院医用耗材整体管理水平，实现精细化管理。

目前 HRP 系统在医用耗材管理的应用还存在一些不足之处。因为大多 HRP 是 ERP 系统的二次开发，ERP 系统多为成熟的商品化产品，实施的过程主要在定义功能的设置和流程的配置方面，尽管能满足医院绝大部分的业务需求。但是医院医用耗材管理有其复杂性和特殊性，如对医用耗材实行自动编码要求、使用医用耗材可追溯功能等，因此需要评估市场化 HRP 产品的个性化及与 H1S 系统集成方案的可行性。医用耗材供应链管理模式在技术上也面临着在 HRP 集成平台上整合医院其他信息系统的难题，只有有效地集成，才能真正实现医院医用耗材管理信息流、物流、资金流的"三流合一"统一管理，目前已经有 HRP 在医用耗材管理上应用的案例。

2. SPD 管理模式　即医用物资供应链物流管理。管理理念是以医院医用物资管理部门为主导、以物流信息技术手段为工具，通过合理使用社会资源，对医用物资在院内的供应、加工、推送等过程进行集中管理的方法。通过信息系统的标准化建设和院内物流管理流程再造，以及条码识别、射频识别等技术的应用，使物流作业规范化、简洁化，从而有效提高作业效率，降低差错和管理难度。在国外，这类物流管理信息系统被称作 SPD 系统，与之配套的管理被称作 SPD 管理模式。

这是将医院医用物资的院内物流管理工作，转移到专业的物流管理平台上进行运营，由第三方服务商提供物流管理的整体解决方案。即医用物资供应链物流管理，也称为医用物资物流外包的模式。

SPD 是现代医疗机构的一种供应链管理模式，是以医院医用物资管理部门为主导、以物流信息技术手段为工具，通过合理使用社会资源，对医用物资在院内的供应、分配、推送等过程进行集中管理的方法。通过信息系统的标准化建设和院内物流管理流程再造，以及条码识别等技术的应用，使物流作业规范化、简洁化，从而有效提高作业效率，降低差错和管理难度。SPD 模式为医院的医用耗材管理工作带来了服务理念的新变化。通过专业化分工与 SPD 服务模式的构建，能够帮助医院在"医用物资零资金占用"的情况下，保障医用耗材供应的及时与安全，并显著降低管理成本，提升运营效率。

SPD 模式通过对"科室申请单 → 采购订单 → 供应商按送货单 → 验收入库 → 出库给科室"的完整流程管理，实现了耗材从供应商到库房到临床消耗整个流转过程的全流程闭环管理，在这过程中做到每个步骤都可查询、追溯、统计，做到时时可追溯，件件可管理。

目前，SPD 模式是我国医疗机构较为推崇的一种医用耗材供应链信息化管理模式。为医院的医用耗材管理工作带来了服务理念的新变化。通过专业化分工与 SPD 服务模式的构建，能够帮助医院在"医用物资零资金占用"的情况下，保障医用耗材供应的及时与安全，并显著降低管理成本，提升运营效率，另外，在医用耗材的溯源管理方面也有应用实践。

3. 基于物联网的医用耗材信息化管理　物联网是近年来发展起来的一种物—物互联新技术，可以打破传统医疗器械管理模式，物联网技术应用有射频识别、传感器技术网络化、智能技术等，在医用耗材管理方法的应用目前有：

（1）射频识别（radio frequency identification，RFID）：作为医用耗材物联网的核心技术的应用，目前比较普遍使用的是 RFID 智能医用耗材柜。基于 RFID 技术下，对每种、每类甚至每个耗材进行编号，在每个医用耗材上粘贴有 RFID 识别码。它由电子标签和读写器组成，在电子标签内存储特定格式标志物体信息的电子数据，并采用非接触式自动 识别技术，具有读取距离远、数据存取速度快、安全性高等优点。通过自动扫描、识别获取的医用耗材信息，可以跟踪从申请、采购、验收、领取、使用、报废等过程。可以追溯该耗材的来源，从厂家到经销商，再到医嘱，患者使用都会清楚地记录在系统里，涵盖了整个医用耗材的使用生命周期，实现智能监控，也为医院有效地做好计划统计和补货，提供了精准的数据支持，实现精细化管理。RFID 智能医疗耗材柜支持各种开门方式：扫码、指纹、人脸、指静脉、声音识别，ID，卡、密码控制锁等，不会出现人为的操作失误，提高使用安全性。

（2）有源植入性医疗器械物联网技术应用：医用耗材中有一类有源植入性医疗器械。代表性的为心血管植入性电子器械，它属于高值有源植入性医用耗材，使用十分广泛。CIEDs 患者手术后需要一季度或半年一次定期到医院常规门诊随访，由于患者数量逐年增加，其术后随访程控成为患者和随访医师共同面临的沉重负担。同时在随访间歇期间出现的任何无症状问题不能被及时发现和解决，如患者可能出现电极导线脱位、电子器械的程序故障、阵发性心律失常等，存在安全隐患。患者定期到医院随访的模式已不能满足随访要求。利用物联网技术的远程网络监测技术是解决这一难题的有效方法。可以及时监测CIEDs 患者的心脏事件，增加患者随访依从性，加速对临床事件的干预，减少不良事件发生；同时可以节省医疗资源，减少急诊，减少住院，缩短住院时间，提高门诊效率，减少患者费用。

最新的植入式心血管器械通过传感器技术与无线技术采集信息，可连接网络，按需或定时的传送植入器械状态信息，及时传递特殊和临床事件警报信息，提供全面的与医院随访相当的植入电子器械信息，支持 IPAD 和 IPHONE 移动网络进行查看。实现传感器技术网络化的物联网应用。2015 年美国心律学会发表的专家共识指出，CIEDs 远程监测应作为所有植入器械患者的标准随访管理策略，并提出将远程监测和每年一次的常规随访相结合的随访方式，并获得了 I 类推荐，证据水平 A 类。2019 年中国室性心律失常大会上发表了中国专家共识，建议：CIEDs远程监测应作为所有植入器械患者的标准随访管理策略。

（三）医用耗材使用安全风险管理现状

1. 医用耗材使用安全监督管理　医用耗材使用安全风险主要体现在使用过程中给患者、使用人员造成伤害。根据医疗器械风险管理理念，其使用安全风险是客观存在的，现在批准上市的医疗器械是基于对已知风险与已知受益的评价，其受益大于风险。上市后医用耗材使用环节的安全风险管理是十分必要的。目前在两个方面开展安全风险监管，一是各级药品监督管理部门从产品质量、安全角度进行上市后的监督管理，制定相关的管理办法，其中，医疗器械不良事件监测和存在缺陷产品的召回是医疗器械上市后风险管理的重要手段；二是卫生行政管理部从医疗质量与安全角度进行监督管理。

2010年卫生部发布的《医疗器械临床使用安全管理规范（试行）》，根据医疗器械分类与风险分级原则建立医疗器械临床使用的安全控制及监测评价体系，组织开展医疗器械临床使用的监测和评价工作。县级以上地方卫生行政部门负责根据卫生部有关管理规范和监测评价体系的要求，组织开展本行政区域内医疗器械临床使用安全监管工作。2019年发布的《医疗机构医用耗材管理办法（试行）》规定国家卫生健康委员会和国家中医药管理局负责对医疗机构临床诊断、预防和治疗疾病使用医用耗材全过程实施的监督管理。2021年，国家卫生健康委员会发布了《医疗器械临床使用管理办法》中要求医疗机构应开展医疗器械临床使用安全管理，对医疗器械使用安全事件进行收集、分析、评价及控制，卫生健康主管部门对医疗机构医疗器械临床使用管理状况进行定期或不定期监督检查。

2. 医疗机构对医用耗材使用安全风险管理　医疗机构对医用耗材使用安全风险管理与医疗设备安全风险管理有明显差别，主要体现在管理要求上以患者为中心，以医学科学为基础，对医用耗材的采购、储存、使用、追溯、监测、评价、监督等全过程进行有效组织实施与管理，促进临床科学、合理使用医用耗材的专业技术服务和相关的医用耗材管理工作。要求遵循安全、有效、经济的合理使用医用耗材的原则，对医用耗材临床使用的安全性、有效性、经济性等进行综合评价。医用耗材管理机构人员包括临床科室、药学、医学工程、护理、医技科室人员以及医院感染管理、医用耗材管理、医务管理、财务管理、医保管理、信息管理、纪检监察、审计等部门负责人组成。医用耗材管理是医疗管理工作的重要组成部分。

在使用安全管理方面要求按照国家有关规定对医疗器械使用安全、不良事件进行收集、分析、评价及控制，遵循可疑即报的原则，及时报告。并立即采取有效措施，避免或者减轻对患者身体健康的损害，防止损害扩大。使用的医用耗材要求向前可溯源、向后可追踪。

医用耗材临床使用应实施分级分类管理，尤其是使用安全风险高的Ⅲ级医用耗材，应当按照医疗技术管理有关规定，由具有有关技术操作资格的卫生技术人员使用。

四、医用耗材的分类与编码

（一）医用耗材的分类：

医用耗材分类是医用耗材规范化管理的重要内容，由于医用耗材属于医疗器械的管理范畴，其分类须按照医疗器械分类规则。

1. 医疗器械分类编码状况　医疗器械分类一直比较混乱，现存有 5 种国家正式颁布的医用耗材分类编码分类标准（表 1-3），还有一些社会组织和研究机构发布的医用耗材编码分类目录，如中国装备协会和国家卫生健康委员会卫生发展研究中心。各地方又有各自的医用耗材分类编码目录，例如某省医疗保障局使用自己的医用耗材编码分类目录，与国家医疗保障局发布的医疗保障医用耗材分类与代码进行映射。其原因是各地的报销政策不一。例如在国家医疗保障局发布的医疗保障医用耗材分类与代码中把一次性穿刺针和活检针放在一次性穿刺活检针中，使用同一分类代码。一些地区由于一次性穿刺针是收费项目，一次性活检针不单独收费，所以在该地区使用不同代码表达一次性穿刺针和一次性活检针。一直以来没有全国统一的医用耗材分类编码规则和指导原则，医用耗材分类编码体系间各自独立、缺少衔接，且企业产品规格、型号复杂多样，计量单位和标准均由各企业自行制定，加上没有统一的医用耗材通用名，使得一物多码、一码多名的现象普遍，种类繁多的医用耗材分类编码标准现状给医用耗材的监管管理工作带来了极大的困难。一些编码标准已经不适应目前医用耗材的发展形势，如《全国卫生行业医疗器械、仪器设备（商品、物资）分类与代码》（WS/T118-1999）自颁布已 20 余年，不能适应医用耗材的发展需求。同时，WS/T 118-1999、医疗器械分类目录和 LD/T 01-2017 等均是按照临床科室进行分类，不能有效解决多科共用耗材的编码问题。

表 1-3　不同机构医用耗材编码标准

序号	编码/委托编码机构	编码标准
1	卫生部	《全国卫生行业医疗器械、仪器设备（商品、物资）分类与代码》WS/T 118-1999
2	药监局	《医药器械（耗材）分类目录》2017版
3	国家医疗保障局	医疗保障医用耗材分类与代码（2020年）
4	人力资源和社会保障部	《社会保险医疗服务项目分类与代码》（全国社会保险标准化技术委员会）（LD/T01-2017）"医疗器械分类与代码"
5	发改委、卫生部	《全国医疗服务价格项目规范（2012年版）》"一次性医用耗材分类编码"

2. 国家药监部门的医疗器械分类编码　2000 年国家药品监督管理局为规范医疗器械分类，根据《医疗器械监督管理条例》，制定了医疗器械分类规则（国家药品监督管理局令第 15 号）。规定医疗器械分类应依据医疗器械的结构特征、医疗器械使用形式和医疗器械使用状况三方面的情况进行综合判定分类。

具体医疗器械分类判定的依据：

（1）医疗器械结构特征：医疗器械的结构特征分为：有源医疗器械和无源医疗器械，包括医用耗材。

（2）医疗器械使用形式：根据不同的预期目的，将医疗器械归入一定的使用形式。其中：

1）无源器械的使用形式有：药液输送保存器械；改变血液、体液器械；医用敷料；外科器械；重复使用外科器械；一次性无菌器械；植入器械；避孕和计划生育器械；消毒清洁器械；护理器械、体外诊断试剂、其他无源接触或无源辅助器械等。

2）有源器械的使用形式有：能量治疗器械；诊断监护器械；输送体液器械；电离辐射器械；实验室仪器设备、医疗消毒设备；其他有源器械或有源辅助设备等。

（3）医疗器械使用状态：根据使用中对人体产生损伤的可能性、对医疗效果的影响，医疗器械使用状况可分为接触或进入人体器械和非接触人体器械，具体可分为：

1）接触或进入人体器械：接触人体的部位分为：皮肤或腔道；创伤或体内组织；血液循环系统或中枢神经系统。

2）非接触人体器械：如体外诊断试剂。

2015 年国家食品药品监督管理总局令第 15 号发布新的《医疗器械分类规则》，新规则自 2016 年 1 月 1 日起施行。2000 年 4 月 5 日公布的《医疗器械分类规则》（原国家药品监督管理局令第 15 号）同时废止。2017 年发布了最新版《医疗器械分类目录》，从 2018 年 8 月 1 日起施行。新分类目录侧重于从医疗器械的功能和临床使用的角度划分归属产品，目录设置有很大变化。目录设置从原来 43 个子目录改为 22 个子目录。医用耗材的分类目录、编号也有很大变化。

医用耗材分类以前根据具体用途分为血管介入类、骨科类耗材、神经外科耗材、非血管介入耗材、口腔科耗材、血液净化耗材、眼科耗材、电生理耗材、医用卫生材料、注射穿刺类耗材、医用消毒类耗材、麻醉类耗材、手术室耗材、医技耗材等；新分类规则根据具体功能和用途划分，归分为输注、护理和防护类耗材；透析、输血和体外循环类耗材、植入性耗材（有源、无源）等；体外诊断试剂是检验设备配套的主要耗材，新《分类目录》中没有包括体外诊断试剂，体外诊断试剂产品类别按照《体外诊断试剂注册管理办法》（国家食品药品监督管理总局令第 5 号）、《体外诊断试剂注册管理办法修正案》（总局令第

30 号)、《6840 体外诊断试剂分类子目录（2013 版）》及后续发布的分类界定文件中有关体外诊断试剂的分类界定意见进行判定，分类编码继续延用 6840。

医用耗材分类还根据使用次数划分，可分为一次性医用耗材、可多次使用的医用耗材、永久植入的医用耗材。

根据临床使用风险程度，还将医用耗材实行分级分类管理，划分为一、二、三类，第一类是风险程度低，实行常规管理可以保证其安全、有效的医疗器械。第二类是具有中度风险，需要严格控制管理以保证其安全、有效的医疗器械。第三类是具有较高风险，需要采取特别措施严格控制管理以保证其安全、有效的医疗器械。评价医疗器械风险程度，分类划分考虑因素有医疗器械的预期目的、结构特征、使用方法等

从价值角度划分，又分为高值医用耗材和低值医用耗材；但是，高值医用耗材和低值医用耗材的价值区分没有明确的定义。通常医用高值耗材主要是相对低值耗材而言的，主要是属于医用专科治疗用材料，如心脏介入、外周血管介入、人工关节、其他脏器介入替代等且价格相对较高的消耗性医疗器械（医用耗材）。

3. 国家医疗保障局医用耗材分类与代码　2019 年 6 月 27 日，国家医疗保障局发布《国家医疗保障局关于印发医疗保障标准化工作指导意见的通知》，公布医保医用耗材等 4 项信息业务编码规则和方法，其中专门对医保医用耗材进行分类与代码编制。根据医用耗材学科、用途、部位、功能，形成了 17 个一级分类（学科、品类），用途、品目包括骨科材料、血管介入类材料、非血管介入类材料等。医用耗材实际规格，把功能相同、作用相同、价值相同的耗材归集到一个类别中，分类易于识别，实现了医保医用耗材的一品一码；医保医用耗材编码规则见图 1-3。

第 1 部分：耗材标识码，用 1 位大写英文字母 "C" 表示。

第 2 部分：分类码，根据医用耗材学科、用途、部位、功能划分。

第 3 部分：通用名码，创建全国统一的医保医用耗材通用名码。

第 4 部分：产品特征码，根据耗材材质、规格等特征赋予的代码。

第 5 部分：生产企业码，依据医疗器械注册证或备案凭证为耗材生产企业赋予的唯一代码。

截至 2021 年 6 月，共公布 44 061 条医用耗材编码，涉及 1216.4237 万个规格型号。创建全国统一的医保医用耗材通用名码，为医用耗材采购、医保支付管理带来方便。同时正式发布医保医用耗材分类与代码数据库，数据库查询网址：

https：//code.nhsa.gov.cn/

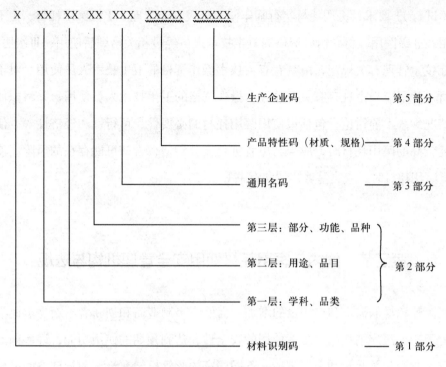

图 1-3 医保医用耗材编码规则

今后国家医疗保障局还要继续开展数据库动态维护，计划每季度发布一次医用耗材编码维护信息。

4. 唯一标识（UDI）系统 医疗器械唯一标识（Unique Device Identification，简称 UDI）是一种通过全球可接受医疗器械识别和编码标准创建的字母或数字的序列，用以实现市场上特定医疗器械产品的明确识别，是我国医疗器械编码体系基本组成部分。2019 年 7 月国务院发布了《治理高值医用耗材改革方案》，要求统一医用耗材编码体系和信息平台，制定医疗器械唯一标识（UDI）系统规则，逐步统一全国高值医用耗材分类与编码。探索实施高值医用耗材注册、采购、使用等环节规范编码的衔接应用。2020 年 9 月 30 日，国家药监局、国家卫生健康委、国家医疗保障局共同发布《关于深入推进试点做好第一批实施医疗器械唯一标识工作的公告》，进一步拓展医疗器械唯一标识在医疗、医保等领域的衔接应用，深入推进医疗器械编码工作。各相关方可通过唯一标识数据库共享应用相关数据，医疗机构可积极探索唯一标识与医疗器械管理、临床应用、医保结算等领域的衔接应用。

唯一标识（UDI）系统对促进实现医用耗材信息化管理，特别是治理高值医用耗材改革有着重要的基础性作用。

（二）医用耗材分级分类使用管理

根据国务院《医疗器械监督管理条例》和国家卫生健康委员会《医疗机构医用耗材管

理办法（试行）》要求，医用耗材实行临床使用分级分类管理。Ⅰ级医用耗材，由卫生技术人员使用；Ⅱ级医用耗材，由有资格的卫生技术人员经过相关培训后使用；Ⅲ级医用耗材，按照医疗技术管理有关规定，由具有有关技术操作资格的卫生技术人员使用。对于植入类医用耗材，除了应当由具有有关医疗技术操作资格的卫生技术人员使用，并将拟使用的医用耗材情况纳入术前讨论，包括拟使用医用耗材的必要性、可行性和经济性等。使用安全风险程度较高的医用耗材时，应当与患者进行充分沟通，告知可能存在的风险。使用Ⅲ级或植入类医用耗材时，应当签署知情同意书等。

第二节　国内外医用耗材使用安全管理机构与法规

随着医疗耗材的需求和使用量的增加，促使许多制造商和创新者不断追求此类产品的开发。为了确保医疗消耗品对患者使用的安全性，达到预期的使用功能，许多国家和国际组织已着手制定相关政策和监测举措。不同国家的监管框架在流程和管理方面呈现不同的特点，在监管要求上也有异同。国际上大多数监管体系中，将医用耗材包含于医疗器械范畴内，当然也有例外。总体而言，医用耗材临床使用安全管理属于医疗器械上市后的管理，需要监管部门、生产企业、使用单位共同配合。

一、国内外的监管机构和组织

1. 全球医疗器械协调工作组　由于不同国家、不同地区之间医疗器械管理模式、法律法规和技术标准存在较大差异，影响医疗器械产品国际贸易的发展，不利于医疗新技术、新产品的普及和全球医疗水平的提高。为减少管理成本，消除不必要的技术壁垒，1992 年由美国、欧盟、日本、加拿大和澳大利亚五个成员（国）发起并成立了一个非官方性的国际组织：全球医疗器械协调工作组（Global Harmonization Task Force，GHTF）。该协调组致力于交流各国医疗器械监督管理状况，研讨相关法律法规和技术标准，以便达成各国都能接受的基本协议，减少医疗器械贸易中不必要的障碍，旨在实现国家医疗器械监管体系之间的更大一致性，推动医疗器械产业及医疗水平的发展和提高，保障患者安全和获得安全、有效和有益于临床的医疗技术。

GHTF 组织的主席由创始成员轮流担任，主要工作是进行医疗器械监督管理方面的研究，包括：上市前的监督、上市后的监督、质量管理体系、审核与临床评价。

2. 国际医疗器械监管机构论坛（IMDRF）　国际医疗器械监管机构论坛（IMDRF），

是一个来自世界各地的医疗器械监管机构的自愿组织，他在医疗器械全球协调工作组（GHTF）的工作基础上，继续 GHTF 的工作，旨在加速国际医疗器械监管的协调和融合。故现在 GHTF 在名义上不再存在。

IMDRF 创建于 2011 年 10 月，当时，来自澳大利亚、巴西、加拿大、中国、欧盟、日本和美国的医疗器械监管机构以及世界卫生组织（WHO）的代表在渥太华开会，讨论这个新论坛的建立和运作。

IMDRF 管理委员会由管理官员组成，就论坛的战略、政策、方向、成员和活动提供指导。此外，管理委员会还监督各工作组，这些工作组利用了行业、学术界、医疗保健专业人士、消费者和患者群体等各种利益相关者群体的专业知识。

国际医疗器械监管者论坛主席和秘书处的角色每年轮换一次，目前的成员包括：澳大利亚、巴西、加拿大、中国、欧洲、日本、俄罗斯、新加坡、韩国，以及美国。世界卫生组织（WHO）是官方观察员。

2018 年 3 月 20 至 3 月 22 日，中国作为轮值主席承办的国际医疗器械监管机构论坛（IMDRF）第 13 次管理委员会会议在上海召开，美国、欧盟、日本等 10 个国家和地区的监管机构作为管理委员会正式成员出席了会议，世界卫生组织作为官方观察员列席了会议。会上，由我国提出的"医疗器械临床评价"新工作项目，得到了与会成员的一致支持，顺利通过立项。

"医疗器械临床评价"项目是我国加入 IMDRF 以来首次作为项目发起人向大会提出新工作项目提议，这标志着经过多年努力我国医疗器械监管已逐步实现了从参与者到引领者的角色转换，通过 IMDRF 这一平台，将近年来探索积累的经验与 IMDRF 各成员分享，在 IMDRF 机制下寻求解决方案，协调统一各成员的临床评价要求，进一步推进全球医疗器械临床评价的科学化、合理化、规范化，为医疗器械监管机构与产业利益相关方做出积极贡献，在国际舞台上展现我负责任大国的良好形象。

美国作为成员国，美国 FDA 也参与 IMDRF 管理委员会以及 IMDRF 工作组的外部链接免责声明，包括：唯一设备标识（UDI）、个性化医疗设备、标准、不良事件术语、良好的监管审查实践、临床评估，以及监管产品提交。

管理委员会可根据对 IMDRF 的贡献或价值，从世界卫生组织、其他监管机构或附属组织指定有限数量的管理委员会官方观察员。官方观察员不参与决策过程。亚太经合组织（APEC）、生命科学创新论坛（LSIF）监管协调指导委员会、亚洲协调工作组（AHWP）和泛美卫生组织（PAHO）是与 IMDRF 合作的区域协调倡议者。

IMDRF 制定与影响医疗器械的各种主题相关的国际共识文件。IMDRF 文件草稿可供公众审阅和评论，期限为 60 ～ 90 天。IMDRF 成员、观察员和附属组织通常会征求利益相关者对这些草案文件的反馈意见。在某些情况下，例如当 IMDRF 文件传达了指导意见时，FDA 也可以通过在《联邦公报》上发布指南的可用性通知，征求对 IMDRF 文件草案的反馈意见。最后定稿后，IMDRF 成员酌情采用这些文件，也可对其进行修改，以满足其管辖区的监管要求。IMDRF 文件的性质各不相同，从标准操作规程（SOP）、定义到政策文件，各国监管部门对这些文件的采用将因文件类型而异。

IMDRF 下设多个工作组，负责具体工作项目研究和相应技术文件的起草。WHO、行业协会等机构作为观察员或相关机构参与到工作组的沟通讨论中。目前，IMDRF 已组织研究组项目有：

1）良好审评规范（GRRP）项目

2）注册申报规范（RPS）项目

3）医用独立软件（SaMD）项目

4）通用数据元素（CDE）项目

5）个性化医疗器械（PMD）项目

6）医疗器械临床评价研究项目

7）患者登记（PR）工作项目

8）医疗器械不良事件术语（AET）工作项目

9）标准工作组（SWG）

10）国家监管机构报告（NCAR）项目

11）医疗器械唯一标识（UDI）应用指南项目

12）单一审查程序（MDSAP）工作项目

IMDRF 的国家监管机构报告（National Competent Authorities Report，NCAR）信息交换机制设立的目的是建立各国药品监管机构间共享医疗器械安全信息的渠道，以便成员国及时交换可能引发严重公共健康安全事件或者具有潜在风险趋势的医疗器械不良事件等相关信息。目前，超过 20 个国家和地区加入该合作机制。2019 年 9 月 19 日，在俄罗斯叶卡捷琳堡召开的国际医疗器械监管机构论坛（IMDRF）第 16 次管理委员会会议上，中国代表团向管委会提出的加入 IMDRF 国家监管机构报告信息交换机制 NCAR 的申请，获得成员国一致赞成。

我国国家药品监督管理局加入 NCAR 信息交换机制有助于我国及时获知国际医疗器械不良事件等安全信息，及时研判和控制相关进口产品的风险，有效保护和促进公众健康。同时，也有助于我国参与医疗器械全球安全监管网络共建，为全球医疗器械监管和全球健康事业发展做出我国应有的贡献。

3. 世界卫生组织　世界卫生组织对医疗器械管理高度重视，已专项召开了三次"WHO Global Forum on Medical Devices"即"医疗器械全球论坛"，多次在世界卫生大会决议上敦促各成员国制定用于评估及管理医疗器械适宜的国家战略和计划，并在卫生技术政策实施方面为成员国提供技术指导。近年来颁布了"WHO 医疗器械技术系列"，目前该系列丛书共19 册，其中 9 册已由中华医学会医学工程学分会组织翻译成中文并出版出版发行。"WHO 医疗器械技术系列"涵盖了医疗器械管理的方方面面，从医疗器械的研发、管理法规到医疗器械的具体管理和评估，从国家和政府层面提出监管框架到医疗机构层面提出指导原则和具体操作方法，对医疗器械管理提出了完整的指导体系。具体与安全风险管理相关的有：包括《医疗器械卫生技术评估》《服务于临床过程的医疗器械》《上市后监测和不良事件报告》《医疗器械安全使用》《医疗器械临床效果评价》等分册。

4. 国外主要国家医疗器械监管机构

（1）美国食品药品监督管理局（U.S. Food and Drug Administration，简称为 FDA）：是一个直属美国健康及人类服务部管辖的联邦政府机构。其主要职能是对美国国内生产及进口的食品、膳食补充剂、药品、疫苗、生物医药制剂、血液制剂、医学器械、放射性设备、兽药和化妆品进行监督管理，此外，还负责执行健康法案（the Public Health Service Act）的第 361 号条款，包括公共卫生条件及州际旅行和运输的检查、对于诸多产品中可能存在的疾病的控制等。

美国负责医疗器械监管的部门是 FDA 下属的器械与放射健康中心（Center for Devices and Radiological Health，CDRH）。CDRHD 的职责是保护和促进公共健康，确保患者和服务提供者及时、持续性地获得安全、有效、高质量的医疗器械，为消费者、患者、护理机构、医疗机构提供有关医疗器械的科学信息，促进医疗器械的创新。CRDH 属下有 7 个办公室：交流和教育项目办公室（Office of Communication and Education，OCERP）；主任办公室（Office of the Center Director，OCD）；产品评价与质量办公室（Office of Products Evaluation and Quality，OPEQ）；政策办公室（Office of Policy，OP）；管理办公室（Office of Management，OM）；科学与工程实验办公室（Office of Science and Engineering Laboratories）；战略伙伴关系与技术创新办公室（Office of Strategical Partnerships and Technology Innovation）。其中产品评价与质量办公室（Office of Device Evaluation，ODE）是主要的负责科室，其下设有 6 个部门：临床试验器械部，常规、康复和神经科用器械部，生殖、腹部和放射学用器械部，心血管和呼吸用器械部，牙科、传染病控制和普通医院器械部，眼科和耳鼻喉科用器械部。所有医疗器械的上市审批工作分别由这 6 个部门负责。

（2）英国药品和保健产品管理局：是英国药监机构，全称为 Medicines and healthcare

products regulatory agency. MHRA 为英国卫生部下属的政府执行机构，保证药物和医疗器械的安全和有效。

（3）德国联邦药品和医疗器械管理局：德国医疗器械监管主要由该机构负责，隶属于德国联邦卫生部；但具有相对独立的地位。医疗器械部共有五个部门：一是无源医疗器械处；二是体外诊断试剂处；三是有源医疗器械处；四是临床研究组；五是快速通道组。该机构具体负责医疗器械上市前审批，上市后监管，包括不良事件监测、评估。

（4）日本药品和医疗器械综合机构（Pharmaceuticals and Medical Devices Agency, PMDA）：PMDA是厚生劳动省医药食品局所管辖的独立行政法人。成立于2004年，主要职责是协助日本厚生劳动省保证药品和医疗器械的安全性、有效性以及质量，以此来保障公民的健康。业务主要包括审查、安全对策、健康损害救济三大板块。审查业务旨在控制风险，是上市前对产品安全有效性的审核；安全对策业务是指上市后的安全措施，旨在持续性降低风险。

（5）欧盟的医疗器械监管部门：作为全球第二大医疗器械生产和消费者，欧盟对医疗器械管理具有良好的积累与经验。在欧盟医疗器械监管活动中，主要涉及的机构有成员国主管当局（Competent Authorities）、公告机构（Notified Bodies）和医疗器械制造商（Manufacturers）。其中，主管当局是国家的权力机关，由各成员国任命，负责处理不良事件的报告、产品召回、产品分类裁定、咨询、制造商和制造商在欧盟地区授权代表的注册、市场监督及临床研究的审查。

公告机构由国家权力机关认可，其名单颁布在欧盟官方杂志上，负责执行符合性评估程序、颁发CE证书和进行监督。如成员国发现公告机构不符合医疗器械指令中对公告机构的要求时，有权取消其资质，并通知欧盟委员会及其他成员国。

欧盟医疗器械产品监管模式的特点之一是监管部门将产品上市的审批权交由第三方机构执行。欧盟各成员国负责指定第三方机构，即公告机构，并告知欧盟委员会。欧盟委员会为公告机构指定识别码（identification number），并在"欧盟公报"（Official Journal of the European Communities）上公布公告机构的名单。各成员国对其指定的公告机构负责，如发现某公告机构不符合欧盟规定的基本要求或不履行职责，将以同样方式公布取消其资质。

制造商的职责包括：对其产品进行分类，选择适当的符合性评估程序，准备技术文件，起草符合性声明，对上市后产品进行质量跟踪或建立警戒系统，建立并维持质量体系和确保企业与产品符合所有适用指令的要求。

如果制造商不在欧盟境内，则必须设立一名授权代表，该代表应为自然人或法人，并应在欧盟境内。该授权代表由制造商指定，代表制造商的利益，作为主管当局和公告机构与制造商的联络人员。授权代表的名称和地址出现在医疗器械产品的标签、外包装或使用说明书上。

5. 我国医疗器械监督管理机构

（1）医疗器械监督管理部门：我国医疗器械监督管理部门名称几经变化。2003 年为国家食品药品监督管理局（State Food and Drug Administration，SFDA），2013 年 3 月 22 日改名为国家食品药品监督管理总局（China Food and Drug Administration，简称 CFDA）。2018 年 3 月，在改革监管体系的大背景下，单独组建了国家药品监督管理局，由国家市场监督管理总局管理，国家食品药品监督管理总局则不再保留。现在，国家药品监督管理局的英文名称 National Medical Products Administration，英文缩写为 NMPA，负责全国医疗器械监督管理工作。县级以上地方人民政府负责药品监督管理的部门负责本行政区域的医疗器械监督管理工作。医疗器械监督管理遵循风险管理、全程管控、科学监管、社会共治的原则。

（2）医疗器械临床使用监督管理机构：国家卫生健康委员会是我国在医疗器械临床使用监督管理的机构，根据国家卫生健康委员会 2021 年发布的《医疗器械临床使用管理办法》规定，国家卫生健康委员会负责全国医疗器械临床使用监督管理工作。县级以上地方卫生健康主管部门负责本行政区域内医疗器械临床使用监督管理工作。并规定医疗机构主要负责人是本机构医疗器械临床使用管理的第一责任人。

二、国内外医用耗材使用安全管理的相关法律、法规及监管实践

（一）国外医用耗材使用安全管理的相关法律、法规及监管实践

1. 美国

（1）法律、法规：美国医疗器械相关的法规体系不仅包括由国会通过的正式法案（Act），还包括政府部门发布的条例（regulation）、指南（guideline）等非正式的规范性文件。

1906 年 6 月 30 日美国国会通过并由西奥多·罗斯福总统签署了《食品药品法》（Food and Drug Act），该法案赋予了执法部门对食品和药品进行上市后监管的权限，但尚未提及医疗器械。1938 年，美国国会通过了《食品、药品和化妆品法》（The 1938 Food，Drug，and Cosmetic Act），对医疗器械做了简单规定。1976 年美国国会通过了《食品、药品和化妆品法》修正案，强化了对医疗器械进行监督管理的力度，并确立了对医疗器械实行分类管理的理念。1990 年美国国会通过并由总统签发了《医疗器械安全法》（the Safe Medical Devices Act，SMDA），该法在《食品、药品、化妆品法》修正案的基础上补充了许多新的内容，包括医疗器械不良事件监测与报告，对植入体内等风险较高的医疗器械提出了跟踪随访要求，增加了民事处罚条款，在质量体系规范中增加了产品设计要求，再次明确电子产品的放射

卫生要求。美国医疗器械相关法律的汇总见表 1-4。

表 1-4 美国医疗器械相关法律的汇总

法律	签署日期	内容摘要
食品药品法 （Food and Drug Act）	1906年	赋予执法机构对食品和药品上市后监管的权限
食品、药品与化妆品法 （Food，Drug and Cosmetic Act）	1938年	赋予执法机构对假冒伪劣医疗器械上市后监管的权限，以及食品和药品的上市前监管权限
新药修正案 （New Drug Amendments）	1962年	新药的上市前审批
医疗器械修正案（1976年） （Medical Device Amendments of 1976）	1976年	赋予执法机构上市前监管的权限、医疗器械三级分类与监管体系、实质性等同、注册与上市、GMP、医疗器械制造商报告、禁令、通告、医疗器械的维修、替换以及退款
医疗器械安全法 （Safe Medical Device Act of 1990）	1990年	医疗器械流通企业与使用机构报告、上市后监测与追踪、510（K）报告中安全性与有效性结果汇总、修正案之后的医疗器械以及安全性、有效性得到改进的医疗器械的实质性等同、民事处罚、召回、人道主义豁免权
医疗器械修正案 （Medical Device Amendments）	1992年	扩大化的医疗器械报告、上市后监测执法权、医疗器械追踪性监管的延迟、医疗器械维修、替换与退款的进一步完善
食品和药品管理局现代化法 （Food and Drug Administration Modernization Act）	1997年	加速器械审评和对已批准的器械用于未批准用途的广告监管
医疗器械用户收费和现代化法 （Medical Device User Fee and Modernization Act）	2002年	上市前审评的用户收费；建立由公认的第三方组织检查的机制;以及一次性使用器械再加工的新的规范要求，包括新的上市前报送的分类目录和上市前报告

　　指导意见（guideline）代表了 FDA 的官方立场，是为了解决某些问题而制定的理论性或实践性的一般准则，但不包括由此问题形成的决议或建议。指导意见通常用于行政或司法程序中来表明某些行为可行或不可行，但不能作为法定要求。在执法过程中，FDA 可能对于某些问题并没有执法权，这个时候 FDA 就可以对该问题发表书面意见，这些书面意见就是所谓的建议（recommendation）。例如，建议州和地方立法降低辐射暴露，或建议个人采取行动降低辐射暴露。协议（agreement）包括书面形式的备忘录、正式协议。正式指南（informal guidance）是 FDA 官员个人的口头或书面形式的声明，但并不能被视为指导意见或代表 FDA 的官方立场。例如指导文件、政策声明、手册、备忘录、蓝皮书、信函或讲话。这些文件的最终版本都可以在档案管理机构的官方网站上查到。

　　（2）医疗器械的监管实践：美国的医疗器械监管是基于医疗器械分类基础上进行的，而医疗器械的分类又是基于器械的用途以及潜在风险划分的。美国医疗器械的监管主要分为上市前监管和上市后监管两部分，这两部分是相互联系的。上市前监管主要是通过上市前通告（Pre-market Notification，PMN）、上市前许可（Pre-market Approve，PMA），确保新的、高风险的、复杂的医疗器械安全有效；上市后监管主要是通过上市后监测计划（post-market surveillance）、科学研究、法律约束和教育计划等，最大限度地确保上市后医疗器械的安全有效。上市后监测主要有五种途径：医疗器械不良事件报告（Medical Device Reporting，MDR）、医疗器械安全检测网络、批准后研究（Post-Approval Studies，PAS）、"522上市后监测研究"（522 Post-market Surveillance Studies）和FDA自主研究（FDA Discretionary Studies）。

（3）医疗器械使用的环节管理：美国医疗器械监管的重点在于上市前审批和上市后不良事件检测，对于使用环节的监管较少提及。本书认为美国对于医疗器械监管的着重点在于质量，通过上市前临床试验、上市前审批、医疗器械生产质量标准以及上市后质量检测等手段来保证医疗器械质量和安全，没有对使用环节进行相关规定主要是因为涉及医疗器械的操作规范，至于医疗器械的经济合理使用则是通过医保支付来对医疗机构进行约束的。

1）医疗器械的标签外使用：FDA会根据产品标签上产品用途的描述来评估其安全性和有效性，在此基础上授予产品许可。如果使用了标签上未标明适应证的医疗器械，这种行为被称为"未批准使用"或"标签外使用"。FDA药物公告中说明了标签外药品使用的处理方式：一旦某种产品被批准销售，医生就可以通过开处方使用，或者为非适应证人群提供处方。这种"未批准"使用，或者更确切地说"标签外使用"在某种情况下可能是非常合适以及合理的，这种行为已经在医学文献中被广泛地讨论过。FDA并未明确说明医疗器械标签外使用的处理方式。然而，FDA认为在非必要情况下使用未批准的医疗器械将会是一个非常复杂的法律问题。如果未批准的医疗器械为了商业目的而推广使用，FDA将会介入相关事务。如果是为了研究而使用，FDA将会要求他们提供临床试验调查报告。然而，如果有医生为了治疗某种特殊疾病而使用未批准的医疗器械，但没有进行推广，这种行为也不构成违法。新的修正案关注点在于医疗器械本身而不是使用过程。

FDA并未禁止未批准医疗器械相关信息的交流和共享，也没有禁止科研人员、临床医生以及生产企业使用这些产品，也没有禁止研究机构和出版商描述这些产品或使用它们。因此，研究机构和出版商有义务保证他们的受众明白这些产品处于何种市场地位。但是，FDA禁止企业利用这些信息进行产品的市场推广。在新的监管框架下，FDA允许企业宣传这些信息，只要它们的目的不是为了市场推广。1996年10月8日，FDA相继发布了《行业资助的产品推广参考指南》《已发布数据、原始数据再推广发布指南》，试图为标签外产品使用的宣传推广进行松绑。

2）医疗器械不良事件监测与报告：美国对于医疗器械的监管分为上市前监管和上市后监管，使用环节属于上市后监管。不良事件报告市上市后监管的重要组成部分，而医疗机构在其中起到了重要的作用。在《医疗器械安全法》颁布之前，美国的法规体系中要求医疗机构自愿报告报告不良事件，医疗器械的生产商和经销商是主要的报告主体。但美国问责办公室（Government Accountability Office，GAO）在一份调查报告中表明，来自医疗机构的不良事件报告数量占不良事件报告总数的比例不到5%，并且在现实中不良事件的发生数要远远大于报告数量。因此，为了提高不良事件报告的准确性，美国在1992年出台了《医疗器械安全法》，强制要求医疗机构报告不良事件。

1996年美国FDA出台了《使用机构医疗器械报告》（Medical Device Reporting for User Facilities），对医疗器械报告的主体、内容、时间、格式都做出了详细的规定。

2012年CDRH发布了《深化美国医疗器械上市后监管体系建设意见》，提出将建立一个全国性的器械上市后监测体系（Post market Surveillance System），确保快速准确地识别和评估上市产品的潜在安全风险、确保医疗器械产品全生命周期的效益和风险都得到系统性评估、降低上市后监测成本。FDA对医疗器械使用机构不良事件报告要求见表1-5。

表1-5　FDA对医疗器械使用机构不良事件报告要求

报告者	报告内容	报告对象	报告时间
使用机构	死亡	FDA以及生产商	10个工作日内
	严重伤害	在生产商不知情情况下同时向FDA以及生产商报告	10个工作日内
	死亡与伤害的半年度报告	FDA	每年1月1日和7月1日前

不良事件报告的类型：

● 个体不良事件报告：如果有证据表明由于医疗器械的使用导致了患者死亡，使用机构应该将相关信息同时报告给该器械的生产商和FDA。如果有证据表明由于医疗器械的使用导致了患者的严重损伤，使用机构应该将相关信息报告给该器械的生产商如果生产商不详，使用机构可以报告FDA。报告的格式是纸质版的3500A或者电子报告。报告内容包括患者个人信息、不良事件的描述、医疗器械信息、首要报告人信息、医疗机构信息。

● 半年度报告：如果医疗器械不良事件报告提交时间在报告期的前六个月，使用机构需要向FDA提交3419格式（半年度报告）的纸质版报告或者电子版报告。半年度报告提交的截止日期为每年的1月1日和7月1日。报告内容包括医疗机构代码、报告年份以及报告期间、医疗机构名称与完整地址，报告及附件数量，医疗机构联络人（此人负责向

FDA 报告不良事件报告相关事宜）的姓名、职位、地址以及此人是否为新联络人。每一件不良事故的报告都应该包括医疗机构报告代码、医疗器械生产商名称与地址、医疗器械的品牌名与通用名、不良事件报告的简要描述以及报告对象（例如 FDA、生产商、流通企业）

● 不良事件报告的时间：从医疗器械使用机构的工作人员意识到不良事件发生之日起，在 10 个工作日之内向 FDA 或生产商报告不良事件。一旦使用机构提出书面申请，FDA 可以酌情考虑是否豁免医疗机构的不良事件报告或者进行差异化的报告，这样做的后果就是可能改变报告的频率。当 FDA 授予医疗机构这些权利时，可对会对报告做出其他的要求从而能够保护公众健康。如果有必要 FDA 也可以选择撤销这些权利。

2. 欧盟

（1）法律法规：欧盟医疗器械监管的法规，主要集中在以下方面：

1）欧盟三大医疗器械相关指令：欧共体理事会于 1990 年、1993 年、1998 年先后发布三个指令，并分别于 1993 年、1995 年、1998 年正式生效，欧共体成员国按照这三个指令制定各自的法律。

有源植入医疗器械指令（AIMD，EC-Directive 90/385/EEC）。

该指令适用于心脏起搏器、可植入的胰岛素泵等有源植入医疗器械，于 1993 年 1 月 1 日生效，1995 年 1 月 1 日强制实施。

医疗器械指令（MDD，EC-Directive 93/42/EEC）。

该指令适用于除 90/385 EEC 指令和 98/79 EEC 指令规定以外的一般医疗器械，于 1995 年 1 月 1 日生效，并于 1998 年 6 月 14 日强制实施。

体外诊断医疗器械指令（IVDD，EC-Directive 98/79/EEC）。

该指令适用于血细胞计数器、妊娠检测装置等体外诊断用医疗器械，于 1998 年 12 月 7 日生效，2003 年 12 月 7 日强制实施。

上述指令是欧盟范围内统一执行的医疗器械管理法规，其法律地位相当于中国的《医疗器械监督管理条例》和日本的药事法（The Pharmaceutical Affairs Law）。

三个医疗器械指令虽然颁布的时间不同，但相互关联。医疗器械指令（EC-Directive 93/42/EEC）是在有源植入医疗器械指令（EC-Directive 90/385/EEC）的基础上制订的，二者又同为体外诊断医疗器械指令（EC-Directive 98/79/EEC）的编写基础。三个指令的格式、内容、基本要求大致相同，并针对医疗器械的不同特点而规定了特殊条款。当新颁布的指令对已有指令的基本要求进行修改时，已有指令同时进行相应修订。欧盟医疗器械相关指令汇总见表 1-6。

表 1-6　欧盟医疗器械相关指令汇总

指令	生效日期	简介
有源植入医疗器械指令（EC-Directive 90/385/EEC）	1993年1月1日	针对通过电源或其他能源起作用，器械在手术后，全部或部分介入人体，留在体内的产品，如心脏起搏器、体内给药器、除颤器等
医疗器械指令EC-Directive 93/42/EEC）	1995年1月1日	该指令覆盖范围最广，影响面最大，除了有源植入医疗器械和体外诊断器械外，几乎所有的医疗器械都属于该指令的管理范围，包括无源植入物、外科器械、电子器械等
体外诊断医疗器械指令（EC-Directive 98/79/EEC）	1998年12月7日	针对试剂产品、校准物、质控物、仪器、设备或系统等体外诊断医疗器械，如血细胞计数器、妊娠检测装置等

2）新版医疗器械法规：2017 年 5 月 5 日，历时 5 年，欧盟正式发布了新版医疗器械法规（MDR，MEDICAL DEVICE REGULATION EU 2017/745）。虽然 20 世纪 90 年代开始实施的医疗器械指令（EC-Directive 93/42/EEC）已经证实其对保护人类的健康和安全起到了重要作用，但也遭到了严厉的责难。由于持续性的技术和科学进步，在欧盟内部的 32 个成员国中，已经出现了对分类规则解释和应用的实质性分歧，损害了指令的主要目标，即医疗器械的安全性和在欧盟内部的自由流通。而且某些产品出现了法规空白和不确定性（如使用灭活人组织或细胞产品达到美容目的的植入物或其他侵袭性器械）。

新的医疗器械法规目标是克服这些缺点和空白，进一步强化患者的安全性，并支持创新和医疗器械工业界的竞争。新法规覆盖范围不仅仅是原 MDD 和 A1MD 指令管辖的医疗器械，同时也包括了一部分高风险但并非医疗用途的美容产品，如美瞳、用于美容的植入物和减肥抽脂器械等。

（2）医疗器械的监管实践：欧盟根据医疗器械的风险不同，划分为不同管理类别，采用不同管理措施。风险越高的产品管理措施越严格。

1）欧盟医疗器械分类：医疗器械指令（EC-Directive 93/42/EEC）适用的一般医疗器械的分类；欧盟将医疗器械指令（EC-Directive 93/42/EEC）中适用的医疗器械产品按其性质、功能及预期目的不同进行分类。该指令第九项条款和附录Ⅸ中规定了医疗器械管理类别的分类规则。医疗器械被划分为Ⅰ、Ⅱa、Ⅱb、Ⅲ四个类别，广义上讲，低风险性医疗器械属于Ⅰ类、中度风险性医疗器械属于Ⅱa 类和Ⅱb 类、高度风险性医疗器械属于Ⅲ类。其中Ⅰ类医疗器械中还分为普通Ⅰ类医疗器械和具有无菌及测量功能的特殊Ⅰ类医疗器械。以下是各类别产品的举例：

Ⅰ类医疗器械：普通医用检查手套、病床、绷带；特殊Ⅰ类医疗器械：灭菌检查用手套、创口贴、血压计。

Ⅱa 类医疗器械：手术用手套、B 超、输液器。

Ⅱb 类医疗器械：缝合线、接骨螺钉。

Ⅲ 类医疗器械：冠状动脉支架、心脏瓣膜。

体外诊断医疗器械的分类：

不同于将一般医疗器械划分为Ⅰ、Ⅱa、Ⅱb、Ⅲ四个类别（其他国家一般为三类），欧盟将体外诊断医疗器械单独划分为四个管理类别，同样按风险的高低进行类别划分，将风险较高的体外诊断医疗器械以列表的形式列在医疗器械指令的附录文件内，其余体外诊断器械划分为自我检测器械（device for self-testing）和其他体外诊断器械。分类如下：

第一类：附录Ⅱ清单 A 中所列器械：包括血型检测用器械，艾滋病及乙型肝炎病毒检测用器械等。

第二类：附录Ⅱ清单 B 中所列器械：包括风疹、弓形虫检测用器械、血糖仪、肿瘤标记物等。

第三类：自我测试用体外诊断器械：早孕试纸等。

第四类：其他体外诊断器械。

2）上市前的评估程序：欧盟对不同管理类别的医疗器械产品制定了不同的评估程序，由公告机构负责执行。较低风险的产品，仅需要简单确认其符合指令要求即可，甚至不需公告机构参与，而对于复杂的医疗器械，则需要公告机构进行严格且复杂的评估程序给予评估。评估后，当认定所评估的医疗器械符合指令要求时，该医疗器械产品方可准许标识 CE 标志，并开始在欧盟市场中流通和使用。

医疗器械指令（EC-Directive 93/42/EEC）中有 6 个符合性评估附录（见表 1-7），用于在该指令的条款 11 中规定的各类器械的评估。

表 1-7　医疗器械指令（EC-Directive 93/42/EEC）符合性评估附录

符合性评估附录编号	附录名称	内容摘要
附录Ⅱ	全面质量保证体系（Full quality assurance system）	该全面质量保证体系包括产品的设计和生产。它可用于除Ⅰ类产品外的所有其他产品的符合性评估。对于Ⅲ类产品需进行设计文档的审查，而对于Ⅱ类产品，则无须设计文档检查
附录Ⅲ	EC型式检测（EC type-examination）	该附录描述了型式检测的程序，即制造商向公告机构递交完整的产品技术文档以及产品的代表性样品。公告机构检查产品是否与技术文档一致，并评估是否符合基本要求。根据需要进行测试，检测合格后颁发EC 型式检验证书。该附录仅包括器械的设计，适用于Ⅱb类或Ⅲ类医疗器械

符合性评估 附录编号	附录名称	内容摘要
附录Ⅳ	EC确认 （EC verification）	该 EC确认程序确保器械依据一个经过EC型式检测的型号或技术文件中描述的器械生产。在该程序下，公告机构对每批产品进行抽检，确认该批产品是否符合经过审核的文件化的设计
附录Ⅴ	生产质量保证 （Production quality assurance）	该附录描述了一个生产质量保证体系，即由公告机构证明该系统能保证器械可依据经过EC型式检测的型号产品，或依据技术文件中描述的器械生产。该附录适用于Ⅱa类，Ⅱb类和Ⅲ类器械
附录Ⅵ	产品质量保证 （Product quality assurance）	该附录描述了一个质量体系，该体系通过产品的最终检验和试验以确保生产的器械符合已经过EC型式检测的型号，或技术文件中规定的器械。该程序适用于Ⅱa类和Ⅱb类器械。该程序不适用于无菌医疗器械
附录Ⅶ	EC符合性声明 （EC declaration of conformity）	该附录中规定制造商出具符合性声明确认其医疗器械产品符合医疗器械指令的要求，并描述用于支持符合性声明的必需的技术文件。该符合性声明无须公告机构审查。该附录适用于Ⅰ类和Ⅱa类器械

欧盟给企业根据产品特点及企业的自身需求提供了不同产品符合性路径，制造商可根据实际情况选择适当的符合性评估程序。评估路径见表1-8。

表 1-8　医疗器械指令（EC-Directive 93/42/EEC）符合性评估路径

产品类别	符合性路径
Ⅰ类	由于其低风险，制造商可以按照Annex Ⅶ的要求准备CE技术文档，进行自我符合性声明
Ⅰ类	特殊Ⅰ类器械（灭菌或具有计量功能），公告机构的认证范围局限在灭菌过程或计量功能），企业可以通过Annex Ⅷ（except Chapter Ⅱ）或Annex Ⅹ（Part A）进行认证
Ⅱa类	企业可以通过Annex Ⅷ（except Chapter Ⅱ）或Annex Ⅱ+Annex Ⅹ（Section 7 of Part A）或Annex Ⅱ+Annex Ⅹ（Section 8 of Part A）进行认证
Ⅱb类	企业可以通过Annex Ⅷ（except Chapter Ⅱ）或Annex Ⅸ+Annex Ⅹ进行认证
Ⅲ类	企业可以通过Annex Ⅷ或Annex Ⅸ+Annex Ⅹ进行认证

另外，体外诊断器械指令（EC-Directive 98/79/EEC）中也有6个涉及符合性评估的附录。分别为：附录Ⅲ EC 符合性声明，附录Ⅳ 全面质量保证体系，附录Ⅴ EC 型式检测，附录Ⅵ EC 确认，附录Ⅶ 生产质量保证，附录Ⅷ 性能评估用器械的声明和程序（STATEMENT AND PROCEDURES CONCERNING DEVICES FOR PERFORMANCE EVALUATION）。

3）上市后的监管：已发布的三个医疗器械指令中都制订了医疗器械上市后的监督措施和保护措施。在医疗器械进入市场和投入服务时，成员国主管当局应当采取一切必要的措施，确保器械正确安装、维护和使用，有义务监督这些器械的安全性和质量。一般来说，上市后管理主要集中在以下两方面：

①对生产企业进行质量体系检查：在生产企业取得 CE 标志后，通告机构仍然每年或两年至少一次对企业的质量体系进行审查，以确生产企业持续生产出质量合格、安全有效的医疗器械。

②建立不良事件报告和反馈体系：各国主管部门要求医疗机构建立不良事件报告制度和植入器械随访记录。同时，各个生产企业也必须建立不良事件档案，并作为质量体系检查的一个重要内容。

4）医疗器械质量体系要求：欧盟要求生产企业必须按照被批准了的质量体系去研发、生产以及最终检验。生产企业可以对设计和开发控制进行删减，但要确保在符合性声明中反映出对设计和开发控制的删减。对于 Is 类，IIa 类，IIb 类以及Ⅲ类医疗器械的生产企业，欧盟要求其质量体系必须得到公告机构的审查，确保其产品能够符合相关指令的要求并建议使用欧盟的协调化标准。欧盟虽然没有强制要求生产企业必须使用欧盟协调化的标准去满足其质量体系的要求，但企业如果不采用欧盟的协调化标准，则需要证明其采用的标准能够满足协调化标准的要求。通常情况下，如果存在协调标准，生产企业都会采用协调标准。

欧盟将质量体系要求融入欧洲统一标准中，并在产品上市前审查中得以体现。在医疗器械指令中，已成功将对质量体系的保证作为产品上市前控制的主要手段。医疗器械指令附录中包括全面质量保证体系，生产质量保证体系，产品质量保证体系。全面质量保证体系包括产品的设计和生产过程，生产商必须具有设计验证和生产验证的质量保证体系。对于最高危险程度的Ⅲ类医疗器械，除了质量保证体外，还必须由公告机构对设计文档进行审阅。

5）临床研究：制造商在对医疗器械进行申报时，应提供临床评价（clinical evaluation）资料以证明申报的医疗器械符合欧盟医疗器械相关指令中规定的基本要求。临床评价资料包括对已发表的涉及医疗器械产品安全、性能指标、设计特点、预期用途等文献资料的临床评价和对申报医疗器械已进行的所有临床研究结果的评价。

除非可以通过现有的临床数据对产品安全有效性进行判定外，植入类医疗器械和Ⅲ类医疗器械应进行临床研究。制造商在对医疗器械开展临床研究前，应将方案上报给临床研究中所涉及的成员国的主管机构。对于植入医疗器械、Ⅲ类医疗器械和长期侵入人体的 IIa 类、IIb 类医疗器械，其制造商如未在上报方案后的 60 天内接到主管机构在考虑公众健康和国家政策情况下而做出的反对决定，即可开展其临床研究。同时，如在制造商上报临床研究方案后的 60 天内，伦理委员会认可了制造商提交的临床研究方案，相关主管机构也可授权制造商在方案获得伦理委员会认可后即刻开展临床研究。对于其他管理类别的医疗器械，当临床研究方案通过伦理委员会认可后，主管机构即可通知制造商开始临床研究。当某成员国拒绝或终止了一项临床研究，应将结论及判定依据通知其他成员国和欧盟委员会。

临床研究完成后，制造商则应将研究结果上报相关成员国的主管机构。如临床研究因安全问题提前终止，制造商则应该通知所有成员国及欧盟委员会。

6）医疗器械的使用环节管理：欧盟对于医疗器械使用环节的监管属于上市后监管。其中不良事件报告是其重要组成部分。此外，欧盟通过医疗器械生产质量标准以及上市后质量检测等手段来保证医疗器械质量和安全。

医疗器械警戒系统与不良事件报告：欧盟以法规形式建立医疗器械不良事件的报告、收集、评估、公告制度。制造商负责对出厂器械进行上市后监测，向国家主管部门报告不良事件并具此采取适当行动。三个核心指令都建立了上市后监督措施和保护措施，要求成员国监督上市器械安全性和质量，及时发现医疗器械、不良事件和系统性召回等信息。各成员国指派主管部门搜集、分析并评估由使用或操作医疗器械引起的风险和意外事故，提出纠正措施建议，或限制使用可能存在问题的医疗器械。医疗器械指令（EC-Directive 93/42/EEC）在第十项条款中规定：

- 成员国负责记录和处理上市后的不良事件。
- 医务人员或医疗机构应及时报告不良事件，同时通知制造商或其欧洲代表。
- 对事件分析后，成员国应确定是否启用保护条款。

医疗器械一旦在上市后出现事故，为了最大限度减少危害，欧洲的法规特别强调要建立警戒系统。体外诊断医疗器械指令（EC-Directive 98/79/EEC）中提出了警戒系统（Vigilance System）的概念，他是以法规的形式要求建立的一个由企业，主管当局、公告机构、使用人员及其他相关人员共同参与的系统，通过对不良事件的报告和对所有报告事件进行评估并发布相关信息的手段来达到保护患者及使用者、相关人员的目的。

此外，医疗器械指令中还制订了相应的保护性条款：

医疗器械指令（EC-Directive 93/42/EEC）在第八项条款中规定：

- 当成员国发现已上市或投入适用的医疗器械存在不符合基本要求、使用协调标准不当或标准本身不完善的情况，并在依照设计的目的安装、维护和使用时出现危及患者、使用者或相关人员的安全及健康事件，应向欧盟委员会报告原因及处理措施。
- 欧盟委员会应尽快听取被处理方意见，然后做出决定：
  如认为处理适当，则立即通知各成员国。
  如处理不当，则立即通知处理决定国和受处理者。
  如认为是属于标准问题，则提交标准和技术法规委员会处理。

● 对于不符合规定的带有 CE 标志的医疗器械，各成员国应采取措施制止，并通报欧盟委员会和其他各成员国。

（二）国内与医用耗材使用安全管理相关的法律法规

医疗器械管理在我国有很多法律、法规和管理办法。这些法律文件的内容与医用耗材使用安全风险管理相关。这些法律、法规和管理办法是强制性的，违反相关法律、法规和办法规定的要承担法律责任或受到相应的处罚。

1.《医疗器械监督管理条例》《医疗器械监督管理条例》（以下简称《条例》，2000 年1 月 4 日以中华人民共和国国务院令第 276 号公布。2014 年 2 月 12 日，国务院第 39 次常务会议修订，2014 年 3 月 7 日，中华人民共和国国务院令第 650 号公布。2017 年 5 月 4 日，《国务院关于修改〈医疗器械监督管理条例〉的决定》重新修订；2020 年 12 月 21 日，国务院第 119 次常务会议修订通过），2021 年 2 月 9 日，正式发布 2021 版《医疗器械监督管理条例》（国务院令第 379 号），于 2021 年 6 月 1 日起施行。

《条例》目的是为了保证医疗器械的安全、有效，保障人体健康和生命安全，促进医疗器械产业发展。规定在中华人民共和国境内从事医疗器械的研制、生产、经营、使用活动及其监督管理，应当遵守本条例。医用耗材作为医疗器械中的一部分，其使用安全管理也受此《条例》的约束。《条例》是医疗器械领域的根本性法律文件，是其他诸多医疗器械法规制订的依据。

《条例》进行多次修订，其中部分修订内容与医疗器械使用安全密切相关，比如要求建立经营和使用环节的进货查验及销售记录制度，并要求经营企业和使用单位查验供货者资质和产品合格证明文件，并予以记录；增设了使用单位的医疗器械安全管理义务；要求使用单位设置与在用医疗器械品种、数量相适应的贮存场所和条件，加强对工作人员的技术培训，按规定开展医疗器械的定期检查、检验、校准、维护、保养工作等。因此，医疗机构须按照《条例》的要求，建立和完善相应的管理制度，并加以落实。

2.《消毒管理办法》 2002 年 3 月 28 日由卫生部令第 27 号公布，2016 年和 2017 年分别作了两次修正。有关内容与医用耗材使用安全管理相关，如"医疗卫生机构使用的进入人体组织或无菌器官的医疗用品必须达到灭菌要求。各种注射、穿刺、采血器具应当一人一用一灭菌。凡接触皮肤、黏膜的器械和用品必须达到消毒要求。医疗卫生机构使用的一次性使用医疗用品用后应当及时进行无害化处理。"

3.《医院感染管理办法》 由中华人民共和国卫生部于 2006 年 9 月 1 日发布实施，与医用耗材使用管理相关内容有：医疗机构须使用符合国家规定的消毒器械和一次性使用医疗器械。一次性使用的医疗器械不得重复使用；按规定可以重复使用的医疗器械，应当严格按照要求清洗、消毒或者灭菌，并进行效果监测。使用无菌医疗器械前，应当对直接接触医疗器械的包装及其有效期进行常规检查，认真核对其规格、型号、消毒或者灭菌有效日期等。包装破损、标示不清、超过有效期或者可能影响使用安全的，不得使用等。

4.《医疗器械不良事件监测和再评价管理办法》 2008 年 12 月 29 日，由国家食品药品监督管理局和国家卫生部联合发布。修订版于 2018 年 8 月 13 日经国家市场监督管理总局和国家卫生健康委员会审议通过公布，共九章八十条，自 2019 年 1 月 1 日起施行。其制订目的是，加强医疗器械不良事件监测和再评价，及时、有效控制医疗器械上市后风险，保障人体健康和生命安全。它明确了医疗器械上市许可持有人的主体责任，其中，与医疗机构的应履行义务相关的规定有第十六条、第十九条、第二十二条、第二十六条等。

5.《药品医疗器械飞行检查办法》 由国家食品药品监督管理总局于 2015 年 6 月 29 日发布，自 2015 年 9 月 1 日起施行。食品药品监督管理部门针对药品和医疗器械研制、生产、经营、使用等环节开展的不预先告知的监督检查，它对于可能存在质量安全风险的药品和器械，进行飞行检查，其目的是加强药品和医疗器械监督检查，强化安全风险防控。

6.《医疗器械使用质量监督管理办法》（以下简称《办法》）2015 年 10 月 21 日，国家食品药品监督管理总局令第 18 号公布，自 2016 年 2 月 1 日起施行。该《办法》是在医疗器械使用环节的医疗器械质量管理及其监督管理，其目的为加强医疗器械使用质量监督管理，保证医疗器械使用安全、有效。在医用耗材使用管理方面有很多具体规定，如使用无菌医疗器械前，应当检查直接接触医疗器械的包装及其有效期限。包装破损、标示不清、超过有效期限或者可能影响使用安全、有效的，不得使用；对植入和介入类医疗器械应当建立使用记录，植入性医疗器械使用记录永久保存，相关资料应当纳入信息化管理系统，确保信息可追溯等等。

7.《医疗器械召回管理办法》 2017 年 1 月 5 日，由国家食品药品监督管理总局公布，自 2017 年 5 月 1 日起施行。主要目的是控制存在缺陷的医疗器械产品，消除医疗器械安全隐患，保证医疗器械的安全、有效，保障人体健康和生命安全。要求使用单位应当配合医疗器械生产企业对有关医疗器械缺陷进行调查，并提供有关资料。医疗器械召回信息是医用耗材风险的重要信息来源。

8.《医疗器械不良事件监测和再评价管理办法》 由国家市场监督管理总局和国家卫生健康委员会于 2018 年 8 月 13 日公布，自 2019 年 1 月 1 日起施行。其制定目的是，加强医疗器械不良事件监测和再评价，及时、有效控制医疗器械上市后风险，保障人体健康和生命安全。它明确了医疗器械上市许可持有人的主体责任。主要对上市医疗器械安全性进行持续监测、研究，对产品的不良事件报告、监测资料和国内外风险信息进行汇总、分析，评价该产品的风险与受益，记录采取的风险控制措施。医用耗材使用安全风险的重要表现之一是医疗器械不良事件，是风险分析的重要信息来源，也是安全风险管理的循证依据。

9.《医疗机构医用耗材管理办法（试行）》　由国家卫生健康委员会与国家中医药管理局在 2019 年 6 月 6 日发布。医用耗材管理是指医疗机构以患者为中心，以医学科学为基础，对医用耗材的采购、储存、使用、追溯、监测、评价、监督等全过程进行有效组织实施与管理，以促进临床科学、合理使用医用耗材的专业技术服务和相关的医用耗材管理工作，是医疗管理工作的重要组成部分。它规范医疗机构医用耗材管理，促进医用耗材合理规范使用，保障医疗质量与安全。规定医疗机构应当遵循安全、有效、经济的合理使用医用耗材的原则，按使用风险级别，实现分级管理；Ⅲ级医用耗材，应当按照医疗技术管理有关规定，由具有有关技术操作资格的卫生技术人员使用等等。

10.《医疗器械临床使用管理办法》　2010 年，卫生部制定发布《医疗器械临床使用安全管理规范（试行）》。该管理规范实施以来，在加强医疗器械临床使用的规范管理方面发挥了很好的作用，并且在完善医疗机构医疗器械使用管理制度以及明确医疗器械临床使用不同环节管理要求等方面积累了很多有效经验。2021 年 1 月，国家卫生健康委员会将医疗器械临床使用管理中的有效经验上升为部级法规，发布了《医疗器械临床使用管理办法》（国家卫生健康委员会令第 8 号），适用于各级各类医疗机构临床使用医疗器械的监督管理工作。2021 年 5 月，国家卫生健康委员会组织成立国家医疗器械临床使用专家委员会。国家医疗器械临床使用专家委员会负责分析全国医疗器械临床使用情况，研究医疗器械临床使用中的重点问题，提供政策咨询及建议，指导医疗器械临床合理使用。

（三）医用耗材风险管理相关的行业标准、规范、指南及专家共识

除了上述法律、法规、管理办法以外，在医用耗材风险管理方面还有很多相关的行业标准、规范、指南和专家共识，作为管理上更加具体的指导性文件。

1. 行业标准与管理规范　行业标准是由国务院有关行政主管部门制定，并报国务院标准化行政主管部门备案。当同一内容的国家标准公布后，则该内容的行业标准即行废止。行业标准由行业标准归口部门统一管理。行业标准的归口部门及其所管理的行业标准范围，由国务院有关行政主管部门提出申请报告，国务院标准化行政主管部门审查确定，并公布该行业的行业标准代号，是全国某个行业范围内统一的标准。与医疗器械使用相关的行业标准主要有两类：医药行业标准（YY）由国家药品监督管理局发布；卫生行业标准（WS）由国家卫生健康委员会发布。

管理规范是依据相关的法律、条例、管理办法等法律文件，为实施、执行法规规定的要求，有关部门组织专家编写，具体内容包括：管理要求、组织分工、实施流程等具体内容进行规范化。管理规范可以是行业推荐标准（如 YY/T；WS/T）发布，如卫生行业推荐标准 WS/T368—2012 医院空气净化管理规范，也可以国家、省市级管理部门或者某一部门单独发布。

下面列举一些医疗器械管理相关的行业标准与管理规范：

（1）《YY/T0316-2016 医疗器械风险管理对医疗器械的应用》：《YY/T0316-2016 医疗器械风险管理对医疗器械的应用》等于国际标准 ISO14971：2007 更正版。该标准是为医疗器械生产企业提供风险管理的系统应用经验、理论、方法以及与医疗器械使用有关的风险管理框架。对于医疗机构，也可用作建立和保障风险管理体系运行的资料性指南，尤其在风险管理的概念、管理过程等方面。适用于医疗器械生命周期的所有阶段。

（2）《WS/T 654-2019 医疗器械安全标准》：该标准是国家卫生健康委员会于 2019 年 10 月发布的卫生行业标准，目的是加强和规范医疗机构对医疗器械临床使用的安全管理，降低医疗器械临床使用的风险，也是医疗机构提高医疗质量，保障医疗安全的重要措施。该标准主要针对进入医疗机构的有源医疗器械在临床使用前及使用期间的安全管理要求。与医用耗材相关的是高值耗材中有源植入性医疗器械安全管理。

（3）《WS/T367-2012 医疗机构消毒技术规范》：规定了医疗机构消毒的管理要求；消毒与灭菌的基本原则；清洗与清洁、消毒与灭菌方法：清洁、消毒与灭菌的效果监测等。在医用耗材风险管理方面：对具有极高感染风险的医用耗材如穿刺针、导管、植入物、手术器械类耗材等灭菌要求、方法做了具体规定。

（4）《医疗器械临床使用安全管理规范（试行）》：《医疗器械临床使用安全管理规范》由卫生部于 2010 年发布，是国家最早发布的医疗器械临床使用安全的法规。该《规范》对医疗器械的临床使用安全管理做出规定，从组织机构与职责、临床使用管理、保障维护管理、使用安全事件处理、监督管理等几个方面对医疗器械的临床使用提出了管理要求。

2. 指南　指南是经过长时间依据循证医学论证和有关理论知识及经验的总结，是基于系统评价的证据和平衡不同干预措施的利弊，在此基础上形成的能够为患者提供最佳保健服务的推荐意见集合。指南并无法规上的强制执行义务，指南中的"应当"或"可以"均为推荐或建议，但指南有一定权威性和指导性。一般是由官方政府机构（如国家卫生健康委员会、国家药监局）或学术组织（如中华医学会医学会）组织循证研究后发布的。下面列举一些与医用耗材安全风险管理相关的指南。

（1）《医疗器械冷链（运输、贮存）管理指南》：2016 年 9 月 22 日，由国家食品药品监督管理总局发布。目的是加强医疗器械质量监督管理，保证医疗器械生产经营企业和使用单位在运输与贮存过程中使产品符合其说明书和标签标示的特定温度要求。很多医用耗材，尤其是体外诊断试剂对冷链（运输、存储）要求很高，这一指南是医用耗材在物流环节风险控制的指导性文件。

（2）《胸/腹主动脉支架医疗器械不良事件报告指南（试行）》：2020年1月19日，上海市药品监督管理局发布《胸/腹主动脉支架医疗器械不良事件报告指南（试行）》。目的是为了进一步规范胸/腹主动脉支架医疗器械不良事件报告，提高胸/腹主动脉支架医疗器械不良事件报告的准确性和完整性，避免漏报和误报。其最终目的在于及时发现医疗器械存在的缺陷，采取有效措施，控制风险。胸/腹主动脉支架作为植入性医用耗材，使用风险高，这是专门针对植入性医用耗材不良事件的报告指南，在医用耗材使用风险管理方面也有普遍指导意义。

3. 专家共识　专家共识是来源于多学科专家代表组成的团队针对具体临床问题的诊疗方案进行共识的结果。下面列举一些与医用耗材使用管理相关的专家共识，对指导医用耗材使用安全管理有很多实用性。

（1）《中国针刺伤防护专家共识》：针刺伤是护理人员在临床操作中接触注射针头、缝合针、各种穿刺针等医疗锐器的医用耗材导致时刺破皮肤造成的皮肤损伤。是常见的医用耗材使用安全风险因素，也是当今医务工作者面临的严重职业危险因素之一。可引起血源性疾病的传播，威胁着医务人员生命健康和职业安全，给暴露者带来极大的精神心理压力，《中国针刺伤防护专家共识》（2018版），是中华护理学会护理管理专业委员会为推动我国护理人员针刺伤预防和处理工作的规范化，有效降低针刺伤的伤害，组织相关领域专家撰写的，具体分析了造成针刺伤的主要风险因素，对针刺伤的预防措施、针刺伤发生后的处理提出指导性意见。

（2）《中心静脉血管通路装置安全管理专家共识》（2019版）：《中心静脉血管通路装置安全管理专家共识》针对输液治疗中临床常用的医用耗材－中心静脉血管通路装置包括经颈内静脉、锁骨下静脉、股静脉置入的中心静脉导管（central venous catheter，CVC）；经颈内静脉或锁骨下静脉的完全置入式导管的输液港；经外周静脉置入中心静脉导管（peripherally inserted central catheter，PICC）；如何安全、合理、有效使用中心静脉血管通路装置。该《共识》通过在多学科专家、各级医院的临床医师和护理人员中广泛征求意见而达成，旨在为临床医师、护理工作者制定中心静脉血管通路装置安全管理的解决方案，并为卫生政策的制定者提供决策依据。

（3）《临床静脉导管维护操作专家共识》（2019版）：在该《共识》颁布之前，静脉导管维护的主要依据为原国家卫生计生委颁布的《静脉治疗护理技术操作规范》及美国静脉输液护理学会出版的《输液治疗实践标准》。由于地域、语言、人种等的差异，国外的标准不能完全适用于我国临床实践。随着静脉治疗技术的发展以及专业研究的深入，我国现有标准/规范尚未能完全满足临床需要。因此，2019 年中华护理学会静脉输液治疗专业委员会组织编写了临床静脉导管维护操作专家共识。该共识总结了临床静脉导管使用中冲管与封管、敷料更换与导管固定、输液接头、静脉导管拔除、教育培训、感染预防与控制等 6 个方面，内容覆盖导管维护的各个环节，是医用耗材安全风险管理的有用范例。该《共识》是对现有的规范及标准内容的补充，对于静脉导管临床使用安全问题的解决具有促进意义。

（4）《医疗机构止血材料管理专家共识》（2021 版）：国家卫生健康委员会医院管理研究所牵头组织了国内长期从事医用耗材管理和使用的实践者，经过一年的理论研究、专家调研、专家组讨论，合作制定的该版《共识》。该《共识》凝聚了医学工程、临床医学、医务、医保、护理等领域权威专家及学者的智慧结晶，通过梳理国际和国内止血材料研究现状和管理现状，分析我国医院止血材料管理存在的问题，提出符合我国国情及临床应用实际情况的可吸收止血材料管理共识。

（5）《超声引导下 PICC 置管技术专家共识》：超声引导下的 PICC 置管技术具有穿刺成功率高、并发症低等优势，目前已成为静脉输液治疗实践标准强烈推荐的置管技术。其置管的成功率和安全性与操作人员所掌握的超声相关知识和操作技能密切相关。为进一步提升临床规范化操作水平，由上海护理学会静脉输液专业委员会组织制定了《共识》。该《共识》包含超声引导下 PICC 置管无菌技术要求、超声引导下 PICC 置管穿刺部位与穿刺血管的选择、置管的标准流程、超声引导下 PICC 置管的操作要点以及置管相关并发症的原因、预防与处理 5 个方面的内容，并根据循证医学原则及证据分级强度提出了推荐建议。

第三节　医用耗材使用安全风险管理理念与方法

一、医用耗材使用安全风险管理的规律与特点

风险管理的理论与方法在 20 世纪末被应用于医疗器械管理，以国际标准 ISO14971-1：1998 的发布为标志。我国将国际标准组织（International Organization for Standards，以下简称"ISO"）的医疗器械风险管理标准等同转化为我国医药行业的推荐性行业标准。最新的版本是国家食品药品监督管理总局：2016 版《YYT 0316-2016 医疗器械风险管理对医疗器械的应用》，该标准适合医疗器械研发、生产企业。在医疗器械使用安全风险管理中，由于安全有效是医疗器械管理的最终目标，也是医院质量管理的重要组成部分，需要通过医疗器械的风险管理来实现。所以，《YYT 0316-2016 医疗器械风险管理对医疗器械的应用》

的管理理念和方法也适合医疗机构医用耗材使用环节的风险管理，可以作为医疗机构建立医疗器械使用风险管理体系的资料性指南。

（一）医用耗材风险管理规律

1. 使用风险普遍客观存在　医用耗材作为医疗器械一个分类，具有医疗器械风险普遍客观存在的特点，即批准合法上市的医疗器械产品的使用安全风险只是已经采取控制措施，在现有的认识水平下相对符合安全使用要求的产品，上市产品的安全性是相对的，仅是受益大于风险的产品。使用医疗器械就有风险，即风险不可避免，风险客观存在。风险管理是为了控制风险、管理风险，采取措施将医疗器械风险控制在可接受水平的风险。控制不产生"不可控制"的风险，即应用目前知识体系和资源控制可以避免的风险。

2. 风险管理的要素　根据风险管理的理论，风险的要素包括：伤害发生概率与伤害严重程度的两个要素结合。即风险由两部分组成：①伤害发生的概率，即伤害可能发生的频率；②伤害的后果，即伤害的严重性如何。医用耗材风险管理也一样，在管理工中作要明确把这两个要素结合起来。

（二）医用耗材使用安全风险管理的特点

1. 管理的复杂性

（1）品种多、涉及面广：2020年9月，国家医疗保障局已经公布的纳入国家医保医用耗材分类与代码数据库医用耗材就有67 893条耗材编码，涉及1907.7万个规格型号，还有很多没有列入医保范围的种类。产品技术更新快，每年有大量新的医用耗材产品注册、备案。商品名称混乱，供应链复杂，在目前医疗器械唯一标识（UDI）没有完全实行时，医院内部医用耗材物流管理、溯源管理难度很大。

（2）管理部门多：医院医用耗材使用安全管理涉及部门很多，包括医疗管理、质量控制、院感、护理、临床使用科室、医学工程、信息等部门。管理系统的多样性，各个部门有各自的管理系统、规范，耗材安全信息往往分散在ICU、手麻、院感、HIS、LIS、物流等多个信息系统中，无法形成有效的信息追踪溯源链条。耗材管理面临较为严重的"数据孤岛"，无法实现数据共享。

（3）技术复杂性：高值、植入性耗材技术越来越复杂，在临床使用中又存在不同患者人群、不同医疗环境、使用方法之间的差异性、特异性和风险不可预知性。不同使用操作人员的操作技术水平差异，对风险的主观判断的差异等因素，管理维度复杂。

（4）使用维护的特殊性：大部分医用耗材没有使用维护要求，但部分植入性医用耗材需要定期维护，如埋藏式起搏器患者需要定期到医院随访，检测包括导线的阻抗、起搏阈值、心房/心室感知/起搏功能、电池状态等，必要时在体外用程序控制器改变其工作方式及工作参数。又如中心静脉血管通路装置（CVC、PICC、）需要定期维护，包括定期冲洗导管，维持导管通畅，预防导管相关性血栓堵塞的发生；定期检查导管有无脱出、导管接头是否松动，观察导管接头是否破损。与医疗设备管理不同，医用耗材使用维护、检测工作大部分是由医护人员完成，医学工程人员很少参与。

2. 使用安全风险高　据《国家医疗器械不良事件监测年度报告（2019年）》数据显示，2019年，国家医疗器械不良事件监测信息系统收到的可疑医疗器械不良事件报告396 345份，其中属于医用耗材类别的无源植入器械、有源植入器械及输注、护理和防护器械共有170 630份，占比达总数的42.70 %。据有关文献报道，2018年10月至2019年5月期间美国食品药品监管局（FDA）、英国药物和保健产品管理局（MHRA）、加拿大卫生部（Health Canada）、澳大利亚治疗产品管理局（TGA）和中国国家食品药品监督管理局（CFDA）5个国家的官方网站所发布的医疗器械召回信息统计，期间共有造成患者严重伤害的医疗器械不良事件136例，其中属于医用耗材类别的无源植入器械、有源植入器械及输注、护理和防护器械有38例，占比达总数的27.93%；2018年上半年CFDA官网上共发布医疗器械召回事件446条，去重后统计数量为248条，其中医用耗材（含体外诊断试剂）召回96起，占比39%。以上数据还没有包括与医用耗材使用因素相关的患者安全事件。很多情况医疗机构作为"并发症"处理了。另外，根据中国医学装备协会的相关报道，全国医疗机构发生的医疗纠纷的案例统计，其中15%与医疗器械使用有关，而80%以上是医用耗材。从风险管理的要素：伤害发生概率和伤害的后果分析，医用耗材是使用安全风险程度较高的医疗器械。

3. 管理难度大　医用耗材使用安全风险主要表现在使用中发生的"伤害"事件。国家层面对医疗器械生产及使用的监督管理力度日益增强，发布了《医疗器械不良事件监测和再评价管理办法》《医疗器械使用质量监督管理办法》《医疗机构医用耗材管理办法（试行）》等法规，同时，加大了对医疗机构在用医疗器械安全风险的检查力度，同时落实了使用单位的主体责任，以提高医疗器械使用质量的管理水平，但在实际实施中存在一定难度，主要有：

（1）管理工作量大：医用耗材在医院使用量大、使用人员面广，几乎所有医护人员在日常临床工作中都要使用各种医用耗材，与整个诊疗过程相互关联，在使用环节的安全风险的管理需要投入大量人力，管理工作量很大。

（2）存在思维误区：当医护人员在医疗器械使用中发生"伤害"事件时，除了重大的医疗事故，临床医生怕引起医患纠纷，在没有仔细分析原因的情况下，往往把"事件"以"并发症"代替之。由于医用耗材使用主体是医护人员，医疗机构负责安全不良事件的管理部门很难了解"事件"的细节，采集信息的完整性、准确性、真实性没有达到"真实世界数据"的要求，质量不高，造成无法分析、评价。

部分生产企业，特别是国产医疗器械生产企业，在风险管理上存在思维误区：在产品发生不良事件或发现产品缺陷等风险因素时，觉得主动发布"召回"信息会对企业的品牌形象产生"负面影响"，害怕对产品本身的否定，往往用"私了"方式处理，不愿主动发布召回信息。因此，国产企业对医疗器械的召回发布偏低，会因为处理不及时而产生的安全风险。

（3）回顾性风险分析难度大：医用耗材使用中发生安全、不良事件，要求报告内容应真实、完整、准确。应真实记录所发现或获知的安全、不良事件的过程，尽量获取安全、不良事件的详细信息。但在安全、不良事件的调查、分析、报告过程中，回顾性风险分析难度大。因为医用耗材的特殊性，事件的场景、过程无法还原或重复再现；事件发生时使用的耗材实物可能已经销毁、处理。造成无法识别伤害是否与耗材使用操作有关或者无法识别伤害与使用的耗材品质相关。同时，医用耗材供应链也很复杂，在唯一标识码（UDI）没有全面使用前，"事件"相关的医用耗材的精准追溯也很困难。另外，"事件"引起的患者死亡、伤害还与患者原患疾病，个体体征、并发症等有关。各种因素综合给"事件"分析带来很大困难。

二、医用耗材使用安全风险管理理念

近年来，医疗器械的管理中很多新的管理理念，促进医用耗材使用管理水平的提高。为使用安全、合理应用及优化管理提供科学依据。

（一）卫生技术评估

世界卫生组织执委会 113 届会议 113/37 文件对医院医疗器械管理的理念：属于医疗（卫生）技术管理 Healthcare Technology Management（HTM）。医疗器械使用风险管理：属于医疗卫生技术管理的范畴。医疗器械一旦进入医院临床使用，是医疗技术不可分割的一个组成部分。应以医疗质量与风险管理为核心、患者安全为目的。具体管理中以卫生技术评估为主。

卫生技术评估（Health Technology Assessment，HTA）是指卫生技术应用后短期以及长期的临床安全性、有效性、经济学特性和社会适应性等方面的影响进行综合评价的方法。这是一种跨学科评估。进行评估的主要目的是辅助政策决策。国际上卫生技术评估已广泛应用于临床诊治指南、安全与疗效、医疗资源合理配置、卫生技术服务价格的制定、卫生技术及机构的准入等领域。

医用耗材应用是卫生技术的重要组成部分，卫生技术评估在医用耗材管理中是一种新理念，也是一种方法学工具。它关注医用耗材的技术特性、安全性、有效性、经济学特性和社会适应性等方面，医用耗材管理中卫生技术评估的应用可以在以下几个方面发挥作用：准入定价、支付政策、采购决策、适宜技术选择、安全与疗效评价等。卫生技术的安全性评估可以收集、统计一定数量医用耗材使用发生的不良事件或意外伤害事件的概率和严重度以及患者接受程度。因为任何医疗器械使用都存在风险，没有绝对的安全，安全性代表对医疗技术风险是否可接受程度的价值判断。

基于卫生技术评估的医用耗材安全风险管理应用在国内刚刚起步在探索阶段，尚未在医用耗材管理领域广泛开展，直接可用的卫生技术评估报告、循证医学证据和安全性评价证据都很少，其原因包括医用耗材本身的专业性程度较高、供应商的参与度较低等。目前卫生技术评估应用主要是经济管理为主，如耗材合理性评估、绩效分析、耗材占比指标评价等。在使用安全风险评价方面需要在实践中不断总结经验。

（二）循证管理

20 世纪 80 年代以来，临床医学的模式正从以前的经验医学转变为以证据为基础的循证医学（Evidence-based medicine，EBM）。其核心思想是医疗决策（即患者的处理，治疗指南和医疗政策的制定等）应在现有的最好的临床研究依据基础上作出，同时也重视结合个人的临床经验。循证医学并非要取代临床技能、临床经验、临床资料和医学专业知识，它只是强调任何医疗决策应建立在最佳科学研究证据基础上，促进卫生管理及决策科学化。

医用耗材的循证管理理念是在管理中引入循证医学的理念、方法和资源建立以数据为基础的管理体系。循证管理更加重视全面地、系统地收集证据。通过自身的工作积累，创造证据，严格的评价证据，以此为基础指导工作。循证管理可以促进医用耗材管理从传统的经验管理向系统化、科学化方向发展，提高管理水平。循证管理在实践过程中可以分为五个步骤。①提出问题，②检索证据，③评价证据，④应用证据，⑤后效评价。医用耗材的循证管理目前应用在经济管理，如控制医疗费用的不合理增长、提高采购及供应链管理效率；在提高医疗质量方面包括医用耗材的合理选择、合理使用，安全性有效性评价等方面均有重要的意义。目前，医用耗材的循证管理应用刚刚起步，有很多应用前景，尤其是医用耗材使用风险管理方面，需要大量数据支撑。在安全、不良事件的分析、评估中应用循证管理方法，可以达到有效控制医用耗材使用安全风险的目标。

（三）价值医学理念

价值医学（value-based medicine）是美国的 Brown 等在 2002 年提出的一个新的临床实践医学的理念，是一种建立在循证医学最佳证据基础之上，将患者所期望的生命价值与治疗费用有机结合的实践医学。价值医学的产生顺应了现代医学模式即生物 - 心理 - 社会医学模式的发展和新的健康概念的建立，代表了现代医学发展的趋势，将会对今后的医疗改革和临床医学的发展起重要的推动作用。

价值医学：强调医疗对公众健康的价值。近年来，有业内人士将"价值"这一经济领域中的常用概念，再次引用到了医疗保健领域中。价值医学中的价值不是指医院收入，不是病例数，而是指医疗技术应实现价值的最大化。有专家估计，美国现阶段 25% ~ 50% 的医疗费用其实对患者无益处，反而可能有害。约翰斯·霍普金斯大学 Gerard Anderson 认为，"大量医疗花费实际上未能帮助患者，还有可能将他们置于更大的危险当中。要实现医疗技术价值，不仅仅是研发、掌握和推广医疗技术，还要实现和保障患者以及公众的利益。价值医学强调个体化，重视人的主观意愿；并将以患者为中心的生活质量变量引入了治疗的评估，允许对任何不同健康状态下的生活质量进行比较，也可以衡量相同领域不同治疗方案的价值。它不仅适用于宏观卫生决策，而且适用于微观个体的临床决策。

目前，价值医学理念在医用耗材管理的应用主要有：适用性、适宜性管理和临床决策评价、临床使用安全风险管理、成本 - 效用分析等方面。在医用耗材使用管理方面，价值医学理念已经有很多应用例子，如著名心血管专家胡大一教授表示，近年来我国冠脉支架技术发展非常迅速，普及率高，让更多的心血管患者仅通过小创伤就达到治疗的目的，尤其对于急性心肌梗死的患者而言，置放血管支架是最直接的救命方式。而对于稳定型心血管患者是否都需要用上支架，胡大一教授则提到，美国的一次实验中表明，在稳定型患者的治疗上，"理想药物治疗"和"支架 + 药物治疗"两种治疗方式的最终结果并没有差别。这个实验结果出来以后，美国的支架使用量显著减少了 25% ~ 30%。目前，美国 70% 的支架用于治疗急性心肌梗死和高危的心血管梗死患者，只有 30% 的支架用于治疗稳定的心绞痛。急性心肌梗死的支架手术中，98% ~ 99% 是使用恰当的，其医学价值是值得肯定的；而在稳定的冠心病治疗中，11.8% ~ 12% 是完全不需要做支架手术的，38% 可用可不用。另外，部分患者不适合用支架治疗、部分患者支架治疗后的血管会再次出现阻塞风险。今后，价值医学理念在医用耗材管理中的应用尤其在临床准入、安全性评价方面将会越来越广泛。

（四）真实世界研究

真实世界研究（Real World Study，RWS）是通过系统性收集真实世界数据，运用合理的设计和分析方法，开展前瞻或回顾性研究。2020 年 11 月 24 日国家药监局发布的《真实世界数据用于医疗器械临床评价技术指导原则（试行）》中将真实世界数据定义为传统临床试验以外的，需要大量贴近临床医疗实际的应用数据，从多种来源收集的各种与患者健康状况和 / 或常规诊疗及保健有关的数据。真实世界证据是指，通过分析真实世界数据，形成医疗器械使用、风险/收益相关的临床证据。真实世界研究已成为国内外医疗器械研发和上市后监管决策中的热点问题。

1. 真实世界研究的发展　真实世界研究最早提出时，主要是针对新药和医疗器械Ⅲ期临床试验中无法回答的实际临床诊疗和医疗管理决策的问题而产生，通过建立一套更接近临床真实条件的方法体系，解答诸如药物/医疗器械使用的实际效果及人群差异、不同药物/医疗器械间的效果比较、治疗的依从性等传统临床试验无法回答的问题。随着大数据时代的到来，技术革新，机器学习的发展，特别是电子病历报告（Electronic Data Capture System，EDCs）的广泛应用，大样本量观察性研究的证据强度和重要性开始发生变化，甚至对传统随机对照试验进行挑战。真实世界研究这个概念在全球范围内越来越得到重视，许多国外医疗器械企业也认识到真实世界研究的重要性，纷纷开展大规模的真实世界研究。

我国于2010年正式引入了真实世界研究的概念，目前的研究和应用主要集中在药品评价领域，在医疗器械临床评价中的应用属于起步阶段。为推动真实世界研究方法在医疗器械临床使用中的运用，国家卫生健康委员会医院管理研究所马丽平教授和山东大学齐鲁医院刘庆总会计师于2020年8月共同启动了"基于真实世界证据的医疗器械临床应用评价"项目，旨在通过理论培训、评价实践指导，培养一批具有医疗器械临床应用评价能力的医疗机构和人才队伍，做好医疗器械临床使用评价，促进医疗器械临床合理使用。项目启动之后陆续成立了由国内医疗器械评价领域知名专家组成的专家委员会，至今已开展了三期评价项目申报工作及理论培训，获得了医疗机构的积极响应及广泛好评。

2. 真实世界研究的优势与局限性　相比于传统临床试验，一般来说，真实世界研究在现实环境下开展，对纳入患者限定相对更少，样本量更大，更可能获得长期临床评价结果，研究结果的外推性可能较好。真实世界研究可使用多种数据包括患者在门诊、住院、检查、手术中使用医用耗材的安全性数据、安全不良事件报告、电子病历和媒体等多种渠道产生的海量数据，真实世界研究还可用于观察罕见严重不良事件，回答罕见疾病诊疗相关问题，评价医用耗材临床使用结果在不同人群、不同医疗环境、不同使用方法之间的差异等。

真实世界研究存在一定局限性，包括但不限于，真实世界数据来源众多，数据质量有待评价；真实世界研究通常存在较多的偏倚和混杂（包括选择偏倚、信息偏倚、混杂等），研究结论可能存在挑战。良好的真实世界数据质量是开展真实世界研究的基础，直接影响真实世界研究生成的证据强度。真实世界数据质量评价，在遵循伦理原则，符合法规要求，保障数据安全的基础上，需关注数据的相关性和可靠性。采集前需要确定采集范围、采集变量，制定数据词典、规定采集方法、采集数据的流转方式、储存介质格式等，充分保障数据的真实性和完整性等。

3. 真实世界研究在医用耗材使用安全风险管理中应用　医用耗材使用安全风险管理中采集的数据很多属于真实世界数据范畴，数据采集来自医用耗材使用的全过程，包括真实医疗使用环境，反映实际诊疗过程和真实条件下医用耗材使用对患者安全风险状况。在医用耗材使用安全风险评价中真实世界研究可以参照《真实世界数据用于医疗器械临床评价技术指导原则（试行）》，考虑将真实世界证据用于医用耗材临床使用风险评价的不同场景，运用合理的设计和分析方法，确认医用耗材产品在常规临床实践中的安全有效性；识别产品的潜在风险；了解同类产品在不同人群中的实际疗效和安全性，明确最佳使用人群，尤其用于高风险植入物等医用耗材的远期安全性和 / 或有效性评估。基于真实世界数据形成的真实世界证据可支持医疗器械全生命周期临床风险评价，在医用耗材使用安全风险管理中发挥积极作用。

（五）持续质量改进理念（PDCA）

持续质量改进的理念的研究起源于 20 世纪 20 年代，先是由"统计质量控制之父"之称的著名是的统计学家沃特·阿曼德·休哈特（Walter A. Shewhart）在当时引入了"计划 – 执行 – 检查（Plan–Do–See，PDS）"的雏形，后来由美国著名学者 W Edward Deming 戴明将休哈特的 PDS 循环进一步完善，发展成为"计划 – 执行 – 检查 – 处理（Plan–Do–Check/Study–Act）"这样一个质量持续改进模型，它包括持续改进与不断学习的四个循环反复的步骤，即计划（Plan）、执行（Do）、检查（Check/Study）、处理（Act）。也叫戴明循环（Deming Cycle）即 PDCA。

20 世纪 70 年代将这一新的管理体系应用于医疗质量管理，80 ~ 90 年代这一体系得到进一步的发展，并逐步与一些新的理念结合起来，PDCA 更注重过程管理和环节质量控制的一种新的质量管理理论。目前，PDCA 方法已经在医院质量管理中广泛应用，我国医院等级评审也采用 PDCA 方法及评分标准，医院各级管理人员已经十分熟悉。同样，PDCA 理念也适用于医用耗材使用安全风险管理。它改变传统分析方式，而采用针对具体使用过程的现状分析，发现风险，分析造成风险的因素，找出问题的主要原因；针对主要原因，提出解决的措施并执行。检查这些管理措施执行结果是否达到了预定的目标。最后把成功的经验总结出来，制定相应的标准。同时，把没有解决或新出现的问题转入下一个 PDCA 循环去解决。PDCA 是一种持续性的研究，探索更有效的方法，使安全质量达到更优、更高的标准。PDCA 是改善管理的重要方法，是风险管理体系运转的基本理念和方式。可以提高医用耗材应用的安全性。

三、医用耗材使用安全风险管理的过程

（一）风险管理基本过程

根据 YY/T0316–2016《医疗器械风险管理对医疗器械的应用》标准，风险管理的基本过程是风险分析、风险评价、风险控制 3 个基本过程，再结合标准中提出的综合剩余风险评价过程、生产和使用信息过程、构成了医疗器械风险管理的 5 个过程。每一个过程还包括一系列的风险管理活动。在医用耗材使用风险管理中，主要是风险分析、风险评价、风险控制 3 个基本过程。风险管理示意见图 1–4。

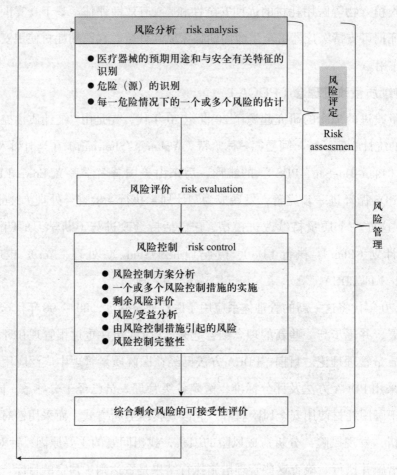

图 1–4　医用耗材风险管理示意图

在风险分析过程中，首先应当确定危险（源）即风险因素，采用不同方式，分析提取出可能影响医用耗材临床应用安全风险的潜在因素，包括产品质量、使用操作、技术培训及患者个体差异、使用环境等情况，从"人、机、物、法、环"5 个层面进行分析，将各项风险点按照层次罗列以后，通过不同的分析方法对各项因素进行权重计算，定性或定量分析风险发生概率和造成的后果的严重程度；风险评估过程是通过风险分析的数据和给定

的风险准则比较，以决定风险可接受的过程。实际工作中需要建立了科学的风险评估模型，一方面是得到影响风险的各个方面的权重，更重要的是为建立完善的风险管理模式提供有力的证据；在风险控制方面应该根据风险分析、风险评估的结果，制定相应的管理措施、应变策略，降低风险，达到风险可接受的程度。

本书下面章节主要通过风险管理三个基本过程叙述风险管理的具体实施。

（二）医用耗材使用风险全过程管理

医用耗材使用安全风险贯穿于医用耗材进入医院以后的整个生命周期。所以在《医用耗材使用管理办法》提出"以患者为中心，以医学科学为基础，对医用耗材的采购、储存、使用、追溯、监测、评价、监督等全过程管理"。要求在每一个阶段都应该有风险管理计划和措施。目前很多研究和文章都提出全生命周期、全过程管理，成为实施医用耗材安全风险管理的共识。

四、医用耗材使用安全风险管理的实施

（一）管理体系与职能

1. 管理体系　根据《医疗机构医用耗材管理办法（试行）》规定：二级以上医院应当设立医用耗材管理委员会；其他医疗机构应当成立医用耗材管理组织。医用耗材管理委员会由具有高级技术职务任职资格的相关临床科室、药学、医学工程、护理、医技科室人员以及医院感染管理、医用耗材管理、医务管理、财务管理、医保管理、信息管理、纪检监察、审计等部门负责人组成。

2. 管理职能　医用耗材管理委员会管理职能中有关使用安全风险管理的有：分析、评估医用耗材使用的不良反应、医用耗材质量安全事件，并提供咨询与指导；监督、指导医用耗材的临床使用与规范化管理等。

风险管理人员应该具有与任务相适应的专业知识和经验，可以由不同专业知识的人员承担不同工作任务。

（二）管理制度规范化

在医用耗材安全风险管理必须做到"有章可循"，根据相关法律法规、管理办法、指南制定规范化的管理制度是重要保证。目前国内很多省市的医疗器械质控中心编写管理规范、指南。很多医疗机构已经在医院管理制度中有相关的制度，如高值耗材使用管理制度、植入与介入类医用耗材使用登记管理制度、医疗器械安全不良事件监测与报告制度、医疗器械缺陷召回管理制度、医疗器械使用风险评估制度等。

医疗机构要制定医用耗材风险管理工作计划，作为医院质量管理体系的文件。

（三）相关的技术措施应用

1. 唯一识别码的使用　医用耗材普遍存在使用量大，种类多，商品名称混乱，供应链复杂的现状，缺乏统一的唯一性标识编码，无法自动识别和自助管理，在供应链、物流、医疗机构各部门、各业务主体间的各个环节形成"信息孤岛"。对使用中发生的安全不良事件无法精准溯源、有效监管。对医用耗材的风险评估带来困难，也是目前医用耗材信息化管理的"瓶颈"。

2019 年国家药监局公告发布《医疗器械唯一标识系统规则》，自 2019 年 10 月 1 日起施行。医疗器械唯一标识系统由医疗器械唯一标识、唯一标识数据载体和唯一标识数据库组成。

医疗器械唯一标识（Unique Device Identification，UDI）是对医疗器械在其整个生命周期赋予的身份标识，是其在产品供应链中的唯一"身份证"。全球采用统一的、标准的 UDI 有利于提高供应链透明度和运作效率；有利于实现信息共享与交换；有利于安全、不良事件的监控和问题产品召回，保障患者安全。所以，医用耗材使用安全风险管理使用 UDI 系统。可以在生产制造过程、供应链物流、医院耗材使用管理、安全、不良事件监测、问题产品召回等全生命周期全过程实现自动识别、精准追溯，是实现医用耗材信息化管理的重要技术措施。

2. 信息化管理平台的建设　根据管理要求，医疗机构应当逐步建立医用耗材信息化管理制度和系统。目前医疗机构医用耗材信息化管理大多使用在入库、出库、使用登记、计价等环节，近几年逐步实现支持耗材供应链过程中的数据管理如 SPD 管理。但在使用安全风险管理基本上是"空白"。近几年提出"基于物联网技术构建的医院医用耗材综合管理平台"建设，平台对接了院外物流系统，连接了院内业务系统，连通了院内供应保障各环节各信息系统。通过终端操作的自动化改造，以物联网 UDI 扫码方式精确记录了耗材供应与使用环节的数据。通过 UDI 实现了耗材供应链与患者的双向关联，对使用过程中发生患者伤害的安全、可疑不良事件涉及的医用耗材，可以通过医用耗材唯一编码体系进行双向追溯。对于已经使用的耗材可以直接追溯到使用的患者，保障耗材的使用安全性。

医用耗材使用安全风险管理作为医疗器械管理的一个重要组成部分，具体实践中很多问题尚在不断摸索阶段，也是医院临床工程人员面临的新的问题和挑战。

（马丽平　谢松城　楼晓敏　郑　焜）

第二章

医用耗材使用安全风险分析

第一节　医用耗材使用安全风险分析基本概念

一、风险分析定义和术语

　　风险分析定义和相关术语在医用耗材使用安全风险分析中会被使用，2016年国家食品药品监督管理总局发布的 YY/T0316–2016/ISO14971：2007 更正版《医疗器械风险管理对医疗器械的应用》标准，代替了原《YY/T0316–2008》标准，关于医疗器械风险分析的定义作了修正。

　　新标准对风险分析定义是"系统运用现有信息确定危险（源）和估计风险过程"。定义中相关的术语：危险（源 hazard）是指可能导致伤害的潜在根源；伤害（harm）是指：对人体的损伤或对人体健康的损害，或对财产或环境的损害；风险（risk）是指：伤害发生的概率和该伤害严重程度的组合；估计风险（risk estimation）是指：用于对伤害发生概率和该伤害严重度赋值的过程；严重度（severity）是指：危险（源）可能后果的度量；

　　医用耗材使用安全风险分析是对医用耗材临床使用中的安全性所做的风险分析。有关内容与医疗器械研发生产企业的风险管理内容、关注点有一定差别。但是相关的定义和术语是统一的。

二、风险分析内容

　　根据风险管理的定义，可以概括风险分析工作内容，应该包括

　　1. 危险（源）的识别　分析各种潜在的风险因素。

　　2. 特征识别　预期用途和安全有关的特征识别。

　　3. 风险的估计　即分析伤害发生的概率和可能引起的后果严重度。

三、风险分析的方式

1. 使用前风险分析　在医用耗材使用前分析可识别使用安全的潜在的危险（源）和风险发生概率。为使用风险控制提供有用信息。主要信息来源是根据医用耗材生产厂家使用说明中有关安全、风险的章节的各种安全警示内容，分析各种潜在的风险因素；整合有关机构提供的资料、文献报告、管理部门发布的各种安全、不良事件和召回警戒通报信息等；对各种医用耗材可能影响使用安全的特征识别；针对具体使用患者的使用前风险分析，包括可能发生的不良事件、并发症等。

2. 回顾性总结分析　回顾性分析是基于统计数据的风险分析，对于医用耗材风险发生概率的评价和度量是很有用的。利用国内外医疗器械不良事件数据库的数据进行统计分析，例如我国《医疗器械不良事件信息通报》《医疗器械警戒快讯》，美国 FDA 数据库查询，已经有很多研究报告。今后利用信息化技术进行大数据分析也是发展趋势。

3. 追溯性分析　追溯性分析主要对具体事件分析方式（对实际发生的医疗器械不良事件、使用安全事件分析），具体事件追溯分析主要依靠医用耗材使用中发生严重伤害的不良事件和使用安全事件的实际案例，尤其是群体性不良事件，收集"事件"的各种风险信息，组织专家和"事件"相关人员分析辨识、判定危险（源）、危险情况及事件的后果，为控制风险发生和降低风险后果的措施提供循证依据。

医用耗材追溯性分析有两个追溯方向，一是的使用的医用耗材的追溯，包括使用耗材的生产厂家、名称、型号、规格、批号、生产日期，有效期等，主要是通过使用的医用耗材产品唯一标识 UDI 的追踪溯源。另外是患者临床使用的追溯，包括患者姓名、年龄、临床症状、使用操作人员、使用时间、不良事件和使用安全事件具体表现等。主要是通过临床记录、电子病历的追踪溯源。

四、风险分析需要考虑的因素

风险分析中需要考虑的因素，包括：

1. 严重程度　伤害的危险程度如何？

2. 发生概率　伤害发生的可能性有多大？

3. 伤害范围　伤害发生范围有多大？技术应用广泛吗？

4. 危险（源）潜伏性　危险（源）是否难以确认，或发生后难以修正？该危险在被确认或修正前是否会造成一系列的差错或问题？

5. 关注程度　危险发生后是否会引发媒体报道或成为监管机构或认证机构关注的重点？

6. 可预防性　目前是否能够采取措施来预防或减少风险的发生？

第二节　使用安全风险信息采集

一、实际使用状态下各种真实世界数据

风险分析需要采集大量的风险信息、数据作为依据。找出各种危险（源）或风险因素。这是风险分析的基础。通常医用耗材产品上市前，生产企业都开展临床试验的风险分析。由于纳入患者数量的限定、样本的选择等因素，不能完全反映在不同患者人群、不同医疗环境、不同使用人员下的使用安全风险的真实状况，所以在使用安全风险分析中还需要通过不同渠道采集实际使用状态下各种真实世界数据。医用耗材使用风险分析中信息的采集来源有：

（一）国内外管理部门网站发布的公告、警示信息、召回信息

1.《国家医疗器械不良事件监测年度报告》　国家药品监督管理局（NMPA）的国家医疗器械不良事件监测信息系统实时收集全国可疑医疗器械不良事件报告。每年都会定期发布《国家医疗器械不良事件监测年度报告》，报告包括医疗器械不良事件报告概况、全国实际上报的医疗器械不良事件报告统计分析、医疗器械不良事件报告事件伤害程度情况、全国上报的可疑医疗器械不良事件报告中数量排名前 10 位的医疗器械和医疗器械警戒快讯发布等内容。年度报告比较全面、真实地反映了医疗器械使用安全状况，信息量很大，是医用耗材使用安全风险分析中风险因素采集的重要信息来源，尤其可以了解风险的发生概率及严重程度。

2021 年 3 月 22 日，国家药品不良反应监测中心发布《国家医疗器械不良事件监测年度报告（2020 年）》。2020 年，国家医疗器械不良事件监测信息系统共接收到医疗器械不良事件报告 536 055 份，比上年增加 35.25%。涉及Ⅲ类医疗器械的报告 178 305 份，占报告总数的 33.26%；涉及Ⅱ类医疗器械的报告 242 457 份，占报告总数的 45.23%；涉及Ⅰ类医疗器械的报告 46 995 份，占报告总数的 8.77%；按事件伤害程度分析，伤害程度为死亡的报告 218 份，占报告总数的 0.04%；伤害程度为严重伤害的报告 32 874 份，占报告总数的 6.13%；按医疗器械分类目录统计分析，2020 年年度报告中报告数量排名第 1 位是属于医用耗材的注输、护理和防护器械类，226 536 件，占比 42.26%，涉及体外诊断试剂的报告 3 672 份，占报告总数的 0.69%。

2.《医疗器械不良事件信息通报》　《医疗器械不良事件信息通报》是国家药品不良反应监测中心根据收到的某一类医疗器械可疑医疗器械不良事件报告信息，经过统计分析，

不定期的发布相关信息通报，提示关注这一类医疗器械使用中可能引发伤害的风险因素。从医疗器械不良事件信息通报中可以采集到很多医用耗材使用安全风险的信息。

《医疗器械不良事件信息通报》可以从国家药品监督管理局药品评价中心、国家药品不良反应监测中心网站查找。网址：http：//www.cdr-adr.org.cn/xxtb_255/ylqxblsjxxtb/

3. 医疗器械召回信息　医疗器械召回，是根据《医疗器械召回管理办法》医疗器械生产企业按照规定的程序对其已上市销售的某一类别、型号或者批次的存在缺陷的医疗器械产品，采取警示、检查、修理、重新标签、修改并完善说明书、软件更新、替换、收回、销毁等方式进行处理的行为。医用耗材召回信息在使用安全风险分析中是针对医用耗材本身的产品质量风险因素来考虑的。也是使用安全风险分析的重要信息源。国内公开发布的医疗器械召回信息可以在国家药品监督管理局网站查询，网址为 http：//www.nmpa.gov.cn/WS04/CL2061/，省级药品监督管理部门在官网设置"医疗器械召回"专栏，发布二级、三级召回信息和本省作出的责令召回等信息。

国外发布的医疗器械召回的信息可以在国家药品监督管理局药品评价中心、国家药品不良反应监测中心《医疗器械警戒快讯》查询。

中心网站网址：http：//www.cdr-adr.org.cn

4. ECRI 网站发布的信息　美国 ECRI（Emergency car Research ECRI）研究院网站信息。从 2007 年起已经连续 12 年在其网站发布第二年《十大医疗技术危害》（Top 10 Health Technology Hazards），以提醒医疗机构注重医疗器械的安全性及可能给患者带来的危害，包括医用耗材。（ECRI Institute）网站还有很多医疗器械安全信息，如 2021 年 ECRI 发布美国医疗机构十大患者安全关注点（Top 10 Patient Safety Concerns 2021）指出了 2021 年医疗卫生机构及全社会应当给予关注的 10 个患者安全问题。给出了一些建议和资源，可以帮助医疗机构识别迫在眉睫的患者安全挑战，其中就有医用耗材内容：使用外周静脉导管所致的风险。

ECRI 网址：http：//www.ecr.org

（二）临床使用信息采集

在医用耗材不良事件、使用安全事件分析中，危险源的分析常常需要采集临床使用记录。这些信息是医用耗材临床使用全过程的真实世界数据。

国家卫生健康委员会《医疗机构医用耗材管理办法（试行）》规定："使用后的医用耗材进货查验记录应当保存至使用终止后 2 年。未使用的医用耗材进货查验记录应当保存至规定使用期限结束后 2 年。植入性医用耗材进货查验记录应当永久保存。购入Ⅲ级医用耗材的原始资料应当妥善保存，确保信息可追溯。"；"医疗机构应当建立医用耗材临床应用登记制度，使医用耗材信息、患者信息以及诊疗相关信息相互关联，保证使用的医用耗材向前可溯源、向后可追踪。"信息采集内容包括医用耗材采购、运输、验收、存储、使用环境、临床使用登记数据（型号、批次、序列号，有效期或唯一标识码 UDI）、病历记录数据等可溯源数据。

另外，医用耗材使用安全风险因素，还与患者的临床症状、生命体征、心理状态密切相关。所以医用耗材临床使用前需要对患者做各种检查和问诊，采集患者临床信息，作为风险分析、风险评估和控制的重要依据，尤其是在高风险的介入、植入性耗材使用前状况。

信息的真实性和可靠性取决于原始记录的完整性和记录人员的责任心。

（三）专业杂志文章、学术会议交流有关医用耗材的安全风险信息等

各种专业杂志文章、学术会议交流中有大量有关医用耗材的使用安全风险信息。医用耗材使用中的安全、有效等相关信息可以来源于临床的直接反馈，如对治疗效果的观察统计，同时发表的临床试验结果也应该成为评价的重要指标，这些主要来源于临床的反馈及临床研究文献为检索、收集医用耗材的相关安全风险信息提供了重要的临床医学证据。文献检索的网站有很多，常用的有：中国期刊全文数据库（CNKI）、中国知网、万方医学数据库等。

二、影响医用耗材使用安全特征的识别

风险分析中需要识别各种医用耗材可能影响使用安全的特征，也是风险信息采集需要考虑的问题。在 YY/T0316–2016/ISO14971：2007 更正版《医疗器械 风险管理对医疗器械的应用》标准的附录 C 中给出了用于识别医疗器械与安全有关特征的问题清单，通过询问这些问题可以找到医用耗材可能危险（源）的更完整的概貌。由于医用耗材涉及面很广，不同医用耗材影响使用安全的特征各不相同。标准中特别提到该清单并不详尽，也不代表或适用所有医疗器械，建议补充和删减。需要从不同角度（包括使用人员、患者）考虑安全风险特征。下面根据医用耗材的特殊性，整理列出针对医用耗材可能影响使用安全的特征：

1. 医用耗材的用途和怎样使用　考虑因素包括：

（1）用于疾病诊断、预防、监护、治疗或缓解。

（2）用于对创伤或残疾的补偿、生理结构替代、改进等。如骨科植入性耗材；人工心脏瓣膜等。

（3）使用适应证、禁忌证（患者的群体）。

（4）是否用于生命支持或维持。

（5）在失效情况下是否需要特殊干预。

2. 医用耗材是否植入体内　考虑因素包括：植入位置、患者群体特征、年龄、体重、活动状态、植入物的老化影响、使用寿命和可逆性。

3. 医用耗材使用时是否预期和患者或其他人员接触　宜考虑因素包括：预期接触性质，即表面接触、侵入或植入以及接触时间长短和频次。

4. 医用耗材使用何种材料或组分　是否与其他医疗器械共同使用或接触，宜考虑因素包括：是否了解其安全有关的特征，是否成为可能的生物学危险（源），如对皮肤、眼睛和黏膜的刺激；溶血和形成血栓；长期毒性，慢性毒性反应，致敏性、致癌性、生殖毒性等；植入性耗材的生物相容性、排异性、过敏反应等；是否使用有动物源材料等。

5. 是否有能量给予患者或从患者身上获取　是否有不希望的能量输出，宜考虑因素包括：使用时是否有能量传递；对其的控制、强度和持续时间等。如有源植入物－埋藏式起搏器；射频消融用导管、激光治疗的光导纤维、电外科器械的刀头等。不希望的能量输出包括光、热、电和辐射能的泄漏，可能产生不希望的生理效应。

6. 医用耗材使用是否有物质提供给患者或从患者身上获取　宜考虑因素包括：物质是供给还是提取，如输血或采血；是单种物质还是几种物质；最大和最小传输速率等，如输液管路、注射器。

7. 医用耗材使用是否是无菌形式提供或由使用者灭菌，或其他适用的微生物控制方式　宜考虑因素包括：是使用一次性包装还是可重复包装；存储寿命指示；可重复使用次数；灭菌方式、方法与影响。

8. 医用耗材使用是否要求使用者进行常规的清洁和消毒　宜考虑因素包括：使用的清洁剂、消毒剂类型及使用频次；使用的清洁剂、消毒剂对其安全和性能的影响。清洁和消毒的范围，包括的患者部位清洁和消毒，对使用环境的清洁和消毒。

9. 医用耗材使用是否进行测量、分析处理　宜考虑因素包括：测量参数及结果的准确性；分析计算方法及预期应用。

10. 医用耗材使用是否预期和其他医疗器械、药物或者其他医疗技术联合使用　宜考虑因素包括：使用中与其他医疗器械、药物或者其他医疗技术的相互作用有关的潜在风险问题。

11. 医用耗材使用是否易受环境影响或对外部环境的影响　宜考虑因素包括：运输、存储和使用环境因素，如光、温度、湿度、冷链等要求；电磁干扰的敏感性，如有源植入物－埋藏式起搏器的电磁场环境的要求。对外部环境的影响包括使用中的化学物质、使用后的废弃物和患者的体液、引流物排放等对环境影响。

12. 医用耗材是否还其他消耗品和附件　宜考虑因素包括：消耗品和附件选择的规格、

使用限制，如静脉治疗用的皮肤贴、连接的三通、穿刺针等。

13. 医用耗材是否有存储寿命或消毒灭菌有效期　宜考虑因素包括：存储寿命或消毒灭菌有效期的标记和指示和到期后的处置。

14. 是否有长期使用的效应　宜考虑因素包括：随使用时间推移可能产生的材料老化、腐蚀、机械或金属材料疲劳、附件松动、材料降解等。如骨科植入物通常存在的上述效应。

15. 什么因素和医用耗材的使用寿命相关　宜考虑因素包括：使用材料的老化和有源植入物的电池耗尽。

16. 医用耗材预期是否一次性使用　宜考虑因素包括：医用耗材使用后是否自毁？一次性耗材重复使用的可能性。

17. 医用耗材的安装、使用是否要求专业培训或专门的技能以及提供使用安全信息　宜考虑因素包括：一些医用耗材使用技术依赖性或新使用的医用耗材的使用操作人员的培训、考核要求。使用安全信息方面包括医用耗材制造商是否直接提供临床使用人员（安装人员、使用医护人员），或者由第三方人员参与？是否需要进行培训？是否有可能由不具备必要技能的人员操作？

18. 医用耗材成功使用是否取决于人为因素（造成风险的可能性）　宜考虑因素包括：

（1）是否存在产品设计的人机工程学特性，是否存在可用性特征造成错误使用的可能性。

（2）是否存在在使用人员因注意力分散导致使用错误的可能性。

（3）是否存在容易发生与配件错误连接、不匹配（过紧或过松的连接）的可能性。

（4）是否存在对患者和使用人员的特殊要求。包括对残疾人员、老人、儿童使用的选择和特别关注。是否对使用环境、操作人员的技术资质和技能有特殊要求；是否需要有另外人的协助下完成等。

（5）是否存在患者使用数据的完整性和信息的可追溯性问题。包括医用耗材的使用标识和使用记录的完整性和可靠性。

以上医用耗材可能影响使用安全的特征可以从医用耗材生产厂家使用说明中获得，或者从相关的医用耗材使用规范、专家共识以及医护人员、医学工程人员的专业知识得到答案。

三、风险信息采集的原则

1. 可靠性原则　可靠性是数据采集的准确性，可靠性原则是指采集的信息必须是在医用耗材实际使用过程中所产生的或者是权威机构发布的，必须保证信息来源是真实、可靠的。

保证采集的信息能反映真实的医用耗材使用状况，如可以通过医用耗材唯一标识（UDI）以及唯一标识记录溯源，识别和分析医用耗材的全部使用过程。可靠性原则是信息采集的基础。

2. 完整性原则　完整性原则是指采集的信息在内容上必须完整无缺，信息采集应按照一定的标准要求，形成完整的数据链，全面反映医用耗材安全使用风险因素的证据，包括保存实物证据、照片等。完整性原则是信息利用的基础。

3. 实时性原则　实时性是指能及时记录或获取所需的信息，最好能对医用耗材的使用情况进行实时记录，如详细的临床使用记录表。实时性原则保证信息采集的时效。

4. 准确性原则　准确性原则是指采集到数据正确、可溯源，与采集到的信息与要分析的医用耗材使用安全风险因素关联程度较高，采集的信息越准确越适用于的问题研究。准确性原则保证信息采集的使用价值。

5. 易用性原则　易用性原则是指采集到的信息按照一定的表示形式记录，数据采集遵循相同的过程和程序，包括统一的数据定义、格式或数据采集表，也是实现信息化管理的保证。

四、风险信息采集的质量保证

医用耗材使用安全风险信息作为风险分析的证据，在实际工作中收集的信息由于数据来源众多，很多是回顾性的信息，由于数据来源不同，数据质量可能存在较大差异，通常存在较多的偏倚和混杂，不能直接作为分析数据采用。需要将零散而杂乱的采集数据，通过一定的标准控制、处理，输出有序的真实数据，作为风险分析的基本依据。

风险信息采集是在既定标准下收集和衡量数据和信息的过程，为了保证医用耗材安全风险信息采集的质量，根据《医疗机构医用耗材管理办法（试行）》规定设立的医用耗材管理委员会，在各临床、医技科室设立监测点，负责本科室的医用耗材安全使用的监测工作，将医用耗材的安全使用监测管理日渐纳入医院管理工作之中。相关临床科室、医学工程、护理、医技科室人员以及医院感染管理、医用耗材管理、医务管理人员具体负责收集医用耗材临床使用中发生的不良事件、使用安全事件、并发症等信息，验证信息的可靠性、真实性，去伪存真，保证风险信息的质量。信息的真实性和可靠性取决于原始记录的完整性和记录人员的责任心。

第三节　医用耗材使用安全风险因素分析

一、医用耗材使用前各个环节的安全风险因素分析

（一）产品质量风险

尽管医用耗材产品注册、上市前经风险评估、风险控制，但上市后仍然有剩余风险，一部分产品存在各种瑕疵，原因有：

1. 使用材料问题　医用耗材使用各种生物材料，包括高分子材料、金属材料、陶瓷材料。尤其在介入、植入性耗材选择使用材料的生物相容性、材料的耐腐蚀性、机械强度；对某些患者的过敏反应等可以引发不良事件。

2. 生产工艺问题　医用耗材生产加工工艺，生产车间的洁净度、生产工艺流程，可以造成产品质量的不稳定性，尤其是一些厂家手工操作工艺，经常出现各种产品瑕疵。

3. 质量检测问题　医用耗材使用量大，大批生产的出厂检测往往把关不严，一些有瑕疵的不合格产品。把关包装瑕疵，流入市场，尤其是一些低值耗材如一次性注射器、输液管路，经常发现各种质量问题。如果使用前检查不严，可以造成不良事件。

（二）医用耗材物流环节安全风险因素分析

医用耗材的物流由于其流通环节多、涉及面广的特点。医用耗材物流是从流通的角度考虑，货物从生产厂家、经销商、配送商发货至使用单位库房，属于院外物流。从库房（含二级库房）发送至临床使用属于院内物流。物理环节中医用耗材使用安全风险因素主要是耗材物流中的遗失、破损、失效、发送错误等，在使用中给患者造成安全风险。

1. 院外物流安全风险因素　在医用耗材进入医院的流通过程中，就医院主管部门而言，采购是直接能够控制的环节，有效把握这些环节的安全风险控制，是杜绝不良事件的重要途径。加强医用耗材的购置管理，可以从源头上确保医用耗材安全。制订合理的采购计划，要既满足临床需要，又符合国家医疗器械监督管理条例和各种相关法规。在招标采购过程中，应按医疗器械管理法规的要求对医疗耗材严格"三证"管理，检查各供货商的"医疗器械经营许可证、医疗器械生产许可证和医疗器械注册证"是否齐全，并将"三证"及相关证件交由采购人员集中存档保管，并每季度重新进行"三证"资质的检查，以备相关部门审查。医院应从产品角度、组织角度和信息共享角度逐步建立供应商评估体系，采购部门负责对供应商的售后服务水平和交货情况等方面进行评价，管理部门从产品合格率、产品退货率和供货能力等方面进行分析，每年对供应商进行 1 ~ 2 次的供应商绩效评估，

从而选择物流配送方式可靠、各种记录正规全面、产品合格率高的供应商提供医用耗材，保证医用耗材在临床使用前的质量控制。供应商也需要保障医用耗材的质量，以实现临床使用的安全性和有效性。

在运输的过程中也会产生随之带来的风险。比如试剂类的产品，好多都需要进行冷链的运输。有些产品限于某些特性导致运输条件的限制或苛刻要求，像关节手术中经常使用的骨水泥，需要轻拿轻放，对运输人员的行为有要求。目前市场上的一次性使用无菌导尿管多为硅胶材质，对于硅胶材料的导尿管，要求存储运输条件为：温度 ≤ 40℃，湿度 ≤ 80%；在运输时应防止重压、阳光直晒和雨雪浸淋，存储在无腐蚀气体、阴凉、干燥、通风良好、洁净的环境内。根据以上存储运输条件进行分析，产品出现质量损坏的最大隐患可能发生在运输环节中。目前由于此类产品医院用量大、货物流转快，每次订单订货量较大，因此大多生产厂或供货商大多没有自己的物流运输系统，都会选择由快递物流等进行运输和送货，由于物流公司的诸多原因，在运输过程中无法保证做到防止重压和阳光直晒的要求，易于造成了硅胶出现氧化或霉变，使一次性使用无菌导尿管的球囊处出现微小沙眼，导尿管的密闭性遭到了破坏，破坏了产品的完整性和完好性。

2. 院内物流的风险因素　院内物流属于医院的内部供应链管理，包括验收、存储、发放等环节。

（1）验收环节的安全风险：医用耗材到货验收，需要记录验收制度。核对和记录到货信息，包括企业名称、产品名称、型号规格、产品数量、生产批号、灭菌批号、产品有效期等；要求做到型号规格、产品数量与合同一致；有足够使用有效期；送货单据齐全，货票统一，商品名称与注册证件名称一致，以保证每件耗材的可追溯性。如果没有建立医疗器械验收验证制度；验收人员没有熟练掌握医用耗材验收有关要求，没有严格按验收的操作规程；验收记录不完整；或者没有妥善保存好验收的记录（原始资料），可以导致的风险。

1）到货产品存在质量问题（含无证或失效），不能保证安全使用。

2）发生不良事件、使用安全事件时无法溯源。

3）货物到医院后，未及时查看运输过程中的温度记录，造成耗材及试剂质量下降或失效。

（2）医用耗材存储风险

1）存储环境的风险：医用耗材应当设置相对独立的储存库房，配备相应的设备设施，制订相应管理制度。如果不具备与医用耗材品种、数量相适应的贮存场所和条件，尤其对温度、湿度等环境条件有特殊要求的医用耗材，可能导致医用耗材在使用前的损坏、失效。影响医用耗材使用的安全、有效。如体外诊断试剂等，要求冷藏箱存储；眼用透明质酸钠凝胶（又称眼用粘弹剂），产品的高分子结构对温度具有敏感相关性，温度越高，透明质酸钠分子链发生降解速度越快。存储环境的影响，如非专用冷藏箱，可能发生使用不良事件的风险。

2）存储管理的风险：医用耗材存储管理风险有制度性和技术性风险。

在管理制度方面医用耗材的存储管理是要保证医疗耗材在库房存储期间的安全性，需要根据实际情况制订相应管理制度，制度的合理性和可操作性是关键，如制度规定要求定期对库存医用耗材进行养护与质量检查，确保医用耗材安全有效储存。对库存医用耗材的定期养护与质量检查情况应当做好记录。在制度执行不到位，造成超过灭菌有效期，没有及时发现；发霉、变质，影响正常使用。尤其是科室二级库房，没有专人管理，更容易产生上述风险。

在管理技术方面，医院医用耗材库房管理人员大部分没有专业培训，对医用耗材的专业知识缺乏，造成管理不善，影响使用。

（3）医用耗材发放的安全风险：医院医用耗材的发放有从中心库房直接发放、科室二级库房领用和配送商按临床需要临时配送多种方式。

1）耗材错发、错领的风险：医用耗材错发、错领是造成错误使用和患者伤害事件的重要原因。由于医用耗材品种、规格、型号十分复杂，耗材库房管理人员业务不熟悉、管理不规范、工作不认真是造成错发的主要原因；在临床科室申请领用时，申领单填写的品名、型号、规格不规范；领用人员没有仔细核对领用耗材型号、规格确认无误后再签名，也是耗材错发、错领的重要因素。

2）无票出库或代领出库的风险：实际工作中无票出库或代领出库，通常因为临床急救、手术急需的耗材，库房没有备用合适的品种、型号、规格，往往联系厂商临时配送，直接送临床使用，如骨科植入性耗材、冠脉支架、植入性心脏起搏器等，事后没有按耗材出入库的正常工作流程，补办登记入库、出库手续；没有记录、保存使用耗材完整的信息。一旦发生患者伤害事件、医患纠纷，无法分析"溯源"。另外也增加耗材领用错误的风险。

3）院内运输违反要求的风险：管理人员对于冷链耗材及试剂的管理意识淡薄，认为院内流通路程短，自认为可以在短时间内将耗材及试剂进行转移和流通，减少了对于其的专门运输包装（如装入相应温度的容器内），造成质量的降低从而会导致耗材及试剂质量下降或失效。

二、医用耗材临床使用相关的安全风险因素分析

（一）过度使用和不适当使用的安全风险

医用耗材的过度使用和不适当使用一般是高值医用耗材的使用情况。高值医用耗材是指直接作用于人体、对安全性有严格要求、临床使用量大、价格相对较高的医用耗材。若过度或不恰当地将高值医用耗材用于患者，这样不利于患者疾病的治疗，甚至给患者造成

伤害和发生并发症，从经济角度会加重医保和患者的医疗费用负担。

下面从高值医用耗材管理的角度来讨论过度使用和不适当使用的安全风险。

1. 医用耗材的过度使用　医用耗材的过度使用有两种情况，一是在适应证范围以外的使用。如冠状动脉内支架植入术是解决冠状动脉血管严重狭窄导致的供血不足，适应证范围是：①狭窄程度较严重，即狭窄程度超过75%；②情况稳定但狭窄程度超过90%；③患者急性心梗或血栓。

判定血管是否狭窄需要通过CT/DSA冠脉造影、血管内超声、光学成像、压力导丝等加以诊断。是否适合植入支架还要根据临床症状，如患者无症状，即使狭窄达到75%左右，也可以采用药物治疗，进行观察。

2. 医用耗材不适当使用风险　医用耗材的"注册证"和使用说明书都有明确的适用范围和禁忌证。超范围使用和禁忌证情况下使用属于不适当使用，会造成患者伤害事件。

比如有的按Ⅱ类注册管理要求注册的吻合器钉仓产品，未批准应用于血管，如果应用于血管吻合就属于超适应证使用。

比如食道支架是起到长期支撑食道作用的由金属丝编织而成的管状结构，近年来随着覆膜支架、防反流支架和可回收支架等新型食道支架的出现，进一步扩大了食道支架的应用，特别是对于良性食管狭窄和各种食管瘘口的治疗，解决了许多难题，取得了显著效果。但有着明确的使用禁忌证，如：严重心肺功能不全、严重衰竭患者；无自主吞咽功能，易引起误吸造成窒息者；有严重食管静脉曲张或癌肿侵及大血管，食管扩张术易引起大出血者；食管肿瘤侵蚀或压迫气管，致气管中、重度狭窄者应慎重放置食管支架，有加重气管狭窄和引起窒息的可能；食道上段狭窄距门齿200mm以内者；严重凝血机制异常者等。

（二）使用操作相关的安全风险分析

医用耗材临床使用操作相关的安全风险概率很高。ECRI研究发现，在ICU病房，每位患者平均每天要接受178项护理操作，大部分与使用医用耗材相关，而且每项操作都存在风险。即使医护人员操作的错误率只有1%。这也意味着每位患者平均每天要承受两次左右的错误操作。在美国，插入导尿管10天的重症监护患者有4%会发生膀胱感染，有将近一半的重症监护患者会发生严重并发症。

1. 使用错误（USE ERROR）　医用耗材使用中发生错误使用情况十分常见。使用错误常见的表现形式包括疏忽（Slips）、失误（lapses）、错误（mistakes）等。

疏忽和失误是在使用操作程序执行中的一些不是主观因素的失误导致的使用错误，无论指导他们的计划对实现其目标是否充分。疏忽是潜在的，表现是使用者由于各种因素没有考虑周到或者由于疏忽作出的错误行为；失误通常是更隐蔽的错误方式，包括操作人员记忆错误或者误操作，在实际操作中未必能体现出来，问题可能由于操作人员的技术因素、工作精神压力或紧张，工作强度或工作量过大等导致不能集中更多精力去操作，转移了操作人员对患者安全高度相关因素的关注，造成了使用错误；错误被定义为选择使用目标的判断或推理过程的偏离。也叫错误使用。错误操作也是最常见的错误使用的因素，医用耗材使用错误的案例很多。

【案例1】除颤仪错误使用超声耦合剂。除颤仪使用时需要在电极板上涂上一层导电胶。目的是为了降低电极板与皮肤的接触电阻，防止放电回路的能量损失，保证电击能量最大可能传递到心脏，达到最佳除颤效果。导电胶是一种医用耗材。在某省组织的一次质控检查中，发现有20%的医院急诊室，除颤仪操作人员用超声耦合剂当作导电胶使用，超声耦合剂与导电胶是两种完全不同的成分组成。导电胶成分是导电材料。超声耦合剂是超声检查时为了防止超声探头与皮肤之间存在空气间隙，影响图像质量，需要在超声探头上涂上超声耦合剂，它不是导电材料。除颤仪用超声耦合剂当作导电胶使用，不能降低电极板与皮肤的接触电阻，反而可能增加接触电阻，在除颤放电时会造成放电回路的能量损失，会造成皮肤烧伤，影响除颤效果，甚造成除颤失败，危及患者生命。

【案例2】医用耗材超过灭菌有效期

2015年某省药监部门对医疗机构医用耗材使用状况进行"飞行检查"，发现某市级医院手术复苏室的备用器械柜中医用耗材全部超过灭菌有效期，有的甚至超过有效期达2年以上，尽管没有发现有使用安全不良事件案例报告，但存在明显安全隐患。药监部门给以通报与责令整改。很多医院医护人员在医用耗材使用前没有检查发现如包装破损、无菌耗材灭菌有效期已经过期、拆除包装时耗材损坏等，是使用后发生安全事件的潜在因素，很多属于使用中工作疏忽或失误。

【案例3】一次性使用无菌导尿包配置不统一

目前市场上的一次性使用无菌导尿包在配置方面，有些生产企业在一次性使用无菌导尿包中配置了测试密闭性所使用的注射用无菌生理盐水或无菌注射用水，有些生产企业为了缩减生产成本和利于运输安全等原因，在一次性使用无菌导尿包内不再配置测试密闭性所使用的注射用无菌生理盐水或无菌注射用水，此种配置不统一的情况，容易导致护理人员误以为在置入导尿管操作时不再需要注入无菌生理盐水或无菌注射用水进行密闭性测试，只是在使用前注入空气进行测漏，而由于导尿管处沙眼较细微，由于硅胶材料所具有的弹性，无法真正做到对导尿管密封性的测试，更有甚者在导尿管置入后也注入了空气，随着空气的流出，球囊充盈减小，最终导致了导尿管的脱出。

2. 非正常使用（ABNORMAL USE）　非正常使用最常见是操作者有意地违反法律法

规和违反使用说明书（随机文件）中规定的操作方法、程序、使用前的检查要求等；使用说明书或外包装清晰的警告标记，也没有采取正确的防范措施；非正常使用属于人为的违规操作和使用。非正常使用的例子如：

（1）操作人员为了使用成本考虑，将一些关键安全指标监测用的传感器（耗材）没有到期更换，造成监测失效。如呼吸机的氧浓度检测的电池没有定期更换，造成呼吸机氧浓度监测失效，造成患者安全隐患。

（2）一次性耗材重复使用，造成安全事件。一次性耗材重复使用造成安全事件的案例很多。2003年某二级医院血液透析中心发生20多透析患者"丙肝"感染事件，给患者造成严重伤害，是一件群体性事件，社会影响很大。卫生行政部门组织调查，其中发现一次性耗材有重复使用情况，现场检查发现一种透析用的一次性耗材，医疗器械仓库出库登记记录为20套，而使用登记为47套。明显存在一次性耗材重复使用。透析用的一次性耗材重复使用是否是这次"事件"可能原因？需要进一步分析。但是，医疗器械相关法规规定：一次性使用的医疗器械不得重复使用，对使用过的应当按照国家有关规定销毁并记录。医院明显违反法律规定，属于非正常使用案例。

（3）呼吸机使用的细菌过滤器（医用耗材）在使用说明书中明确规定要定期更换，有清晰可见的警告。相反，使用人员可能考虑费用问题而有意不更换，可以导致微生物污染，给患者造成安全隐患。细菌过滤器超期使用，属于非正常使用的例子。

（4）分体式采血针在使用说明书中护士明确提示使用前需将静脉针端与穿刺针端针座旋转扭紧后再进行后续操作。使用人员未严格按照说明书使用操作该类采血针，导致采血针连接处脱开，造成患者血液外漏。

实际工作中，要区分使用错误和非正常使用不是容易的，需要基于管理机构收集证据，不良事件报告分析，通常需要谨慎的研究、分析。可用趋势和根本原因分析技术来划分事件。

3. 医疗设备配套的耗材使用风险因素　很多医用耗材是与医疗设备配套使用的，其使用的匹配性和安全性是医用耗材临床使用相关的重要风险因素之一。临床使用有很多实际案例。

输液泵的耗材匹配问题：输液泵具有精确控制输液速度和输液总量的特性而在临床广泛应用。输液泵使用的耗材开放和耗材使用混乱是造成输液泵输注流速控制异常等相关临床风险的主要原因。国家标准GB9706.27–2005"输液泵安全专用要求"引言中指出："只有当相关的易耗部件，尤其是管路与系统配套时，才能确保设备的安全使用"。因忽视输液泵配套使用的耗材特性的差异带来医疗风险：

（1）某些低弹性输液管路会疲劳塌陷，精度急剧衰减而造成流速异常。

（2）高弹性管路在堵塞的情况下会产生大剂量冲击。

（3）低密度材质的输液器管路在较长时间蠕动挤压下会破裂造成漏液，输液管外漏洒药液导致空气报警失灵。

国家药监局 2011 年 7 月 29 日发布了《2011 年第 4 期医疗器械不良事件通报：关于输液泵注射泵流速控制异常的风险》其中明确了输液泵注射泵与所使用的耗材不配套所造成的流速控制异常等风险。文献报道，由于输液泵耗材不匹配，可造成高达 20% 以上的流速异常，发生概率高达 40% 以上。

多参数患者监护仪是目前医院广泛使用的医疗设备，与其配套的医用耗材包括血氧饱和度探头型号，必须与设备匹配，随意更换可能导致测量误差；无创血压测量配套的袖套有不同尺寸，不同患者需要匹配不同尺寸的袖套，否则会引起测量误差，影响临床诊断。

（三）使用操作人员的技术风险因素

在介入和植入性医用耗材的使用中，对操作人员的使用操作技术要求很高，有的极度依赖操作人员的个人使用经验、技巧和操作熟练程度，被称为"技术依赖"型医用耗材。这一类耗材使用中由于操作技术不熟练等原因极易引发安全风险。可以导致使用失效、患者伤害、使用效果不理想、术后并发症多等风险。具体案例很多。

骨科钢板内固定操作时，螺钉固定的松紧度不均匀，过紧、过松会产生应力，造成植入物断裂、松动；脊柱内固定时操作技术因素造成患者脊髓、神经损伤；骨折部位对位不佳，植入物固定后造成骨延缓愈合或骨不连。

埋藏式起搏器的植入，需要将起搏电极导线插入预定的心腔起搏位置，固定并检测，操作的技术要求很高，尤其是双腔或三腔起搏器的电极安置。与电极起搏安置有关的技术风险包括：起搏阈值升高，电极移位，需重新调整电极位置；电极脱位与微脱位，电极与心内膜接触不良，输出不能有效刺激与电极相连的心肌，需重新手术等。

静脉治疗广泛使用的中心静脉导管（CVC）、经外周静脉置入中心静脉导管（PICC），导管置入时静脉穿刺操作成功率与操作人员的技术和临床工作经验高度相关。由于操作技术不熟练造成患者伤害事件包括穿刺失败；刺破血管，静脉损伤造成的渗血、血肿；误穿动脉等。

血管介入诊疗包括冠脉造影、支架植入，操作医生通过影像技术观察导管等介入耗材在体内所处位置，操纵导管、导丝等介入耗材达到血管病变位置，完成造影、球囊扩张、支架安放等工作。操作者需要手眼协调，甚至与介入医生的手感和技巧有关，操作技术要求很高。如果介入医生技术不熟练，导管不能正确达到血管病变位置，尤其是对存在血管畸形的患者。反复导管插入、回撤和旋转以及导管顶端偏转，造成手术时间的延长，甚至会造成血管壁破裂。

麻醉导管比较细小，在应用的过程中容易发生迁移、扭曲、打结损伤管身，所以对产品材质要求较高。与之配合使用的硬膜外穿刺针为刃口型，针尖斜面锋利，操作者常为一线住院医师或者实习生，由于缺乏知识和经验，如未按临床操作规范使用，出现反复抽拉导管、用力过大，或者患者为临产妇背部紧绷压力较大、局部发育畸形容易导致导管断裂。

（四）可复用医用耗材的消毒灭菌与安全风险

可复用医疗耗材是指经过消毒灭菌后完全符合生物学和医学标准，并能确保安全有效的医用耗材。可复用医用耗材使用最大的安全风险是清洗、消毒、灭菌环节其可能造成疾病的感染传播。2009年国家卫生部颁布的"医院消毒供应中心的三个规范"明确了复用医疗用品、器械集中处理统一供应的管理模式，规范复用医疗用品、器械的清洗、消毒、灭菌、监测的标准和要求。

可复用医用耗材的消毒灭菌安全风险因素有：

1. 没有严格执行消毒供应室工作制度、操作规程　如没有做到洁、污分开，密闭运送，及时清洗消毒运送车辆，洁车与污车分区存放，造成耗材运送中的污染。

2. 方法选择不正确　没有根据待灭菌物品的性质正确选择洗涤剂、消毒灭菌方法。造成没有达到清洗、消毒、灭菌效果，造成可能的院内感染事件。不正确的方法选择还会损坏器械。

3. 没有做好质量监测　包括各种清洗、消毒、灭菌设备的日常质量监测；灭菌过程的物理监测、化学监测及生物监测；化学消毒剂的浓度监测、生物监测；清洗酶浓度的监测；灭菌后物品抽样进行微生物培养等。

4. 储存环节没有符合规范要求　没有确保灭菌有效期内使用；临床科室储存时摆放不规范，发生破损或受潮，发生二次污染。

三、医用耗材使用环境相关的安全风险分析

医用耗材使用环境相关的安全风险分为两类：一是使用环境对医用耗材安全的影响；二是医用耗材对环境的影响。

（一）使用环境对医用耗材使用的安全的影响

1. 使用环境对医用耗材使用操作的影响因素　医疗操作环境照明采光不良、拥挤、嘈杂影响医护人员的操作，造成医疗伤害事件。如：静脉治疗中造成穿刺、置管失败；护理人员容易发生针刺伤的风险。

2. 对使用环境有特殊要求的医用耗材使用风险因素　某些类别的医用耗材，特别是植入性耗材，长期留置患者体内，对环境有特殊要求。

如植入性心脏起搏器患者在电磁场环境中会造成起搏器工作失效、损坏，电磁干扰源包括：高压电力线、微波发射机、功率放大器、弧焊机、感应电炉；有报告称在植入部位上直接使用电动手工工具或电动剃须刀会产生暂时性干扰；骨科内固定金属植入物患者，在高频电磁场环境下，会引起植入物发热，给患者造成伤害。

静磁场环境影响：静磁场会导致起搏器异常工作。静磁场源包括但不限制于：MRI设备、立体声扬声器、磁性徽章或磁疗设备。

静电环境的影响：有的有源植入物，缺乏保护其不受静电影响的屏蔽和过滤装置，导致该设备容易受到静电的影响。国外有关于人工耳蜗的嵌入式程序因静电遭遇破坏的报告。在很多活动中都要注意可能导致的静电放电，如当孩子使用塑料滑梯或管状滑梯时，会产生静电。

（二）医用耗材使用对环境影响因素。

医用耗材使用后会产生大量医疗废物，处理不当可以造成环境污染，具有空间污染、急性传染和潜伏性传染等风险。

1. 医用耗材感染性废弃物对环境的污染　一次性使用的医用耗材，被患者体液、血液、排泄物污染，包括棉签、纱布、注射器、静脉治疗导管、血液透析管路等，可能携带病原微生物，如果使用后的废弃物没有及时进行无害化处理，可以引发感染性疾病传播的风险。

2. 医用耗材化学性废弃物对环境的污染　化学性废弃物包括：体外诊断试剂、有害化学品、放射污染的物品、废弃的诊断样本等，具有有毒、放射性、腐蚀性、易燃易爆的特性，通过废水渠道污染环境。

3. 医用耗材损伤性废物的环境风险　医用耗材损伤性废物是指能够刺伤、割伤人体的医用锐器医疗废物，包括用过的针头、手术针、手术刀、玻璃试管和安瓿等，锐器回收处理不当是造成医护人员针刺伤的重要风险源。损伤性医疗废物处理的各个环节针刺伤发生率最高因素。如图2-1

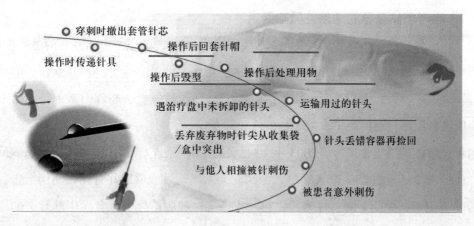

图 2-1　损伤性医疗废物处理的各个环节针刺伤发生率最高因素

四、医用耗材使用与患者因素相关的风险因素分析

（一）患者使用配合与安全风险

植入性医用耗材使用生命周期有其特殊性，临床植入后，长期在患者的体内。如骨科植入物、植入性心脏起搏器，心脏瓣膜、冠脉支架等，临床静脉治疗常用的各类输液导管，包括经颈内静脉、锁骨下静脉、股静脉置入的中心静脉导管（CVC），经外周静脉置入中心静脉导（PICC），经颈内静脉或锁骨下静脉的完全置入式导管的输液港，在患者体内时间也超过一个月以上。其风险因素在使用说明书和临床医嘱会有风险注意事项，很多安全风险因素与患者在日常生活中配合相关。

植入心脏起搏器患者日常生活中的风险因素：如起搏器患者靠近产生强大电磁干扰（EMI）的设备，如高压电力线、电焊机、感应电炉、微波发射机、大功率无线发射机、近距离操作电动工具；靠近和停留在静磁场区域如扬声器、磁疗设备、MRI区域，可能导致起搏器的故障、暂时失效或损坏，可以危及患者生命。埋藏式起搏器的植入患者做患侧肢体剧烈重复的甩手动作、大幅度地外展、上抬及患侧肩部负重、从高处往下跳，可能会因胸部牵引引起起搏电极导线脱离或损坏，造成起搏功能失效。

PICC患者应避免置管侧手臂提拿、托举重物，以及剧烈运动（如打篮球、引体向上、托举哑铃等）。置管期间应避免盆浴；淋浴前用塑料薄膜包裹保护置管部，；淋浴后尽快用毛巾擦干局部并检查贴膜，一旦潮湿应及时更换。患者没有配合上述规定，可能导致安全风险。

骨折患者金属植入物本身的作用仅仅是协助骨的愈合，而非取代正常的骨结构。不能等量地像正常健康骨骼承受人的活动和载荷，它们不是按单独负重或承载而毫无其他支持的工作状态设计的，不过是短期、临时的辅助装置，患者如果不配合，在骨愈合前负重或承载，可能会最终导致金属植入物的断裂。

（二）患者个体差异的适用性风险因素

同一种医用耗材在不同患者使用时风险因素是不同的，即患者个体差异的适用性风险。具体要考虑的因素有：患者的年龄（婴幼儿、老年人）；性别；生命体征（血压、心率、呼吸）；基础疾病（病种、病情、病程、手术史）；体质（过敏史、心理因素）等。以上因素会在不同患者医用耗材使用中发生不良事件和并发症。

患者过敏体质的安全风险，2003年10月美国FDA通告CYPHER涂药支架超敏反应和亚急性血栓安全信息报告：50人在植入涂药支架后出现过敏反应并有死亡病例报告，主要表现为呼吸困难、血压下降、疼痛、发热、皮疹等；静脉治疗中患者发生静脉炎的原因可

能是患者过敏体质的因素；植入性起搏器的某些患者会产生心肌过敏、局部组织反应在内的排异现象等不良事件。

患者手术史的风险因素：婴幼儿进行先天性心脏缺陷的治疗过程后，锁骨下动脉的血流可能会减少，使用右臂的静脉会影响治疗效果。

五、医护人员的职业暴露风险因素分析

职业暴露 occupational exposure，也称职业接触。医护人员职业暴露是指医务人员在从事诊疗、护理活动过程通过眼、口、鼻及其他黏膜、破损皮肤或非胃肠道接触含血源性病原体的血液和其他潜在传染性物质、接触有毒、有害物质，从而损害健康或危及生命的一类职业暴露。医务人员职业暴露，又分感染性职业暴露，放射性职业暴露，化学性（如消毒剂、某些化学药品）职业暴露，及其他职业暴露。在医用耗材临床使用中医护人员职业暴露风险以感染性职业暴露为主，其中血源性暴露风险最为高发。主要表现为皮肤黏膜暴露和锐器伤。锐器伤主要表现为针刺伤。

（一）皮肤黏膜暴露风险因素

《GBZT213-2008- 血源性病原体职业接触防护导则》：医用耗材使用中血液和体液皮肤、黏膜暴露是医护人员的职业暴露风险因素之一，在使用医用耗材的护理操作时，血液和其他体液会飞溅到眼睛、鼻子或者口腔，接触到皮肤和黏膜，可能感染各种病原体，尤其是接触乙肝（HBV）、丙肝（HCV）、艾滋病（HIV）患者的血液和体液以及结核杆菌、流感、新冠肺炎患者诊疗。所有患者的血液、体液、分泌物、排泄物以及被血液、体液污染的各种耗材都是危险源。

1. 皮肤黏膜暴露风险概率　根据《Nursing》2011 发表文章统计，有46%的护理人员一个月之内有曾经因为穿刺静脉导管时有血液接触。有12%的护理人员在过去的一年内在穿刺静脉导管时至少有一次有他人血液溅到自己眼睛、鼻子或者口腔。在 2003 年 SARS 流行期间，医护人员感染占患者数 18.5%，2020 年新冠肺炎疫情早期，在缺乏防护情况下新冠肺炎病毒经飞沫传播、接触传播给医护人员的感染风险概率也很高。

2. 皮肤黏膜暴露风险的危险（源）

（1）源患者，有感染性疾病的患者。如乙肝（HBV）、丙肝（HCV）、艾滋病（HIV）患者；结核病、性病、流感、新冠肺炎患者。

（2）作业环境污染危险（源）

作业环境、物体内或其表面存在含血源性病原体的血液和其他潜在的感染性物质。包括患者的血液，活体组织、被污染的衣物、医用废弃物；被患者血液、体液污染的各种医

用耗材都是危险源。高风险的作业环境包括：手术室、血透室、ICU、妇产科、检验科、消毒供应室、病理科等。

（3）潜在的传染性物质。包括患者的血液；体液（胸腔液、腹腔液、阴道分泌物、羊水、唾液等）；任何从人体（活体和尸体）上取下的未经处理的细胞、组织或器官；含组织、器官培养液、培养基等；患者的分泌物、排泄物。

3. 皮肤黏膜暴露风险因素分析。

（1）缺乏完善的规章制度。如没有按照相关标准、指南制定的清洗、消毒制度以及标准的操作规程；没有检查监督制度、培训考核制度等，或者制度不完善、可操作性差。

（2）缺少必要的防护措施。如，护理人员在接触患者血液、体液时没有戴手套；接触新冠肺炎患者的医护人员没有很好的个人防护措施，如穿防护服，戴护目镜，戴防护口罩等。

（3）使用人员缺乏防护意识。包括对感染性疾病相关职业防护知识的缺乏；对职业暴露的风险危害认识不足，存在侥幸心理；抢救患者，工作紧张，时间紧急，放松自我防护意识。

（4）操作不规范，由于操作不当引起的职业暴露包括：护理操作时没有按照标准的安全、防护操作规程操作，如在容易引起血液、体液喷溅的操作时没有穿防护服，戴护目镜，不戴手套操作；对患者的血液，活体组织、被污染的衣物、医用废弃物没有按规定处理；没有执行规范的洗手程序等。

（二）针刺伤风险因素分析

针刺伤是指由注射针头、缝合针、各种穿刺针等医疗锐器导致的皮肤损伤。针刺伤是感染性职业暴露风险因素之一。可引起血源性疾病的传播，威胁着医务人员生命健康和职业安全，给暴露者带来极大的精神心理压力，也给医疗卫生机构和暴露者带来沉重的经济负担。护理人员针刺伤及由针刺伤所致的血源性传播疾病的发生率均高于其他医务工作者，是针刺伤高危人群。

1. **针刺伤的风险概率** 据中华护理学会《针刺伤防护专家共识》统计数据显示，护理人员在过去 1 年内针刺伤发生率，印度为 67.4%，韩国为 70.4%，英国、日本、澳大利亚为 10% ~ 46%，美国为 64%；其中大多数为中空针头导致，占 63.0%。国内早期文献报道，医疗机构一年内有 80.6% ~ 88.9% 的护理人员均受到不同频率的针刺伤，年人均被刺伤率 2.8 ~ 3.5 次，注射后针头处理中的针刺伤占刺伤总数的 62.7%，被空心针刺伤占 92.5%。不同科室针刺伤发生情况存在显著差异，手术室、急诊室和门诊注射室针刺伤的发生频次高；护理工作量的大小与护理人员被针刺伤的频率多少呈正相关。护理人员针刺伤的发生率也一直居高不下，工龄≤5年的低年资护理人员针刺伤发生率最高，实习护士是针刺伤发生的高危人群。

2. 针刺伤发生的工作环节　发生针刺伤最常见环节有：使用操作相关注射过程、锐器处理过程、回套针帽、拔除注射针、静脉导管管理过程、采血、整理用过的针头及医用废弃物处理等。我国调研结果显示回套针帽、拔除注射针、整理用过的针头、采血等发生比例最高。

3. 针刺伤的常见风险因素

（1）人员因素：

1）护理工作职业防护知识缺乏：防护意识不强，对标准预防内容缺乏依从性是发生针刺伤的危险因素。

2）工作压力因素：护理工作节奏快、任务重、人员容易疲劳，临床诊疗及护理操作多、高负荷的工作带来的精神压力。在高度紧张忙碌的情况下，对标准预防措施遵守程度降低及工作失误等。

3）技术熟练因素：低年资护理人员技术不熟练，实践经验不足，紧张等负性心理状态也是发生针刺伤的原因。有数据显示：工龄≤5年的低年资护理人员针刺伤发生率最高，实习护士是针刺伤发生的高危人群。

（2）使用操作因素：护理人员未严格遵守操作程序。使用人员未执行操作规范，工作中粗心大意，如操作后回套针帽、徒手传递手术缝合针、直接用手弯曲缝合针、处理各种针头及清洗整理锐利医疗器械动作过大、将各种锐器随意丢弃、未采取保护措施等。操作时注意力不集中、操作流程不规范以及不正确的个人操作习惯也是导致针刺伤等风险因素。

（3）工作环境因素：操作环境照明采光不良、拥挤、嘈杂及患者不配合，极易导致针刺伤。

（4）职业培训因素：护理人员缺乏职业安全的教育与指导或职业防护培训不到位、时间没有保证、形式单一；培训后依从性低，发生针刺伤后上报率低；培训后实施、考核不到位。

（5）风险管理制度保障因素：在风险管理制度方面，对职业防护重视程度不够，预防针刺伤相关制度、规范、流程、标准、预案等未建立、修订和完善，以及没有相关的监督、检查。

（6）处理医疗废弃物的针刺伤风险因素：使用后没有毁损，锐器回收容器配备数量不足、规格不宜、放置位置不合理；锐器回收容器设计的容积与口径比例不匹配；锐器回收容器内医疗废物存放过满未及时处理等。

六、医用耗材使用中患者伤害事件的分类分析

（一）医用耗材使用中患者伤害事件的分析定义

医用耗材在临床使用中产生对患者的伤害事件，造成各种医疗风险。具体发生的"事件"根据不同原因分析后可以归类为不良事件、使用安全事件以及并发症3种。3种不同范畴情况具体的定义：

1. 医疗器械不良事件　是指已上市的医疗器械，在正常使用情况下发生的，导致或者可能导致人体伤害的各种有害事件。（根据《医疗器械不良事件监测和再评价管理办法》）

2. 医疗器械使用安全事件　是指医疗机构及其医务人员在诊疗活动中，因医疗器械使用行为存在过错，造成患者人身损害的事件（根据《医疗器械临床使用管理办法》）。

3. 并发症　是一个复杂的临床医学概念。医学上通常定义是指在诊疗护理过程中，患者由患一种疾病合并发生了与这种疾病有关的另一种或几种疾病，或者是指在诊疗护理过程中，患者由患一种疾病合并发生了与这种疾病有关的另一种或几种疾病。

并发症的发生确实属于一种"不良后果"，临床各种并发症不外乎两类，一类由原发疾病发展、衍生而继发（疾病并发症）；另一类由诊治的外因所继发（简称为"医疗并发症"）。医用耗材使用相关的并发症应该属于后一种医疗并发症。

（二）医用耗材使用伤害事件分类分析

1. 医疗器械不良事件与使用安全事件分析

（1）"事件"报告途径：根据《医疗器械不良事件监测和再评价管理办法》规定，使用人员或使用单位发现可疑医疗器械不良事件，应当向医疗器械上市许可持有人（以下简称持有人）和医疗器械监测机构报告医疗器械不良事件。《医疗器械临床使用管理办法》对医疗器械使用安全事件处理规定，在发生或者发现医疗器械使用安全事件或者可疑医疗器械使用安全事件时，医疗机构及其医务人员应当立即采取有效措施，避免或者减轻对患者身体健康的损害，防止损害扩大，并向所在地县级卫生健康主管部门报告。

在实际工作中发生医用耗材使用相关伤害事件的分析，使用单位、使用人员往往无法判断事件的性质，或者事件是多种因素造成的。在"事件"的危险源没有确定以前，很难给"事件"定性。根据《医疗器械不良事件监测和再评价管理办法》和《医疗器械临床使用管理办法》应当遵循可疑即报的原则，即均可以作为可疑医疗器械不良事件或可疑使用安全事件同时向持有人、医疗器械监测机构和卫生健康主管部门报告，共同对"事件"进行调查、分析。根据事件调查、分析后再确定。为了"事件"的溯源，使用单位、使用人员应当收集、提供"事件"相关的真实、完整、准确信息，包括使用的医用耗材产品信息和相关的临床使用记录及病历资料，作为风险分析的客观依据。

（2）事件处理途径："事件"经过调查、分析后，按不同途径处理。《医疗器械不良事件监测和再评价管理办法》规定，可疑医疗器械不良事件由医疗器械产品质量原因造成的，由药品监督管理部门按照医疗器械相关法规予以处置；由医疗器械使用行为造成的，由卫生行政部门予以处置。《医疗器械临床使用管理办法》也规定，经调查不属于医疗器械使用安全事件的，卫生健康主管部门应当移交同级药品监督管理部门处理。具体途径见图2-2。

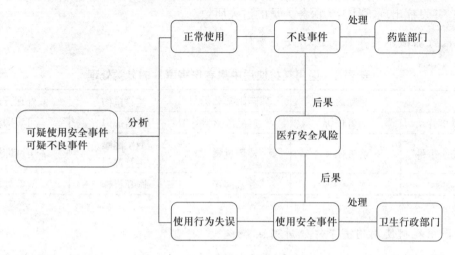

图 2-2　患者伤害事件处理途径

2. 并发症的分析　有关并发症问题分析，必须首先明确并发症的3个基本特点：

（1）可预见性：临床绝大部分并发症具有可预见性。一般来讲，各种疾病的发展与转归遵循一定的客观规律；

（2）不确定性：并发症的发生具有复杂性及不确定性。是其风险特征之一。其发生与否和医疗、患者自身都有可能有关。医疗方面：现代医学科学技术发展水平、医疗机构的医疗条件、医务人员的医疗技术水平、治疗时间早晚、医疗行为是否得当等都可能有密切关系。患者方面：体质和病情发展变化千差万别，对疾病和医疗措施的耐受力和反应就会各有不同。因此，某并发症是否一定会发生、是否能避免，有不确定性，要视以上各种情形综合考虑。

（3）相对可避免性：并发症因其以上两个特点，而并非完全不可以避免。临床常见并发症，多数已成为可以防范的医疗风险，或可避免造成严重后果。对于各种并发症，大多数通过严格遵循医疗规范，积极预见风险，慎重选择个性化治疗措施，做到避免其发生。即便发生了，通过及时发现、及时处理、积极救治，一般可消除或不同程度降低其对患者人身造成的不良后果。然而，这种可避免性毕竟是相对的。

并发症有3个基本特征：①后种疾病的发生是由前一种疾病所引起的；②从后种疾病

的发生规律上看，前后疾病之间不具有必然的因果关系，只具有偶然的因果关系。因此，后种疾病的出现属突发性；③后种疾病的出现非因医务人员的过失所致。

并发症的发生会给患者造成很大的医疗风险。在诊疗过程中医用耗材使用也会发生并发症。医用耗材使用并发症的特征是：发生是由前一种疾病诊疗时使用医用耗材中使用后出现的；两者之间不具有必然的因果关系，或只具有偶然的因果关系，并发症的出现属于突发性；并发症出现不是因为医务人员的过失所致。

3. 医疗器械不良事件与使用安全事件处理（表 2-1）

表 2-1　医用耗材使用中患者伤害事件的分类处理

	风险后果	风险因素分析	监管机构	处理方式
不良事件	患者伤害	产品因素	药监部门	可疑即报
使用安全事件	患者伤害	使用过错	卫生健康主管部门	可疑即报
并发症	患者伤害	综合因素	医疗机构	对症处理

4. 医用耗材使用伤害事件分析难点

（1）因为对于具体"事件"的原因可能是综合的，有使用行为因素，同时也有医疗器械本身存在"瑕疵"或者也存在患者本身原因。

（2）由于"事件"分析是回顾性的。现场调查造成事件的原因，由于各种原始记录不完整，无法溯源；因此，往往没有能够真实反映事件的真相，造成错误判断。

（3）医务人员在出现患者伤害事件后怕承担责任，而并发症不是因为医务人员的过失所致。所以往往没有深入分析"事件"真实原因，就作为并发症处理。

第四节　医用耗材使用风险分析方法

实施医用耗材使用风险分析需要借助恰当的分析工具和有效的分析方法。目前，风险分析的方法很多，但适用于所有使用风险分析场景的工具和方法是不存在的。不同的管理工具和分析方法须进行筛选和整合后应用于不同的风险管理情形。针对不同的应用场景需要选择合适的风险分析策略，或者说是风险分析工具。同时各种方法和技术是互补的，可能有必要使用不止一种方法和技术。

对于医用耗材的使用安全风险分析而言，风险分析方法与技术的选择需要重点考虑三个方面：

1. 归纳性强 尽量涵盖各类医用耗材应用中的各类可能风险因素。

2. 可定量分析 能对风险发生概率、严重度进行排序。

3. 可操作性强 可以在各级医疗机构操作实施，便于持续性地风险分析、评价与控制。

一、研发、生产阶段的风险分析方法

在医疗器械上市注册前对产品进行风险分析是一个必要的流程，属于前瞻性分析。YY/T0316-2016《医疗器械风险管理的应用》标准中风险管理技术资料推荐的医疗器械风险分析的技术方法有 4 种，主要针对医疗器械产品研发、生产中的风险分析：

1. 初步危险（源）分析（Preliminary Hazard Analysis，PHA） 是在开发过程中对于医疗器械设计细节所知甚少时，用于识别危险（源）、危险情况和可能导致伤害事件的技术。

2. 故障树分析（Fault Tree Analysis，FTA） 是在开发阶段，在安全工程中，对于危险（源）、危险情况识别和排序以及分析不良事件是特别有用。

3. 失效模式和效因分析（Failure Mode and Effects Analysis，FMEA）以及失效模式、效因和危害度分析（Failure Mode，Effects and Criticality Analysis，FMECA） 是用于系统性地识别单一部件的效应或后果的技术，更适合于设计成熟期。

4. 危险（源）和可运行性研究（Hazard and Operability Study，HAZOP）以及危险（源）分析和关键控制点（Hazard Analysis and Critical Control Point，HACCP），典型地用于开发阶段后期，以验证设计概念或更改和随后优化。

研发、生产阶段的风险分析的结果主要体现在产品使用说明书安全风险提示部分。

二、使用环节的安全风险分析方法

医疗器械使用环节的安全风险分析是上市后的风险监测分析，属于回顾性分析。在很多文献中介绍有各种方法，下面主要介绍医疗机构实际应用中最常用的两种方法。

（一）根本原因分析

根本原因分析（Root cause analysis，RCA）是目前医疗机构风险管理常用的伤害事件调查方法。通过分析，可以识别导致伤害事件发生的根本原因，RCA 可以用于防止同类或类似伤害事件再次发生。从长期来看，借助 RCA 确定各类伤害事件的根本原因有助于建立医疗风险管控措施，保障患者安全。例如借助根本原因分析 RCA 对医用耗材安全、不良事件进行深入挖掘与分析，能有效降低不良事件重复发生造成伤害的风险，将医用耗材使用安全风险控制在可接受水平，对保障医用耗材临床应用的安全性、有效性，提高医疗质量至关重要。

根本原因分析 RCA 是一种回溯性事件分析方法，最初起源于美国，应用于航空安全、核工业等领域，调查生产相关的复杂事故或风险。之后广泛应用于各行各业。在医疗行业的应用是在国际医疗机构联合评审委员会（Joint Commission on Accreditation of Healthcare Organizations，JCI）要求，参评医院必须建立医疗不安全事件根本原因分析机制，及时分析医疗不安全事件的根本原因，并进行有效整改，从而实现医疗质量的持续改进。我国医院等级评审中，三甲医院复审评审细则中也对定期分析医疗安全信息，提出了相应的要求，并明确指出"对重大不安全事件进行根本原因分析"，"应用安全信息分析和改进结果，持续完善和优化医院患者安全管理方案或制度规范"。随着技术发展，医用耗材在诊疗活动中的应用越来越深入，使用安全也日益成为医疗安全的重点内容之一，将 RCA 应用于医用耗材风险管理具有十分重要的现实意义。

根本原因分析的理论基础是著名的瑞士乳酪理论。1990 年，Reason 提出了瑞士乳酪理论，用于解释伤害事件原因之间的连锁关系。根据瑞士乳酪理论，系统可以看成是一个多层的瑞士乳酪，每一片乳酪分别代表一个环节，也可以说是一道风险防线，乳酪上散布着大小不一的空洞，代表该环节的漏洞，即潜在危险（源）。当光线可以顺利通过多层乳酪上的洞透过去时，代表着潜在危险（源）共同作用导致的伤害事件发生了。因此，发生伤害的重要原因是潜在危险（源）的存在，而且会诱发伤害事件发生。根据原因的不同，将防线上的空洞即危险（源）分析识别。通过对危险（源）的控制，能有效地避免伤害事件发生，营造安全的医疗环境。基于这一目的，根本原因分析通过系统化、逻辑化、客观化、规范化的分析手段，识别并确认导致伤害事件的根本原因。例如，通过医用耗材使用中已发生的安全、不良事件根本原因分析，从错误中学习，发现系统弱点，加以矫正，从而有效防止同类事件的重复发生。因此，RCA 的主要目标非常明确，即：发生了何种伤害事件？为什么会导致伤害事件发生？如何预防类似事件或同类事件再次发生？

当伤害事件超过了医院设定的相关调查标准时，例如因医用耗材使用导致的重大伤害事件、群体性事件等，严重影响医疗安全、人体健康或环境损害时，可考虑采用根本原因分析的一般性流程推进分析工作（图 2-3）。开展根本原因分析主要包括 5 大步骤：

（1）组建 RCA 小组，调查事件并确认问题：在执行 RCA 之前，首先应该根据事故具体情况组建相应的 RCA 小组。RCA 团队成员应由 3 ~ 4 人组成，一般不超过 10 人，且应该包括事故直接相关人员，即临床一线医护人员、医学工程技术人员、医院感染控制部门、医疗质量控制部门人员等。RCA 团队的负责人应具有一定的 RCA 训练经验，且具备相关专业知识，能够主导团队良好运作。

根本原因分析的执行质量取决于确定问题的质量。在确认事故问题时，常用的问询方法是"4W1E",即出现什么问题（What），发生在什么地方（Where），发生在什么时间（When），具体发生了什么（How）以及达到了什么严重程度（Extend）。需要特别注意的是，RCA分析过程中，事件的因果关系也是需要考量的十分重要的问题，因此，在问询过程中确认事件发生的先后顺序非常必要，应该评估事件发生时的操作是否与规定流程保持一致。事故问题的描述应该尽量简洁易懂，说明"做错了什么"，从而"导致了什么后果"。

（2）收集数据和信息：数据收集和事件调查应该在事件发生后尽快进行，以避免重要细节随时间而淡忘。通过走访有关人员，调查现场情况，收集造成伤害事件的医用耗材"实物"、相关书面记录、事件发生环境和具体操作流程等客观证据，尽可能真实还原和客观描述事件发生的始末（时间、地点、任务、如何发生等），利用时间序列表、鱼骨图等工具来确认事件中关键环节的先后顺序或因果关系。借助头脑风暴法和差异分析等工具进一步确认需要分析的重点问题。

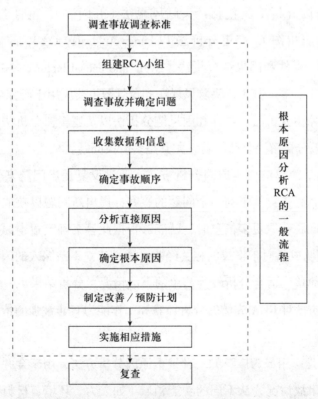

图2-3 根本原因分析流程图

（3）分析直接原因：直接原因，也即近端原因，是因果链中的第一项，因此，直接原因是导致事故的最直接的相关原因。

直接原因通常包括：人为因素、机器因素。可控或不可控外在环境因素等。分析直接原因可采用的工具包括原因树、鱼骨图、推移图等。对直接原因按照分类原则进行初步分析，及时采取必要措施，包括停止事件同一批次的医用耗材使用，避免不良后果进一步恶化。

（4）确认根本原因：根本原因是事故产生的最基础原因，因此，消除根本原因就能实现避免事故发生的目标。

直接原因和根本原因的区别可以利用如下三个问题：①当这个原因不存在时，事故是否会发生？②如果这个原因被排除或纠正，事件还会因为相同因素而再次发生吗？③如果这个原因被排除或纠正，类似事件会发生吗？

如果上述三个问题的答案均为"是"，那么被分析的原因很可能就是根本原因。因此，认根本原因的关键点在于明确原因与结果的关系。根本原因是对事件进行更深层次的挖掘。当根本原因不存在时，相关事件不会发生；当根本原因被排除或矫正后，不会因为相同诱发因素而再发生类似事件。

常用的根本原因分析工具包括：头脑风暴法（五问法）、鱼骨图分析法（Fishbone diagram，也被称为石川图）、变更分析法（Change Analysis，CA）、故障树分析法（Fault tree analysis，FTA）、事件和因果链分析法（Event and causal factor charting，）、逻辑树分析法（Logic tree analysis）等。其中，头脑风暴法和鱼骨图主要应用于研究分析单一因素事件，而变更分析法、故障树分析法、事件和因果链分析法以及逻辑树分析法等分析步骤和过程较为复杂，能够有效分析解决复杂问题，尤其是多阶段问题。

1. 五问法　是最简单的根本原因分析方法，通过反复提出问题来分析事件的根本原因。五问法的基本思路是：基于前一个问题的答案，提出新问题以获取信息，当得到答案后不能再通过提出问题获取更多信息时，就能够根据此答案确定根本原因。有效应用五问法需要借助 RCA 团队成员对于事故的相关经验，通过建立不断深入的因果关系来确定根本原因。五问法操作简单，适合分析较为简单的事故情况，分析结果也只能提供相对有限的信息，分析效果和质量对 RCA 成员的分析经验和工作能力有非常强的依赖性，容易受主观因素影响。

2. 鱼骨图法　是应用最为广泛的一种根本原因分析方法，用于合并、总结跨层面的因果关系。根据具体事故情况，从不同的功能领域（如人力、环境、材料等）进行分析，确定所有可能影响事故的潜在过程和因素。如分析流程图所示，鱼骨头部标示目标问题，鱼骨的每一条分支分别代表不同的层面，中间用相应的逻辑关系对应连接。鱼骨图法适用于各种类型的根本原因分析，涵盖了所有可能影响事故的潜在流程和失误因素，但因为侧重不同层面因素的影响，鱼骨图法切断了不同层面原因之间的因果关系（图 2-4）。

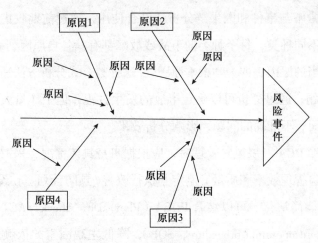

图 2-4　鱼骨图分析示例

3. 故障树分析法（Fault Tree Analysis，FTA）　是医疗器械风险管理标准 ISO 14971 中推荐使用的一种风险管理方法。在 RCA 分析中，FTA 从"顶上事件"起始，从上至下分析与事故有关的原因，直至无法从原因中再向下分析出更深层的原因，即"根本原因"。作为一种演绎法，FTA 能够进行定量分析，提供较为精确的分析，但工作量较大，容易产生偏差，特别是对存在人为因素影响的问题，分析效果受限。

4. 变更分析　是一种多步骤的根本原因分析方法，在设定相同条件的前提下，分析、对比发生事故和不发生事故两种情况分别在时间、地点、人员、流程、方式等各个层面上的不同之处，为何产生了不同，由此推论出"根本原因"。变更分析适用于事故原因不清晰或研究切入点很难确定的情况，通过对比分析确定模糊的事故原因，但变更分析的结果无法确定事故发生过程。

5. 事件和因果链分析法　通过将事件和原因整合于一条时间线上，确定一系列导致事故发生的时间及其相对应的原因。该方法能够有效地分析调查复杂事故，明确复杂事故中所有事件从头至尾的逻辑关系，并将事件与对应的原因一一整合（图 2-5）。

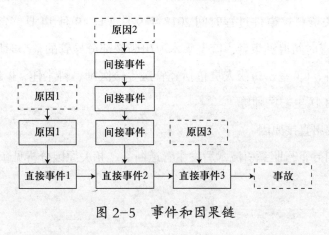

图 2-5　事件和因果链

逻辑树分析法常常与事件和因果链分析法结合使用，通过前期收集的事故信息，将事故或故障预先分为不同种类，每个种类的事故或故障都有其各自原因列表，通过分析讨论，从列表中选择最恰当的原因，即为"根本原因"。这种整合式分析方法适用于存在复杂或长期原因的多层次问题，通过分析可以确定事故的发生过程，但工作量大，预先确定的原因列表可能存在不全面、不准确的问题，影响分析效果。

医疗机构在借助 RCA 开展风险管理时，应根据自身具体情况，采取合适的分析工具和方法，有效提高风险管理效率和质量。制定并执行改善／预防计划。在设计、制定改善／预防计划时，应尽可能简洁化，可以结合 PDCA（Plan，Do，Check，ACT）原则，提供标准的操作流程（Standard operation procedure，SOP），降低主观因素的依赖性。通过分析提供的根本原因和直接原因，对症下药，提出有正对性的改进建议，并通过复查的方式落实后续执行情况。

（二）案例分析与点评

应用根本原因分析术后引流导管断裂

（1）事件过程描述：患者老年男性，于 2018 年 9 月 2 日因急性黄疸入院，当日在 B 超引导下行胆囊引流术，9 月 9 日发现无胆汁引流出，9 月 11 日复查彩超提示管道脱落于肝内，及时予以拔管后发现有部分管道断裂残留于腹腔，拔出的管道有异常裂口，行 CT 检查后于 9 月 14 日手术取出断裂部分导管。

（2）RCA 分析的依据："术后引流导管断裂"被评定为严重不良事件，采用 RCA 分析并提出整改措施。

（3）方法

第一阶段：明确个案发生的过程

组成 RCA 团队，成员包括：医务部、护理部、医工处、采购中心、外科主任和责任医生→医师、超声医学科主任和资深医生→医师。

收集事件相关资料：事件过程时间 2018 年 9 月 2 日 –9 月 14 日，资料收集时间 2018 年 9 月 12 日，调查时间追溯患者入院至手术取出断裂部分导管的整个时段，资料收集地点包括病房、超声科、CT 室，访谈人员包括经管医生→医师、科主任、B 超医生→医师、手术医生→医师、CT 医生→医师等。

第二阶段：找出直接原因

患者在 B 超引导下行胆囊引流术后发生管道断裂，相关原因分析见鱼骨图（图 2-6）。

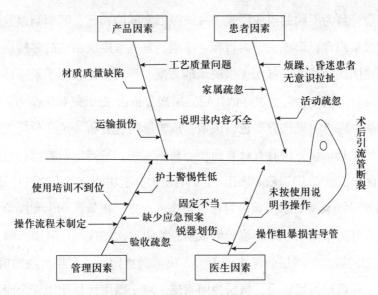

图 2-6　术后引流导管断裂根本原因分析鱼骨图

第三阶段：确认根本原因

针对鱼骨图进行了分析，由于导管断裂的边缘切口整齐，不似人为拉扯所致，有可能是导管固定不当，当时患者及其家属是否按照临床护理人员嘱咐的对置入导管严格执行床边护理规范也无法取证，也有可能是此批次导管材质本身存在质量缺陷，也有可能是进口产品运输过程中对导管产生细微损伤造成的，有可能是使用过程中操作粗暴或者有锐器损伤导管。而最终原厂检测报告显示导管并无任何质量问题。

第四阶段：制订并执行改进计划

1）要严格执行操作规范，选择质量合格的引流管，放置引流管操作前检查引流管是否完整、有无漏气等。

2）操作前要向患者解释可能出现的并发症，对患者及其家属培训护理规范。

3）医护人员加强术后巡查，观察引流情况，及时发现异常情况。

（三）层次分析法（Analytic Hierarchy Process，AHP）

这是一种定性和定量相结合的、系统的、层次化的分析方法。这种方法的特点就是在分析复杂问题的本质、影响因素及其内在关系等进行深入研究的基础上，利用较少的定量信息使分析的思维过程数学化，从而为多目标、多准则或无结构特性的复杂问题提供简便的分析方法，是对难以完全定量的复杂系统做出决策的模型和方法。

层次分析法是美国运筹学家萨蒂于 20 世纪 70 年代初，为美国国防部研究"根据各个工业部门对国家福利的贡献大小而进行电力分配"课题时，应用网络系统理论和多目标综合评价方法，提出的一种层次权重决策分析方法。层次分析法根据问题的性质和要达到的总目标，将问题分解为不同的组成因素，并按照因素间的相互关联影响以及隶属关系将因素按不同层次聚集组合，形成一个由目标、准则、方案等层次组成的多层次的分析结构模型，从而最终使问题归结为最低层（供决策的方案、措施等）相对于最高层（总目标）的相对重要权值的确定或相对优劣次序的排定。层次分析法 把研究对象作为一个系统，按照分解、比较判断、综合的思维方式进行决策，成为继机理分析、统计分析之后发展起来的系统分析的重要工具。该方法具有计算简便、简洁实用、所需定量数据信息较少、所得结果简单明确等优点，得到了广泛的应用。下面对层次分析法的分析步骤进行具体介绍：

1. 建立层次结构模型 将决策的目标、考虑的因素（决策准则）和决策对象按照他们之间的相互关系分为最高层、中间层和最低层，绘出层次结构图。其中，最高层为决策的目的或要解决的问题，中间层为考虑的因素、决策的准则，最低层为决策时的备选方案。对相邻的两层，称高层为目标层，低层为因素层。对于医用耗材使用安全而言，层次分析法首先需要相关人员充分了解相关风险因素，通常可采用专家咨询、文献查询等方法综合分析可能存在的风险因素。例如，医用耗材的品质、医护人员的操作技能、有无规范培训等。然后将相关风险因素归类并构建层次结构模型。如图 2-7 所示对医用耗材的风险因素从 5 个方面进行归类后构建的层次模型

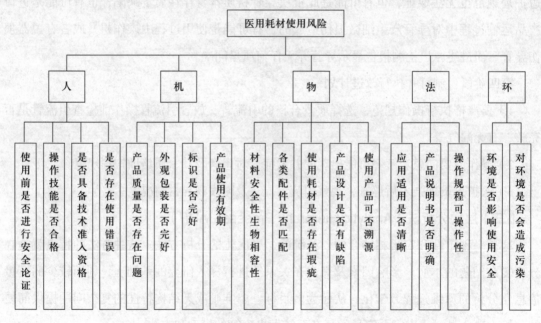

图 2-7 医用耗材风险分析指标层次

2. 构造判断矩阵 在实际应用中，多方案的综合比较问题还较难解决。层次分析法的基本思想是在数学上找到一种方法，使多方案比较过渡到两两之间的比较，从而解决多

方案比较的问题。层次分析法中构造判断矩阵的方法是一致矩阵法，即：不把所有因素放在一起比较，而是两两相互比较；对此时采用相对尺度，以尽可能减少性质不同因素相互比较的困难，以提高准确度。具体地，设要比较 n 个因素 $y=(y_1, y_2, ..., y_n)$ 对目标 z 的影响，从而确定它们在 z 中所占的比重，每次取两个因素 y_i 和 y_j 用 a_{ij} 表示 y_i 与 y_j 对 z 的影响程度之比，按 1～9 的比例标（表 2-2）。

不同标度对应的含义如表 4 所示。n 个被比较的元素构成一个两两比较的判断矩阵 $A=(a_{ij})_{n \times n}$。在对医用耗材的安全风险因素比较时，可以设计合理的调查问卷，鼓励临床使用人员参与打分，得出不同风险因素之间的关系。

表 2-2　判断矩阵中不同比例标度的含义

标度	含义
1	表示两个因素相比，具有同样重要性
3	表示两个因素相比，一个因素比另一个因素稍微重要
5	表示两个因素相比，一个因素比另一个因素明显重要
7	表示两个因素相比，一个因素比另一个因素强烈重要
9	表示两个因素相比，一个因素比另一个因素极端重要
2，4，6，8	上述两相邻判断的中值
倒数	因素i于j比较的判断 a_{ij}，则因素j与i比较的判断 $a_{ji}=1/a_{ij}$

3. 层次单排序及其一致性检验　层次单排序的方法是先求得判断矩阵最大特征根 λ_{max} 的特征向量，然后将其归一化（使向量中各元素之和为 1）后记为 W，则 W 的元素为同一层次元素对于上一层因素某因素相对重要性的排序权值。而能否确认层次单排序，则需要进行一致性检验，所谓一致性检验是指检验判断矩阵的不一致程度是否在允许范围内。定义一致性指标 $CI=\dfrac{\lambda_{max}-n}{n-1}$。CI=0 表示有完全的一致性；CI 接近于 0 表示有满意的一致性；CI 越大，不一致性越严重。

为了衡量 CI 的大小，引入随机一致性指标 RI，表 2-3 中列出了常用的随机一致性指标值。定义一致性比率：CR=CI/RI，一般认为一致性比率 CR＜0.1 时，认为判断矩阵的不一致程度在容许范围之内，有满意的一致性，通过一致性检验。可用其归一化特征向量作为权向量，否则要重新构造判断矩阵，对 a_{ij} 加以调整。

表 2-3　随机一致性指标 RI

n	1	2	3	4	5	6	7	8	9	10	11
RI	0	0	0.58	0.90	1.12	1.24	1.32	1.41	1.45	1.49	1.51

4. *层次总排序及其一致性检验* 计算某一层次所有因素对于最高层（总目标）相对重要性的权值，称为层次总排序。这一过程是从最高层次到最低层次依次进行的。例如，对于图 2-6 的医用耗材风险层次模型，先计算中间层五个因素（人、机、物、法、环）对于总目标的排序权重，记为 a_1、a_2、a_3、a_4、a_5。然后计算最低层因素相对于中间层对应因素的排序权重，例如对应中间层第一个"人"因素的低层的四个因素的排序权重可记为 b_{11}、b_{21}、b_{31}、b_{41}。最后计算低层因素的层次总排序权重，对应中间层"人"因素的四个因素的层次总排序权重分别为 $a_1 \times b_{11}$、$a_1 \times b_{21}$、$a_1 \times b_{31}$、$a_1 \times b_{41}$。

层次总排序的一致性比率为：$CR = \dfrac{a_1 \times CI_1 + a_2 \times CI_2 + ... + a_5 \times CI_5}{a_1 \times RI_1 + a_2 \times RI_2 + ... + a_5 \times RI_5}$，其中的 $CI_1...CI_5$ 和 $RI_1...RI_5$ 表示计算低层元素对中间层元素的影响时得到的一致性指标值和随机一致性指标值。当 $CR < 0.1$ 时，认为层次总排序通过一致性检验。权重较大的因素说明其对于医用耗材使用的安全风险影响较大，可以针对该因素制定和实施具体措施。

第五节 医用耗材使用安全风险分析统计

医用耗材使用安全风险危害程度和发生的概率是风险分析的主要内容。实际工作中需要应用统计分析方法，统计分析就是运用数学方式，建立数学模型，对通过调查获取的各种数据及资料进行数理统计和分析，形成定量的结论。统计分析方法是广泛使用的现代科学方法，是一种比较科学、精确和客观的测评方法。医用耗材使用安全风险中利用采集的数据，找出其中的安全风险相关因素的关系和发生概率等信息。定期对收集的医用耗材安全风险信息进行统计分析，给出相应的统计分析报告是风险分析的重要内容。

一、统计分析方法

统计分析方法时可借助 SPSS 等数据分析软件，方法包括频数统计、占比统计、交叉表统计、统计检验等。通过统计分析，能够量化各种因素对安全风险的影响程度，更科学地分析安全风险发生的概率，进而更有效地评价、控制风险。下面介绍常用的统计方法：

1. *频数统计* 对总数据按某种标准进行分组，统计出各个组内含个体的个数，一般称落在不同小组中的数据个数为该组的频数。各组频数的总和等于总体的全部单位数。通过频数统计可以探究各个小组对总体所起作用的强度。

2. *占比统计* 占比是在频数基础上所做的统计。计算方法为将各个组的频数除以总数，即可得到各个组的占比。相比频数统计，占比描述能更直接地反映出各个小组对总体所起作用的强度。因此，医用耗材使用安全方面的研究文献更常使用构成比来描述安全风险因素的特点。例如，在对某市综合性医院 760 例手术室医务人员的职业暴露情况进行调查分析后的统计结果如表 2-4 所示。从图表可以容易地看到，各种损伤中缝合时针刺伤发生率最高，达 38.24%，因此手术室医务人员应该采取一定措施加强对针刺损伤的预防。

表 2-4　职业暴露情况分析

原因	损伤类型	例数	占比（%）
缝合	针刺	78	38.24
传递器械	刀割	36	17.65
血管损伤	溅血	23	11.27
操作	溅液	14	6.86
手套破损	电烙	19	9.31
抽药	安瓿	19	9.31
针刺	处理废物	12	5.88
隐形接触	其他	3	1.47
合计		204	100.00

3. 交叉表统计　在统计学中，交叉表是矩阵格式的一种表格，显示变量的（多变量）频率分布。交叉表被广泛用于调查研究、工程和科学研究。它们提供了两个变量之间的相互关系的基本画面，可以帮助发现它们之间的相互作用。例如，上海某医院对医用耗材不良事件进行了统计分析，其通过不良事件产生原因以及不良事件的危害等级两个变量设计交叉表，如表 2-5 所示。从表中可以看出，生产过程把关不严以及使用方法不当造成的危害等级通常较为严重。而包装或印刷问题以及设计缺陷造成的危害通常较轻微。这说明了医用耗材生产商应该对生产过程严格把关，医院也应该选择那些质量更可靠的生产商。

表 2-5　各原因不良事件危害及潜在风险等级

原因	危害及潜在风险等级			
	轻微	一般	严重或较严重	合计
生产过程把关不严	1	10	21	32
包装或印刷问题	6	4	2	12
设计缺陷	2	0	0	2
材质欠佳	1	1	1	3
使用方法不当	0	0	4	4
合计	10	15	28	53

4. 统计检验　统计检验亦称"假设检验"，是用来判断样本与样本、样本与总体的差异是由抽样误差引起还是本质差别造成的统计推断方法。显著性检验是假设检验中最常用

的一种方法，也是一种最基本的统计推断形式，其基本原理是先对总体的特征做出某种假设，然后通过抽样研究的统计推理，对此假设应该被拒绝还是接受做出推断。常用的假设检验方法有 Z 检验、t 检验、卡方检验、F 检验等。如通过费希尔精确检验分析（Fisher's Exact Test），得出了就危害及潜在风险等级和不良事件的引发原因间存在差异的结论。

二、统计分析报告

统计分析得出结论后，分析人员应该给出统计分析报告。统计分析报告属于应用文体，基本表达方式是以事实来叙述，让数字说话，在阐述中议论，在议论中分析。在表现事物时，不是用夸张、虚构、想象等手法，而是用较少的文字，精确的数据，言简意赅，精练准确地表达丰富的内涵。统计分析报告在结构上的突出特点是脉络清晰、层次分明。一般是先摆数据、事实，进行各种科学的分析，进而揭明问题，亮出观点，最后有针对性地提出建议、办法和措施。统计分析报告的行文，通常是先后有序，主次分明，详略得当，联系紧密，做到统计资料与分析报告基本观点统一。

（金　伟　谢松城　毛亚杰　王思敏　黄　磊）

第三章

医用耗材使用安全风险评价

第一节　风险评价的基本概念

一、风险评价的定义与维度

根据 YY/T 0316-2016《医疗器械　风险管理对医疗器械的应用》、GB/T 23694-2013《风险管理术语》等相关标准解释，风险评价（risk evaluation）的定义是：将估计的风险与给定的风险准则进行比较，以决定风险可接受性的过程。其中，风险估计（risk estimation）是用于对伤害发生概率和伤害严重度赋值的过程。

（一）风险概率

风险概率是指对事件发生机会的度量。常用 0 到 1 之间的数字表示，0 表示不可能发生，1 表示确定发生。概率估计要包括环境和从初始原因发生到伤害出现的全部事件序列。在考虑伤害概率时需考量隐含着的暴露概率，如果没有暴露在危险（源）中，则没有伤害，因此考虑伤害概率时宜考虑暴露的水平或范围。在概率估计时，主要包括如下四个方面：

（1）危险情况是否发生在产品未失效时？

（2）危险情况是否发生在产品损坏条件下？

（3）危险情况是否发生在产品多重损坏条件下？

（4）危险情况导致伤害的可能性有多大？

与上市前的概率估算相比，上市后能收集到真实世界的风险数据，比如不良事件报告、投诉等。危险情况导致伤害的可能性受到医疗器械生命周期和市场上估计的器械数量的影响。如果能获得市场上的器械数量或用械次数，则伤害概率是可计算的。如果涉及单位时间内的伤害数量，则频率的描述可能比概率更为合适。对上市前已识别的风险，如果在上市后重复出现，需将计算的概率与上市前预估的概率进行比较，考察该概率的差异和变化。对上市后新发现的风险，需重点评估其影响并更新风险管理文档。

在风险管理实践中，虽然概率事实上是连续的，然而在实践中可以使用离散的数据分级。按照概率估计中期望的置信度，决定需要多少概率分级。概率至少宜分三级以便于决策，置信度越高，所使用的概率分级越多。概率分级可以是描述式的或符号式的，宜明确地定义概率范畴，以避免含义混淆。概率分级可以采用描述方式，例如，在医用耗材的生命周期内不希望发生、很少发生、经常发生，或者采用符号标记，例如 P1、P2 等。在描述时要明确地定义概率范畴，以便其含义不存在混淆或歧义，例如对概率的不连续分级赋予一个数值范围等（表 3-1）。

表 3-1　概率定性分级的简化示例

术语	对应描述
高	很可能发生、经常发生、频繁发生
中	发生，但不频繁
低	不太可能发生，稀少、罕见

（二）严重度

严重度是对危险（源）可能后果的度量。为了进行潜在伤害严重度的分类，宜使用适用于医疗器械的描述语。在实践中常使用非连续的严重度分级，要决定分成几级和如何定义。严重度水平可以是描述式的或符号式的，每一级都宜给予明确的定义。需在明确规定的使用条件下，为特定的医疗器械选择严重度水平并说明理由。

对上市前已识别的风险，如果在上市后重复出现，需将实际伤害的严重度与上市前预估的严重度进行比较，考察其差异和变化。对上市后新发现的风险，需重点评估其影响并更新风险管理文档。

为了对潜在伤害严重程度进行分类，可以使用恰当描述用于严重度估计。在实践中，往往采用非连续的严重度分级简化分析，将严重度估计分成若干级。与概率水平类似，严重度水平可以是描述式的（表 3-2）。例如，不需要医疗介入、需要医疗介入、需要住院治疗、引起死亡等，也可以是符号表示，如 S1、S2 等，每种符号都需要给予明确定义。在任何情况下，严重度描述都不应包括概率因素。

表 3-2　严重度定性分级示例

术语	对应描述
严重	死亡或功能或结构的丧失
中等	可恢复的或较小的伤害
可忽略	不会引起伤害或轻微伤害

（三）可探测度

可探测度是指在系统或用户受影响前识别和消除失效的估计概率。较低的可探测度将导致较高的风险，处理失效模式的优先级较高。当采用失效模式法时，应对探测到失效的可能性进行评估，即设计特性、辅助工具或验证过程能够及时探测潜在失效模式的可能性。在过程应用中，可探测度指在失效传递到下道工序或最终产品输出前，一整套的现场过程控制能探测到失效并将其隔离的可能性。

对于一些产品，可探测度也许很难估算，在实践中常使用非连续的可探测度分级，实践中要决定需要分成几级和如何定义，为特定的医疗器械选择可探测度水平并说明理由。

（四）风险准则

风险评价准则是风险可接受准则，是用于评价风险重要程度的标准。风险准则体现风险承受度，即风险大小是否可接受或可容忍。在进行风险评价时，应根据所处的环境和自身情况，合理确定风险准则。在决定什么风险是可接受时，宜考虑广大利益相关方的风险认知。由于医疗器械产品的特殊性，自行制定的风险可接受性准则不宜定的过低（如显著低于行业同类产品的平均水平），且应保证总体风险受益可接受，以保障公众的用械安全。

在建立风险可接受性准则时，使用合理可行降低风险的方法是方便的，即"最低合理可行"或 ALARP（As Low As Reasonable Practicable）。风险在规定的可接受和不可接受两种情况之间时，考虑接受带来的获益和任何进一步降低风险的成本，选择将风险降低到可行的最低水平的方案，剩余风险是可接受的。

从产品上市前到产品上市后，其风险准则是一致的。对于上市前已识别的可接受风险，如果上市后表现出的概率和严重度与预估的发生变化，按照风险准则可能被判定为可降低或不可接受，此时需做进一步调查和评估，经评审后采取必要的风险控制措施。对上市后新发现的风险，需按照已建立的风险准则进行判定。所有风险都需在长期的数据收集过程中对评估结果进行必要的、适时的动态更新，比如周期性的风险管理报告。

二、风险评价的常用工具

评价风险可以借助各种工具，主要包括二维风险图和风险矩阵。

（一）二维风险图

将发生概率和伤害严重度的组合形象化的一种方式是二维风险图。如图 3-1 所示，二维风险图可以直观地在 X 轴上表示伤害严重程度，在 Y 轴上表示伤害发生概率。对于每一个危险（源）或危险情况，伤害严重度和发生概率的估计都可在风险图中绘制为一个单独的点，在图中被标识为被估计的风险（R1，R2，R3……）。二维风险图可提供难以估计风险的描述，对于后续评估决策是非常有用的。

风险估计情况可以绘制在二维风险图上，将风险图进一步演变可以形成风险矩阵，在通常情况下，二维风险图或风险矩阵是风险排序的有效工具。

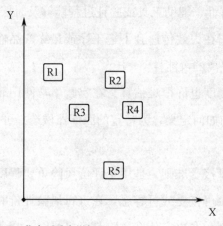

X：伤害严重度增加；
Y：伤害发生概率增加；

图 3-1　二维风险图

（二）风险矩阵

在可以获得适当数据的前提下，应优先考虑定量的风险评价。在缺乏适当数据的情况下，采用定性方法也可以满足风险评价需要。定性分析的一个典型方法是使用 N×M 矩阵来描述与每一个危险情况有关的风险概率和严重度，其中概率分为 N 级，严重度分为 M 级。矩阵的每一个方格代表可能风险的全部要素的一个子集，各方格对可能概率的范围和可能后果的范围进行了划分（表 3-3）。

表 3-3　定性的 3×3 风险矩阵示例

	可忽略	中等	严重
高	R1	R2	
中		R4	R5
低		R3	

由于不能准确地确定概率值，但可以估计概率的变化范围（如数量级），因此，可以采用半定量的方式进行分析。对于不同的产品类别，概率定义可以不同。根据使用情况，概率应该采用合适的度量。概率的尺度可以包括"每次使用的伤害概率""每个医用耗材的伤害概率""每使用单位时间的伤害概率"等。

在分析发生概率时，如下五种因素的统计十分重要：

（1）特定医用耗材使用的频率如何？

（2）医用耗材的使用寿命如何？

（3）使用对象和患者群体。

（4）使用对象和患者数量。

（5）使用对象和患者暴露时间及暴露环境条件。

将风险估计结果填入矩阵对应的空格中。对于严重度水平而言，数字量化较为困难。如表3-4为严重度定性分5级示例。

表3-4 严重度定性分5级的示例

术语	对应描述
灾难性	导致患者死亡
危重	导致永久性损伤或危及生命的伤害
严重	导致要求专业医疗介入的伤害或损伤
轻度	导致不需要专业医疗介入的暂时伤害
可忽略	不便或暂时不适

除了3×3或5×5外，还可以应用其他矩阵，多于五分级的矩阵要求更多数据，从而有效地区分各个等级。如何选择矩阵以及对应的分级结果应该记录在风险管理文档中。需要特别指出的是，均衡的矩阵不是必需的，在某些特定的应用情况下，4×5的矩阵可能更为有效（图3-2，表3-5）。

表3-5 半定量概率分级的示例

术语	对应描述
经常	$\geq 10^{-3}$
有时	$< 10^{-3}$且$\geq 10^{-4}$
偶然	$< 10^{-4}$且$\geq 10^{-5}$
很少	$< 10^{-5}$且$\geq 10^{-6}$
非常少	$< 10^{-6}$

ISO/IEC指南对风险的定义是：损害发生概率与损害严重程度的结合。医疗器械风险是由其本身（设计、材料、工艺和各种电磁辐射等）的危害，导致对人、环境、财产的损害而成为风险，其贯穿于设计、制造、运输、使用以及报废的全过程。在用医疗器械的风险存在于3个维度。第一层是产品风险，由其本身设计、材料、工艺和各种电离辐射等危害产生；第二层是系统风险，这是由于临床使用的医疗器械是多种产品集成的系统，所以系统风险需考虑系统的安全与有效性；第三是体系风险，也就是由人（患者、医务人员）、机

（系统）、环境、管理四方面形成一个系统，系统风险需综合考虑其临床使用过程中的可靠性和可用性。

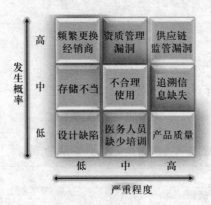

图 3-2 医院视角的医用耗材安全风险评价矩阵示例

第二节 医用耗材使用安全风险评价分类与方法

一、医用耗材使用安全风险评价重点

根据《医疗器械监督管理条例》相关规定，国家对医疗器械按照风险程度实行分类管理，其中：

第一类是风险程度低，实行常规管理可以保证其安全、有效的医疗器械。

第二类是具有中度风险，需要严格控制管理以保证其安全、有效的医疗器械。

第三类是具有较高风险，需要采取特别措施严格控制管理以保证其安全、有效的医疗器械。

很多医用耗材，尤其是介入、植入性医用耗材都属于第三类高风险医疗器械，是使用评价的重点。

根据《医疗器械监督管理条例》，评价医疗器械风险程度，应当考虑医疗器械的预期目的、结构特征、使用方法等因素。医用耗材使用安全性评价还要考虑这些因素对临床使用环节的影响，包括使用行为和患者个性化因素评价。

二、医用耗材使用安全风险评价分类

评价医用耗材安全风险的目的是保障临床使用安全性。对于医用耗材使用安全风险管理而言，应该在临床应用的整个生命周期内，建立和保持一个持续的风险管理的过程，识别与临床使用安全相关的危险（源），评价相关的风险，控制上述风险并监视上述控制措施

的有效性。因此，在医用耗材全生命周期不同时段要开展不同侧重内容的评价，考虑的风险因素更加复杂，从评估实施阶段的角度，大体上可以分为医用耗材上市前的风险评价、医用耗材使用准入风险评价、医用耗材临床使用前患者风险评价、医用耗材上市后风险再评价4大类。

（一）医用耗材上市前的风险评价

医用耗材上市前的风险评价是医疗器械上市审批的必要环节，医用耗材注册人在设计研发、生产过程中要预先考虑各种危害，采取必要措施，降低风险。最后，评价产品风险是否可接受。上市前的风险评价主要由生产企业针对某一上市产品的安全性开展多维度评价，包括理化性能评价、生物学评价、临床评价。

1. 理化性能评价　在产品设计阶段，评价医用耗材选择的材料的物理化学性能，包括材料的强度、化学成分、分子结构、抗疲劳性、可降解性以及可能对患者造成的危害等。

可以定性、定量的分析评价，如骨科植入物；各种电极、导管、支架；各种无菌医用耗材等。对有源医用耗材，如植入式心脏起搏器，还需要评价电气性能、可靠性、电池使用寿命等。同时，还需评价性能失效后患者的安全性。

2. 生物学评价　医用耗材，尤其是接触人体、介入、植入性耗材是直接作用于人体、对安全性有严格要求的生物材料，其生物特性与安全性密切相关，是潜在的生物学危险（源），必须对其生物安全性作出评价。例如，急性毒性，对皮肤、眼睛和黏膜的刺激，溶血和形成血栓；长期毒性，慢性毒性反应、致敏性、致癌性、生殖毒性等；植入性耗材的生物相容性、排异性、过敏反应等。医用耗材的生物学评价是预期应用于人体后会产生的风险评价，通过模拟试验、动物试验等，对医用耗材应用于人体的安全性作出评价。

3. 临床评价　医用耗材临床评价是指临床文献资料、临床实践数据、临床试验结果对产品性能、安全性作出评价。临床评价采集的有利数据和不利数据都应该纳入评价。临床评价应对产品的适用范围、使用方法、禁忌证、防范措施、信息警告进行最后确认。

医用耗材上市前的临床评价样本由医用耗材生产厂家产品上市前完成。医用耗材在临床使用环境下会出现新的风险因素，例如发生不良事件、使用安全事件，可能是生产上市前的风险评估中没有发现的，所以，有必要对安全（不良）事件发生后（但没有结束），事件会造成的危害的可能性或后果的严重性进行评估，这样会改变原先评估的结果，使用中安全的风险评估会增加新内容，也是发生医疗器械不良事件后的再评价。

（二）医用耗材使用准入风险评价

现代化医院的发展，离不开新技术的引入和新项目的开展。遴选各种技术先进的医用耗材，尤其是新颖的高值耗材的使用，支持新技术项目发展时，准入风险评价也不可或缺。

在准入前需要对其有效性、安全性两个方面给以客观、科学的评价。在遴选和使用医用耗材时如果仅仅从价格和广告宣传的效果为依据，忽视使用安全性评价问题，可能对患者和医护人员造成不必要的伤害事件。

1. 医用耗材使用安全的特征评价　各类医用耗材可能影响使用安全的特征是不同的。影响医用耗材使用安全特征的识别，需要通过对与使用准入相关的安全特征进行评价。其中包括：

（1）医用耗材使用的目的和方法：考虑因素包括：用于疾病诊断、预防、监护、治疗或缓解；用于对创伤或残疾的补偿、生理结构替代、改进等；使用适应证（患者的群体）；是否用于生命支持或维持。

（2）临床使用具备的条件评价：医用耗材安装、使用是否要求专业培训或专门的技能以及提供使用安全信息。考虑因素包括：一些医用耗材使用技术依赖性或新使用的医用耗材，医用耗材制造商是否直接提供技术支持？临床使用人员（安装人员、使用医护人员）是否需要进行培训？是否有可能由不具备必要技能的人员操作？

（3）可用性和可操作性评价：产品设计的人机工程学特性、可用性特征是否增加使用操作难度或造成错误使用的可能性？是否对使用环境、操作人员的技术资质和技能有特殊要求？

2. 技术风险评价　对一些新上市的医用耗材或新推广使用的医用耗材，在临床准入时的技术风险需要进行评价，包括技术的成熟程度，使用中可能发生的安全不良事件、可预期的并发症、非预期的副作用；植入和介入耗材使用的材料的生物兼容性；产品召回信息、医疗器械警戒信息进行整合评价，或者通过影响医用耗材使用安全特征的识别评价。

3. 横向对比评价　在医用耗材准入遴选产品时，还要进行同类产品不同品牌之间的横向对比评价。不能仅仅比较价格，在使用安全性、可用性方面要进行对比评价。主要通过不同渠道收集不同产品的临床使用信息，包括国内外医疗器械不良事件数据库、管理部门发布的公告、权威刊物的文献报道、专家的意见等，也可以采用不同品牌产品现场使用对比评价，尽量作出综合定性的评价结果，作为准入遴选的客观依据。

（三）医用耗材临床使用前患者风险评价

医用耗材临床使用时，同一种医用耗材对不同患者使用风险是不同的，使用前需要针对患者进行个性化的风险评价。内容包括患者的年龄、生理心理状态、生命体征以及既往病史等进行评价，如新生儿、儿童、孕妇和老年患者；既往病史：高血压、糖尿病、心脏病患者；特殊体征：过敏、血管缺陷；适应证和禁忌证；耗材选择什么类型、什么规格型号，可能会出现的不良事件或可预计的并发症以及可能产生的后果等。

（四）医用耗材上市后风险再评价

国家市场监督管理总局、国家卫生健康委员会联合发布《医疗器械不良事件监测和再评价管理办法》（简称新办法）后，进一步强化了医疗器械的上市后监管。国际发达国家和地区始终关注医疗器械上市后风险评估的科学方法。医疗器械全球协调工作组（GHTF）最早于2003年发布了关于医疗器械不良事件的趋势分析方法，欧盟关于医疗器械警戒系统的指南文件引用了该方法，2017年的欧盟新法规则对注册人明确提出了趋势报告的要求。美国FDA的法规虽未明确医疗器械上市后风险评估的方法，由注册人选择科学适宜的方法进行风险管理，同时参与美国医疗器械创新联盟（MDIC）的相关技术研究工作，该联盟于2016年发布了采用风险分数法定量化评估医疗器械上市后风险的指导性文件。

产品上市后的风险再评价包括，特别是：①上市后是否有先前没有认识到的风险出现；②上市前估计的风险在上市后是否不再是可接受的。

医用耗材从产品上市前到产品上市后，其风险准则是一致的。对于上市前已识别的可接受风险，如果上市后表现出的概率和严重度与预估的发生变化，按照风险准则可能被判定为可降低或不可接受，此时需做进一步调研、分析和评价，采取必要的风险控制措施。对上市后新发现的风险，需按照已建立的风险准则进行判定。所有风险都需在长期的数据收集过程中对评估结果进行必要的适时的动态更新，如周期性的风险管理报告。

上市后风险评价时，首先需判断是否上市前风险分析中已经涵盖上市后出现的问题，如果该问题没有在上市前风险分析中出现，或者根据上市后数据估算的发生概率或严重度与上市前分析的不一致，则该问题需要重新分析评估风险。上市后风险分析仅适用于分析与使用已上市医疗器械有关的危害处境。评估风险时，发生概率可基于受影响的产品批次或序列号、型号等。

所有的上市后风险评价都需要临床或医学专家的判断，由临床专家评估上市前采取的风险控制措施是否仍然充分、有效。用于风险分析或评估的假设，包括临床专家和医学专家的意见，都需要作为风险评价文件的一部分被文件化。

三、医用耗材使用安全风险评价方法

在当前认知水平下，针对医用耗材使用风险，主要四种相对较为适用的风险评价方法，分别是风险矩阵法、失效模式法、风险评分法、趋势分析法。

（一）风险矩阵法

1. *方法介绍* 风险矩阵法主要参考 YY/T 0316–2016《医疗器械 风险管理对医疗器械的应用》和 GB/T 27921–2011《风险管理 风险评价技术》，是对多个风险进行优先排序的有效工具。风险准则表现为矩阵中划分的不同区域，根据不同风险在矩阵中所处的区域，直观地显现风险的分布情况。

风险矩阵法在医疗器械上市前的应用相对较为普遍，可对医疗器械产品进行全面风险评价，判断所有识别出的风险的可接受程度，形成风险管理报告。产品上市后，风险矩阵法的全面评价可用于风险管理报告的更新、定期风险评价报告的撰写等场景。在日常风险管理工作中，遇到个别特异性风险，也可采用风险矩阵法开展评价，如预警信号、聚集性信号等的处理。

2. 建立风险评价矩阵　在应用风险矩阵法时，首先应建立风险评价矩阵构成的风险准则。如果医疗器械产品上市前已建立风险矩阵法用于风险评价，上市后可沿用上市前的风险准则。

风险评价矩阵中包括严重度和概率两个维度，需确定严重度水平和概率水平的分级，然后确定严重度水平和概率水平的组合得到的不同区域，例如可接受区域、可降低区域、不可接受区域，或者高风险区域、中风险区域、低风险区域，等等。应根据具体产品的技术特点，建立适宜的风险评价矩阵，并明确不同矩阵区域对应的后续处置方式。

3. 风险分类　风险矩阵法是对多个风险进行优先排序的有效工具，对不同风险的识别和分类是风险评价的重要环节，如何分类由执行人自行决定。风险分类的方式之一是参考 YY/T 0316-2016《医疗器械　风险管理对医疗器械的应用》中的表 E.3"危险（源）、可预见的事件序列、危险情况和可能发生的伤害之间的关系"，制订合适的表格进行分类并编号记录。

根据我国医疗器械法规的要求，产品在上市前应当已经识别了大部分风险，并对风险进行了分类，形成了风险管理报告，是上市后风险评价的基础。医疗器械产品上市并收集到包括投诉、不良事件报告等在内的风险数据后，需对数据进行分类，并判断是否为已识别的风险及风险的类别。如果是上市后新出现的风险类别，需给予编号并补充在风险管理文档中。

4. 判定严重度和概率等级　根据收集的风险数据识别其风险类别后，需判定每个类别风险的严重度等级和概率等级（表 3-6）。

严重度等级判断存在一定的主观因素，建议组织技术团队共同完成，必要时请医疗专业人士共同参与。概率等于风险数据总量除以产品总量或使用次数，上市后的风险数据虽然能明确计数，但如果考虑时间周期（比如月度、季度、年度、注册周期、寿命周期等）、生产工艺（生产、灭菌等）等的影响，产品数量或使用次数的计算方式不同，会得到不同的概率计算结果，在风险评价前需先根据情况明确计算方式。

表 3-6　伤害严重度分级定义

伤害严重度	定义 对患者/操作员/服务人员的潜在伤害	伤害严重度	定义 对财产/环境的潜在损坏、破坏
危及生命的伤害	可导致死亡的伤害	灾难性损坏	可能引发火灾或其他财产损坏，继而可能导致死亡或危及生命的伤害；广泛、不能挽回的环境破坏
永久性伤害	身体功能的不可逆损伤或身体结构的不可逆伤害，包括需要医疗或外科干预以防止不可逆损害或伤害的任何损伤	严重损坏	可导致医疗设施长期关闭的设施/设备损坏；不能挽回的环境破坏；严重违反职业健康、安全或环境法律、法规
医学可逆伤害	可通过医疗或外科干预逆转的身体损伤或伤害。 注释：需要通过医疗干预来防止不可逆损伤或伤害的伤情被归类为永久性伤害	重大损坏	可导致医疗设施短期关闭（例如由于污染）或需要更换仪器的损坏；仅在进行专业补救的情况下才可逆转的环境破坏
临时伤害	无须通过医疗或外科干预即可逆转的临时损伤或伤害	微小损坏	不会造成设施关闭或IVD仪器损失但可能需要维修的损坏；无须补救即可逆转的环境破坏
可忽略伤害	仅被视为困扰或不便的轻微或短时医疗投诉	可忽略损坏	并未给设施、设备或环境造成明显影响

概率是指危险情况的可能性与事件序列的可能性，包括失效原因、失效模式、系统影响（危险）和最终影响（危险情况）。可使用恰当表述描述失效原因或失效模式的频率（例如百分比、百万分之几、每1000次测试的失效数、每个产品的失效数等），以帮助预估概率（表3-7）。

表 3-7　概率（可能性）分级定义

定性水平	
可能性水平	定性定义
极有可能	预计事件发生率很高
频繁	预计事件会经常发生
偶尔	预计事件有时会发生
很低	预计事件不会发生，但在极少数情况下会发生
极不可能	基于目前所知，预计事件不会发生

5. 判定风险程度　对于每个类别的风险，完成其严重度等级和概率等级的判定后，需根据严重度和概率的组合判断每个类别风险在风险评价矩阵中所处的位置以及对应的风险程度，如高、中、低。上市前或上一次风险管理报告中已识别并控制的风险，其剩余风险理论上已控制到可接受范围，但无法杜绝临床过程中再次出现，应重新判断是否由可接受

风险升级为可降低或不可接受风险。上市后新出现或识别的风险，根据风险准则判断其风险的水平和可接受性。

6. 风险管理　利用风险矩阵法完成风险评价后，对不可接受或可降低的每一类风险，需结合法规要求和实际情况经评审后采取适宜的控制措施。风险评价过程和结果应妥善记录和保存，并体现在周期性风险管理报告中。

（二）失效模式法

1. 方法介绍　失效模式法主要参考 GB/T 7826–2012《系统可靠性分析技术　失效模式和影响分析（FMEA）程序》、YY/T 0316–2016《医疗器械　风险管理对医疗器械的应用》和 GB/T 27921–2011《风险管理　风险评价技术》。

失效模式法可分为两类，分别是 FMEA（失效模式和影响分析）和 FMECA（失效模式、影响及危害性分析）。FMEA 与风险矩阵法较为类似，考虑严重度等级和概率等级两个维度，但另外考虑了失效探测方法的影响。FMECA 考虑严重度等级、概率等级、可探测度等级三个维度，可看作三维风险矩阵法，此外可采用风险优先数（RPN）的量化方法（图 3-3）。

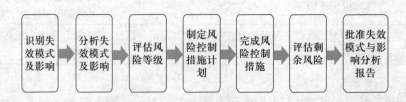

图 3-3　失效模式法分析流程

失效模式法在医疗器械全生命周期各个阶段的应用相对较为普遍，比如设计开发阶段的 dFMEA、生产过程的 pFMEA、上市后风险评价等。失效模式法可对医疗器械产品进行全面风险评价，判断所有识别出的失效风险的可接受程度，形成风险管理报告。产品上市后，失效模式法的全面评价可用于风险管理报告的更新、定期风险评价报告的撰写等场景。在日常风险管理工作中，遇到个别特异性风险，也可采用失效模式法开展评价，如预警信号、聚集性信号等的处理。

2. 建立风险准则　在应用失效模式法时，首先应建立相应的风险准则。如果医疗器械产品上市前已采用失效模式法开展风险评价，上市后可沿用上市前的风险准则。

失效模式法包括严重度、概率、可探测度三个维度，需分别确定严重度水平、概率水平、可探测度水平的分级，然后确定严重度水平、概率水平、可探测度水平的组合对应的风险程度，例如可接受、可降低、不可接受，或者高风险、中风险、低风险等等。应根据具体产品的技术特点，建立适宜的风险准则，并明确不同风险程度对应的后续处置方式。如采用三维风险矩阵，对应于矩阵中的不同区域。如采用 RPN 值，则对应于 RPN 值的数值范围，RPN 值越高风险越大越需优先处理。

3. **失效分类**　失效模式法的特点之一是，风险数据的分类是按照医疗器械产品的失效模式（"失效"与"故障"有时可替换使用），应识别产品功能、部件功能、过程步骤等的所有潜在失效模式，制订合适的表格对失效模式进行分类并编号记录。

如果医疗器械产品上市前已建立失效模式法用于风险评价，则应该已经识别大部分失效类别，形成了风险管理报告，是上市后风险评价的基础。医疗器械产品上市并收集到包括投诉、不良事件报告等在内的风险数据后，需对数据进行分类，并判断是否为已识别的失效及失效的类别。如果是上市后新出现的失效类别，需给予编号并补充在风险管理文档中。

4. **判定严重度、概率、可探测度的等级**　根据上市后收集的风险数据识别其失效类别后，需判定每个类别失效的严重度等级（表 3-8）、概率等级（表 3-9）、可探测度等级（表 3-10）。严重度等级、可探测度等级的判断存在一定的主观因素，建议组织技术团队共同完成，必要时请医疗专业人士共同参与。概率等于风险数据总量除以产品总量或使用次数，上市后的风险数据虽然能明确计数，但如果考虑时间周期（比如月度、季度、年度、注册周期、寿命周期等）、生产工艺（生产、灭菌等）等的影响，产品数量或使用次数的计算方式不同，会得到不同的概率计算结果及等级，在风险评价前需先根据情况明确计算方式。

表 3-8　严重度（S）等级定义

严重度	功效/性能	安全性	生产过程	患者	合规性
5		直接造成安全性高风险			不符合法规要求；导致临床失误或混淆的重大包装/标签/说明书的失误
4		间接造成安全性高风险或直接造成安全性中度风险			包装/标签/说明书的小失误，不会导致临床失误
3	性能降低，无法到达规格界限	间接造成安全性中度风险或低安全风险（直接或间接）	影响产量且会造成下个组装阶段的报废；需要重新贴标防止报废	影响日常活动；患者不满意	
2	性能降低，可能无法到达规格界限		可能会需要经验证的返工程序来防止下个组装阶段的报废；可能需要重新贴标以防止报废	患者不便	
1	在到达规格界限的情况下，有轻微的性能降低		输出符合标准或图纸，可能影响后续的组装流程/贴标，不影响产品性能，仅影响美观性	只有极端客户会注意到	

表 3-9　概率（可能性O）的等级定义

可能性描述（定性）	可能性描述（定量）	等级
总是发生，或连续不断地发生	≥10%	5
很可能发生，或重复发生	≥1%，<10%	4
偶尔发生，或不频繁发生	≥0.1%，<1%	3
可能发生，但概率很低	≥0.01%，<0.1%	2
不大可能发生	<0.01%	1

表 3-10　可探测度（D）的等级定义

可探测度描述	等级
失效在其可能造成影响前不能被探测到	5
失效在其可能造成影响前不太可能被探测到。如果失效多次发生，经常不能被探测到	4
失效在其可能造成影响前可能被探测到。如果失效多次发生，经常能被探测到	3
失效在其可能造成影响前很可能被探测到	2
失效在其可能造成影响前总是能被探测到	1

5. 判定风险程度　对于每个类别的失效模式，完成其严重度等级、概率等级、可探测度等级的判定后，需根据严重度等级、概率等级、可探测度等级的组合判断每个类别失效模式在风险准则中的风险程度，比如高、中、低。上市前或上一次风险管理报告中已识别并控制的失效风险，其剩余风险理论上已控制到可接受范围，但无法杜绝临床过程中再次出现，应重新判断是否由可接受风险升级为可降低或不可接受风险。上市后新出现或识别的失效风险，根据风险准则判断其风险的水平和可接受性。

6. 风险评价管理　利用失效模式法完成风险评价后，对不可接受或可降低的每一类失效风险，需结合法规要求和实际情况经评审后采取适宜的控制措施。风险评价过程和结果应妥善记录和保存，并体现在周期性风险管理报告中。

（三）风险评分法

1. 方法介绍　风险评分法主要参考美国医疗器械创新协会（Medical Device Innovation Consortium，简称 MDIC，网址为 https://mdic.org/）于 2016 年公开发布的技术文件"Medical Device Quality Metrics：Best Practices Document for Metrics Identified Across the Total Product Lifecycle"。该文件由美国 FDA 官员、行业人士、高校学者共同编写，所述的评价方法可用于医疗器械产品的全生命周期，包括上市前、生产过程和上市后。

风险评分法的特点是对严重度的不同等级进行加权赋值，关注评价周期内各严重度等级数据的占比，从而计算获得周期性风险评分，通过风险分数的大小和变化趋势来评价总体风险状况，了解总体风险的性质是否随着时间的推移变得越来越严重，必要时开展深入分析以扭转异常趋势。对于完整的风险管理而言，风险评分法通常不是独立存在的，由于不考虑每个特异性风险的独立评价，可作为风险矩阵法或失效模式法等其他方法的补充，与其他方法配合运用。

2. 确定严重度的分级和加权赋值 严重度的分级和加权赋值（表 3-11）是风险评分法的关键环节，是定量计算风险分数的基础。将严重度分为几个等级、以及每个等级赋值的权重，根据产品技术特点自主选择，以反映其特定情况下的严重程度之间的相对距离。

表 3-11 严重度加权赋值示例

分类	严重度加权值	严重度定义
死亡	20	可能或已经导致死亡
严重损伤	10	可能或已经导致严重损伤
故障（功能性故障，如电子性能/机械性能等）	5	可能或已经导致非严重损伤
一般性能投诉（无须上报监管部门）	1	轻微客户不满，外观问题，无患者损伤

在风险评价中可以利用的某一类医用耗材使用安全特征的分析结果进行风险综合评分，也可以基于患者因素进行风险综合评分。

1）基于医用耗材使用安全特征的综合评价方法：使用安全特征的综合评价方法比较适合某一类医用耗材临床使用准入的风险评价或不同耗材、不同规格的对比评价，属于定量分析方法。医用耗材管理人员可以参考各类医用耗材的安全特征风险评价表，如表 3-12，其中风险考虑因素和权重分值可以根据不同种类的耗材决定。评价结果得分决定综合风险程度，分值越大表示风险程度越高，风险可接受的分值准则，可以由医院医用耗材管理部门讨论决定。

表 3-12 医用耗材使用安全特征风险综合评价表

使用安全特征	风险考虑因素	权重分值	风险评价分值
1. 使用的目标	1. 用于疾病诊断、预防、监护、治疗等风险； 2. 用于对创伤或残疾的补偿、生理结构替代等； 3. 是否用于生命支持或维持； 4. 对患者的使用适应证风险程度		
2. 是否植入患者体内	1. 植入部位的风险程度； 2. 患者群体特征、年龄、体重、活动状态影响； 3. 植入物的老化影响、使用寿命和可逆性		
3. 是否和患者或人员接触	与患者接触的风险程度（表面接触、侵入以及接触时间长短和频次）		

使用安全特征	风险考虑因素	权重分值	风险评价分值
4. 使用材料或成分	1. 是否成为可能的生物学危险（源）； 2. 是否使用有动物源材等		
5. 是否有能量给予患者或从患者身上获取	1. 使用时是否有能量传递风险； 2. 是否存在对其的控制、强度和持续时间等风险； 3. 有不希望的能量输出（光、热、电和辐射能）		
6. 使用时是否有物质提供给患者或从患者身上获取	1. 物质是供给还是提取，如输液或采血； 2. 是单种物质还是几种物质； 3. 最大和最小传输速率等		
7. 一次性使用或可重复使用	1. 一次性使用是否有重复使用可能； 2. 可重复使用次数和存在的风险； 3. 灭菌方式、方法是否可实现		
8. 是否预期和其他医疗器械、药物、技术联合使用	是否存在与其他医疗器械、药物、技术的相互作用有关的潜在风险		
9. 环境影响因素	1. 使用后对环境造成的影响； 2. 对物流、存储是否有特殊要求，可否实现； 3. 是否符合使用环境有要求		
10. 成功使用是否取决于人为因素	1. 是否存在可用性特征造成错误使用的可能性； 2. 是否符合对操作人员的资质和技能要求； 3. 是否符合患者使用数据完整和可追溯性		
		总分	得分

2）基于患者因素的风险评价方法：医用耗材使用安全风险与使用对象的因素密切相关。同一种医用耗材在不同使用对象（患者）产生的风险会不同，使用前需要详细了解和风险评价，尤其是使用高风险、介入、植入性耗材。医用耗材使用前对患者的风险评价是个性化的。属于使用适用性评价，详见表 3-13。

表 3-13　基于患者因素的风险综合评价表

患者使用安全的因素	适用性因素评价	影响程度评价权重	风险评价分值
1. 年龄、性别	1. 对使用年龄是否要求（婴儿、儿童、老年人）； 2. 对妇女患者使用是否特殊要求		
2. 患者体征影响	1. 心电、血压、呼吸状态是否适合使用； 2. 对患者体温是否有影响； 3. 患者感染状况（皮肤、血管等）的风险		
3. 特殊体质影响	1. 是否有过敏体质影响使用（患者过敏史）； 2. 是否有影响使用安全的家族史		

患者使用安全的因素	适用性因素评价	影响程度评价权重	风险评价分值
4. 患者状态的影响	1. 患者活动状态影响； 2. 休克、昏迷		
5. 基础疾病的影响	患者疾病对使用的影响（高血压、糖尿病等）		
6. 既往病史影响	1. 是否有影响使用手术史； 2. 是否有影响使用药物史		
7. 可预计并发症	对可预计并发症的预防措施落实		
8. 心理因素影响	1. 患者是否有恐惧、焦虑及心理压力状况； 2. 是否进行心理辅导及效果； 3. 患者使用配合状况； 4. 患者知情同意		
		总分	得分

3. 确定评价周期　评价周期根据产品技术特点自主选择，如月度、季度、年度等。评价周期设置过长，不利于总体风险异常的及时发现和风险控制。评估周期设置偏短时，可能出现单个周期内数据量偏少，不利于统计分析。因此，需综合考虑后确定适宜的周期。

4. 风险评分的计算　参考 MDIC 的技术文件，每个周期的风险评分，等于该周期内各严重度等级的风险数据比例乘以严重度加权值的加和。

5. 总体概率的计算　计算风险评分时，仅考虑了单个周期内总风险数据中不同严重度数据的占比，未考虑产品数量或使用次数。总体概率的计算考虑了产品数量或使用次数的影响，等于周期内风险数据的总量除以周期内产品数量或使用次数。计算总体概率时需先确定每个周期内产品数量或使用次数的计算方式。周期内风险数据的总体概率，也反映了产品的总体风险概况，给风险评价结论提供参考。

6. 建立风险准则　风险评分是总加权的平均数，风险评分越高表示风险越大。风险准则可用风险分数的不同数值范围表示，如分为 3 ~ 4 个分数区间，对应不同的总体风险水平。简化的风险准则也可仅设定一个风险分数的阈值。阈值的设定是一个复杂的过程，可以通过多种方式确定，例如，历史平均值、历史数据的第 3/4 分位数（如无产品变更，每个周期有 1/4 的概率超过阈值）、考虑预期产品改进的值，等等。总体概率也可采用同样的方式设定相应的数值范围区间或阈值。

应明确碰到各种可能出现的评价结果之后的应对处置，如单个周期的风险评分超过阈值、连续多个周期的风险评分持续上升，等等。

7. 持续开展周期性评价　风险分数评价方法建立完成后，需持续开展周期性评价。统计每个周期内的风险数据总数量、各严重度风险数据数量、产品数量或使用次数，计算风险评分的数值和总体概率的数值，与相应的范围或阈值对比，判断每个周期的风险程度高低。观察风险评分和总体概率随时间的变化，判断是否出现异常趋势。

8. 风险评价管理　针对观察到的异常点和异常趋势，应进一步深入分析，结合其他适宜的风险评价方法找出发生异常的根本原因，必要时采取风险控制措施扭转异常趋势。风险评估过程和结果应妥善记录和保存，并体现在周期性风险管理报告中。

（四）趋势分析法

1. 方法介绍　趋势分析法源于欧盟（EU）对趋势报告（Trend Reporting）的要求，主要参考欧盟的法规和规范性文件，包括"MDR/IVDR—EU—2017—745/746"和"Guidelines On A Medical Devices Vigilance System，MEDDEV 2 12-1 rev. 8"。具体趋势分析方法主要参考医疗器械全球协调工作组（GHTF）发布的技术文件"Manufacturer's Trend Reporting of Adverse Events"和"Medical Devices Post Market Surveillance：Global Guidance for Adverse Event Reporting for Medical Devices"。欧盟要求注册人通过电子系统报告非严重事件或预期不良反应事件在统计方面显著增加的频率或严重程度，这些事件可能对风险受益分析产生重大影响，造成不可接受的风险。

与前面三种方法相比，趋势分析法（图3-4）主要用于上市后的持续趋势监测。对于完整的风险管理而言，趋势分析法通常不是独立存在的，由于不考虑每个特异性风险的独立评估，可作为风险矩阵法或失效模式法等其他方法的补充，与其他方法配合运用。

2. 控制图介绍　趋势分析采用的统计学工具是控制图，可参考相应标准 GB/T 17989.1-2020《控制图 第1部分：通用指南》（ISO 7870-1）、GB/T 17989.2-2020《控制图 第2部分：常规控制图》（ISO 7870-2）和统计过程控制相关文献。部分统计质量控制软件可用于控制图的数据分析和绘图，如 Minitab。

控制图是一种基于统计显著性原则进行过程控制的图形工具。控制图理论用来区分两种变异，第一种是由"偶然（固有）原因"引起的随机变异，第二种变异代表该过程的真正变化，这种变化可归因于一些可识别的原因，这些原因不是生产过程所固有的，且至少在理论上是可以被消除的。如果过程变异只源于随机原因，则称该过程处于统计控制状态，或简称"受控"。该变异水平一旦确定，与该水平的任何偏差都可视为要识别和消除的可查明原因导致的结果。在应用控制图时，首先控制图方法有助于评估过程是否已经达到或持续处于统计控制状态。然后，当过程被认为是稳定、可预测时，在过程活动持续进行中可以用来提供过程输出质量特性的连续记录，并提供缺乏统计受控的判断准则。

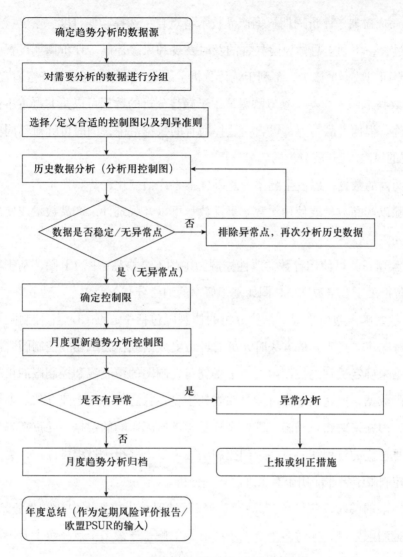

图 3-4　趋势分析方法的流程示例

控制图可用于"计量"数据或"计数"数据。计量数据是通过测量和记录所考察的一组对象中每个个体的某种特性的数值大小而获得的观测值，比如连续测量某种零件的尺寸大小。计数数据是通过记录所考察的一组对象中的每个个体是否具有某种特性或属性，计算该样本中具有（或不具有）该属性个体的数量，或记录所考察子组内某种特性或属性出现的次数而获得的观察值。对于医疗器械上市后风险评价的控制图，可理解为观察产品在使用过程中是否发生投诉或不良事件的属性。每个评估周期内的观察为一个子组，每个子组内的观察样本数为该时间段内使用产品的数量或次数，发生投诉或不良事件的次数为观察值。对于某些产品，与常规控制图相比，指数加权移动平均控制图（EWMA）可能更适宜，相关方法可参考 ISO 7870-6：2016《Control charts — Part 6：EWMA control charts》。

3. 确定评价周期　评价周期根据产品技术特点自主选择，如月度、季度、年度等。评价周期设置过长，不利于总体风险异常的及时发现和风险控制。评价周期设置偏短时，可能出现单个周期内数据量偏少，不利于统计分析。因此，需综合考虑后确定适宜的周期。

4. 确定数据来源或分类　参考欧盟，用于趋势分析的数据可以是非严重事件或预期不良副作用事件。根据产品特点，可自主选择适宜的数据范围，同时可针对不同类别的风险（如关键重要的风险），开展分类的趋势分析。

每个周期内的数据，以发生频率为基础样本来评估变化趋势。发生频率等于该周期内的事件数量除以产品数量或使用次数。事件数量可以客观统计，产品数量或使用次数需明确计算方式。

5. 选择控制图　可使用计数类属性控制图中的不合格品率图（P图，基于概率的二项分布）或单位产品不合格数图（U图，基于概率的泊松分布）。

6. 建立控制限和判断准则　趋势分析的控制限包括中心线 CL、上控制限 UCL、下控制限 LCL。首次建立趋势分析方法时，可通过历史数据或在尝试建立控制图之前获取一系列样本新数据来确定适宜的控制限。为了得到对控制图的中心线和控制限的可靠估计，需要获得足够的数据，但这些数据可能是在未处于受控状态的基础上建立的。如果能识别出波动的异常原因并采取纠正措施，则要剔除受异常原因影响的数据，并重新确定控制图参数。这个重复迭代的过程需一直持续到控制图不再发出警报，过程可以被认为处于受控状态，计算的控制限结果才能用于对未来趋势的分析。

确定控制限的同时，应结合产品特点和实际情况给出控制图中异常趋势的判断准则，比如落在上控制限外侧、连续多个点处于中心线上侧、连续多个点持续上升等。此外，还应明确碰到各种可能出现的评估结果之后的应对处置方式。

7. 持续开展周期性评价　每个周期持续计算事件的发生频率，绘制趋势图。为了直观地体现趋势变化，每个趋势图中的样本数量宜保持一定的规模，比如滚动显示若干个周期的数据。观察每个样本值是否超出上控制限，以及是否存在异常变化趋势。

8. 风险评价管理　一旦观察到异常趋势，应进一步深入分析，结合其他适宜的风险评价方法找出发生异常的根本原因，必要时采取风险控制措施以扭转异常趋势。趋势分析是一项长期的工作，必要时可对中心线和控制限进行适当优化和调整。趋势分析的过程和结果应妥善记录和保存，并体现在周期性风险管理报告中。结合各地区法规要求，必要时需将趋势分析结果报告给监管部门。

（五）评价方法的运用

由于医疗器械产品种类繁多，不同的产品需采用差异化的风险评价方法，有时采用单一的方法无法完成全面的评估，需结合多种方法才能得出最终的结论。因此，医用耗材的使用安全风险评价常常需要进行综合评价，上述四种风险评价方法在运用中的对比情况，详见表 3-14。

表 3-14　四种风险评价方法的运用对比表

评估方法	风险矩阵法	失效模式法	风险评分法	趋势分析法
评估维度	严重度、概率	严重度、概率、可探测度	严重度、概率	概率
数据源	全部	全部	全部	非严重事件、预期副作用事件
数据分类	风险类别	失效类别	严重度	不分类或自主分类
数据对比分析	与上市前或前次评估对比	与上市前或前次评估对比	周期性持续对比	周期性持续对比
评估频次	按风险管理需要	按风险管理需要	按设定周期	按设定周期
典型运用举例	1. 按风险类别对产品的全面评估； 2. 单类风险的有因评估； 3. 预警信号、聚集性信号的评估； 4. 风险管理报告； 5. 定期风险评价报告； 6. 产品风险评价报告	1. 按失效类别对产品的全面评估； 2. 单类失效的有因评估； 3. 预警信号、聚集性信号的评估； 4. 风险管理报告； 5. 定期风险评价报告； 6. 产品风险评价报告	1. 对产品风险概况的定量评估和趋势监测； 2. 长期持续风险评价	1. 对风险发生概率的趋势监测； 2. 长期持续风险评价； 3. 趋势报告

四、风险评价案例

（一）冠状动脉药物涂层球囊扩张成形术风险评价

目前广泛使用的 PCI 治疗器械主要包括冠状动脉支架和球囊扩张导管。虽然药物洗脱支架是冠状动脉疾病默认介入治疗使用的耗材，但在某些解剖条件下，药物涂层球囊（DCBs）代表了一种新的替代治疗策略。DCBs 的作用是基于在单个球囊膨胀过程中，通过亲脂性基质将抗增殖药物快速均匀地转移到血管壁中，而不使用永久性植入物。DCBs 在裸金属支架和药物洗脱支架的支架内再狭窄，以及其他新出现的适应证（如分叉病变、大血管疾病、糖尿病、急性冠状动脉综合征）中也观察到了良好的疗效和安全性。

治疗前，需要对患者进行风险评价，从患者出血风险、冠脉病变特点、预扩张效果、血流储备分数、适应证、禁忌证和急性冠脉综合征 7 个方面制定冠状动脉药物涂层球囊扩张成形术风险评价表，详见表 3-15，从而为患者选择合适的产品，严格把握适应证及禁忌证，预测手术风险，提高手术成功率，减少并发症的发生。

表 3-15   冠状动脉药物涂层球囊扩张成形术风险评价表

评估项目	评估内容	数据与结果	风险评价
出血风险	年龄		
	吸烟史		
	高血压		
	肌酐清除率		
	血红蛋白		
	既往自发性出血性疾病		
冠脉病变特点	扭曲		
	成角		
	钙化		
	病变延伸至肌桥		
	冠脉自发性夹层		
预扩张效果	无血流限制的血管夹层		
	TIMI血流Ⅲ级		
	残余狭窄<30%		
	球囊预扩张充分		
血流储备分数	> 0.80		
适应证	支架内再狭窄		
	小血管或远端血管		
	非主干开口病变		
禁忌证	三支病变、左主干病变		
	严重钙化病变		
	预处理后发生冠状动脉严重夹层、血肿		
	冠脉造影提示冠状动脉无严重狭窄		
急性冠脉综合征	造影提示有明确血栓征象者避免使用		

说明：有初步数据表明，如果出血风险特别高（例如，由于最近的出血或即将进行的急诊手术），使用 DCB 的经皮冠状动脉介入治疗只能使用单一抗血小板治疗。出血风险包括吸烟、年龄、高血压、肌酐清除率、血红蛋白、白细胞计数、既往自发性出血性疾病。因此在评估药物球囊扩张成形术前要充分考虑患者是否有高出血风险。由于所用 DCB 的剂量、剂型和释放动力学之间的相互作用等原因，DCB 之间没有"类效应"。此外，血管正性重构效应的发生目前只在紫杉醇涂层的 DCB 中发现，其他的药物涂层还没有相关的报道。病变的预处理是非常重要的环节，直接决定 DCB 应用即刻成功率和远期治疗效果。预扩张球囊应由小号球囊开始循序渐进预扩张，评估血管直径时应常规

给予硝酸甘油后评估，再选择与血管直径大小比例为 1 ∶ 1 的特殊球囊，包括非顺应性球囊、切割球囊、棘突球囊等进行充分预扩张，针对特殊类型的病变，也可以应用旋磨、激光消蚀等进行预处理。扩张球囊的直径比例调整至 1 ∶ 1，可以避免 DCB 选择时直径比例偏小导致远期效果不佳的后果。病变预处理之后需要满足以下条件：①预扩张球囊扩张充分；②残余狭窄＜ 30%；③血流达 TIMI3 级；④无影响血流的夹层出现。在出现扩张后夹层或残余狭窄较大时，进行血流储备分数的应用（fractional flow reserve，FFR）评估是行之有效的客观评估手段。近来推荐 FFR ＞ 0.80 作为血管功能改善的良好指标。目前 BMS 和 DES 的支架内再狭窄（inter stent restenosis，ISR）仍然是应用 DCB的 Ia 类适应证。应常规对 ISR 病变性质进行腔内影像学检测，明确是新内膜增生或纤维增生斑块还是新的动脉粥样硬化斑块。针对那些经常规预处理残余狭窄仍较严重的 ISR病变，建议不要轻易应用 DCB 治疗，建议先行旋磨或激光消蚀处理后再评估是否应用。BASKET-SMALL 2 及很多研究证实，单用 DCB 策略在治疗 Denovo 小血管（血管直径≤ 2.75mm）临床心血管事件发生率不劣于 DES，而且这一效果可持续 3 年。单用 DCB策略针对 Denovo 大血管同样是安全和有效的。对于分叉病变，推荐主支置入支架，边支行药物球囊扩张术。PEPCAD-NSTEMI 研究表明，在非 ST 段抬高型心肌梗死（62 例）中，急诊 PCI 单用 DCB 策略不优于支架治疗，而在 ST 段抬高型心肌梗死（93 例）的REVELATION 研究中也发现了类似的结果。但目前相关研究均非大样本的研究，有待进一步证实其安全性和有效性。有明确血栓征象的病例尽量避免使用 DCB。

（二）冠状动脉支架植入术患者风险评价

血运重建是治疗冠心病非常有效的措施，虽然不能彻底治愈冠心病但能改善患者临床症状、提高患者的生活质量及生存率。目前冠心病血运重建微创方法主要是经皮冠状动脉介入治疗（Percutaneous Coronary Intervention，PCI）。随着介入数量的攀升，如何提升其质量成为进一步改善患者预后的关键。

为了探讨可能影响支架植入效果的因素，冠状动脉支架植入术术前需要对患者进行风险评价，目的是为了指导支架选型，优化手术方式，降低使用风险，为监测患者治疗后的反应和效果建立基线。术前需从患者基本信息、生命体征、患者相关病史、心血管因素、相关的实验室及影像学检查、手术相关因素、可能影响疗效的并发症、可能禁忌证和心理因素等 9 个维度来进行选择支架的评价，详见表 3-16。

表 3-16　冠状动脉支架植入术风险评价表

评价项目	评价内容	数据与结果	风险评价
患者基本信息	年龄		
	性别		
	身高	cm	
	体重	kg	
	临床诊断		
生命体征	体温		
	脉搏		
	血压	mmHg	
	呼吸		
患者相关病史	吸烟史		
	饮酒史		
	高血压		
	高血脂		
	糖尿病		
	神经系统功能障碍		
	周围血管病变		
	慢性肺疾患		
	肝肾功能		
	既往心脏手术史		
	活动性心内膜炎		
	心外系统疾病		
	术前用药		
	入院危急程度		
	过往6个月内急诊次数		
心血管因素	需要药物干预的不稳定心绞痛		
	左室功能		
	90天内的既往心梗史		
	肺动脉收缩压>60mmHg		
相关的实验室及影像学检查	狭窄程度	%	
	病变部位、性质、范围		
	病变参考直径	mm	
	ApoB	g/L	
手术相关因素	治疗方案		
	持续时间		
	是否是急诊手术		

续表

评价项目	评价内容	数据与结果	风险评价
手术相关因素	CABG合并其他心脏手术		
	胸主动脉手术		
	心梗后室间隔穿孔		
可能影响治疗的并发症或者因素	穿刺处出血和血肿		
	迷走神经反射、低血压		
	尿潴留		
	假性动脉瘤		
	急性、亚急性血栓		
	动静脉瘘		
	对比剂肾病		
	心律失常		
可能禁忌证	存在抗血小板或抗凝治疗禁忌		
	存在影响血管成型术球囊完全扩张的病变		
	存在钴、铬、镍、依维莫司等支架原材料过敏或禁忌证		
心理评价	患者对治疗的理解能力		
	患者持续治疗的能力		
	患者感知能力		

目前已公认的冠心病独立危险因素包括吸烟、饮酒、膳食营养不合理，生活方式不健康、高血压、高血糖、高血脂和肥胖等，而这些危险因素都可能影响支架植入的近、远期疗效。因此在评价冠脉支架植入风险时要充分考虑患者是否有吸烟史、饮酒史、高血压、高血脂、高血糖、脑梗死、周围血管病变。一直以来冠状动脉造影作为冠心病诊断的金标准用于指导 PCI，但其本质上仍只是二维血管投照显影，存在诸多缺陷，如分辨率低、无法评价斑块特性和心肌缺血程度。近几年飞速发展的冠脉腔内影像学作为一种有效的血管内检测手段，具有动态实时成像等优点，在识别罪犯病变及病理类型方面具有独特优势，对于指导 PCI 和减少不良心血管事件的发生具有重要的意义。我国目前主要有 3 种冠脉腔内影像技术，即血管内超声（intravascular ultrasound，IVUS）、光学相干断层成像（optical coherence tomography，OCT）和冠状动脉血流储备分数（fraction flow reserve，FFR），因此在此风险评价策略中，引入了以以上三种腔内影像技术为基础的病变评价数据，包括病变性质、范围和直径等。LACE 风险模型常用于预测患者离院后非计划性二次入院的可能性，模型包含住院日、入院危急程度、合并症、过往 6 个月内急诊次数，有研究表明 LACE 风险模型构建出院计划，可以减低再入院率，提高患者的生存质量，有利于患者的康复。LACE

风险预测模型所涉及四个方面可以反映 PCI 术后再次入院风险的大小，因此选取 LACE 风险模型中术前较容易获取的入院危急程度、过往 6 个月内急诊次数加入到评价量表。通过查阅目前市面上常用冠脉支架说明书，总结归纳出冠脉支架植入的主要禁忌证包括：存在抗血小板或抗凝治疗禁忌、存在影响血管成型术球囊完全扩张的病变、存在支架原材料过敏症或禁忌证。目前市面上常用冠脉支架主体金属成分为不锈钢、钴铬合金、镍钛合金，新一代的可吸收冠脉支架主体材质多使用左旋聚乳酸，药物使用较多的是西罗莫司及其衍生物，不同品牌冠脉支架使用的原材料有较大区别，术前需要针对拟使用的冠脉支架确定患者是否有相关禁忌证，进行禁忌证相关的风险评价。

（三）心脏起搏器植入治疗患者风险评价

心脏植入式电子设备（CIEDs），包括起搏器（PM）、植入式心律转复除颤器（ICD）和带有或不带有除颤器的心脏再同步治疗设备（CRTD 或 CRTP），是慢性心律失常、快速性心律失常和心衰伴左束支传导阻滞的标准治疗方法。因此，心脏起搏器植入术前需要对患者进行风险评价，目的是为了合理选择起搏器装置、植入路径和降低使用风险，为监测患者治疗后的反应和效果建立基线。术前需从患者因素、设备因素、药物因素和手术因素4 个方面对患者进行风险评价，具体详见表 3-17。

表 3-17　心脏起搏器植入治疗患者风险评价表

评价项目	评价内容	数据与结果	风险评价
患者因素	年龄		
	性别		
	BMI		
	糖尿病		
	肝脏疾病		
	COPD		
	CKD		
	心衰		
	恶性肿瘤		
	既往感染		
设备因素	临时起搏		
	单腔永久起搏		
	双腔永久起搏	/	
	ICD		
	CRTP/CRTD		

续表

评价项目	评价内容	数据与结果	风险评价
药物因素	是否预防性使用抗生素		
	是否使用类固醇药物		
	是否使用抗血小板药物		
	是否使用抗凝药物		
手术因素	手术时长		
	手术次数		
	首次植入		
	起搏器更换或升级		
	囊袋血肿		
	周围皮肤感染		
	锁骨下静脉穿刺		
	手术者经验		

随着使用心脏植入式电子设备口数量的增加，CIED 相关的并发症如感染、气胸、心脏穿孔也在增加，而在这些并发症中，感染是最受关注的。有研究指出，糖尿病（DM）、终末期肾病（ESRD）、皮质类固醇的使用、临时起搏以及更换起搏器装置等都是导致起搏器术后感染的危险因素。起搏器囊袋感染的高危因素与患者年龄、手术时间、囊袋血肿和起搏器更换或升级均有关系。安装心脏起搏器的患者年龄普遍较大，而老年人身体各项功能退化，免疫力降低，多伴有基础疾病，使得手术切口不易愈合，造成感染概率增加；随着手术时间延长，伤口暴露的时间也在增加，进而增加病原菌侵入的机会，感染的风险也进一步增加。另外，有研究显示低 BMI 和总体并发症发生率的增加相关，特别是气胸与血肿。由于在体重不足的患者中，血肿可能更容易识别，而胸膜腔与静脉穿刺点的距离更近，可能是血肿和气胸风险更高的原因。除了 CIED 相关的感染，评价其他并发症如气胸和心脏穿孔的风险也很重要。植入术后气胸可能与锁骨下静脉穿刺、年龄、性别和手术者经验有关。有研究表明，与 CIED 相关的气胸的发生率为 1.7%。至于发生气胸的原因，丹麦的一项研究显示，COPD 和双腔起搏器植入是气胸的重要风险因素，他们推测 CRT 也可能导致气胸。另一个较为罕见的相关并发症是心脏穿孔，在医学文献中报道的发生率在 0.09% 到 1.2% 之间。一些研究指出了心脏穿孔的某些危险因素，如安装临时起搏器，植入前 7 天内使用类固醇类药物等。研究人员表示，临时起搏导线通常在紧急情况下使用，而在右心室放置更多的导线会增加穿孔的风险。至于类固醇使用方面，Mahapatra 等人提出：与骨骼肌类似，类固醇会使心肌萎缩，收缩力变弱，但目前还没有足够的研究支持这一假设。至于用药因素，一项荟萃分析研究显示，预防性使用抗生素可以减少 CIED 相关感染，CIED

感染指南也推荐术前使用抗生素。原国家卫生和计划生育委员会《抗菌药物临床应用指导原则》规定：永久性心脏起搏器放置属于异物植入手术，可考虑预防性使用抗菌药物。国内研究也发现，术中囊袋抗菌药物冲洗能降低永久性起搏器植入术后感染的风险。另外，由于 CIED 相关手术为有创操作，术中不可避免发生出血情况，对于老年凝血功能差的患者或术前使用抗凝、抗血小板药物的患者，出血风险更高。另外，手术相关因素，如手术时间过长，反复多次穿刺锁骨下静脉、静脉结扎不牢、术中止血不仔细留有小动脉出血、制作的囊袋大小不合适、手术医生经验不足、手术次数的增多均可造成感染等手术并发症风险增加，从而影响起搏器植入效果。

（四）静脉治疗风险评价

静脉治疗把血液、药物由患者的静脉输注进入血液循环，作为临床常用的治疗方法，对临床护理也有着较高要求，仅依靠常见的护理管理只能取得一般的护理效果，对于个别患者容易产生输液渗漏、静脉炎等风险事件。根据 WS/T 433-2013 静脉治疗护理技术操作规范，静脉治疗操作前需要对患者进行风险评价，目的是为了合理选择血管通路装置，降低使用风险，为监测患者治疗后的反应和效果建立基线。文件应该具有准确性、真实性和完整性并且存放在患者的病历里。具体详见表 3-18。

表 3-18　静脉治疗患者风险评价表

评估项目	评估内容	数据与结果	风险评价
患者基本信息	年龄		
	性别		
	身高	cm	
	体重	kg	
	临床诊断		
生命体征	体温		
	脉搏		
	血压	mmHg	
	呼吸		
患者相关病史	过敏史（类型）		
	慢性肾脏病史		
	肿瘤病史及治疗史		
	包括输血史在内的先前或目前的输液治疗		
	治疗使用用药		
相关的实验室及影像学检查	实验室检查异常指标		
	影像学检查异常报告		

续表

评估项目	评估内容	数据与结果	风险评价
治疗方案和持续时间	治疗方案		
	持续时间		
皮肤和静脉条件	穿刺部位皮肤情况		
	静脉状况（粗细）		
	选择静脉血管位置		
可能影响治疗的并发症或者因素	中心静脉导管堵塞		
	血管内导管相关性感染		
	导管相关性静脉血栓		
	过敏反应与过敏症		
	静脉炎		
	导管栓塞		
可能禁忌证			
心理评估	患者对治疗的理解能力		
	患者持续治疗的能力		
	患者感知能力		

第三节　医用耗材使用材料相关的风险评价

生物医用材料（Biomedical Material）是用于对生物体进行诊断、治疗、修复或替换其病损组织、器官或增进其功能的新型高技术材料，包括金属、高分子材料、陶瓷、生物活性材料等等。它是研究人工器官和医疗器械的基础，已成为材料学科的重要分支，尤其是随着生物技术的蓬勃发展和重大突破，生物材料已成为各国科学家竞相进行研究和开发的热点。当代生物材料已处于实现重大突破的边缘，不远的将来，科学家有可能借助于生物材料设计和制造整个人体器官，生物医用材料和制品产业将发展成为21世纪世界经济的一个支柱产业。先由生物分子构成生物材料，再由生物材料构成生物部件。因此，对医用耗材使用材料的物理、化学、生物学性能的了解、评价，进行风险评价是医用耗材使用安全风险管理的重要内容。

一、医用生物材料理化性质

医疗器械生物材料的生物相容性试验对于确保产品的安全起着重要的作用，另外需要考虑的一个重要因素就是满足医疗器械预期目的的材料所必须具有的特性。材料的生物相容性取决于材料的理化特性，因此有必要对材料进行表征和化学性能检测。目前，我国在医疗器械生物学评价方面的国家标准为 GB/T16886，即《医疗器械生物学评价》系列集合。根据标准要求，医疗器械材料应该接受表征。同时，标准体系中的 GB/T 16886.18–2011、GB/T 16886.19–2011 两部分独立单元也为医疗器械材料的化学检测提供了必要的参考标准。

（一）化学性能检测的相关要求与具体目标

利用化学手段完成医疗器械的性能检测，能够有效梳理、评价器械材料的不同物理及生化特性。医疗器械的材料选择，都需要经历对化学、物理学、形态学、毒理学、电学或力学等不同特性的考量，还要重点强调材料使用的舒适体感。对化学性能检测的要求来说，其必然要具备有效搭建贯通化学性能与生物相容性的链路，必须确保材料所有生物学属性以及化学性能检测要求都处在标准要求范围之内。

材料的安全取决于材料的生物相容性，而生物相容性又主要取决于材料的化学特性，因此通过化学性能的检测可以建立化学性能和生物相容性的关系，确立材料满足生物学试验要求的基本规格要求。因此材料表征和化学性能检测可以达到以下目的：

（1）确定材料的规格。

（2）鉴别不符合要求的材料。

（3）在研究的早期及时发现潜在的问题。

（4）减少不必要的生物试验。

（5）确保不同批次材料的一致性。

（二）化学性能检测的实验原则

化学性能检测实验思路要求既可直接对医用材料进行实验，也可基于规定条件制备医用材料的浸提液进行实验。为不断匹配不同材料的生物相容性，化学性能实验依然在发展中显现出特有优势：多元相关、感应灵敏、快速廉价。

医疗器械材料化学检测可进行文献初步分析、部分实验、必要实验等不同阶段的操作。若能够在有效时间内收集整理到医疗器械材料的合成资料，其中包含有合成溶剂、聚合反应、单体、制备添加剂等详细资料，且还可搜集某些重要功能医疗器械的灭菌方法、可降解医疗器械材料的降解过程、降解材料所释产物鉴别等信息，可以只开展文献初步分析和部分实验就可完成化学性能检测。对于原有数据资料缺失的医疗器械材料，需要开展必要实验来掌握材料化学成分。只有基于实验获得更多的数据，才能标定材料化学成分，明确其中毒性或其他风险。化学性能检测，要求工作人员应该结合开展定性或定量实验，从而得到定性和定量数据，为材料毒理学风险分析提供有效依据。

（三）化学性能分析的方法

1. 材料表征方法　红外分析（FTIR）广泛应用于材料内部分子结构和化学组成的表征。将一束不同波长的红外射线照射到物质上，分子中某个基团的振动频率与红外辐射频率一致，且产生偶极矩变化时，会吸收相应波长的红外射线并形成红外吸收峰。红外吸收光谱的横坐标通常为波长或波数，纵坐标通常为吸收值或透过率，能够有效反映材料的分子结构。将未知材料的图谱和已知材料的图谱比较，可以对材料进行鉴别。

热分析也是材料鉴别的重要手段，当材料在已知的速率下加热可以形成重量变化的曲线。在热差分析和热差扫描分析时，未知样品和参照样品在一定的程序下加热，可以测定两种材料的温度差，进而测定聚合物的熔点、结晶度和玻璃转化温度。

密度是固体材料的常规检测指标，可以作为材料的鉴别，密度可以反映以下物理特性：样品的均匀性、塑料材料的密度变化可以反映结晶度的变化、增塑剂的丢失、溶剂的吸附、空隙率的变化以及成分的变化。

分子量是所有材料的最基本的特性之一，所有材料的物理特性随着分子量的变化而改变。不同于小分子物质，聚合物的分子量非单一，而是存在分子量分布，因此聚合物的分子量采用平均分子量和分子量分布表示。测量分子量分布的最常用的方法是凝胶渗透色谱。分子量的微小变化可以显著影响材料的特性，例如黏度、固化速度，分子量的变化也影响材料的力学特性如抗张强度、冲击强度、弹性模量、硬度和结合强度。这些分析方法可以用于原材料或器械部件材料的定性检测、测定不同批次之间的变化、评价材料的稳定性例如辐射后的稳定性。

金属材料的晶体结构、晶粒大小、局部的应力残留与其性能之间有密切的关系。结晶聚合物（如聚丙烯，聚乙烯）来说，结晶结构、结晶度、排布取向对聚合物材料的性能有很大的影响。这些结构信息可以采用 X 射线衍射法进行测定。利用布拉格衍射公式，可通过 X 射线衍射测出的周期性间距计算出晶体结构。实际操作中，使用固定波长的 X 射线对粉末样品，或者对恒速旋转的单晶样品，进行扫描。

物理特性可以通过各种测试仪器测定，反映张力/应力关系的指标例如抗张强度、压缩强度、剪切强度和弯曲强度可以通过力学测试仪器测定。反映材料抗压性能的指标硬度可以通过硬度计测定。和血液接触的材料表面的特性可以通过光学显微镜、扫描电镜和原子力显微镜测定。

2. 浸提液化学分析　从生物材料中可以萃取的物质一些是水溶性，另一些只能在非极性环境中溶出。对于和机体组织接触的材料，应在极性和非极性两种条件下提取。在美国药典中理化试验（Physicochemical tests）采用水和异丙醇作为浸提介质就是基于这种考虑，可以反映材料所含可萃取物质的多少。通常测定的指标有非挥发物含量、烧灼残渣、酸碱度（缓冲能力）、重金属含量、紫外吸光度和浊度。非挥发残渣是所有医疗器械材料必须检测的指标，可以定量测定在水介质中的可萃取物质的多少，但不能确定萃取物的化学成分和结构。

非水介质提取测定也是材料化学性能检测的重要部分，通常采用乙醇或异丙醇等作为浸提介质，可以有效地萃取非极性物质，并且也可以定量测定非挥发残渣。对于某些材料采用非极性介质可以萃取更多的物质，但是在美国药典中还没有规定有机溶剂提取液非挥发残渣的限量要求。对于重要和高风险的医疗器械还要采用更严格的浸提条件，对浸提的物质进行定性和定量的分析。气相／液相和高效液相色谱可用于分离和定性挥发性和半挥发性化学物质，这些技术可以采用材料的浸提液也可以采用材料的溶液，色谱可以定性也可以定量测定化学成分。红外也可以鉴别材料浸提液中的化学物质。质谱可以确定化合物的分子结构。原子吸收光谱可以测定浸提液中金属物质的含量。电感耦合等离子质谱（ICP）可在高精限度下测周期表元素。

3. 试验方法的选择　材料表征和化学性能的检测按照医疗器械和人体接触的部位和时间确定的，对于和人体表面接触使用时间短的器械可以进行萃取物和 FTIR 分析检测，例如与皮肤和黏膜接触的检查手套、血压计袖带和内镜等医疗器械；而对于接触时间长和植入体内的医疗器械则根据不同的用途进行相应的检测，和血液直接和间接接触的医疗器械如透析器及其管路和体外循环管路需要中等程度的化学性能检测；而体内植入的医疗器械则需要全面严格的化学性能的检测。

表 3-19 列出了不同类型医疗器械需要进行材料表征和化学性能检测的试验方法，在表中 E（Extractable）表示采用医疗器械萃取物进行试验；M（Material）包括陶瓷、金属和聚合物，材料的成分可以溶解在适当的溶剂中，并对所有组分包括添加剂进行测定；P（Polymeric Material）表示只适用于聚合物材料的检测。

表 3-19　医疗器械生物材料理化性能试验选择表

器械分类		材料表征及化学性能试验方法												
接触部位			有机添加剂鉴别							物理实验			分子量		
		理化试验	FTIR	HPLC-MS	HPLC-FTIR	HPLC	GC-FID	GC-MS	ICP	物理/力学	比重	硬度	GPC	黏度	SEM/XRD	DSC
表面器械	皮肤	E	M													
	黏膜	E	M													
	损伤表面	E	M													

器械分类		材料表征及化学性能试验方法														
				有机添加剂鉴别						物理实验			分子量			
接触部位		理化试验	FTIR	HPLC-MS	HPLC-FTIR	HPLC	GC-FID	GC-MS	ICP	物理/力学	比重	硬度	GPC	黏度	SEM/XRD	DSC
外部植入器械	血液/间接	E	M	E/M	E/M	E/M	E/M	E/M	E/M	M						P
	组织/骨/牙接入	E	M	E/M	E/M	E/M	E/M	E/M	E/M	M						P
植入器械	循环血液	E	M	E/M	E/M	E/M	E/M	E/M	E/M	M	M	P	P	P	M	P
	组织/骨	E	M	E/M	E/M	E/M	E/M	E/M	E/M	M	M	P	P	P	M	P
	血液	E	M	E/M	E/M	E/M	E/M	E/M	E/M	M	M	P	P	P	M	P

注：FTIR：傅里叶变换红外光谱；HPLC–MS：高效液相色谱 – 质谱联用；HPLC-FTIR：高效液相色谱与傅里叶变换红外光谱联用；HPLC：高效液相色谱；GC–FID：气相色谱用氢火焰离子检测器；GC–MS：气相色谱和质谱的联用；ICP：电感耦合等离子光谱发生仪；GPC：凝胶渗透色谱；SEM/XRD：扫描电子显微镜 /X 射线衍射仪；DSC：差示扫描量热仪。

二、医用生物材料分类

生物材料品种很多，有不同的分类方法。通常是按材料的物质属性分类，根据物质属性，生物医用材料大致可以分为以下几种：

（一）生物医用金属材料

生物医用金属材料是用作生物医用材料的金属或合金，又称外科用金属材料或医用金属材料，是一类惰性材料。这类材料具有高的机械强度和抗疲劳性能，是临床应用最广泛的承力植入材料。该类材料的应用非常广泛，遍及硬组织、软组织、人工器官和外科辅助器材等各个方面。除了要求它具有良好的力学性能及相关的物理性质外，优良的抗生理腐蚀性和生物相容性也是其必须具备的条件。医用金属材料应用中的主要问题是由于生理环境的腐蚀而造成的金属离子向周围组织扩散及植入材料自身性质的退变，前者可能导致毒副作用，后者常常导致植入的失败。已经用于临床的医用金属材料主要有纯金属钛、钽、铌、锆等、不锈钢、钴基合金和钛基合金等。

1. 不锈钢 随着冶金技术的进步，不锈钢逐渐应用于临床，虽然抗腐蚀性能并不十分理想，但具有良好的综合力学性能，加工工艺简便且价格低廉，是目前生物医用金属材料中应用最多、最广的材料。常用钢种有 SUS304、316、316L、317、317L 等。基于铁和铬的两元素抗蚀机制，医用不锈钢主要分为三种类型：马氏体钢、奥氏体钢和沉淀硬化钢。马氏体钢含铬量为 11% ~ 18%，经热处理后，马氏体的硬度和强度都有所提高，同时还具有一定的抗蚀性能。奥氏体钢是在铁铬系统中加入 8% 以上的镍形成，通常铬的含量达 16% ~ 19%，镍的含量达 8% ~ 12%。沉淀硬化钢，则含有更多的合金元素，如铝、铜、钼、钛等。医用不锈钢植入活体后，可能发生点蚀，偶尔也产生应力腐蚀和磨损，造成金属离子溶出引起组织反应，特别是不锈钢中镍离子析出诱发的严重病变。

近年来低镍和无镍的不锈钢正逐渐得到发展和应用。由于该类不锈钢加入大量的氮元素来稳定和强化奥氏体，降低了钢的成本。低镍和无镍的高氮奥氏体不锈钢具有优良的综合力学性能和抗蚀性能，在许多性能方面相当于或超过现有的医用不锈钢，当然要实现临床应用还需要进一步系统研究。

2. 钛及其合金 医用钛的优异性质在于相对密度小、强度大、耐腐蚀和良好的生物相容性，尤其是钛不仅与骨组织可直接接触形成物理性结合，而且与骨组织可发生化学性结合。纯钛不会生锈，力学强度与韧性优于铁，但相对密度只有铁的 1/2；同体积的钛比铝重不到 2 倍，但强度比铝大 3 倍，而且耐高、低温。钛的摩擦、磨损性能完全不同于其他金属，这是由于钛的表面有一层坚固的氧化膜，其在钛关节面的低负重、慢滑动条件下能保持完好。但此氧化膜无法快速再生，一旦被磨掉且尚未修复，则有可能发生咬死现象，甚至引起金属对金属的直接接触和冷结合，从而导致很高的摩擦和磨损。

由于会产生磨损，设计钛与钛的人工关节滑动部件是不可取的。但钛可用作组合式假体中的其他部件，如在全髋关节置换术中，钛材股骨柄可与钴铬钼或陶瓷球头相配，然后与塑料内衬臼杯组成关节。通过离子注入和氮化等方法，可改进钛的耐磨性，扩大钛在骨科植入物领域内的应用。

钛合金是为了强化钛的强度而制成的，虽然其生物相容性不如纯钛，但强度是不锈钢的 3.5 倍。目前许多牌号的钛合金已用于航空、航海和化工领域，但长期以来只有 Ti–6Al–4V 合金以及 4 级商业纯钛被广泛用于人体植入。Ti–6Al–4V 具有最佳的结构性植入物的综合性能，该合金比纯钛具有更高的屈服强度和极限强度，并具有良好的韧性。另外，该合金可通过控制成分、调整加工参数使其强化。

由于钛和钛合金相对密度小，弹性模量较其他金属更接近天然骨，故广泛应用于制造四肢骨和颅骨整形修复。此外，钛合金还用于心血管系统。钛合金耐磨性能不理想，应力腐蚀较明显，且存在咬合现象，对于作为承重骨科材料有一定弊端，限制了其使用范围。

（二）生物医用高分子材料

生物医用高分子是生物材料的重要组成部分，通常指用于医疗为目的的各种高分子材料。生物医用高分子是高分子科学的一个重要的分支，同时又是一门多学科交叉的边缘学科，涉及化学、物理、材料、生物化学、制剂学、解剖学、病理学、临床医学等多门学科，还涉及装置设计、电子仪器、自动控制等许多工程问题，它的形成是上述诸多学科综合发展的结果。生物医用高分子材料种类繁多，应用广泛，如一次性使用的塑料针筒、纱布、绷带、导管，组织工程、外科修复、药物释放、理疗康复、诊断检查与治疗等诸多领域的相关高分子材料，都可归纳为生物医用高分子材料的范畴。

医用高分子的应用已有非常悠久的历史。早在公元前 3500 年，古代埃及人就用棉花纤维、马鬃等天然高分子材料缝合伤口。20 世纪以来，高分子科学迅速发展，新的合成高分子材料不断涌现，为医学领域提供了更多的选择余地。1936 年发明有机玻璃后，很快就用于制作假牙和补牙。20 世纪 50 年代，有机硅高分子开始用于医学领域，使人工器官的应用范围大大扩大，包括器官替代和美容等许多方面。人工尿道、人工食道、人工血管、人工心脏瓣膜、人工心肺、人工关节、人工肝脏等人工器官，先后于 20 世纪 50 年代试用于临床。进入 60 年代，医用高分子材料开始进入崭新的发展时期，此时人们开始根据医学应用的客观需要，设计合成高分子材料，而不是像之前那样，由医生根据特定需要从已有的高分子材料中筛选出合适的材料加以应用。70 年代以来，高分子材料科学家和医学家积极开展合作研究，医用高分子材料快速发展起来，并不断取得新成果。在 80 年代，发达国家的医用高分子材料产业化速度加快，基本上形成了一个崭新的生物材料产业。80 年代末，生物可降解材料开始与组织工程结合，生物医用高分子材料的研究达到一个新的高度。

1. 医用高分子材料应符合的条件　医用高分子材料直接用于人体或与人体接触，与人体健康密切相关，因此对进入临床使用的医用高分子材料具有特殊的要求，除了必须符合一般生物材料的基本要求外，如无毒、无致热原、不致癌、不致畸、不引起过敏反应或干扰肌体的免疫机理以及具有良好的生物相容性和血液相容性等，还应符合以下条件。

（1）耐生物老化：对于长期植入的医用高分子材料，生物稳定性要好。但是，对于暂时植入的医用高分子材料，则要求能够在确定时间内降解为无毒的单体或片段，通过吸收、代谢过程排出体外。因此，耐生物老化只是针对某些医学用途对高分子材料的一种要求。

（2）物理和力学稳定性：针对不同的用途，在使用期内医用高分子材料的强度、模量、韧性、尺寸稳定性、耐挠曲疲劳性、耐磨性应适当。对于某些用途，还要求具有界面稳定性，例如人工做关节和人工牙根的松动问题与材料组织结合界面的稳定性有关。

（3）易于加工成型：还要防止材料在生产、加工过程中引入对人体有害的物质：首先，严格控制用于合成高分子材料的原料的纯度，不含对人体有害的杂质，重金属含量不能超标。其次，医用高分子材料的加工助剂必须符合医用标准。第三，对于体内应用的医用高分子材料，生产环境应当具有适宜的洁净级别，要符合 GMP 标准。

（4）便于灭菌消毒：在灭菌消毒过程中不引起材料降解及其他性能的变化。与其他高分子材料相比，对医用高分子材料的要求是非常严格的。对于不同用途的医用高分子材料，往往又有些具体要求。在医用高分子材料进入临床应用之前，都必须对材料本身的物理化学性能、机械性能以及材料与生物体及人体的相互性进行全面评价，通过之后经国家管理部门批准才能临床使用。

2. 医用高分子材料的分类　医用高分子材料是一门多学科交叉的边缘学科，根据不同的标准有不同的分类方式，目前尚无统一的标准。常用的分类方法有以下几种。

（1）按来源分类：生物医用高分子可分为两大类，即天然医用高分子材料，包括胶原、明胶、丝蛋白、角质蛋白、纤维素、黏多糖、天然水凝胶、甲壳素及其衍生物等；人工合成医用高分子材料，包括聚氨酯、硅橡胶、聚酯、合成水凝胶等。20世纪60年代以前主要是工业材料的提纯、改性，之后主要根据特定目的进行专门的设计、合成。

（2）按材料与活体组织的相互作用关系分类：依据材料与活体组织之间是否形成化学键合，生物医用高分子材料可分为生物惰性和生物活性两类。

1）生物惰性高分子材料：生物惰性是指材料在生物体内能保持稳定，几乎不发生化学反应，不变性。它所引起的组织反应是围绕植入体的表面形成一层纤维包膜，与组织间的结合主要是靠组织长入其粗糙表面或孔中，从而形成物理嵌合。

2）生物活性高分子材料：生物活性概念其原意是指植入材料能够与周围组织发生相互作用，在材料组织界面上诱导出特殊的生物或化学反应，这种反应导致材料和组织之间形成化学键合。如前面讲的生物活性玻璃，金属植入体表面喷涂羟基磷灰石等，材料植入体内后其表面层能够与周围骨组织很好地相互作用，以增加植入体与周围骨组织的界面强度。目前有种广义解释生物活性是能增进细胞活性或促进新组织再生的性质。因此生物活性材料，除了生物活性植入体之外，还包括高分子药物、诊断试剂、高分子修饰的生物大分子治疗剂等。

（3）按性质分类：生物医用高分子材料可分为非降解和生物降解性两大类。

1）非降解医用高分子材料：包括聚丙烯酸酯、聚乙烯、聚丙烯、芳香聚酯、聚硅氧烷等，其在生理环境中能长期保持稳定，不发生降解、交联或物理磨损等，不会对机体产生明显的毒副作用；同时材料具有并能保持良好的力学性能，不发生破坏。这类高分子材料主要用于人体软、硬组织修复和制造人工器官、人造血管和接触镜等。

2）生物降解性医用高分子材料：是指在一定条件下，一定时间内能被细菌、霉菌、藻类生命等微生物或其他生物体如人体、动物体等所降解和吸收的高分子材料。这类材料在生物体内逐渐被降解，其降解产物能通过正常的新陈代谢被机体吸收或排出体外，在医学领域具有广泛的用途，包括淀粉、纤维素、甲壳素、明胶、蛋白质、脂肪族聚酯、聚磷腈、聚酸酐、聚原酸酯、聚碳酸酯等。

（三）生物医用无机非金属材料

生物医用无机材料作为生物材料的重要组成部分，对人体硬组织的修复、替代与再生起着特殊的功能作用。属于生物学、医学、材料学和化学之间的交叉性边缘学科，具有知识、技术密集的特点。尽管无机生物材料的研究起步较晚，但由于其优良的物理、化学和生物学性能，目前已在人工骨、人工关节、人工齿根、固定骨折用器具和人工义眼等领域被广泛应用。

按照不同的侧重点，无机生物材料有不同的分类方法。按照材料的成分和性质可分为生物陶瓷、骨水泥、生物玻璃等；按照材料的来源可分为天然生物矿物、合成生物医用无机材料和生物衍生材料；按照临床用途可分为肌肉骨骼系统用和牙科用等无机材料；按照生物环境中发生的生物化学反应水平可分为生物惰性、生物活性和生物可降解无机材料等。

1. 生物惰性材料　生物惰性陶瓷是一类暴露于生物环境中，与组织几乎不发生化学变化的材料，所引起的组织反应主要表现为材料周围会形成厚度不同的包裹性纤维膜。生物惰性陶瓷可作为耐磨损的骨关节以及承重骨的主要成分，主要用于人体骨骼、关节及齿根的修复、替换，矫形外科，人工心瓣膜等。

（1）氧化铝生物陶瓷：氧化铝生物陶瓷是一种生物惰性陶瓷，在生物环境中基本不发生腐蚀和溶解，生物相容性好，可用于关节修复，牙根种植，制作骨折夹板与内固定器件，药物缓释载体，牙槽嵴扩建五官矫形与修复等，最适用于人工关节头等承受摩擦力作用部位的修复。氧化铝陶瓷的抗压强度较高，其抗弯强度、杨氏模量比皮质骨高得多。研究表明，氧化铝生物陶瓷过高的杨氏模量在植入体内后会引起应力屏障效应，大大影响与组织的力学相容性。另外，氧化铝生物陶瓷抗拉强度低，生理环境下会发生老化和疲劳破坏，不能作为承受复杂应力部位的修复。氧化铝生物陶瓷的强度受晶粒大小、纯度、气孔状态、缺陷等因素的影响。

（2）氧化锆生物陶瓷：氧化锆（ZrO_2）陶瓷和氧化铝陶瓷一样具有优良的生物相容性，也是一种生物惰性陶瓷。在力学性能方面，与氧化铝陶瓷相比，氧化锆陶瓷的韧性相对较好。具有更高的常温强度和断裂韧性，弹性模量较低，但硬度和耐磨性能不如氧化铝陶瓷。氧化锆陶瓷的高强度和较高的韧性是利用氧化锆的四方向单斜的相变增韧机理实现的。其四方相向单斜相相变时，会发生体积膨胀，由于氧化锆晶粒受周围基体约束，并与周围基体发生相互作用，通过晶粒储存弹性应变能，和在裂纹区产生压应力，实现阻止或延缓裂纹的发展。

由于氧化锆的四方相和立方相晶型生成的温度比单斜相高，密度比单斜相高，为了在室温下避免因相转变发生的材料开裂，通常加入适当的添加剂与 ZrO_2 形成固溶体，可使 ZrO_2 的四方和立方晶型在室温下仍保持稳定。这些添加剂称为稳定剂，主要有 Y_2O_3、MgO、CaO、CeO_2 等几种。稳定剂的阳离子置换锆离子形成固溶体，电价或离子半径的差异造成晶格畸变，使四方或立方氧化锆能在室温下以亚稳态存在。掺入稳定剂后的超细氧化锆粉体可根据需要采用干压成型、静压成型、热压铸成型、凝胶注模成型、注射成型等方法成型。

氧化锆具有较高的密度，熔点也高（2700 ℃），其热膨胀系数接近铁，有利于与金属部件配合。

在骨科应用方面，氧化锆陶瓷可制作人工髋关节头。植入人体的氧化锆陶瓷股骨头的临床破损率比氧化铝陶瓷股骨头的临床破损率低。氧化锆头通常与聚乙烯臼相配伍使用，而并非氧化锆陶瓷表面直接相互接触。这是因为氧化锆的导热率低，在关节运动时会使局部温度过高，从而使氧化锆发生晶格的变相，局部体积的膨大，增加界面的粗糙度，继而出现磨损增加，力学性能减退的问题。

在齿科应用方面，氧化锆全瓷牙修复体相较其他材质的修复体在强度和韧性方面具有很大的优势。然而，高强和高韧也给氧化锆全瓷修复体的加工带来困难。致密氧化锆陶瓷色泽美观，颜色可调，对牙齿修复来说，具有良好的美学效果。由于氧化锆陶瓷具有的低热导率和高强高韧的特点，使其适合制作核桩牙修复体材料，可改善金属材质的核桩材料因热导率高所引起的组织损伤和牙龈过敏的问题。

2. 生物活性材料

（1）生物活性玻璃和微晶玻璃：生物活性玻璃和微晶玻璃是生物材料的重要组成部分，在植入体内后可与体液发生离子反应，最终在玻璃表面形成低结晶类骨磷灰石，具有优良的生物相容性、生物活性和骨传导性，是材料学、医学和生物学等学科的一个重要研究领域。与其他种类的生物材料相比，生物活性玻璃和微晶玻璃具有其独特的性能，主要表现在以下两方面。

生物活性高，能与骨组织形成稳定且高机械强度的界面结合，是生物玻璃和生物微晶玻璃成功应用于临床的主要原因。

组成的可设计性和性能的可调节性，通过改变其成分或微晶玻璃中晶相的种类和含量，生物玻璃的生物活性、降解性和机械等性能得以可控调节，以满足不同的临床需求。在玻璃相中引入磷，可显著提高材料的生物活性；在玻璃相中引入氟金云母和磷灰石相，可提高材料的可切削性能并保持材料的高生物活性；通过晶化处理玻璃，可大幅度提高材料的机械性能。

生物活性玻璃和微晶玻璃与骨组织形成生理结合（有的甚至能与软组织结合），该结合力通常大于生物玻璃或骨组织的内部结合力。在进行组织与生物玻璃结合强度的测试时，断裂往往发生在骨组织或生物玻璃内部，而不是在界面结合处。生物玻璃植入后，表面溶解生成化学组成和结构均与人体骨中的矿物相相近的碳酸羟基磷灰石（HCA），与此同时形成与组织紧密结合的界面。生物玻璃表面溶解出的 Si 离子为 HCA 的形成提供合适的成核位置，而体液中以及溶解产生的 Ca、P 离子，则沉积生成富 Ca、P 的无定形层。

与生物惰性材料植入体内最终形成纤维组织包囊不同，生物活性玻璃或微晶玻璃植入体内后，在表面形成结晶 HCA 层，成骨细胞更易在其表面增殖，从而和新骨直接结合而不会在界面处产生纤维组织包囊。

生物玻璃的活性通常采用模拟人体体液体外浸泡、细胞培养和动物体内植入等方法来表征。模拟人体体液体外浸泡是材料生物活性检测的常规方法。在体外实验中，材料表面积与溶液体积的比例会影响材料的表 / 界面反应。动物体内植入试验是检测材料生物活性的最直接方法。能否在植入骨缺损部位后与骨形成紧密结合是材料是否具备生物活性的一个重要标志，而材料是否具有骨诱导性则根据材料植入组织后能否异位成骨来判定。不具有骨诱导性的生物玻璃可以通过装载活性因子后使其具有骨诱导性。但是，影响体内实验生物活性的因素较为复杂，且表征实验的周期较长。

（2）钙磷类生物活性陶瓷：生物活性陶瓷是一类能与机体组织在界面上实现化学键合的生物陶瓷。生物活性陶瓷的优点在于随着修复时间的延长，材料表面形成能与骨组织以化学键结合的生物性羟基磷灰石（HCA）。HCA 中还含有其他矿物质和微量元素，在化学组成和微观结构上与骨的无机组成相近。在生理环境下，HCA 与骨组织形成紧密的化学键结合层，阻止材料被腐蚀，具有良好的抗应力性能，从而增强材料的耐久力和抗疲劳性能。生物活性陶瓷主要用作牙科和整形外科植入体、骨科接合材料、人工骨材料和治疗癌症材料等。从 20 世纪 60 年代末和 70 年代初开始，生物活性材料得到了较泛的应用，典型的活性生物陶瓷材料有羟基磷灰石和磷酸三钙陶瓷（TCP）等。

（3）骨水泥：骨水泥作为人工合成的组织修复、替代材料的重要组成部分，在硬组织缺损修复和移植体固定的过程中起着不可低估的作用。骨水泥种类较多，主要有聚甲基丙烯酸甲酯，磷酸钙水泥和磷酸镁水泥等。

3. 生物医用复合材料　生物医用复合材料又称为生物复合材料，它是由两种或两种以上不同材料复合而成的生物医用材料，并且与其所有单体的性能相比，复合材料的性能都有较大程度的提高。制备该类材料的目的就是进一步提高或改善某一种生物材料的性能。该类材料主要用于修复或替换人体组织、器官或增进其功能以及人工器官的制造。它除应具有预期的物理化学性质之外，还必须满足生物相容性的要求。这里不仅要求组分材料自身必须满足生物相容性要求，而且复合之后不允许出现有损材料生物学性能的性质。按基材分生物复合材料可分为高分子基、金属基和无机非金属三类。它们既可以作为生物复合材料的基材，又可作为增强体或填料，它们之间的相互搭配或组合形成了大量性质各异的生物医用复合材料。利用生物技术，一些活体组织、细胞和诱导组织再生的生长因子被引入了生物医用材料，大大改善了其生物学性能，并可使其具有药物治疗功能，已成为生物医用材料的一个十分重要的发展方向。根据材料植入体内后引起的组织反应类型和水平，它又可分为生物惰性的、生物活性的、可生物降解和吸收等几种类型。人和动物中绝大多数组织均可视为复合材料，生物医用复合材料的发展为获得真正仿生的生物材料开辟了广阔的途径。

（1）陶瓷基生物医用复合材料：陶瓷基生物医用复合材料是以骨水泥、生物陶瓷、生物玻璃或玻璃陶瓷为基体，为提高材料的生物活性、骨结合性能以及增强材料的力学强度而通过不同方式引入纤维、胶束、颗粒而获得的一类复合材料。

磷酸钙骨水泥 CPC 能在常温下自行固化，具有良好的生物相容性和任意填充塑形的特性，但其早期固化时强度不高，尚无法作为股骨、牙等负重部位的骨替代物。采用玻璃纤维、氮化硅纤维和碳化硅纤维等增强磷酸钙骨水泥，可明显提高水泥的强度，但与纤维种类、长度、含量及界面结合有关。

（2）高分子基生物医用复合材料：所有的生物体组织几乎都是复合材料，如作为人体硬组织的骨和牙齿，主要就是由连续相的高分子材料和弥散在其中的羟基磷灰石颗粒构成。高分子基生物医用复合材料的出现，尤其是无机与高分子复合生物材料的发展，为人工组织和器官的修复提供了新的支撑手段。

纤维增强医用高分子复合材料不仅具有较高的强度，而且纤维的定向排列使材料具有各向异性。如定向排列碳纤维增强的聚乳酸复合材料植入人体后，随着聚乳酸降解吸收，胶原将沿着碳纤维定向排列、沉积，这种材料已用于人工韧带和肌腱修复体。碳纤维弥散分布增强超高分子量的聚乙烯复合材料，与为增强的聚乙烯相比，断裂强度和弹性模量提高了 40%，寿命和耐磨性也显著提高，已用于人工关节臼的制造。

（3）金属基生物医用复合材料：金属材料优良的生物力学性能和加工性能，使得其在生物材料领域中占据重要地位。然而，金属生物材料植入体内，因生理环境的腐蚀作用易使金属离子扩散到周围组织，导致毒副作用乃至植入失效。由于植入材料和生物体的相互作用仅限于表面的若干原子，如果能对金属材料进行表面改性（如等离子喷涂和离子注入技术等），使材料的金属特性与表面的生物活性能更好地结合起来，那么金属材料在体内的易腐蚀问题将得到解决。

目前，国内不少单位利用等离子体表面改性技术开展金属医用材料的表面改性研究，以解决抗凝血、生物相容性、抗钙化及细胞吸附生长、抑制等关键技术问题。

（4）生物活性复合材料：生物活性材料是指具有使材料能与人体组织产生可控的相互作用，通过激发或调控组织再生和重建过程中的细胞黏附、迁移、生长、分化等生理活动，增进细胞活性或新生组织的再生功能，从而帮助机体实现组织的修复和再生的材料，它已成为组织修复材料的发展方向。材料活性化有两条基本途径：包括构建具有生物活性的新型生物材料和在现有已获 FDA 批准的基质材料的基础上进行活性化的修饰。与设计构建新材料相比，采用在现有已获 FDA 批准的基质材料进行活性化修饰的手段无疑将使研究周期缩短，更容易在短期内取得突破。

目前常用的策略有：①将细胞或生长因子引入生物材料中，以促进诱导体内细胞的迁移、增殖、分化；②将导致生物活性的基因直接引入材料中；③对材料采用表面修饰方式导入生物活性化基团。上述三方面都是生物材料领域近年来的研究热点。由于避开了模拟体内环境进行体外培养细胞的既复杂又耗时的技术，同时在 DNA 质粒的安全性和有效性尚未得到证实的情况下，通过引入生长因子而赋予材料生物活性成为一条更容易突破的有效途径，即通过"特定材料 + 生物活性因子"的策略构建生物活性组织修复材料，更多地依赖于生物材料的"生物活性"和人体微环境的"生物反应器"，有可能使生物活性材料在临床应用方面取得突破。

4. 生物医用衍生材料　生物医用衍生材料是经特殊处理的生物组织所形成的一类材料，包括维持组织原有构型，仅消除其免疫排斥反应的较轻微处理过的组织，生物组织可取自同种或异种动物体的组织。特殊处理包括维持组织原有构型而进行的固定、灭菌和消除抗原性的轻微处理，以及拆散原有构型、重建新的物理形态的强烈处理。如经戊二醛处理定型的猪心瓣膜、牛心包、人颈动脉、脐动脉、冻干的骨片等，以及经拆散原有构型处理的再生胶原、壳聚糖、透明质酸等的粉体、纤维膜、海绵体、凝胶等。由于经过处理的生物组织已失去生命力，生物衍生材料是无生命力的材料。由于生物衍生材料或是具有类似于自然组织的构型和功能，或是其组成类似于自然组织，在维持人体动态过程的修复和替换中具有重要作用，主要用于人工心瓣膜、血浆增强剂和血液透析膜等。但是目前生物医用衍生材料尚处于起步阶段，其制备的困难和临床运用仍是今后研究的主要方向。

三、医用材料生物相容性评价

生物医用材料与生物体直接接触，这一特性决定了必须进行生物学评价表征。所谓生物医用材料的生物学评价，是指进入临床前将预期应用于人体的天然或人工合成材料进行体外模拟生物学试验、动物体内植入试验以及对该材料最终应用于人体的风险性进行安全性评价。

生物学评价可预测生物材料在人体中使用的潜在危害性，并将不安全的风险降低到最低程度，是对生物材料进行风险评价的有效手段。

生物医用材料的生物学评价主要包括对现有信息的分析、生物学试验及对结果的综合判断，其中生物学试验是生物学评价的主体。通过生物学试验，主要考察生物医用材料对人体宿主的生物反应，即局部组织反应、血液反应、免疫反应和全身反应。根据国际标准化组织（ISO10993）的文件和我国关于"医疗器械生物学评价"的标准（GB/T 16886系列）进行评价试验。基本评价试验包括细胞毒性试验，致敏试验，皮肤、眼、黏膜等刺激或皮内反应试验，经口、吸入、皮肤、静脉、腹膜内途径等急性全身毒性试验或热原试验，经口、吸入、皮肤、静脉、腹膜内途径等亚慢性毒性试验，对DNA影响、染色体结构和基因突变等三个水平的遗传毒性试验，皮下、肌肉和骨等植入试验，溶血、凝血、血小板、血栓形成、出凝血时间等的血液相容性试验。补充评价试验包括慢性毒性试验、致癌性试验、生殖和发育毒性试验、生物降解试验。以上所有试验均需根据产品自身的特点，以及与人体接触的时间和部位而有所选择。对生物医用材料来说，只有合理并正确地进行评价，才能作出相对科学的评价结果。

第四节　卫生技术评估在医用耗材使用安全风险评价中的应用

医疗器械作为医疗技术的重要组成部分，在促进健康、预防、诊断、治疗疾病或康复，以及提高人类健康及生命质量等方面日趋重要。如何在有限的资源下，更大限度地提高医疗干预对人类健康的积极影响，同时有效降低干预成本，为了解决这一问题，卫生技术评估（Health Technology Assessment，HTA）应运而生。

医用耗材，作为医疗器械的重要组成部分，也是HTA应用的重要研究对象。通过HTA，可以对医用耗材的技术特性、临床安全性、有效性、经济学特性和社会适应性进行系统全面的评价，为各层次的卫生决策者提供合理选择医用耗材的科学信息与决策依据。

一、卫生技术评估的基本概念

根据世界卫生组织的定义，HTA是一种对卫生技术适宜性、效果和影响进行系统评价的方法，其主要目的是为医疗领域相关技术政策的制定提供信息依据，从而使成本效益高的新技术得到采纳，同时阻止价值存疑的技术进入卫生系统。HTA 是确保卫生技术恰当引入和使用的三种互补的方法之一；另外两种其一是监管，关注安全性和有效性，并对技术使用的所有预期和非预期结果进行评估；其二是管理，主要关注技术生命周期中的采购和维护。当这三要素之间的联系和交换既相互区别又相互支持时，卫生系统的绩效将得到加强。

HTA 始于 20 世纪 70 年代早期，当时 CT 扫描仪的需求量快速增长，因为其成本非常高，每台通常超过 30 万美元，变成了一个公共政策的议题。决策制定者对于近乎失控地广泛使用昂贵医疗设备产生质疑，这催生了 HTA 范式的出现。在 1975 年 2 月，美国参议院劳工和公共福利委员会（代表其附属健康委员会）委托刚成立的技术评估办公室，在昂贵的新医疗技术和程序正式使用前研究应做出哪些调整。卫生技术和卫生技术评估的概念自此开始广泛发展。这里所指的卫生技术是可用来促进健康，预防、诊断或治疗疾病或康复或长期照护的任何一种干预。因此，它的范围不仅包含了医疗器械（从简单的木质压舌板和辅助器械，到复杂的植入材料）还包括医学影像系统、药物、医疗和手术程序，以及管理和后勤系统。

HTA 是"对卫生技术的适宜性、效果和影响进行系统评价的方法"。HTA 可能会给出待评估技术的直接的和可预期的结果，以及非直接和非预期的结果。HTA 最主要的目的是为制定医疗领域技术相关的政策提供信息。HTA 一般由跨学科团队使用多种方法构建明确的分析框架并执行评估。根据涉及的问题、决策制定的时间框架及资源的可用性，HTA 将以不同形式出现，比如完整的 HTA 报告、HTA 情景化报告、简单综述、卫生技术信息服务或者远景展望报告。一般来说，HTA 是政策、内容嵌入及方法论的体现。

HTA 来源于技术评估，美国率先开展相关工作，被引入欧洲后得到迅速发展。目前，已经有数十个国家和地区开展 HTA 相关工作，并形成了 100 多个全球网络组织和不同层级的机构。在全球舞台上，已经有多个国际机构支持 HTA 的发展，其中有代表性的包括：国际卫生技术评估协会（Health Technology Assessment International，HTAi）、国际卫生技术评估机构网络、世界卫生组织合作中心和全球网络、欧洲卫生技术评估网络等。

正如欧洲卫生保健系统观测站在一个政策摘要中陈述的，"为了给这个政策疑问所揭露出的问题寻求一种循证的解决方法，实施评估的研究人员需要从以下多个方面来详细考察这个政策问题：安全性，效力，效率，心理学，社会学，伦理学，组织，专业和经济等角度。这些研究内容决定了如何开展余下的评估，哪些方面应该被评估和哪些不用被评估……提出研究问题是评估的重要环节，因为他们将原始的决策问题和政策问题转化为可以通过评估科学证据来回答的问题，"决策环境不同，决策者需要的维度也不同。例如，相比于由卫生部做出的卫生技术评估决策，医院的卫生技术评估倾向于更多的关注具体组织的维度。

丹麦卫生技术评估中心的《卫生技术评估手册》对卫生技术评估中所需和正在全球使用的方法进行了绝佳的概述。值得注意的是，经济分析经常是卫生技术评估的一部分，但并非强制要求。经济分析维度可能包括成本效益分析，成本效用分析，成本效果分析，成本最小化分析，以及预算影响分析和其他形式的经济评价。像所有卫生技术评估一样，利用 HTA 为决策提供信息时，必须采用适合于这个决策流程的方法。用于成本效用分析的质量调整生命年（QALYs）和伤残调整生命年（DALYs），经常被视为卫生技术评估的标志，但是在许多情形下，预算的影响对于决策者来说更为重要。

将在一种背景下产生的卫生技术评估的正规方法应用于另一种背景受到了越来越多的关注。一个典型的例子是欧洲卫生技术评估网络合作开发了 HTA 适应工具包（HTA adaptation toolkit）。

二、基于医院的卫生技术评估 HB-HTA

HB-HTA 指专门基于特定医院背景，为帮助医院对各类卫生技术做管理决策而进行的卫生技术评估活动。它包括用于产生 HTA 报告的流程和方法，在医院里完成，为医院服务。与 HTA 往往关注国家或社会层面不同，HB-HTA 侧重关注医院级层面。由于 HTA 往往是通过国家或多机构合作对卫生技术进行宏观层面的分析，各种资源的获取及分析需要耗费大量时间，然而对于医院范围内耗材使用安全风险评价而言，并没有充分的资源开展大规模的 HTA，因此，采用基于医院的 HB-HTA 在耗材临床使用风险管理实践中最具有实用性。将 HTA 理念应用于医院的卫生技术临床管理，是提升医院精细化管理水平的重要方法。

HB-HTA 主要有 4 种模式：大使模式、Mini-HTA 模式、内部委员会模式以及在机构内设立 HB-HTA 组织的模式（HB-HTA Unit）。根据调查显示，当前 HB-HTA 以部门模式为主（约占 63%），其次是内部委员会模式（约占 23%）。大使模式以专家意见为主，特别是临床专家的推荐意见。Mini-HTA 模式通常由一名专业人员来执行，通过调查问卷收集数据，该模式因具有灵活性、开放性和时效性快的特点得以广泛应用，但因为调查周期太短，可能导致检索证据不够充分，缺乏同行审查和透明度，可能存在偏倚。内部委员会模式是指医院组织多方人员，包括临床使用人员、管理人员等组成跨学科小组开展数据收集和提出建议，由管理委员会进行最终评审。部门模式代表了 HB-HTA 架构的最高水平，有四种组织类型：①独立小组；②基本整合型的 HB-HTA 部门；③独立的 HB-HTA 部门；④专业整合型的 HB-HTA 部门。这四种组织类型是 HB-HTA 逐渐发展发展成熟的过程，最终形成规范化、专业化的评估小组。

上述几种组织模式可相互组合，形成不同的 HB-HTA 组织框架。例如，采用内部委员会模式或大使模式对报告进行内、外部审查，既能提高 HB-HTA 评估过程的透明度从而减少偏倚，又保证了 HB-HTA 的质量。

HB-HTA 流程可分为 4 个环节：确定优先评估项目、开展评估、审查 HB-HTA 报告、评估结果转化应用。

（一）确定优先评估项目

HB-HTA 评估小组根据研究问题的重要性、紧迫性、医院的组织需求等因素确定待评估内容的优先顺序。在实践中，不同 HB-HTA 组织确定待评估内容的原则和策略不尽相同，在医用耗材临床使用风险评价中，待评估内容是指耗材使用过程中的潜在风险事件。

（二）开展 HB-HTA 评估

评估小组根据风险事件具体情况、循证医学以及 HTA 的基本方法和流程收集、评价、分析和综合数据证据，形成报告，做出评价。评估小组成员应该包括所有利益相关方，如医生、采购人员、管理者、生产厂家等，从而提高报告的全面性和适用性。整个评估过程必须独立、公正和透明。在耗材使用风险评价中，评估内容应该包含该产品所用技术的安全型、有效性、经济型、医院适用性以及患者影响等，最终确定选用的证据类型和评估指标。

（三）评审 HB-HTA 报告

审查委员会对评估小组提交的 HB-HTA 报告进行内部和外部审查。内部审查委员会包括院内医护人员、管理人员等，外部审查委员会包括行业内相关专家。最终根据审查意见进行修改，形成最终的 HB-HTA 报告。

（四）评估结果转化应用

最终的 HB-HTA 报告递交给医院管理者，他们采用管理决策模型，根据风险评价结果对使用产品的临床有效性、安全型、相关性（需求）、经济型等方面进行决策。

卫生技术评估是通过对药品、医疗器械、医用耗材等各种卫生技术进行技术特性、安全性、有效性以及经济性评估，为决策者合理选择卫生技术提供决策依据。在新医改形势下，医用耗材临床使用环节将是管理的重点环节。医用耗材安全性评价的是患者接受某卫生技术服务后发生不良反应或意外损害的概率及严重程度，医疗器械不良事件是指在正常使用合格医疗器械时发生的、与使用医疗器械预期效果无关的伤害事件。因此，在医用耗材使用管理中以医疗器械不良事件监测和报告为着眼点，对有严重后果的不良事件进行分析、评估，形成详细的评估报告，对集中产生的问题深究原因，开展基于 HB-HTA 临床使用风险评价，对于有效保障医用耗材使用环节的安全性有重要意义。

三、卫生技术评估应用于医用耗材风险评价

根据风险管理国际标准 ISO31000，风险评价包括风险识别、风险分析和风险评价的全过程。目前风险评价的基本思想是对风险进行分析测量，确定风险值的大小或风险等级，对风险的可接受性进行评价并利用在风险管理计划中规定的风险可接受性准则对其进行评价，也为之后的风险控制提供参考的依据。风险评价的一般过程包括：

（1）医疗器械预期用途与安全有关特征的识别。

（2）危险（源）的识别。

（3）每个危险情况的风险估计。

（4）风险评价。

由此可见，风险评价是上述过程中的一个重要环节，具体到医用耗材使用风险管理领域，就是对医用耗材对医用耗材，尤其是植入性材料、介入性材料等第三类医疗器械开展安全性、有效性评价，使得其使用符合技术性规范要求，并且更为安全、准确和有效地满足临床工作的需要。为了实现这一目的，可以将卫生技术评估的方法和技术应用在临床使用评价中，包括耗材使用的安全性、有效性及合理性三个方面，这三方面也是医用耗材临床使用风险评价的重要内容。因此，卫生技术评估的方法可以作为开展医用耗材临床使用风险评价的重要工具和手段。

从使用安全性评价方面，医用耗材安全性评价的是患者接受某卫生技术服务后发生不良反应或意外损害的概率及严重程度，医疗器械不良事件是指在正常使用合格医疗器械时发生的、与使用医疗器械预期效果无关的伤害事件，所以我们在医用耗材使用管理中以医疗器械不良事件监测和报告为着眼点，进一步完善了耗材的全程管理。以临床科室为单位和抓手，建立医疗器械质量安全管理小组，重点负责本科室的医疗器械风险管理，从体系架构、人员分工和建立制度等多个方面开展质量安全监测，临床科室每季度开展医疗器械使用方面的讨论会，每季度开展医疗器械使用科室培训，对科室上报的医疗器械不良事件除通过信息系统上报以外，同时进行科室登记，并且进行科室层面的讨论及整改，体现持续改进的效果。医学工程部门的职责是对每例事件进行调查、分析、反馈，详细汇总材料，对上报资料进行查漏补缺并上报至国药监局，同时医学工程部门每季度按照医疗器械不良事件上报的情况形成分析材料，对全院上报情况、科室上报情况、有源无源医疗器械不良事件上报情况分别进行通报，对严重不良事件上报院专家组进行讨论。医院专家组主要对

有严重后果的不良事件进行分析、评估，形成详细的评估报告，对集中产生的问题深究原因，从而降低耗材风险，保障医疗安全。

从使用有效性评价方面，建立了开展使用效果分析的工作机制，可由医学工程部门牵头，邀请专家进行耗材临床使用分析，专家点评分析后确有问题的反馈给临床，临床需要提供证据申诉理由，同时，使用系统综述法，收集大量的临床反馈及临床研究文献，评估临床所用材料的性能、特点及适用范围。以开展的肺动脉导管临床应用评价为例，通过数据库检索的方式获得 PAC 在国内外的相关资料。主要检索中国期刊全文数据库（CNKI）和 PubMed 数据库，首先对适应证进行论证，依据医院目前 PAC 主要使用的病历以及申请科室提出的初步论证意见，选择"肺动脉高压诊断""心脏结构评估""心衰竭病因""肺水肿评估""休克鉴别诊断"5 类诊断进行评估。以肺动脉高压诊断为例，主要检索 CNKI 和 PubMed 数据库，中文检索词为"肺动脉高压，肺动脉导管"，英文检索词为"pulmonary hypertension，pulmonary artery catheter"，进行文献检索，再按照相关程度排序，筛选出若干篇文献重点研究，评价的结论是：PAC 对于在微创测试进行之后的肺动脉高压确诊是必需的，PAC 作为肺动脉高压诊断工具已经成为临床共识。

在使用合理性评价方面，在分析高值耗材使用数据时，结合使用科室的手术量、出院患者情况、三四级手术率及腔镜手术率等指标进行综合分析。通过数据分析，定期公示各类高值耗材成本效益数据，及时掌握各类医用耗材的使用情况，为指导临床合理使用医用耗材提供了可靠证据，也为科学管理医用耗材的提供了决策数据，同时对使用量异常增加的耗材品种加强了监管。对医用耗材，尤其是植入性材料，为了规范使用，使得其使用符合技术性规范要求，并且更为安全、准确和有效地满足临床工作的需求，将合理性评价重点侧重于两个方面：一是依据使用说明书、国家法律法规、行业内部标准以及临床要求，制订详细的操作规程，包括基本操作程序和正确使用方法，同时定期开展使用人员的培训和考核，提高使用者的操作技术和应急处置能力。二是基于临床路径管理，采用卫生技术评估方法，收集大量的临床反馈及临床研究文献，对介入器械与材料的性能、特点及适用范围的了解以及评估，同时结合临床路径管理，根据临床专业特点建立严格的使用路径和高值医用耗材应用适应证范围，建立各类植入性材料的临床使用规范和使用目录，以全腹腔镜胃癌根治术为例，建立的耗材使用目录包括了吻合器、腔镜下切割闭合器、普通闭合器、一次性曲卡、超声刀或者能量平台相关耗材使用目录。又比如针对病态窦房结综合征，可以依据临床路径建立各品种心脏起搏器的使用目录。

（王国宏　王思敏　张　莉　郑司雨）

第四章

医用耗材使用安全风险控制

在风险管理中风险控制（Risk Control）的定义是"在风险分析、风险评价的基础上，作出决策并实施措施，以便降低风险或把风险维持在规定水平的过程"。医用耗材使用安全风险控制是风险管理的关键内容，根据相关的法律法规有明确要求，主要是根据医用耗材使用风险分析、评价结果，开展有效的活动和措施，降低或控制风险发生，把风险控制在可接受的范围。

第一节　医用耗材使用安全风险控制基本措施

一、管理机构与工作职责

根据《医疗机构医用耗材管理办法（试行）》和《医疗器械临床使用管理办法》规定，医院医用耗材临床使用安全风险控制的管理机构是医院医用耗材管理委员会和医疗器械临床使用管理委员会，在医用耗材使用安全风险控制工作中，具体相关工作职责有：

（一）监测、评价医疗器械临床使用情况，对临床科室在用医疗器械的使用效能进行分析、评估和反馈。

（二）监督、指导高风险医疗器械的临床使用与安全管理。

（三）提出干预和改进医疗器械临床使用措施，指导临床合理使用；监测识别医疗器械临床使用安全风险，分析、评估使用安全事件，并提供咨询与指导。

（四）组织开展医疗器械管理法律、法规、规章和合理使用相关制度、规范的业务知识培训，宣传医疗器械临床使用安全知识。

医用耗材临床使用风险控制的具体工作，在医疗、护理、行政管理部门、医学工程部门、医院感染控制、临床使用科室以及其他相关职能部门管理工作中的要有明确职责分工。医院医疗器械临床使用管理委员会工作制度（范本）见本章第十节。

二、制订管理工作制度

《医疗机构医用耗材管理办法（试行）》第十一条指出，医疗机构应当建立健全医用耗材管理相应的工作制度、操作规程和工作记录，并组织实施。下面以《医用耗材验收管理制度》和《医用耗材使用登记制度》为例做简单介绍。

（一）医用耗材验收管理制度

《医疗机构医用耗材管理办法（试行）》规定，医疗机构应当建立医用耗材验收制度，由验收人员验收合格后方可入库。不同级别的医疗机构要根据实际情况制定可操作的医用耗材验收管理制度。医院医用耗材验收管理制度（范本）见本章第十节。

医用耗材验收记录在相关法规中有具体规定，如验收记录应当保存至使用终止后2年。未使用的医用耗材进货查验记录应当保存至规定使用期限结束后2年。植入性医用耗材进货查验记录应当永久保存。购入Ⅲ级医用耗材的原始资料应当妥善保存，确保信息可追溯；医用耗材需冷链管理的，应当严格落实冷链管理要求，并确定专人负责验收、储存和发放工作，确保各环节温度可追溯。验收记录应包括：产品名称、注册证号、供货单位、型号规格、产品数量、产品单价、生产批号或出厂编号、灭菌批号或日期、产品有效期等，需要验收人员签字。使用唯一标识码UDI的耗材，通过扫码录入上述产品信息。图4-1为医用耗材验收记录样本（物资系统版）。

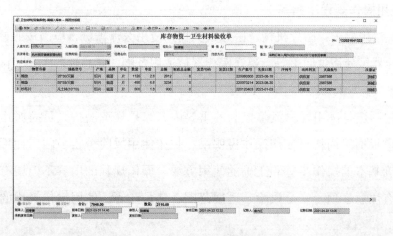

图4-1 医用耗材验收记录样本

（二）医用耗材使用登记制度

相关法规要求，医疗机构应当建立医用耗材临床应用登记制度，使医用耗材信息、患者信息以及诊疗相关信息相互关联，保证使用的医用耗材向前可溯源、向后可追踪。医用耗材使用登记是风险溯源的重要保证。

临床使用植入和介入类医用耗材应当将其名称、关键性技术参数等信息以及与使用质量安全密切相关的必要信息记载到病历等相关记录中。

使用登记内容包括：耗材品名、规格型号、生产厂商、批号／有效期、手术日期、手术医师姓名、患者姓名、住院号等信息。使用登记表打印后，同时粘贴实际使用耗材的唯一性标识（条码）。见图 4-2 介入、植入性医用耗材使用登记表样本。

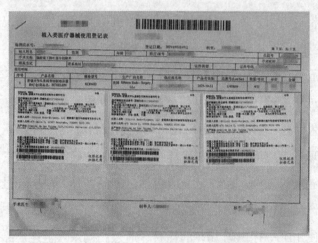

图 4-2　介入、植入性医用耗材使用登记表样本

（三）使用操作规程（指南）

国家相关法规要求：医疗机构及医务人员临床使用医疗器械，应当按照诊疗规范及操作指南、医疗器械使用说明书等，遵守医疗器械适用范围、禁忌证、主要风险、关键性能指标及注意事项。

操作规程制定是医用耗材风险控制的重要内容，是规范医护人员对医用耗材使用的重要文件。应根据医用耗材使用操作说明书、临床使用风险分析、临床使用要求制订操作规程，明确基本的操作步骤和正确的使用方法。操作规程的内容不但要有规范化操作流程，还要有注意事项、安全风险、适用范围、禁忌证等。使用操作规程的范本见本章第十节。

第二节　医用耗材使用人员培训与资质认证

《医疗机构医用耗材管理办法（试行）》规定："医疗机构应当加强对医用耗材使用人员培训，提高其医用耗材使用能力和水平。在新医用耗材临床使用前，应当对相关人员进行培训"；同时规定在诊疗活动中医用耗材使用人员的资质要求：Ⅰ级医用耗材，应当由卫生技术人员使用；Ⅱ级医用耗材，应当由有资格的卫生技术人员经过相关培训后使用，尚未取得资格的，应当在有资格的卫生技术人员指导下使用；Ⅲ级医用耗材，应当按照医疗技术管理有关规定，由具有有关技术操作资格的卫生技术人员使用。所以，医用耗材尤其是高风险的Ⅲ级医用耗材、介入、植入性耗材，其使用安全风险与操作人员的技术水平密切相关，使用人员的技术培训至关重要。

一、培训内容

（一）相关法规、规范、指南、专家共识的培训，可包含但不仅限于以下内容：

1. 医疗器械监督管理条例。

2. 医疗器械使用质量监督管理办法。

3. 医疗器械临床使用安全管理规范。

4. 医疗机构医用耗材管理办法。

5. 外来医疗器械清洗消毒及灭菌技术操作指南。

6. 常用护理技术操作指南。

7. 中心静脉血管通路装置安全管理专家共识。

8. 智能化患者自控镇痛管理专家共识。

9. 剖宫产术缝合技术及材料选择专家共识。

10. 临床静脉导管维护操作专家共识。

11. 静脉用药输注装置安全管理专家共识。

12. 经导管主动脉瓣置换术中国专家共识。

13. 胶原类创面材料临床应用全国专家共识。

14. 2018 中国针刺伤防护专家共识。

15. 脊髓电刺激治疗慢性顽固性疼痛专家共识。

（二）使用操作技能培训

各种医用耗材使用操作技能。如吸氧、吸痰、痰标本的留取、静脉输液通道的置入、胃管的置入、导尿术、雾化吸入等技能。

（三）职业暴露防护培训

锐器伤的职业防护培训。职业暴露是指当医务人员在进行诊疗、护理、检查等工作的过程中，由于意外而被患有血源传播性疾病的患者的血液、体液等污染的针头和其他一些锐器刺破到皮肤，而可能发生由于工作而被感染的事故。原因主要在于工作忙乱、操作不规范、缺乏防护意识、在配合中被他人刺伤、患者的原因、收集或者处置医疗废物时发生，且与手术相关的职业暴露发生风险较高。锐器伤的种类主要为输液针、注射针、缝合针和玻璃安瓿，输液针、注射针。锐器伤主要发生在拔针时、将针头放入利器盒中、回套针帽等环节，缝合针锐器伤主要发生在缝合过程中，玻璃安瓿主要发生在掰安瓿操作时。减少锐器伤的方法主要有：健全职业暴露管理制度；针对医务人员采取多途径、多形式的培训，提高职业防护意识；制定诊疗操作的标准流程，禁止徒手传递利器、回套针帽、徒手分离针头等不规范操作，指导医务人员选用合适防护用品，各科室配备应急防护箱，放在方便取用的位置，并推广使用安全针具。此外，对职工进行定期体检，对乙型肝炎表面抗体阴性的医务人员进行乙肝疫苗接种等，采取综合措施，最大程度地促进职业安全防护，降低职业暴露发生率。

二、培训层次

（一）岗前培训　外科缝线、吸痰管、气管插管等耗材的临床使用通识类操作培训，在医学院校就会完成，作为临床医生或护士操作技能的一部分。针灸、艾条、口腔科耗材等专科特色较强的耗材使用培训，在专科学校或院系也会涉及。进入工作岗位后，一般由医疗机构的护理或医务部门负责完成与耗材有关的操作培训，包含在留置针、吸痰管、气管插管、导尿管等常用的医疗器械临床操作规程中。

（二）继续教育培训　一般由医疗机构的职能部门或上级卫生健康部门提供。

（三）针对具体使用的医用耗材的专项培训　可由医疗机构的职能部门、同一领域的专家或医疗器械生产厂家的专业人员提供。例如，麻醉穿刺针、血液透析器及其管路的使用，是只针对麻醉科医生或血透室的护士才需要做的培训。血液透析护理操作，各地卫生行政部门都会要求操作者在接受了专业培训后，取得培训证书，才能上岗。PICC、内镜护理、造口护理、伤口护理、失禁护理等操作，也会要求经过专科培训后再上岗。植入式心脏起搏器、血管支架、骨科内置物等介入类、植入类的耗材使用，由生产厂商提供培训是较为常见的。

三、培训方式与方法

医用耗材使用培训方式包括：

（一）讲课培训

讲课是一种基本培训方式，包括：

1. 生产厂家给使用单位的医用耗材产品专业培训。

2. 各级学会、协会举办各种继续教育培训。

3. 相关的培训中心举办资质认证考核培训。

4. 三级医院给医共体内、医联体内的医院相关人员的进修培训。

（二）视听和演示培训方式

视听和演示培训方式是目前培训的主要方式，通过视频方式录制各种医用耗材使用操作教程，培训操作人员。也可以在网上开展培训。

（三）模拟培训

微创腹腔镜手术与传统开腹手术在操作技术方面截然不同。因此，要掌握腹腔镜手术操作技术，一定要经过技术训练，有一个逐步适应的过程。腹腔镜技术训练应包括模拟训练、动物试验及临床实践三个过程。因受一些客观条件的制约，操作医生不能长时间有效地进行系统的培训，可以采用模拟培训方式，掌握腹腔镜基础知识及夹、剪、切、缝等基本技能。

如腹腔镜模拟训练器，由腹腔镜模拟器、监视器和手术器械三部分组成，可以完成各种操作培训：

1）三维定位训练：将环状物从 A 柱上取出套放在其它立柱上每组立柱的长短不同训练操作者三维定位能力和手眼协调能力。

2）手眼协调训练：将不同颜色、大小的珠粒从别的框内取出归类放到另外一个框内训练操作者手术定位能力和手眼协调能力。

3）夹钳训练：腹腔镜下夹钳操作训练在复杂的手术环境下安全钳夹血管和胆管。

4）肠管吻合训练：利用不同方法将断段肠管进行肠管吻合手术。

5）剪切技能训练：用双层膜在不损伤内膜的情况下把外膜在腹腔镜下剪切成训练形状。

6）缝合打结训练：①训练使用持针器，选择正确的进针位置；②训练打结方法，单结、方结、外科结；③训练体内缝合技能，连续缝合、间断缝合等。

（四）虚拟培训

很多介入、植入医用耗材的使用是在手术环境下完成，对操作技术的依赖性很高，操作人员的实践培训不可能在患者身上完成。一种创新的虚拟培训方法已经逐步应用，虚拟培训是通过虚拟现实（Virtual Reality，VR），触觉反馈，仿真解剖模型及真实医用耗材结合的模拟器完成培训工作，是仿真技术与计算机图形学、人机接口技术、多媒体技术、传感技术、网络技术等多种技术的集合，可以创造出对真实患者操作的感觉效果。如心脏支架手术培训模拟器，可以完成属性对象物理行为仿真、操作过程力学反馈、心脏 3D 结构逼真绘图、临床影像动态关联，提供双目立体视觉反馈，支持 X 线成像参数和角度调整，即时建模仿真案例等功能，现在虚拟培训已经开展有心脏支架、血管介入、腔镜微创手术等 VR 培训（图 4-3 ~ 图 4-6）。

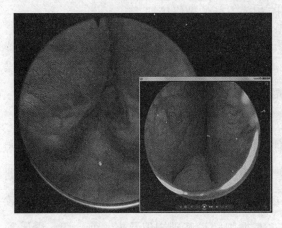

图 4-3 VR 图像与真实器官的对比（1）

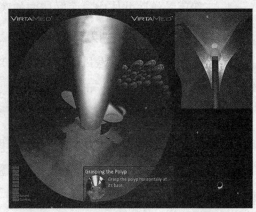

图 4-4 VR 图像与真实器官的对比（2）

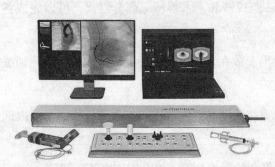

图 4-5 血管介入虚拟培训

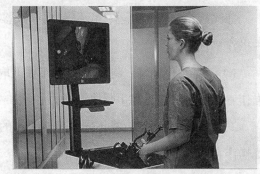

图 4-6 微创腹腔镜虚拟培训

应用 VR 技术进行培训，是一种开创操作培训的新模式。VR 技术可实现影像逼真、器械真实、模拟真实手术路径、反复操作、减低教学成本、降低医患矛盾，VR 技术应用于操作培训具有广阔前景。

虚拟培训需要配置专门的虚拟模拟设备和软件，成本较高，需要有专业教学培训中心（基地）实现。

四、医用耗材相关使用人员工作资质认证要求

医用耗材相关使用人员工作资质认证是医用耗材使用风险控制的重要措施。《医疗机构医用耗材管理办法（试行）》规定，在诊疗活动中：Ⅰ级医用耗材，应当由卫生技术人员使

用；Ⅱ级医用耗材，应当由有资格的卫生技术人员经过相关培训后使用，尚未取得资格的，应当在有资格的卫生技术人员指导下使用；Ⅲ级医用耗材，应当按照医疗技术管理有关规定，由具有相关技术操作资格的卫生技术人员使用。植入类医用耗材，应当由具有相关医疗技术操作资格的卫生技术人员使用。

医用耗材相关的标准、指南、专家共识中对人员工作资质认证也有明确要求，如中心静脉血管通路装置的置入和维护应由经过培训并取得相应资质的专业人员负责。美国静脉输液护理学会（INS）2016年、美国疾病预防控制中心（CDC）2011年分别要求，只允许接受过培训且取得资质的人员进行外周和中心静脉通路装置的置入和维护。

《WST 433-2013 静脉治疗护理技术操作规范》规定：实施静脉治疗护理技术操作的医务人员应为注册护士、医师和乡村医生，并应定期进行静脉治疗所必需的专业知识及技能培训。经外周静脉置入中心静脉导管 PICC 置管操作应由经过 PICC 专业知识与技能培训、考核合格且有5年及以上临床工作经验的操作者完成。培训合格相关机构发给合格证书，如图4-7 静脉治疗护理技术培训合格证书。

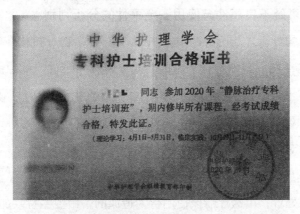

图 4-7　静脉治疗护理技术培训合格证书

第三节　医用耗材使用安全、不良事件的报告与监测

一、医用耗材使用中的安全事件和可疑不良事件

（一）医用耗材使用中的安全事件和不良事件的定义

医疗器械在临床使用中会产生对患者的伤害事件，造成医疗风险。根据发生的不同原因可分为不良事件、使用安全事件和并发症三种，三种不同范畴情况具体的定义已在第二

章有详细描述，本小节主要就不良事件和使用安全事件进行阐述。

医疗器械不良事件，是指已上市的医疗器械，在正常使用情况下发生的、导致或者可能导致人体伤害的各种有害事件。

医疗器械使用安全事件，是指医疗机构及其医务人员在医疗活动中，由于医疗器械使用行为等原因，造成患者死亡、残疾、器官组织损伤导致功能障碍等明显的人身损害事件。

（二）医用耗材使用安全事件和不良事件区别与处理方式

使用安全事件和不良事件这两者的后果都是造成患者的伤害，产生医疗风险，但产生的原因不同。医疗器械不良事件是正常使用情况下发生的，属于医疗器械本身的因素；使用安全事件是与使用行为相关。通过"事件"的分析才能区分两类不同的"事件"。

当发生一起可疑医疗器械不良事件（伤害事件）时，首先判断是否是在正常使用的情况下发生，若为正常使用情况则定位为不良事件，提交相关药监部门处理；若由于使用行为失误造成，则判定为使用安全事件，提交相关卫生行政部门处理，处理方式详细流程见第二章第三节图 2-2。

（三）医疗器械可疑不良事件与使用安全事件的分析判别

通过对"事件"的分析才能区分两类不同的"事件"。医疗机构在实际工作中要事先区分两类"事件"其实存在一定困难：一是因为对于具体"事件"的原因可能是综合的，同时有使用行为因素，也有器械本身存在"瑕疵"。另外，由于"事件"分析是回顾性的。现场调查造成事件的原因，由于各种因素，往往没有能够真实反映事件的真相，造成错误判断。所以，医疗机构对"事件"处理采用"可疑即报"原则。

可疑医疗器械不良事件由医疗器械产品质量原因造成的，由药品监督管理部门按照医疗器械相关法规予以处置；由医疗器械使用行为造成的，由卫生行政部门予以处置。

二、医用耗材使用安全事件处理

（一）医用耗材使用安全事件的监测与报告制度

根据国家卫生健康委员会最新颁布的《医疗器械临床使用管理办法（国家卫生健康委员会令第 8 号）》，医疗机构应当对医疗器械使用安全事件进行收集、分析、评价及控制，遵循可疑即报的原则，及时报告。发生或者发现医疗器械使用安全事件或者可疑医疗器械使用安全事件时，医疗机构及其医务人员应当立即采取有效措施，避免或者减轻对患者身体健康的损害，防止损害扩大，并向所在地县级卫生健康主管部门报告。发生或者发现因医疗器械使用行为导致或者可能导致患者死亡、残疾或者 2 人以上人身损害时，医疗机构应当在 24 小时内报告所在地县级卫生健康主管部门，必要时可以同时向上级卫生健康主管部门报告。医疗机构应当立即对医疗器械使用行为进行调查、核实；必要时，应当对发生使用安全事件的医疗器械同批次同规格型号库存产品暂缓使用，对剩余产品进行登记封存。

县级及设区的市级卫生健康主管部门获知医疗机构医疗器械使用安全事件或者可疑医疗器械使用安全事件后，应当进行核实，必要时应当进行调查；对医疗机构医疗器械使用行为导致或者可能导致患者死亡、残疾或者 2 人以上人身损害的，应当进行现场调查，并将调查结果逐级上报至省级卫生健康主管部门。省级以上卫生健康主管部门获知医疗机构医疗器械使用安全事件或者可疑医疗器械使用安全事件，认为应当开展现场调查的，应当组织开展调查。省级卫生健康主管部门开展相关调查的，应将调查结果及时报送国家卫生健康委员会。

对卫生健康主管部门开展的医疗器械使用安全事件调查，医疗机构应当配合。

县级以上地方卫生健康主管部门在医疗器械使用安全事件调查结果确定前，对可疑医疗器械质量问题造成患者损害的，应当根据影响采取相应措施；对影响较大的，可以采取风险性提示、暂停辖区内医疗机构使用同批次同规格型号的医疗器械等措施，以有效降低风险，并通报同级药品监督管理部门。

经调查不属于使用安全事件的，卫生健康主管部门应当移交同级药品监督管理部门处理。

（二）医用耗材使用安全事件的信息收集、调查、分析、评价及风险控制

当医疗机构发生医用耗材使用安全事件时，发生或者发现医疗器械使用安全事件或者可疑医疗器械使用安全事件时，医疗机构及其医务人员应当组织信息收集、调查。应当按照规定向卫生健康、药品监管行政部门报告相关信息，并采取措施做好暂停使用、配合召回、后续调查以及对患者的医疗救治等工作。同时将评价结果作为科室和医务人员相应临床技术操作资格或权限调整、绩效考核、评优评先等的重要依据，纳入对公立医疗卫生机构的绩效考核。

三、医用耗材不良事件监测、报告与分析

（一）医用耗材不良事件监测和再评价工作制度与管理体系

医疗器械不良事件监测，是指对医疗器械不良事件的收集、报告、调查、分析、评价和控制的过程。

高风险医疗器械与严重伤害事件严重伤害，是指有下列情况之一者：①危及生命；②导致机体功能的永久性伤害或者机体结构的永久性损伤；③必须采取医疗措施才能避免上述永久性伤害或者损伤。

医疗器械再评价，是指对已注册或者备案、上市销售的医疗器械的安全性、有效性进

行重新评价，并采取相应措施的过程。

医疗机构应成立医疗器械临床使用管理委员会，负责指导本院医疗器械不良事件监测工作。临床发现可疑的医疗器械不良事件应详细记录，及时录入医院质量（安全）不良事件报告系统。医疗器械管理部门在接到临床科室、部门医疗器械疑似不良事件报告后，应及时派人到现场调查，协作处理。国家药品监督管理局指定的监测机构（以下简称国家监测机构）负责对收集到的医疗器械不良事件信息进行统一管理，并向相关监测机构、持有人、经营企业或者使用单位反馈医疗器械不良事件监测相关信息。国家药品监督管理局负责全国医疗器械不良事件监测和再评价的监督管理工作，会同国务院卫生行政部门组织开展全国范围内影响较大并造成严重伤害或者死亡以及其他严重后果的群体医疗器械不良事件的调查和处理，依法采取紧急控制措施。

以下为医疗机构履行的主要义务：

1. 建立医疗器械不良事件监测工作制度，将医疗器械不良事件监测纳入医疗机构质量安全管理重点工作。

2. 医疗器械管理部门配置专人从事医疗器械不良事件监测相关工作。

3. 积极收集医疗器械不良事件，及时向医疗器械供应商反馈相关情况，并按照要求向监测机构报告。

4. 积极配合医疗器械不良事件的调查、评价和医疗器械再评价工作。

5. 配合药品监督管理部门和监测机构组织开展的不良事件调查。

6. 应当建立并保存医疗器械不良事件监测记录。记录应当保存至医疗器械有效期后2年；无有效期的，保存期限不得少于5年。植入性医疗器械的监测记录应当永久保存，医疗机构应当按照病例相关规定保存。

（二）医用耗材不良事件监测重点品种

医疗器械不良事件监测，是指对医疗器械不良事件的收集、报告、调查、分析、评价和控制的过程。医疗器械重点监测，是指为研究某一品种或者产品上市后风险情况、特征、严重程度、发生率等，主动开展的阶段性监测活动。

在"十二五"期间，国家食品药品监督管理总局组织对100个医疗器械品种开展了重点监测工作，主动收集产品的不良事件信息，分析评价暴露的风险，对发现的值得关注的产品风险，深入分析其产生原因，提出针对性的风险控制措施建议。总局医疗器械监管司对这些风险控制措施建议进行了汇总分析，并以此为依据采取了相应的监管措施，将相关的评价结果反馈给生产企业、国家卫生计划委员会和各省局，为更好地开展医疗器械上市后监管提供参考。

2016 年，国家食品药品监督管理总局在总结"十二五"期间开展 100 个品种重点监测经验基础之上，精心遴选了"十三五"期间开展的 100 个重点监测品种。在遴选品种上，充分考虑了产品的风险特点、使用状况、不良事件数据、抽验中发现的问题、文献报道中存在风险隐患以及刚上市的创新产品临床例数少等因素，并邀请临床、工程学以及总局相关专家对品种进行多次讨论、筛选，最终予以确定。其中，输液泵等 46 个产品为"十二五"期间已经开展过的产品，"十三五"期间将针对"十二五"重点监测中已发现的风险点继续开展有针对性的监测。

为全面反映 2020 年我国医疗器械不良事件监测工作情况，国家药品不良反应监测中心编撰了《国家医疗器械不良事件监测年度报告（2020 年）》，并于 2021 年 3 月 29 日在国家药品监督管理局网站上发布。2020 年，医疗器械不良事件风险评价处置工作深入开展，完成了"十三五"医疗器械不良事件重点监测工作任务。表 4-1 为"十三五"期间医疗器械不良事件重点监测品种名单，其中 49-92 项属于医用耗材范畴。

表 4-1　不良事件重点监测品种名单

序号	重点监测品种
1.	床旁 / 遥控监护仪
2.	（2016）植入式心脏除颤器
3.	体外引发冲击波碎石机
4.	（2016）植入式心脏起搏器
5.	短波治疗仪
6.	超短波治疗仪
7.	微波治疗仪
8.	（2016）高频电刀
9.	（2016）射频肿瘤热疗机
10.	（2016）射频消融仪
11.	近视治疗仪
12.	弱视治疗仪
13.	（2016）数字减影血管造影机
14.	γ 刀
15.	快速血糖检测仪
16.	（2016）腹膜透析机
17.	空心纤维透析器
18.	血液透析机
19.	血液透析用水处理装置

序号	重点监测品种
20.	电动手术床
21.	输液泵
22.	注射泵
23.	（2016）呼吸机
24.	麻醉机
25.	（2016）电子输注泵
26.	婴儿培养箱
27.	电子血压计
28.	空气波压力治疗仪
29.	超声刀手术系统
30.	超声肿瘤聚焦刀
31.	眼科激光治疗仪
32.	微波前列腺治疗仪
33.	人工心肺机
34.	辐射式新生儿抢救台
35.	涡轮手机
36.	医用悬浮床
37.	二氧化碳眼科冷冻治疗仪
38.	氮气激光治疗机
39.	压缩式雾化器及配件
40.	光子嫩肤仪
41.	气腹仪
42.	电动颈椎牵引器
43.	电子胃镜
44.	光量子血液治疗机
45.	高压电位治疗仪
46.	胰岛素泵
47.	（2016）医用分子筛制氧设备
48.	胎心仪
49.	角膜塑形镜
50.	透明质酸钠
51.	元宫型含铜含吲哚美辛宫内节育器
52.	人工心肺机体外循环管路

续表

序号	重点监测品种
53.	股骨近端锁定钢板
54.	大动脉覆膜支架
55.	可吸收骨钉
56.	（2016）人工髋关节
57.	人工膝关节
58.	生物人工心脏瓣膜
59.	机械人工心脏瓣膜
60.	药物涂层冠脉支架
61.	生物支架
62.	硬脑膜补片
63.	血管 / 组织吻合器
64.	骨水泥
65.	（2016）导尿管
66.	气管插管（带气囊）
67.	软组织扩张器
68.	一次性使用输液器
69.	一次性输血器
70.	（2016）中心静脉导管
71.	真空采血管
72.	外周血管支架
73.	皮肤缝合钉
74.	外科手术用防粘连冲洗液
75.	定制式固定义齿
76.	纯钛人工牙种植体
77.	乳房假体
78.	骨修复材料
79.	脑动脉瘤夹
80.	α–氰基丙烯酸脂类医用粘合剂
81.	脱细胞角膜基质
82.	左心耳封堵器
83.	（2016）麻醉咽喉镜
84.	（2016）疝补片
85.	血液净化装置的体外循环管路

序号	重点监测品种
86.	椎间融合器
87.	椎间盘假体
88.	（2016）可吸收缝合线
89.	妇科纳米银产品
90.	（2016）一次性血袋
91.	（2016）球囊扩张导管
92.	牙本质粘合剂
93.	快速高压灭菌器
94.	低温等离子灭菌器
95.	臭氧治疗仪
96.	ACT 血凝监测仪
97.	医用电子直线加速器
98.	X 射线计算机断层摄影设备（CT）
99.	正电子发射断层扫描装置（PET-CT）
100.	体外心脏除颤器

注：名单中标注"2016"的医疗器械产品为 2016 年已经确定并分配好的重点监测品种，不参与本次品种分配。

（三）医用耗材可疑不良事件监测报告格式与流程

根据《医疗器械不良事件检测和再评价管理办法》，当发现或者获知可疑医疗器械不良事件时，应当立即调查原因，导致死亡的应当在 7 日内报告；导致严重伤害、可能导致严重伤害或者死亡的应当在 20 日内报告。

当发现或者获知群体医疗器械不良事件后，应当在 12 小时内通过电话或者传真等方式报告不良事件发生地省、自治区、直辖市药品监督管理部门和卫生行政部门，必要时可以越级报告，同时通过国家医疗器械不良事件监测信息系统（图 4-8 ~ 图 4-15）报告群体医疗器械不良事件基本信息（图 4-16），对每一事件还应当在 24 小时内按个例事件报告。

报告医疗器械不良事件应当遵循可疑即报的原则。作为医疗机构的医疗器械管理部门，应鼓励临床科室上报可疑医疗器械不良事件。临床部门可通过"医院质量（安全不良事件）报告系统"上报可疑不良事件。在上报过程中，需要仔细并且准确地填写《可疑医疗器械不良事件报告表》中的相关信息，包括预期治疗疾病或作用、事件发生日期、事件陈述（至少包括器械使用事件、使用目的、使用依据、使用情况、出现的不良事件情况、对患者的影响、采取的治疗措施、器械联合使用情况等）、伤害程度（包括死亡、严重伤害和其他）、产品的名称、型号规格、产品批号等。

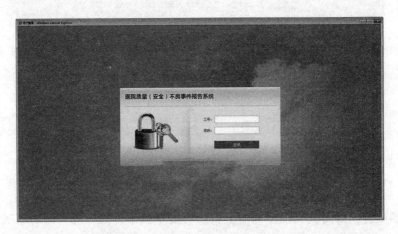

图 4-8　医疗机构院内可疑不良事件报告系统 – 登录界面

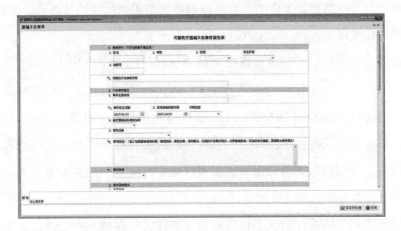

图 4-9　医疗机构院内可疑不良事件报告系统 – 上报界面（1）

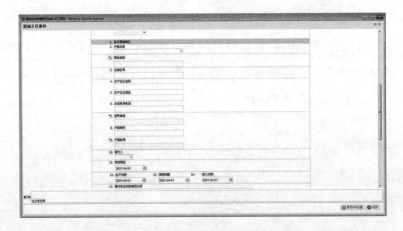

图 4-10　医疗机构院内可疑不良事件报告系统 – 上报界面（2）

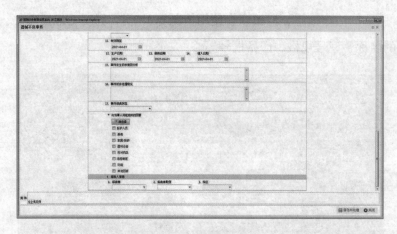

图 4-11　医疗机构院内可疑不良事件报告系统－上报界面（3）

当医疗器械管理部门收到临床部门上报的可疑不良事件时，应立即对可疑医疗器械不良事件展开调查，并且及时通过国家医疗器械不良事件监测信息系统对医疗器械不良事件进行上报。暂不具备在线报告条件的，应当通过纸质报表向所在地县级以上监测机构报告，由监测机构代为在线报告。

医疗机构发现或者获知个例可疑医疗器械不良事件的，应当及时告知医疗器械代理商（或生产企业）。其中，导致死亡的还应当在 7 日内，导致严重伤害、可能导致严重伤害或者死亡的在 20 日内，通过国家医疗器械不良事件监测信息系统报告。此外，生产企业、经营企业、使用单位以外的其他单位和个人发现导致或者可能导致严重伤害或者死亡的医疗器械不良事件的，可以向监测机构报告，也可以向生产企业、经营企业或者经治的医疗机构报告，必要时提供相关的病历资料。

当发现或者获知群体医疗器械不良事件后（群体医疗器械不良事件，是指同一医疗器械在使用过程中，在相对集中的时间、区域内发生，对一定数量人群的身体健康或者生命安全造成损害或者威胁的事件），应当在 12 小时内通过电话或者传真等方式报告不良事件发生地省、自治区、直辖市药品监督管理部门和卫生行政部门，必要时可以越级报告，同时通过国家医疗器械不良事件监测信息系统报告群体医疗器械不良事件基本信息，对每一事件还应当在 24 小时内按个例事件报告。

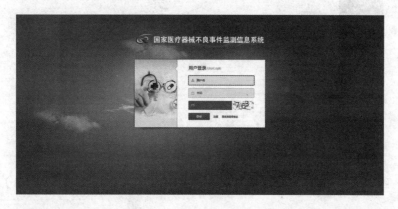

图 4-12　国家医疗器械不良事件监测信息系统 – 登录界面

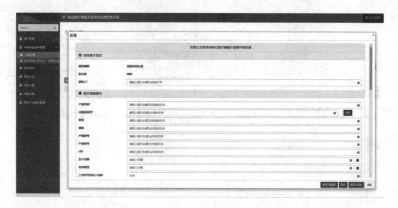

图 4-13　国家医疗器械不良事件监测信息系统 – 上报界面（1）

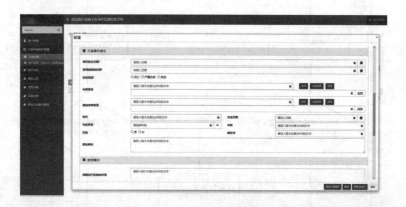

图 4-14　国家医疗器械不良事件监测信息系统 – 上报界面（2）

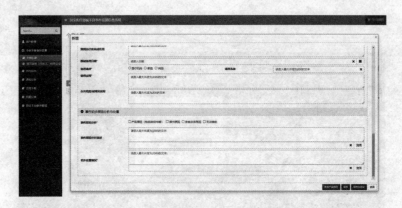

图 4-15　国家医疗器械不良事件监测信息系统 – 上报界面（3）

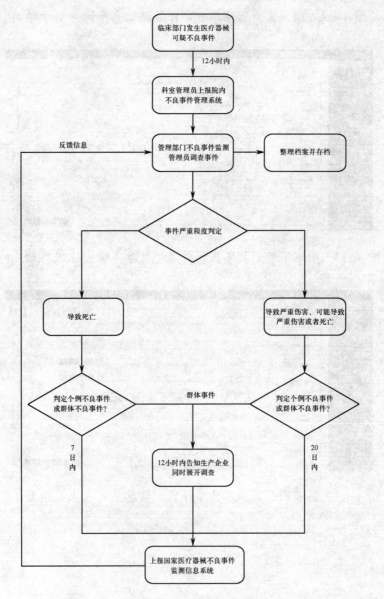

图 4-16　医疗器械不良事件报告流程图

（四）医用耗材可疑不良事件的调查与分析

医疗机构的医疗器械管理部门应设置专人负责医疗器械不良事件报告和监测具体工作。当医疗器械管理部门收到临床部门上报的可疑不良事件时，应立即对可疑医疗器械不良事件展开调查。调查内容应当包括医疗器械不良事件发生情况、医疗器械使用情况、患者诊治情况、既往类似不良事件、产品生产过程、产品贮存流通情况以及同型号同批次产品追踪等。

在可疑不良事件发生原因未明确前，医疗机构应主动采取措施，根据不良事件的伤害程度，对出现不良事件的医疗器械该批号或者该型号进行全院通报，对相关库存暂缓发放和停用。医疗器械管理部门在向国家医疗器械不良事件监测信息系统上报的同时，还应告知相关医疗器械的生产企业。

医疗器械不良事件报告内容应真实、完整、准确。应真实记录所发现或获知的不良事件，不篡改、不主观臆断，不虚假报告。尽量获取不良事件的详细信息，如无法获得的信息，不要编撰、不要推测。医疗器械管理部门负责对可疑医疗器械不良事件监测工作进行总结，并保存档案备查。

四、医用耗材使用安全、不良事件的溯源管理

（一）医用耗材使用安全、不良事件的溯源管理与风险控制

任何医疗器械产品都可能因为当时科技生产水平的制约、实验条件的限制等因素，而在临床应用中存在一定的使用风险。医疗器械上市前的临床评价也受伦理、道德、法规、社会因素等情况的限制，可能存在一些缺陷和不足，因此只有通过有效监测，对事件本身及产品进行科学的分析和评价，才能及时采取适宜、有效的措施，保证医疗器械使用安全、有效。

根据《医疗器械不良事件监测和再评价管理办法》的要求，医疗器械生产企业、经营企业、使用单位及各级医疗器械不良事件监测技术机构、各级食品药品监督管理部门针对发生的医疗器械不良事件，应及时、有效地采取控制措施，防止医疗器械不良事件的再发生，最大限度地减少医疗器械不良事件所导致的伤害。

医疗器械使用单位发现或悉知医疗器械使用安全、不良事件后，应及时分析事件发生的可能原因，按可疑即报的原则进行上报。按照要求详细记录有关监测情况，并且适时反馈给有关医疗器械生产企业。根据事件的严重性和重复发生的可能性，采取必要的控制措施（如暂停使用、封存"样品"和记录保存等）。对报告的事件应当积极配合医疗器械生产企业和监测、监管机构对所报事件的调查，并提供相关资料。

对于突发、群发的不良事件应高度重视，在采取相应的控制措施的同时，应当积极配合各级监管部门的调查、处理，并按照各级食品药品监督管理部门颁发的有关《应急预

案》，配合监管部门、生产部门及经营企业积极及时响应。

实现对医疗器械不良事件采取及时、有效的控制措施，有赖于医疗器械生产企业、经营企业、使用单位建立完善的监测体系，有赖于医疗器械生产企业及时、高效地进行调查、核实，有赖于完整的医疗器械不良事件监测体系科学、求实地展开报告和分析评价。

（二）医用耗材使用安全不良事件的溯源管理体系的建立

为了保证医疗器械质量安全控制工作的定期进行和不良事件监测的有效开展，医院医疗器械管理部门应制定相应的质量安全控制检测及不良事件、使用安全事件监测的管理制度和操作流程，成立专门的组织机构，根据医院的具体情况进行合理安排，争取将质量安全控制检测工作常态化并形成检测、监测、上报、调查、分析等完整体系，定期总结汇报。

加强医疗器械临床使用安全的宣传，定期组织临床科室学习相关的业务知识。要经常对临床医护人员开展医疗器械质量安全控制及不良事件相关制度和业务知识的培训，提高大家对医疗器械质量安全控制及不良事件监测工作重要性的认识，结合临床科室的实际工作，及时发布近期质量安全控制及不良事件警示信息，在全院营造监测氛围。

严格把好医疗器械的采购、验收和使用维护管理关。对采购进院的每一件医疗器械都好的，能有据可查，保证对医疗器械的来源、去向、使用时间和方式，及使用医生和患者、不良反应发生时间与症状等每个环节的可追溯性，为医疗器械质量安全控制工作及下一步不良事件的评价、控制提供详尽的资料。对临床高风险医疗设备要进行验收前、使用中、维护后的全程质量安全控制检测，将临床使用安全风险降到最低。

第四节　医用耗材召回

一、医疗器械的召回管理

医疗器械召回是医用耗材使用安全风险控制的重要手段。医用耗材在医疗器械产品中占比很高，其使用安全问题关系到医疗质量与患者安全问题。上市的医用耗材会存在一些没有发现的产品"瑕疵"，如果发现存在缺陷、可能发生不良事件且不能及时地加以控制，就有可能危害患者健康和安全，产生很大的安全隐患。因此，医疗器械召回管理是医疗器械使用风险控制的重要环节。根据《医疗器械监督管理条例》，国家食品药品监管总局2017年颁布了《医疗器械召回管理办法》，对加强医疗器械监督管理，控制上市后存在缺陷的医疗器械产品风险，消除医疗器械安全隐患，保证医疗器械的安全、有效，保障人体健康和生命安全具有重要作用。在其他国家和领域的实践也表明，召回制度是维护消费者安全和权益的有力保证。

（一）医疗器械召回管理办法

1. 医疗器械召回的定义　医疗器械召回是指医疗器械生产企业按照规定的程序对其已上市销售的某一类别、型号或者批次存在缺陷的医疗器械产品，采取警示、检查、修理、重新标签、修改并完善说明书、软件更新、替换、收回、销毁等方式进行处理的行为。

上述所指的存在缺陷的医疗器械产品包括以下四种类型：

（1）正常使用情况下存在可能危及人体健康和生命安全的不合理风险的产品。

（2）不符合强制性标准、经注册或者备案的产品技术要求的产品。

（3）不符合医疗器械生产、经营质量管理有关规定导致可能存在不合理风险的产品。

（4）其他需要召回的产品。

医疗器械召回可根据启动情况的不同分为2类：主动召回和责令召回。

主动召回是医疗器械生产企业按照有关要求或根据产品不良事件等信息对生产的医疗器械产品进行质量评估，确定医疗器械产品存在缺陷的，由生产企业主动实施的召回，是企业的法定义务。境内医疗器械产品注册人或者备案人、进口医疗器械的境外制造厂商在中国境内指定的代理人是实施医疗器械召回的责任主体，应主动实施上述类型产品的召回。

责令召回是食品药品监督管理部门经过调查评估，认为医疗器械生产企业应当召回存在缺陷的医疗器械产品而未主动召回的，责令医疗器械生产企业实施的医疗器械召回。

在实践中，应当以企业主动召回为主，政府部门责令召回为辅。

2. 医疗器械召回的分级管理　被实施召回的医疗器械根据医疗器械的缺陷程度和由此引起对人体健康危害的程度分为三级：

一级召回：使用该医疗器械可能或者已经引起严重健康危害的。

二级召回：使用该医疗器械可能或者已经引起暂时的或者可逆的健康危害的。

三级召回：使用该医疗器械引起危害的可能性较小但仍需要召回的。

医疗器械生产企业根据具体情况确定召回级别并根据召回级别与医疗器械的销售和使用情况，科学设计召回计划并组织实施。在医用耗材使用安全风险管理中，医用耗材一级召回的是管理关注的重点。

3. 医疗器械产品的缺陷分析、调查与评估　医疗器械生产企业在收集、记录医疗器械的质量投诉信息和医疗器械不良事件信息后，按照建立的医疗器械质量管理体系和医疗器械不良事件监测系统，对收集的信息进行分析，对可能存在的缺陷进行调查和评估。

医疗器械生产企业在经营企业、使用单位配合下，对存在缺陷的医疗器械产品进行调查，并提供有关资料。按照规定及时将收集的医疗器械不良事件信息向食品药品监督管理部门报告，食品药品监督管理部门可以对医疗器械不良事件或者可能存在的缺陷进行分析和调查和评估。

对存在缺陷的医疗器械产品进行评估的主要内容包括以下八点：

（1）产品是否符合强制性标准、经注册或者备案的产品技术要求。

（2）在使用医疗器械过程中是否发生过故障或者伤害。

（3）在现有使用环境下是否会造成伤害，是否有科学文献、研究、相关试验或者验证能够解释伤害发生的原因。

（4）伤害所涉及的地区范围和人群特点。

（5）对人体健康造成的伤害程度。

（6）伤害发生的概率。

（7）发生伤害的短期和长期后果。

（8）其他可能对人体造成伤害的因素。

4. 医疗器械召回计划的实施　医疗器械生产企业按照医疗器械召回管理办法要求进行调查评估后，确定医疗器械产品存在缺陷的，要立即决定并实施召回，同时向社会发布产品召回信息。

医疗器械生产企业做出医疗器械召回决定的，要求一级召回在 1 日内，二级召回在 3 日内，三级召回在 7 日内，通知到有关医疗器械经营企业、使用单位或者告知使用者。实施一级召回的，医疗器械召回公告要在国家食品药品监督管理总局网站和中央主要媒体上发布；实施二级、三级召回的，医疗器械召回公告要在省、自治区、直辖市食品药品监督管理部门网站发布，省、自治区、直辖市食品药品监督管理部门网站发布的召回公告要与国家食品药品监督管理总局网站链接。

召回通知要包括以下内容：

（1）召回医疗器械名称、型号规格、批次等基本信息。

（2）召回的原因。

（3）召回的要求，如立即暂停销售和使用该产品、将召回通知转发到相关经营企业或者使用单位等。

（4）召回医疗器械的处理方式。

医疗器械生产企业做出医疗器械召回决定的，要立即书面告知所在地省、自治区、直辖市食品药品监督管理部门，并且在 5 日内将《医疗器械召回事件报告表》（见表4-2）、调查评估报告和召回计划提交至所在地省、自治区、直辖市食品药品监督管理部门备案。

省、自治区、直辖市食品药品监督管理部门要及时将一级召回的有关情况报告国家食品药品监督管理局。

表 4-2 医疗器械召回事件报告表

医疗器械召回事件报告表

提交：□企业所在地省级食品药品监督管理部门　　　　　　　　　　□器械注册 / 备案部门

产品名称		注册证或备案凭证编码	
生产企业名称			
代理人名称			
召回单位负责人和联系方式，经办人和联系方式			
产品的适用范围			
涉及地区和国家		召回级别	
涉及产品生产（或进口中国）批次、数量		涉及产品型号、规格	
识别信息（如批号）		涉及产品在中国的销售数量	
召回原因简述			
纠正行动简述（包括召回求和处理方式等）			

报告单位：（盖章）　　　　　　　　　　　　　　　　　负 责 人：（签字）

报 告 人：（签字）　　　　　　　　　　　　　　　　　报告日期：

（二）调查评估报告包括以下内容：

（1）召回医疗器械的具体情况，包括名称、型号规格、批次等基本信息。

（2）实施召回的原因。

（3）调查评估结果。

（4）召回分级。

召回计划包括以下内容：

（1）医疗器械生产销售情况及拟召回的数量。

（2）召回措施的具体内容，包括实施的组织、范围和时限等。

（3）召回信息的公布途径与范围。

（4）召回的预期效果。

（5）医疗器械召回后的处理措施。

食品药品监督管理部门可以对医疗器械生产企业提交的召回计划进行评估，认为医疗器械生产企业所采取的措施不能有效消除缺陷或控制产品风险的，要求医疗器械生产企业采取提高召回等级、扩大召回范围、缩短召回时间或者改变召回产品的处理方式等更为有效的措施进行处理。

二、医用耗材召回信息采集与利用

（一）医用耗材召回信息的采集来源

医用耗材召回公告根据召回等级在省、自治区、直辖市食品药品监督管理部门网站，省、自治区、直辖市食品药品监督管理部门网站，国家食品药品监督管理总局网站和中央主要媒体上发布。总局政府网站通过信息采集标准接口自动抓取省级食品药品监督管理部门政府网站对应栏目的相应内容。各省级食品药品监督管理部门需要按照《总局政府网站信息采集接口标准规范》做好接口开发和调试工作，确保在省级食品药品监督管理部门政府网站发布的医疗器械召回信息能够被总局政府网站自动抓取，同步发布。

国家药品监督管理局（NMPA）官网设有"医疗器械召回"专栏（图4-17），发布一级召回、境内已上市产品仅在境外实施的召回以及总局做出的责令召回等信息。可以在网上查询，网址为 http：//www.nmpa.gov.cn/WS04/CL2061/。

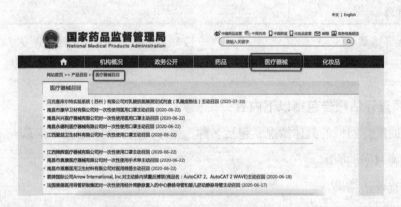

图4-17 国家食品药品监督管理局网站"医疗器械召回"专栏

国家药品不良反应监测中心密切跟踪全球医疗器械监管情况，发布《医疗器械警戒快讯》，汇总采集美国、英国、澳大利亚以及加拿大发布的医疗器械召回信息。可以通过以下网址查询，http：//www.cdr-adr.org.cn，见图4-18。

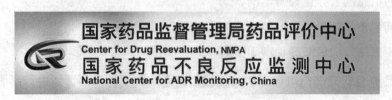

图4-18 国家药品不良反应监测中心网站

以浙江省为例，省级食品药品监督管理部门在官网设置"医疗器械召回"专栏，发布二级、三级召回信息和本省做出的责令召回等信息，界面如图4–19。

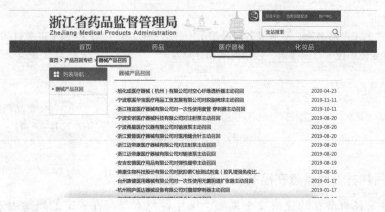

图4-19　浙江省药品监督管理局网站"医疗器械召回"专栏

召回信息使用统一的信息发布格式及内容（表4–3，表4–4，表4–5）。

表4-3　医疗器械主动召回信息发布模板

标题：（生产企业名称）对（产品名称）主动召回
正文：（中国境内负责单位）报告，由于＿＿＿＿＿等原因，（生产企业名称）对其生产的（产品名称）（注册或备案号：＿＿＿＿＿）主动召回。召回级别为＿＿＿＿＿。涉及产品的型号、规格及批次等详细信息见《医疗器械召回事件报告表》。 附件：医疗器械召回事件报告表 　　　　　　年　　月　　日

表4-4　医疗器械责令召回信息发布模板

标题：食品药品监督管理局对（生产企业名称） 生产的（产品名称）责令召回
正文：由于＿＿＿＿＿等原因，食品药品监督管理局对生产企业名称）生产的（产品名称）（注册或备案号：＿＿＿＿＿）责令召回。详细信息见《责令召回通知书》。 附件： 　　　　　　　　　　＿＿＿＿＿食品药品监督管理局 　　　　　　　　　　＿＿年＿＿月＿＿日

表 4-5　医疗器械责令召回通知书

医疗器械责令召回通知书

（生产企业名称）：

你单位生产的（产品名称、注册或备案号等），（规格型号、批次等），因（责令召回原因／调查评估结果），现责令你单位（召回要求，包括范围和时限等）。

_____食品药品监督管理局

____年____月____日

（二）医用耗材召回信息在控制使用安全风险中的意义

1. 控制医用耗材潜在的使用安全风险　医用耗材本身存在一定的风险因素，通过持续开展对医用耗材产品质量的检测和监测，才能最大限度地控制医用耗材潜在的风险，保证医用耗材的使用安全。健全的医用耗材监管制度特别是召回制度，能够保障医用耗材使用安全，还能够促进企业对产品的改进升级，推动新产品研发，有利于促进我国医用耗材行业健康发展。

2. 为控制医用耗材使用安全风险提供循证依据　医用耗材召回信息在医疗机构医用耗材使用风险管理中是重要的信息来源。在风险分析、评价中可作为循证依据，如对风险较大的医用耗材的准入评价，风险管理数据分析作为参考借鉴。在风险控制中对使用环节起到有效的风险防控作用。在医用耗材供应链和采购管理中保障医用耗材临床使用安全，在医用耗材不良事件后续处理也起到了重要作用。

3. 提高医用耗材产品质量　医疗器械召回制度是国际上管理存在隐患的医疗器械的有效模式。医用耗材召回是医疗器械上市后安全风险监督管理的新要求。对控制上市后存在缺陷的医疗器械产品使用风险，消除器械安全隐患，保护公众安全具有重要作用。医疗器械的召回不仅是控制医疗器械风险，显著减少缺陷医疗器械的风险和危害，也能促进医疗器械生产技术进步、完善产品设计的有效方法，也是推动生产企业提高产品质量意识，规范市场竞争秩序的重要措施，对医疗器械行业发展具有重大意义并发挥重要作用。医用耗材的安全性也会迈上一个新的台阶。医用耗材召回国内刚刚起步，还需要逐步提高认知和完善。

三、医用耗材召回后的风险管理措施

（一）医用耗材生产企业医用耗材召回后的管理措施

医用耗材生产企业在医用耗材产品召回后要向受影响的用户寄送《医疗器械纠正通

知》，告知召回医疗器械的风险。在通知函中指示用户：针对受影响产品的型号、批次，检查所有库存，必要时采取封存措施。医疗器械生产企业对召回医疗器械的处理需要记录并向医疗器械生产企业所在地省、自治区、直辖市食品药品监督管理部门报告，记录要保存至医疗器械注册证失效后5年，第一类医疗器械召回的处理记录要保存5年。对通过警示、检查、修理、重新标签、修改并完善说明书、软件更新、替换、销毁等方式能够消除产品缺陷的，可以在产品所在地完成上述行为。需要销毁的召回产品，要在食品药品监督管理部门监督下销毁。

（二）使用单位医用耗材召回后的应急管理措施

医疗机构要预先制定医用耗材使用的应急预案。医疗机构在收到医用耗材召回通知后要主动采取措施，通知使用科室对召回的医用耗材批号或型号的库存产品暂缓放行和停用。对于急救与生命支持类耗材，要保证有应急备用或可替代的同类或同种耗材。已使用的召回高值医用耗材可利用条码追溯使用记录。召回的医用耗材已经植入人体的，医疗机构可以与医疗器械生产企业和患者共同协商，根据召回的不同原因，提出对患者的处理意见和应当采取的预案措施。

召回的医用耗材给患者造成损害的，患者可以向医疗器械生产企业要求赔偿，也可以向医疗器械经营企业、使用单位要求赔偿。患者向医疗器械经营企业、使用单位要求赔偿的，医疗器械经营企业、使用单位赔偿后，有权向负有责任的医疗器械生产企业追偿。

医疗机构要制定和完善医疗器械召回管理制度，做好停止使用和追溯召回医用耗材情况的信息记录，要及时关注召回信息，以降低医疗器械使用风险。

（三）医用耗材召回后的信息反馈

医疗机构要积极协助医用耗材生产企业对缺陷产品进行调查、评估，主动配合生产企业履行召回义务，按照召回计划及时传达、反馈医疗器械召回信息，控制和收回缺陷产品。

医疗器械生产企业要在召回完成后10个工作日内对召回效果进行评估，并向所在地省、自治区、直辖市食品药品监督管理部门提交《医疗器械召回总结评估报告》。已经全部召回并按照食品药品监督管理部门的要求处理的，利用分析的结果，制定预防和纠正措施，防止类似事件再次发生。

四、医用耗材召回的实际案例

（一）国内部分医用耗材召回信息案例（表 4-6，信息来源：国家药品监督管理局）

表 4-6 国内医用耗材召回信息案例

公司名称	召回产品	召回原因	识别信息	召回等级
南昌市德美康医疗器械有限公司	一次性使用手术单	产品无菌检测不符合标准要求	20180913	三级
Cook Incorporated 库克公司	胚胎转移导管	涉及产品存在移植内管头端弯折的失效模式发生概率较高，导致移植内管难以在移植外导管内通行的问题	K-JETS-551910-S 涉及批号：9502915 K-JETS-7019涉及批号：8361746	二级
Bard AccessSystems，Inc.	Implanted Port植入式输液港型中心静脉导管及套件	存在部分产品包装内隧道器缺失或不匹配的隧道器在包装内的问题	RECR2059;RECU1067; RECU2404;RECR1439; RECT0078;RECR1431; RECR1508	二级
成都美创医疗科技股份有限公司	一次性射频等离子体手术电极	产品说明书与注册批准的版本不一致	MC201/MC202型号：DT1703、DT1801; MC301/MC302型号：DT1707	三级
宁夏泉水药业有限公司	产后美暖宫贴	在2019年国家医疗器械抽检热敷贴产品的风险监测中发现：YY0060-91中的4.6温度特性不合格。升温时间不符合标准要求。存在质量风险	批号：20190225	三级
宁夏佑安医疗器械有限公司	暖舒	在2019年国家医疗器械抽检热敷贴产品的风险监测中出现升温时间、持续时间、温度保证时间不合格的风险线索	2019040101	三级
HowmedicaOsteonics Corp.	髋关节网架	涉及产品存在小号圆形网架和中号圆形网架包装混装的问题	66091225	三级
Aesculap AG	枕颈胸融合系统	涉及产品存在部分型号批次的枕骨板上固定枕骨棒的凹槽方向错误，无法卡入枕骨棒的问题	批号：42433451	二级
Becton，Dickinson and Company 碧迪公司	预充式导管冲洗器	涉及产品存在极小部分用作包装变更测试的产品混在正常包装产品中的问题	9142881	三级
生物梅里埃法国股份有限公司bioMerieux SA	人类免疫缺陷病毒P24抗原检测试剂盒（酶联免疫荧光法）	涉及产品存在使用VIDAS 3仪器无法匹配受影响批次产品信息，导致无法启动测试的问题	货号30117 批号1007298100	二级

续表

公司名称	召回产品	召回原因	识别信息	召回等级
Boston Scientific Corporation	导引导管	某些批次的Guider Softip 7F及8F导引导管在有效期内，产品可能面临质量降低的风险。造成此问题的可能原因在于贮存环境，在2014年至2017年10月间的涉及产品组件被暴露在紫外线下	涉及产品的型号、规格及批次等详细信息见《医疗器械召回事件报告表》	一级
ARKRAY Factory, Inc.	葡萄糖检测试纸（酶法）	涉及产品酶含量较低，影响测定结果的准确性	涉及产品的型号、规格及批次等详细信息见《医疗器械召回事件报告表》	一级

（二）国外部分医用耗材召回信息案例（信息来源：国家药品不良反应监测中心——医疗器械警戒快讯）

【案例1】

澳大利亚TGA发布关于美敦力公司召回Polysorb编织单丝可吸收缝合线的警示信息

发布日期：2019年12月19日

召回级别：二级

召回产品：有效期在2022年7月至2024年9月之间的Polysorb编织单丝可吸收缝合线（ARTG180104）

产品批号：D7G2301X and D7H1126X

召回范围：医院

召回行动开始时间：2019年12月18日

召回原因：美敦力澳大利亚公司发布通告，由于包装完整性问题有可能影响这些可吸收缝线特定生产批次的湿度或无菌屏障，导致缝合线材料过早降解或损害产品的无菌状态。使用防潮层密封不完全的产品可能会增加缝合线破裂的可能性，使用无菌屏障受损的产品可能导致潜在的感染风险增加。迄今为止尚未收到与该问题相关的报告。

此次召回仅涉及上面列出的特定批次产品，有效期在2022年7月至2024年9月之间。

召回措施：美敦力建议客户立即隔离并停止使用受影响批次，并按照致客户信函中提供的说明退回受影响的产品。相关问题可咨询美敦力澳大利亚公司02 9857 9000。

（澳大利亚TGA网站）

【案例 2】

美国 FDA 发布关于美敦力公司因分离及断裂召回特定型号导引导管的风险警示

采取措施：FDA 将本召回识别为 I 级召回，是最严重的召回类型。使用这些器械可能造成严重损伤或死亡。

发布日期：2019 年 10 月 8 日

召回产品：所有型号的 6 French Sherpa NX Active 导引导管

生产日期：2017 年 3 月 10 日至 2019 年 3 月 14 日

分销日期：2017 年 4 月 3 日至 2019 年 4 月 4 日

境内召回：106 298 件

产品用途：产品用于进入心脏内外的静脉和动脉（冠状动脉和周围血管系统），协助放置和交换导丝和其他介入装置，并将药物或液体注入血管，产品主要操作人员为医生。

召回原因：产品外部材料可能与产品分离形成碎片，导致下层的不锈钢编织线暴露。这些碎片可能留在患者的血液中，碎片本身或采取二次手术试图取回碎片都可能会导致其他严重的健康损害，如血管持续阻塞、血管壁损伤、血栓形成、栓塞、心脏病发作或死亡。美敦力收到五个客户投诉，没有严重伤亡报告。此问题不影响美敦力其他导引导管、冠脉支架及球囊或植入式设备。

（美国 FDA 网站）

【案例 3】

美国 FDA 发布关于 LeMaitre Vascular 公司因球囊放气和分离问题召回 LeMaitre 栓塞切除术导管的警示信息

发布日期：2020 年 4 月 2 日

召回级别：美国 FDA 将本召回识别为 I 级召回，是最严重的召回类型，使用这些器械可能造成严重损伤或死亡。

召回产品：LeMaitre Vascular 公司生产的 LeMaitre 栓塞切除术导管，目录号和批号详见 FDA 网站：https://www.fda.gov/medical-devices/medical-device-recalls/lemaitre-vascular-inc-recalls-lemaitre-over-wire-embolectomy-catheter-due-balloon-deflation-and

生产日期：2014 年 5 月 5 日至 2019 年 7 月 17 日

分销日期：2014 年 11 月 7 日至 2020 年 3 月 5 日

美国召回数量：49 393

召回发起日期：2020 年 3 月 10 日

产品用途：LeMaitre 栓塞切除术导管适用于外科手术时清除血管中的血块（栓子）和静脉中形成的血块（血栓）。

召回原因：LeMaitre Vascular 公司正在召回 LeMaitre 栓塞切除术导管，原因是在使用期间球囊导管无法放气。如果球囊没有放气，在外科医生试图取出膨胀的球囊导管时，导管或球囊的尖端可能会分离并阻塞患者的血管，导致严重的后果，包括需要额外的外科手术去除尖端或球囊碎片，损坏血管，形成血栓或导致死亡。

从 2018 年 1 月 1 日到 2020 年 3 月 23 日，FDA 已收到 26 份该产品相关的不良事件报告，其中有 1 份伤害报告，尚未收到死亡报告。

受影响的人群：

使用 LeMaitre 栓塞切除术导管的医务人员。

正在接受栓子切除术或血栓切除术且使用 LeMaitre 栓塞切除术导管的患者。

采取措施：2020 年 3 月 17 日，LeMaitre Vascular 公司向客户发送了紧急医疗设备召回通知，通知他们上述产品问题，并提供以下说明：

检查库存并立即隔离所有召回涉及的产品。

无论产品是否有库存，均须填写信函所附表格，并将表格扫描件发送至 retices@lemaitre.com。

如果所在机构有召回涉及的产品，LeMaitre Vascular 公司将提供有关退还产品的说明，并在收到召回的产品后安排更换产品。

如果产品已被送到另外的机构，请向他们转发召回信副本。

（美国 FDA 网站）

综上所述，医用耗材召回信息对已上市的医用耗材提出警示，提醒生产企业及时采取相应的纠正措施，提醒医疗机构与用户在使用中引以为戒，从而避免潜在伤害事件的发生，有效推动我国医用耗材安全性监测工作的开展。

第五节　医用耗材物流、存储过程的安全风险控制

医用耗材的物流环节是从耗材配送、运输、到货验收、存储到科室领用的供应链的过

程。按工作划分可分为院外物流和院内物流。医用耗材物流环节是安全风险控制的至关重要的一环。

一、医用耗材院外物流环节的风险控制

院外物流主要是指医用耗材从厂家运输到各级供应商，最终配送到医院的环节。按照目前医用耗材集中采购方式，一般都是第三方配送方式，在物流过程中风险控制主要通过对供应商的评价和到货验收实现。

（一）供应商评价

医用耗材供应链管理环境下的供应商对于医院管理有着十分重要的影响，医用耗材由于自身的特殊性，要求供应安全、可靠、稳定、响应及时、满足储存运输条件的可靠的供应商进行长期合作，有助于从源头把控医用耗材供应环节中的各种风险。建立供应商评价机制是十分必要的。对于供应商的评价必须综合考虑供应商的质量保证体系、供货能力、售后服务等方面的情况。

供应链管理下的医用耗材供应商综合评价指标应包含：

1. 质量指标　该指标综合反映产品验收的合格率、可靠性和不良产品率，供应商是否符合医用耗材相应的运输储存条件等方面。

2. 供货及时性指标　该指标反映供应商对医院需求的响应速度及供货能力。尤其是应急配送能力，人冠脉支架，埋藏式起搏器，骨科植入物等。

3. 供货规范指标　该指标反映供应商能否按照与医院约定的规范进行供货的能力。

4. 服务指标　该指标反映供应商产品培训、交流反馈能力和服务改善能力等方面的能力。一些特殊服务能力，如手术"跟台"。

5. 其他　包括供应商资质、诚信度记录等其他与供货行为相关方面的评价。

医院可采取定性或定量的方法，按周期对供应商进行评价。

（二）验收

院外物流运输环节风险的控制，主要体现在医用耗材验收环节。验收是医疗机构把控医用耗材供应链中安全风险的重要环节。

医用耗材管理部门应建立完整的医用耗材验收制度。验收人员应当熟练掌握医用耗材验收有关要求，由专业的验收人员严格进行验收操作，验收合格后方可入库。无质量合格证明、过期、失效、淘汰或其他不符合验收要求的医用耗材不得验收入库，并真实、完整、准确地进行验收记录。

1. 验收项目

（1）产品名称、规格型号、生产厂商、产品批号（生产日期）、供货单位、购买数量、购进价格、医疗器械注册证号或备案凭证号等基本信息与医院的采购合同或申请单是否一致，无菌耗材还应查验灭菌批号及有效期。

（2）查验产品及外包装和各项标识，产品外观是否完好、有无变形坏损、发霉变质、过期失效等问题，标识是否清楚、完整。

（3）查验产品的合格证书、检验报告、商检报告等资格文件，并注意核对产品与资格文件的批号一致性。

（4）高值医用耗材、介入／植入医用耗材验收时应查验耗材的医疗器械唯一标识（一维码／二维码），通过扫码装置读取条码信息并与耗材外包装标签的信息进行核对。

（5）有特殊储运要求的医用耗材，应按照耗材说明书或标识标签上规定的要求进行查验。如有特殊储运温度要求的耗材，需查验耗材到货温度，并索要物流运输过程的温度监测数据，确保各物流环节的温度可追溯。

2. 验收记录　医用耗材的进货查验记录应当包括：产品名称、规格型号、产品批号（生产日期）、生产厂商、供货单位、购买数量、购进价格、购货日期、验收日期、验收结论等内容，有灭菌批号、有效期的，应当记录灭菌批号、有效期，有关信息录入信息系统，并打印医用耗材验收单（图 4-20），由相关工作人员签字留存。

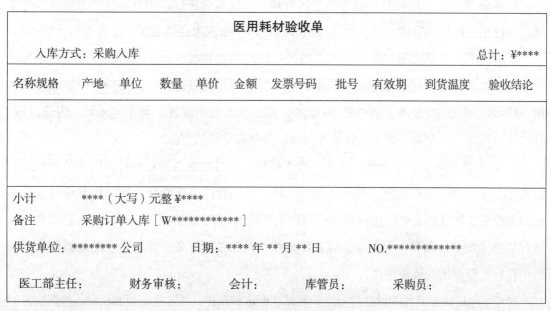

医用耗材验收单										
入库方式：采购入库									总计：¥****	
名称规格	产地	单位	数量	单价	金额	发票号码	批号	有效期	到货温度	验收结论
小计	****（大写）元整 ¥****									
备注	采购订单入库［W************］									
供货单位：********公司		日期：****年**月**日				NO.************				
医工部主任：	财务审核：		会计：		库管员：		采购员：			

图 4-20 医用耗材验收单

使用后的医用耗材进货查验记录应当保存至使用终止后 2 年。未使用的医用耗材进货查验记录应当保存至规定使用期限结束后 2 年。植入性医用耗材进货查验记录应当永久保存。对购入的Ⅲ类医用耗材的原始资料应当妥善保存，确保信息可追溯。

二、医用耗材存储环境相关的风险控制

（一）医用耗材的存储

1. 存储环境　医院应当设置相对独立的医用耗材储存库房，库房的选址、设计、布局、建造、改造和维护应当符合医用耗材贮存的要求，与医院医用耗材管理要求、业务体量相适应。库房配备具有符合医用耗材产品特性要求的贮存设施、设备，包括：货架、存储柜等；避光、通风、防潮、防虫、防鼠等设施；符合安全用电要求的照明设备；符合消防安全要求的消防设施；有特殊要求的医用耗材应配备的相应设施设备。按照产品说明书标明的储存条件存放医用耗材，设置储存医疗器械的冷库（柜）、阴凉库，温度、湿度控制设备，确保库房的温度、湿度在合理范围：常温库温度 10 ~ 30℃，阴凉库温度不超过 20℃，冷藏库温度 2 ~ 8℃，并设有明显标示，湿度范围应控制在 45% ~ 75%，使用温湿度监测系统，实时监测并记录库房的温度、湿度。库房应保持内外环境整洁，无污染源，库房内墙光洁，地面平整，过道顺畅，房屋结构严密；有防止室外装卸、搬运、接收、发运等作业受雨雪等异常天气影响的措施；库房有可开的安全防护措施，能够对无关人员进入实行可控管理。

2. 分区管理　医用耗材存储实施分区管理，可分为合格区、不合格区、待检区、退货区，并使用色标标识管理，黄色为待检区和退货区，绿色为合格品区，红色为不合格品区。医用耗材应当按规格、批号分开存放。医用耗材的搬运和堆垛操作应当按照包装标识要求规范操作，堆垛高度符合包装图示要求，避免损坏医用耗材包装。医用耗材的摆放要求离顶 50 厘米，离地 20 厘米，离外墙 50 厘米，离内墙 5 厘米放置，与库房地面、内墙、顶、灯、消防设施、温度调控设备及管道等设施间保留有足够的空隙。

3. 若存储、运输需要冷藏、冷冻的医用耗材　应当配备与所备耗材规模和品种相适应的冷库；用于冷库温度监测、显示、记录、调控、报警的设施设备；能确保制冷设备正常运转的设施（如备用发电机组或者双回路供电系统）；查验供应商是否根据其运输规模和运输环境要求配备冷藏车、保温车，或者冷藏箱、保温箱等设备；其他应当配备的符合此类医用耗材贮存要求的设施设备。

对库房基础设施及相关设备进行定期测试、评估和维护，并建立记录和档案；按照国家的有关规定，对温湿度监测设备等计量器具定期进行校准或者鉴定，并保存校准或检定记录。

制定相应管理制度，医用耗材的储备建立库存预警机制及效期管理，防止积压、避免

过期浪费并加快周转率。定期对库存医用耗材进行质量检查，并将相关质量检查情况进行记录，确保医用耗材安全有效储存。如发现有质量问题的医用耗材应当及时下架、停止发货，由医用耗材质控管理人员确认和处理，并保留相关处理记录。

（二）医用耗材的发放

医院应当建立医用耗材出库管理制度。医用耗材出库时，发放人员必须对出库的医用耗材进行复核，确保发放准确，产品合格、安全和有效。医用耗材出库应遵循"先进先出"原则，按照剩余库存耗材的效期由短至长顺序发放。过期、变质、失效、国家明令淘汰以及其他不合格的医疗耗材不得出库使用，应立即封存在库房不合格区内，设置标识严禁领用出库，并及时报告部门负责人，按照相关法律及医院规定、流程妥善处理。

建立科室二级库，借助智能货柜等智能存储设备进行科学管理，实现实耗实消，并定期进行盘点，督导科室正确、科学使用耗材。领用出库后的医用耗材由使用科室或部门负责管理。使用科室或部门应当指定人员负责医用耗材的管理，保证领取的医用耗材规格和数量既满足工作需要，又不形成积压，确保医用耗材在科室或部门的安全和质量。使用无菌医疗器械前，应当检查直接接触医疗器械的包装及其有效期限。包装破损、标示不清、超过有效期限或者可能影响使用安全、有效的，不得使用；一次性使用的医用耗材不得重复使用；重复使用的医用耗材，应当严格按照要求清洗、消毒或者灭菌，并进行效果监测。

建立医用耗材临床应用登记制度，使医用耗材信息、患者信息以及诊疗相关信息相互关联，保证使用的医用耗材可溯源、可追踪。

（三）医用耗材库房盘存

医院要求建立医用耗材定期盘点制度。定期盘存除了财务管理要求对库存医用耗材进行盘点，做到账物相符、账账相符以外。对医用耗材使用安全管理方面，可以及时发现库存的医用耗材是否接近使用有效期，或者已经超出使用有效期。防止失效耗材流入流出使用，发生使用伤害事件。医用耗材库房盘存除了一级库房以外，科室二级库房也要按照要求定时进行盘存。

三、SPD 模式下的医用耗材物流风险控制

医院在医用耗材的采购、运输、库房管理、配送的过程中需要投入大量的人力和资金。由于医用耗材涉及的种类繁多，且不同耗材的管理要求不一，这需要极强的专业操作。而且医院对于耗材的实际需求大部分情况是实时的，医院与耗材配送商的联动、医院耗材库房对临床使用科室的响应都是目前医院在院外和院内急需解决的痛点。传统的医用耗材物流管理模式已经不能适应目前的需求。

SPD 将医用物资的院内物流管理工作，转移到专业的物流管理平台上进行运营，由第三方服务商提供物流管理的整体解决方案。通过信息系统的标准化建设和院内物流管理流程再造，以及条码识别等技术的应用，使物流作业规范化、简洁化，从而实现精细化管理。

SPD 在医用耗材使用安全管理方面的作用主要有几个方面：

1. 供应商评价　SPD 模式在考察医用耗材供货及时性、安全性、产品质量等评价指标的基础上，通过建立评价模型、设计指标权重构建医用耗材供应商评价体系，对供应商订单响应、供货能力、产品质量、售后服务、紧急配送等方面进行分析，防止供应商运作不规范，维护医用耗材供货的稳定性和安全性，减少医疗风险的发生。

2. 减少差错保障供应链的安全　SPD 管理模式在物联网、云、大数据等先进技术基础上，针对物流与供应链协同运作管理的需求，依托基础通信基础设施，连接物流信息孤岛，提供物流信息交换与大数据服务的高效、可靠、安全、标准化的物流信息共享服务体系，从而降低物资在院内物流风险。院内物流精益化管理系统设置赋码、验收、入库上架、波次、拣货、定数加工、配送等多个管理模块，耗材管理人员再按照系统要求对应管理模块进行操作，系统大量采用自动记录生成相应的物流节点信息，明显减少耗材供应的差错发生率，保障医疗安全。

3. 追溯管理　追溯管理体系是以风险管理为基础的安全保障体系，医用耗材在临床使用中发生患者伤害事件，尤其是医疗器械不良事件，需要医院配合调查。SPD 系统可提供从医用耗材生产到最终患者使用过程中各个环节所记载的信息，追踪医用耗材的流向。同时，也可以停止使用或召回存在危害的医用耗材，以切断源头、降低风险。

SPD 在医用耗材使用安全风险管理的应用，详见第十章第四节。

第六节　患者安全教育和告知

医用耗材尤其是介入、植入性耗材以及侵入性耗材如静脉治疗的各种导管，在使用中、使用后有很多风险的控制需要患者和陪护人员配合，包括日常生活、家庭护理。所以，对患者（包括陪护人员）的安全教育至关重要。

一、安全教育的要点

（一）使用中的安全教育

一部分医用耗材在使用中需要患者配合，如静脉治疗中心静脉导管置入后，需要告知患者，陪护者治疗相关配合建议，如：

1. 适当维护输液装置和患者活动限制的具体要求。

2. 如何应用预防措施预防感染及并发症，包括应用无菌操作技术及手卫生。

3. 发现有并发症的症状和体征时及时报告。

4. 告知患者及家属如何报告，向哪儿报告，向谁报告并发症的症状和体征。

（二）患者出院后的安全教育

很多植入性医用耗材如骨科植入物、植入性心脏起搏器、冠脉支架等长期留在患者体内，患者出院后的短期、长期的风险和注意事项需要对患者告知和指导。下文是某医院骨科对髋关节置换患者及家属的出院指导和冠状动脉支架置入术后须知的范例：

指导髋关节置换患者及家属了解和掌握出院后的康复计划；人工髋关节置换术后应注意的事项。降低患者出院后的安全风险，保障患者安全。

具体指导内容包括：指导患者调整家庭环境，由于此类患者较长时间内对姿势有特殊要求，故患者的家庭环境均需做相应的调整，以保证在日常生活中，患侧膝关节、髋关节屈曲不超过90度。浴室安装安全扶手，坐厕须适当增高。

骨科髋关节置换出院指导

1. 出院后体位指导

（1）患者出院后3个月内，卧位仍应采用平卧位或半卧位，避免患侧卧位，3周内屈髋应小于45度，以后逐渐增加屈髋度，但应避免屈髋超过90度。

（2）避免将患侧髋关节放置易于脱位的体位，这些体位包括：A.髋关节内收、内旋、半屈位；B.髋关节过度屈曲、内收、内旋（该体位多见于跷二郎腿或穿鞋动作，以及坐低矮椅子，身体前倾，双足分开，双膝并拢）；C.术侧髋关节处于伸直、内收、外旋位。

2. 肌肉和关节活动训练及负重指导 按出院前训练方法，逐渐增加强度，拄双拐行走。

3. 日常生活、活动指导 指导患者正确更衣（穿裤时先健侧后患侧），穿袜（伸髋屈膝），穿鞋（穿无系鞋带鞋）；避免弯腰拾物，避免在双足分开、双膝并拢情况下，身体向患侧倾斜取物、接电话；避免搬太高、太大、太重的物品；合理调节饮食，避免体重过度增加。患者术后6～8周内应避免性生活：性生活时应谨慎选择体位，防止术侧下肢极度外展。

4. 预防和控制感染指导 指导患者对身体任何部位如牙齿、扁桃体等的感染都应及时治疗，防止因血运播散造成关节感染以致假体置换失败。后期指导患者合理选择活动方式：比较温和的方式为宜，如散步、游泳、跳舞、骑固定自行车等。

告知：患者若患侧关节出现任何异常现象，应立即与手术医生联系。

冠状动脉支架置入术后须知

1. 术后运动　出院后 1 个月内，各种动作活动要轻，行走要缓，避免动作过大。经股动脉手术者要避免频繁下蹲、久蹲、抬腿等挤压伤口的动作。经手臂桡动脉或肱动脉手术者要避免上肢过度弯曲、提重物等动作。

2. 术后用药　遵照医嘱按时服药。医生一般会要求服用抗凝、抗血小板聚集、扩张血管、降血脂等药物，防止术后再狭窄的发生。患者应注意自我观察，如发现皮肤或胃肠道出血、疲乏无力等症状，应尽快去医院就诊。

3. 自我调适　保持良好心态，避免情绪激动。养成良好生活习惯，低脂饮食，控制体重。参加适当运动。绝对戒烟，因吸烟会加速血小板聚集，引起心肌缺血，导致支架置入部位内膜再狭窄。

4. 复查就医　术后每个月复查一次血糖、血脂、凝血功能、血常规等，这几项指标如果能保持较好的水平，可减少冠状动脉其他部位出现新的狭窄。

二、安全教育的实施

1. 用通俗易懂的语言向患者口头解释和提供书面健康教育材料

（1）根据患者的理解能力应用图片、图表、音频、视频等以及网络、社交媒体来解决。

（2）考虑年龄、文化水平，语言认知（地方方言）等因素，尽量应用简单的术语，避免应用医学术语和缩略语。

（3）考虑患者的心理因素，如紧张、焦虑、感觉障碍和功能限制。

2. 考核教育效果，评估患者的理解能力、接受再教育能力、澄清信息能力

（1）让患者对认知性知识进行复述，考评安全教育的重点内容或者应用"反向教育"。

（2）酌情让患者或者照顾者示范操作。

（3）评价安全教育的全过程。

第七节　新技术在医用耗材风险控制中的应用

一、机器人物流在医用耗材风险控制中的应用

医疗物资配送机器人能够代替医护人员进行医用耗材的配送管理。比如应用在辐射隔离病房、传染科病房等场景，使用物流机器人代替医护人员进行危险物品的院内运输，如

具有传染性的垃圾、放射性同位素材料等，可以有效降低安全风险。

目前服务于医疗机构的机器人主要涵盖手术、院感、物流、服务等领域，有医用耗材物流机器人、药品物流机器人、智能消毒机器人、综合医疗服务机器人、病房服务机器人等。

（一）核医学科放射性药品运输

核医学科如ECT、PETCT需要使用放射性同位素试剂，有电离辐射的风险。在核医学科运用机器人医疗物资配送，用于运输注射用的放射性同位素药品，可以减少医护人员人工运输可能带来的放射性伤害，有效保障医护人员安全。

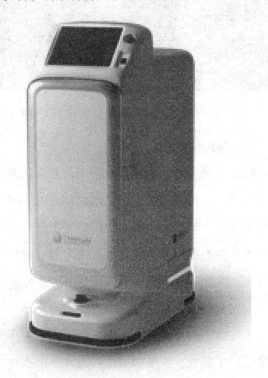

图 4-21　放射性药品运输定制化机器人

（二）传染科病房医疗废物管理

若由工作人员收集运转传染科病房的医疗废物，工作人员存在感染风险，使用专门的机器人，配以标准化的转运流程和完整的消毒措施，来完成院内部分具有职业伤害科室的危险医疗废物运输、处理任务，可以降低工作人员职业伤害风险。

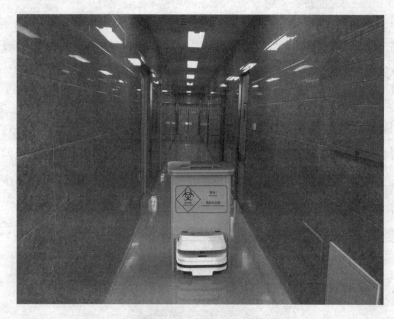

图 4-22　感染隔离病房医疗废物转运

（三）手术室耗材的机器人物流模式

手术室是医院医用耗材尤其是高值医用耗材使用量最大的部门，如何有序保障手术医用耗材的物流供应是耗材院内物流工作的重中之重。传统的手术室术间耗材供应模式是需要手术室巡回护士前往手术室耗材库房领取，为降低耗材领取的频次，术间巡回护士往往会一次性领取好几台手术所需的医用耗材并存放在手术间，待当天手术结束后再将未使用的耗材退还至手术室库房。这样的领用方式容易造成部分手术间耗材领取过多，部分手术间却无耗材可用的情况；大量高值耗材临时存放在手术间，还会存在高值耗材遗失和感染的风险；另外，由于手术过程中的不确定性、患者病情的复杂多变，手术所需的耗材会随之做出调整，导致手术室护士频繁、零星领用耗材，无形中占据手术室护士大量的时间与精力，极大地影响了手术室的管理效率。针对手术室耗材物流管理中存在的问题，再加上手术室空间区域相对封闭、路线简单，应用于手术室的医用耗材物流机器人应运而生，成为医疗机构中最常见的物流机器人。

手术室耗材的机器人物流模式，一般是以手术间为单位，建立手术间与手术室库房的自动物流配送通道，将手术室库房现有的 HRP 系统与智能物流机器人配送系统及每个手术间操作终端进行系统对接，实现数据实时交换、手术间远程下单、手术室库房接单并指令智能物流机器人送达指定手术间。完成配送任务后，智能物流机器人自动返回手术室医用耗材库房，建立了完整的耗材自动化物流体系。手术室的机器人物流模式，实现手术室仓库到术间的耗材使用的即时配送和定制配送，提高耗材配送效率，通过封闭货柜装货，有效降低耗材在物流配送过程中交叉感染或疾病传播的危险性，提升了耗材在手术间配送的准确性、安全性和时效性。

除了手术室物流机器人，未来还可通过医院无线网络覆盖、电梯改造、使用部门接收站点改造等方法，将机器人物流应用到医院所需要的任何场景中。

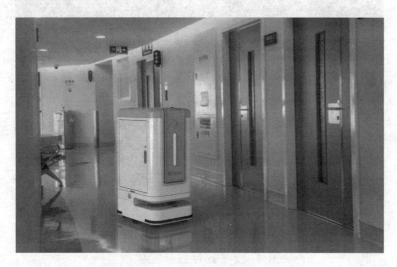

图 4-23　手术室物流机器人

二、静脉置管可视化技术应用

目前临床上实施静脉治疗置管时，静脉穿刺主要依赖于操作者的技术能力和经验进行"观察"和"触诊"，即首先通过目测确认皮下静脉的大致位置，再通过触摸感受来准确定位。静脉穿刺失败的原因有很多，其中最主要的与是否能在皮肤表面清晰地定位血管位置相关。根据 ECRI：2021 年美国医疗机构十大患者安全关注点，关于使用外周静脉导管所致的风险，列举患者安全事件的病例：一名患者在建立静脉通路时被扎了七八次。就如何降低静脉治疗中安全风险，美国静脉输液护理学会的指南（2016 年）最新版《Infusion Therapy Standards of Practice》就推荐了在穿刺时需要进行血管可视化的辅助工作。美国的儿科临床研究支持显示，在未使用静脉显像时，首次穿刺的成功率只有 47.7%；当有静脉显像辅助时，首次穿刺成功率上升到了 91.7%。它对提升临床的静脉穿刺安全性有极大的帮助，现在也有越来越多的医护人员认识到其重要性。静脉治疗可视化技术有红外静脉显像和超声引导下静脉导管置管技术。

（一）红外静脉显像

红外静脉显像技术是利用人体血液中的血红蛋白对红外光有吸收作用。机器首先发出红外光照射人体，然后再检测反射回来的信号。没有检测到返回信号的位置对应的就是血管位置。将采集的血管图像数据经过投影仪处理实时投影在人体皮肤表面，即可实现静脉显像。如图 4-24。

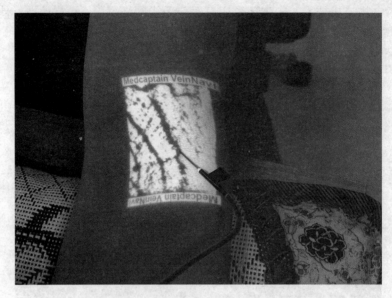

图 4-24　红外静脉显像图

（二）超声引导下静脉导管置管技术应用

静脉导管置管通常采用常规徒手穿刺法操作技术要求很高，存在很多缺点。首先风险很高：如 PICC 置管按常规解剖位置定位穿刺点，具有一定的盲目性；对于体型肥胖等患者很难定位，只能根据经验盲穿，失败率较高，往往需要反复尝试性穿刺；易误伤周边邻近组织器官，引起并发症：如误入动脉、神经损伤、出血、气胸等。

近年来，一种新的超声引导下静脉导管置管可视化技术被广泛关注和应用。上海市护理学会静脉输液专业委员会 2020 年发布的《超声引导下 PICC 置管技术专家共识》认为，超声引导下 PICC 置管技术具有穿刺成功率高、并发症低的优势，目前已经成为静脉输液治疗实践标准强烈推荐的置管技术。超声引导下 PICC 其可以直观地显示血管的解剖结构，具有实时引导、全程可见的功能，能够精准地确定穿刺位置、深度以及穿刺部位，直观显示血管解剖结构确认插入静脉和导管尖端定位：实时观察导丝进入静脉。这大大提高一次成功率。减少了出血、动脉穿刺、神经损伤、气胸、血胸等并发症的风险。2012 年《Intensive Care Medicine》杂志发表了《超声引导下血管穿刺的国际循证建议》，它表明血管穿刺并发症包括误入其他动脉或静脉、出血、气胸、气道压迫和神经损伤，这些并发症可在超声引导下得到显著降低。超声引导下 PICC 置管如图 4-25。

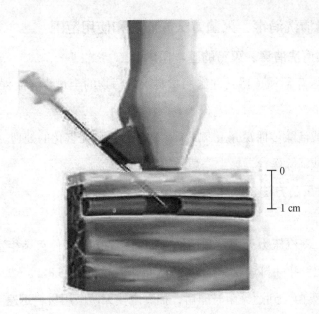

图 4-25　超声引导下 PICC 置管示意图

　　当然，超声引导下的 PICC 置管成功率与置管的安全性、操作人员掌握的超声相关知识和操作技能有密切关系。超声引导下的 PICC 置管技术对操作规范和专业培训有明确的要求，需要对操作技术、标准流程，操作要点进行规范，《超声引导下 PICC 置管技术专家共识》为推动超声引导下 PICC 置管技术规范化实践和教育提供参考。

第八节　医用耗材清洗、消毒、灭菌

　　医用耗材包括一次性使用耗材和可重复使用耗材，为了控制患者感染的风险。在使用前必须经过清洗、消毒、灭菌处理。一般情况下，一次性使用医用耗材在出厂前已经经过消毒、灭菌处理和密封包装，要求在规定有效期内使用。可重复使用耗材一般需要在临床使用前，由使用单位完成清洗、消毒、灭菌处理。《医疗机构消毒技术规范》（WS/T 367-2012）、《医院空气净化管理规范》（WS/T 368-2012），对医用耗材使用环境有清洗、消毒的要求，包括环境（空气、物体表面、地面等）、医疗器械、患者用物等，尤其对院内感染高风险的部门包括感染科门诊（包括发热门诊、留观病房等）、感染科病区、急诊科、各类重症监护病区（ICU）、手术室、烧伤病房、血液透析中心、器官（干细胞）移植病房、内镜中心、输液室、病房等，有明确清洗、消毒工作规范。清洗、消毒、灭菌是医用耗材使用安全风险控制的重要手段。

一、医用耗材清洗消毒、灭菌方法、原理和使用范围

（一）医疗器械清洗消毒、灭菌的基本概念

1. 清洗　去除医疗器械、器具和医用材料上的污物的全过程，流程包括冲洗、洗涤、漂洗和终末漂洗。

2. 消毒　杀灭或清除传播媒介上病原微生物使其达到无害化的处理。

3. 灭菌　杀灭或清除医疗器械上一切微生物的处理。

（二）医用耗材灭菌方法、原理和使用范围

1. 蒸汽压力灭菌

（1）灭菌原理：蒸汽压力灭菌是利用机械抽真空的方法，使灭菌柜室内形成负压，蒸汽得以迅速穿透到医用材料内部进行灭菌。蒸汽压力达205.8kPa（2.1kg/cm^2）、温度达132℃或以上时开始灭菌，到达灭菌时间后，抽真空使灭菌医用材料迅速干燥。根据一次性或多次抽真空的不同，分为预真空和脉动真空二种，后者因多次抽真空，空气排除更彻底，效果更可靠。

（2）使用范围：多用于耐高温、耐高湿的医疗器械和医用材料的灭菌。不能用于凡士林等油类和粉剂的灭菌。

2. 环氧乙烷灭菌

（1）灭菌原理：环氧乙烷灭菌是通过其与蛋白分子上的巯基（–SH）、氨基（–SH$_2$）、羟基（–OH）和羧基（–COOH）以及核酸分子上的亚氨基（–NH–）发生烷基化反应，造成蛋白质失去反应基团，阻碍了蛋白质的正常化反应和新陈代谢，导致微生物死亡，从而达到灭菌效果。

（2）使用范围：环氧乙烷不损害灭菌的医用材料且穿透力很强，故多数不宜用一般方法灭菌的医用材料均可用环氧乙烷消毒和灭菌。例如，电子仪器、光学仪器、医疗器械、内镜、透析器和一次性使用的诊疗用品等。环氧乙烷是目前最主要的低温灭菌方法之一。

3. 低温等离子灭菌

（1）灭菌原理：过氧化氢低温等离子体灭菌器在高频电磁场作用下形成等离子体，等离子体中有自由基HO、过羟自由基HO$_2$、激发态H$_2$O$_2$、活性氧原子O、活性氢原子H等活性基因极易与微生物体内蛋白质和核酸物质反正反应，等离子体成分可直接氧化蛋白链中的氨基糖，使微生物死亡。

（2）使用范围：通常过氧化氢低温等离子体灭菌方法用于高温、湿热敏感的医疗用品和器械，不能用于棉纱制品以及可吸收过氧化氢的医用材料灭菌。

4. 低温蒸汽甲醛灭菌

（1）灭菌原理：低温蒸汽甲醛的灭菌原理是甲醛醛基的瞬间激活和迅速降解技术，这瞬间使灭菌能力增加 50 倍，大幅度减少甲醛的浓度及使用量，明显增加灭菌速度和灭菌效果。在 80 ~ 55℃低温程序下达到 1.5 ~ 3.5 小时循环灭菌速度。甲醛可自然且快速生物降解，不会对环境造成危害。

（2）使用范围：适用于各种热敏感、易腐蚀的医疗器械的灭菌，包括长管腔器械，55℃低温程序非常适合软式内镜的灭菌，免受高温损坏；甲醛不属于氧化剂，对灭菌器械无损害，可兼容各种医用耗材灭菌；甲醛脱附时间较短，灭菌处理后的器材可直接使用。

二、医用耗材使用环境消毒

医院在医用耗材使用和护理操作中，由于使用环境的洁净问题，会给患者和医护人员带来风险。如空气和操作台面污染是医院感染的重要传播媒介，特别是 ICU、手术室、传染病区等重点科室，医务人员都存在较大的职业暴露风险。有一个洁净的环境对于预防和控制医院内感染具有十分重要的意义。医用耗材使用环境空气消毒有很多方法，主要有紫外线灯照射、臭氧消毒、化学消毒（熏蒸或喷雾）和等离子体消毒等。

（一）紫外线消毒原理和使用范围

1. 消毒原理　紫外线消毒是利用 253.7nm 的短波紫外线高能量、对细胞的强穿透能力而使细胞灭活，来达到杀菌的目的。不同种类的微生物对紫外线的敏感性不同，用紫外线消毒时必须使用照射剂量达到杀灭目标微生物所需的照射剂量。杀灭一般细菌繁殖体时，应使照射剂量达到 $10\,000\mu W.s/cm^2$；杀灭细菌芽孢时应达到 $100\,000\mu W.s/cm^2$；病毒对紫外线的抵抗力介于细菌繁殖体和芽孢之间；真菌孢子的抵抗力比细菌芽孢更强，有时需要照射到 $600\,000\mu W.s/cm^2$，但一般致病性真菌对紫外线的抵抗力比细菌芽孢弱。在消毒的目标微生物不详时，照射剂量不应低于 $100\,000\mu W.s/cm^2$。辐照剂量是所用紫外线灯在照射医用材料表面处的辐照强度和照射时间的乘积。因此，根据紫外线光源的辐照强度，可以计算出需要照射的时间。例如，用辐照强度为 $70\mu W/cm^2$ 的紫外线表面消毒器近距离照射医用材料表面，选择的辐照剂量是 $100\,000\mu W.s/cm^2$，则需照射的时间是：

$$100\,000\mu W.s/cm^2 \div 70\mu W/cm^2 = 1429s \div 60s \cong 24min。$$

2. 使用范围　紫外线消毒是非常经济有效的消毒方法，医院得到了广泛使用。它主要适用于室内空气、物体表面和水及其它液体的消毒。室内消毒一般使用便携式紫外线消毒器近距离移动照射，也可采取紫外灯悬吊式照射。对个体较小的医用耗材消毒可放紫外线消毒箱内照射。缺点是紫外线照射时间过长会产生大量臭氧，损害人体皮肤和眼睛，因此在有人情况下不能使用紫外线灯辐照消毒。

（二）臭氧消毒原理和使用范围

1. 消毒原理　臭氧消毒是利用臭氧的不稳定、易分解而产生的强氧化性改变细菌、病毒的结构而达到杀灭的目的。臭氧是一种广谱杀菌剂，可杀灭细菌繁殖体和芽孢、病毒、真菌等，并可破坏肉毒杆菌毒素。

2. 使用范围　在医院消毒方面，臭氧的用途主要有下列几种。

（1）水的消毒：医院污水和诊疗用水的消毒。

（2）医用耗材表面消毒：臭氧消毒的医用耗材是放置于密闭箱内消毒的。臭氧对医用耗材表面上污染的微生物有杀灭作用，但作用缓慢。一般要求 $60mg/m^3$ 且相对湿度 $\geq 70\%$，作用 60 ~ 120 分钟才能达到消毒效果。

（3）空气消毒：用于无人的情况下，室内空气的消毒。采用 $20mg/m^3$ 浓度的臭氧，作用时间约为 30 分钟，可对自然菌的杀灭率达到 90% 以上。消毒后应开窗通风 30 分钟以上，人员方可进入室内。

（三）化学消毒方法

化学消毒剂有戊二醛、邻苯二甲醛、过氧化物类、含氯消毒剂、醇类消毒剂、含碘类消毒剂、含碘类消毒剂、季铵盐类、酸性氧化电位水等化学消毒剂，对空气进行终末消毒。化学消毒剂由于方便和经济的优点在医院广泛应用，其缺点是长期使用会对消毒的物品造成一定的腐蚀。

1. 过氧乙酸或含氯消毒剂消毒

（1）消毒原理：通过复杂的化学反应解离具有高活性的羟基作用于细胞膜，其强氧化性破坏组成细菌的蛋白质，使之死亡。

（2）使用范围：适用于丙烯酸树脂制成的外科埋植物，包括隐形眼镜、不耐热的塑料制品、餐具、服装、饮水和空气等消毒和口腔含漱、外科伤口清洗。

（3）使用方法：常用消毒方法有浸泡、擦拭、喷洒等。

1）浸泡法：将待消毒的医用材料放入装有过氧乙酸的容器中，加盖。对一般污染医用耗材的消毒，用 0.05%（500mg/L）过氧乙酸溶液浸泡；对细菌芽孢污染医用材料的消毒用 1%（10000mg/L）过氧乙酸浸泡 5 分钟，灭菌时浸泡 30 分钟。然后，用无菌蒸馏水冲洗干净并擦干后使用。

2）擦拭法：对大件医用耗材或其他不能用浸泡法消毒的医用耗材用擦拭法消毒。消毒药物浓度和作用时间参见浸泡法。

3）喷洒法：对一般耗材表面污染的消毒用 0.2% ~ 0.4%（2000mg/L ~ 4000mg/L）过

氧乙酸喷洒时间为 30 ~ 60 分钟。

2. 含氯消毒剂消毒原理和使用范围

（1）消毒原理：次氯酸为很小的中性分子，它能通过扩散到带负电荷的菌体表面，并通过细胞壁穿透到菌体内部起氧化作用，破坏细菌的磷酸脱氢酶，使糖代谢失衡而致细菌死亡。

（2）使用范围：适用于物品、物体表面、分泌物、排泄物消毒；污染织物的浸泡消毒；细菌繁殖体污染物品的消毒；经血传播病原体污染物品的消毒；经血传播病原体、分枝杆菌和细菌芽孢污染物品的消毒。

（3）使用方法：常用的消毒方法有浸泡、擦拭、喷洒等方法。

1）浸泡法：将待消毒的医用耗材放入装有含氯消毒剂溶液的容器中，加盖。对细菌繁殖体污染的医用材料的消毒，用含有效氯 500mg/L 的消毒液浸泡 10 分钟以上；对经血传播病原体、分枝杆菌和细菌芽孢污染医用材料的消毒，用含有效氯 2000 ~ 5000mg/L 消毒液浸泡 30 分钟以上。

2）擦拭法：对大件医用材料或其他不能用浸泡法消毒的医用材料用擦拭法消毒。消毒所有药物浓度和作用时间参见浸泡法。

3）喷洒法：对一般污染的医用材料表面，用 1000mg/L 的消毒液均匀喷洒，作用 30 分钟以上；对经血传播病原体、结核杆菌等污染表面的消毒，用含有效氯 2000mg/L 的消毒液均匀喷洒，作用 60 分钟以上。因喷洒后有强烈的刺激性气味，人员应离开现场。

3. 过氧化氢消毒原理和使用范围

（1）消毒原理：过氧化氢消毒方法有单一型（单一的过氧化氢雾化）、复合型（过氧化氢＋紫外线＋等离子）三合一型，或等离子和过氧化氢二合一型。单一型是过氧化氢利用雾化或气化的方式产生过氧化氢气雾，过氧化氢微粒，微粒大小小于 0.05μm；这种微粒通过风机的高速气流可以快速扩散至整个需要消毒空间，从而保证消毒剂与微生物充分接触，由于过氧化氢具有很强的氧化性，能迅速地攻击细胞的组成部分，包括脂类蛋白质和 DNA 组织，从而实现对细菌的灭活。复合型过氧化氢消毒器消毒因子为过氧化氢＋紫外线＋等离子，其原理是利用超声雾化技术产生过氧化氢微粒，微粒大小小于 0.05μm；这种微粒通过风机的高速气流可以快速扩散至整个需要消毒空间，从而保证消毒剂与微生物充分接触，由于过氧化氢具有很强的氧化性，能迅速地攻击细胞的组成部分，包括脂类蛋白质和 DNA 组织，从而实现对细菌的灭活。等离子的产生是在强对流作用下，由初、中效过滤网将毛发、粉尘等大中颗粒尘埃滤除，过滤后的空气到达等离子电场区域，被强电场离子化而产生等离子体。通过等离子体富含的高能电子、自由基等活性粒子可以有效地杀灭空气中的微生物，降解空气中的有害物质，还能吸附微尘。最后将空气中的有害气体及异味降解，经多次循环处理，即可将密闭空间内的空气变成洁净清新的空气。

（2）使用范围：过氧化氢消毒器主要用于对无人环境下空气和物体表面的终末消毒。

（3）效果检测：过氧化氢消毒剂的检测主要有物理检测法、化学检测法和生物检测法。

物理检测法不能真实反映消毒过程和微生物的杀灭情况，需要通过结合化学检测法和生物检测法来综合反映消毒效果。

（四）非平衡态等离子喷射技术杀菌消毒

普通的等离子消毒机效率低，在医院门诊大厅、候诊处、输液室等地方，不密封、面积大、高度高，医护病患人员多的地方，无法达到消毒要求。研究发现等离子体射流具有极高的传播速度，一种新颖的杀菌消毒技术——大气压非平衡等离子体射流技术（N-APPJ：nonequilibrium atmospheric pressure plasma jet）开始实际应用。它能够在日常大气压环境中、气体温度接近于室温的环境中获得均匀而稳定的高密度等离子体射流。

1. 等离子杀灭病毒与细菌的原理　N-APPJ 非平衡等离子发生器采用合金材料的矩阵结构发生体及智能激励电源，可根据环境变化自动调节在放电区提供强度适中的均匀电场及均匀稳定的流体场，气体经过电场后产生数百亿带负电的电子与带正电的粒子（质子、α 粒子），产生库仑力运动进入空气；同时产生大量的自由基如 OH、O、NO 等物质，通过风力流体驱动，喷射进入空气可达 10 米的距离。通过电击、氧化细菌与病毒的包膜、蛋白质、核酸，达到杀灭消毒的效果。具有快速高效杀灭空气中的细菌病毒，达到阻断气溶胶传播，防止人员之间交叉感染。可以人机共存、实时消毒。

2. 使用范围　医院门诊大厅、输液室等人群密集、大面积场所以及 ICU、急诊室等人机共存的环境使用。

三、医疗器械清洗、消毒、灭菌相关法规与标准

国家对医疗器械的清洗、消毒、灭菌有相关法规与标准，具体如下：

（一）T/CNAS 09-2019 医疗器械清洗技术操作。

（二）WS310.1-2016 医院消毒供应中心第 1 部分：管理规范。

（三）WS310.2-2016 医院消毒供应中心第 2 部分：清洗消毒及灭菌技术操作规范。

（四）WS310.3-2016 医院消毒供应中心第 3 部分：清洗消毒及灭菌效果监测标准。

（五）WS 506-2016 口腔器械消毒灭菌技术操作规范。

（六）WS 507-2016 软式内镜清洗消毒技术规范。

（七）WS/T 367-2012 医疗机构消毒技术规范。

（八）GB 27949–2020 医疗器械消毒剂通用要求。

（九）WS/T 消毒专业名词术语。

（十）GB 15982–2012 医院消毒卫生标准。

（十一）消毒管理办法（中华人民共和国国家卫生和计划生育委员会令第 18 号 –2017）。

第九节　医疗废物处置与风险控制

一、医疗废物处置管理

（一）医疗废物管理法规

医用耗材使用过程中，会产生大量的医疗废物。医疗废物处置管理不当会造成很大的安全风险，包括患者交叉感染、医护人员专业暴露、引起传染性疾病的病播、流行和环境污染等。医疗废物处置管理是医用耗材安全风险控制的重要内容。国家的医用废弃物管理有很多法律、法规，包括《中华人民共和国传染病防治法》《医疗废物管理条例》（国务院令第 380 号）《医疗卫生机构医疗废物管理办法》（卫生部令第 36 号）《医疗废物分类目录》（卫医发【2003】287 号）《医疗废物专用包装物、容器标准和警示标识规定》《医疗机构污水排放标准》等。

（二）医疗废物定义与分类

1. 定义　医疗废物是指医疗卫生机构在医疗、预防、保健以及其他相关活动中产生的具有直接或者间接感染性、毒性以及其他危害性的废物。

2. 医疗废物的分类　根据《医疗废物分类目录》中有关废弃物分类包括感染性、病理性、损伤性、药物性和化学性医疗废弃物。我们要求对医疗废物实行分类管理。

（三）医疗废物管理职能要求

根据相关法律规定，医疗机构的法定代表人是医院医疗废物管理的第一责任人，对本单位医疗废物的卫生安全履行管理职责。医院医疗废物内部处置流程所涉及部门的负责人是医疗废弃物管理的部门责任人，对本部门医疗废物的安全处置履行管理职责。负责污水处理和医疗废物分类、收集、转运、暂时贮存及处置等工作的医务人员及专（兼）职工作人员履行医疗废物安全处置的职责。医院感染管理科为医疗废物和污水管理监控部门，承担污水和医疗废物处置管理的监控职责。后勤管理部负责感染性废物和病理性废物，污水处置；保卫部负责化学性废物、药学部负责药物性废物的管理，并指定专（兼）职人员承担处置管理的监控职责。

二、医疗废物的处置流程

医疗废物处置流程分为收集、运送、暂存、移交。

（一）医疗废物的分类收集

根据《医疗废物分类目录》中有关感染性、病理性、损伤性、药物性和化学性医疗废物的规定进行分类收集。

1. 医疗废物按《医疗废物专用包装物、容器的标准和警示标识的规定》，不同类别分别收集置放于专用标识的包装物或容器（包装袋、利器盒、周转箱）内。并在包装物、容器上注明医疗废物类别及重量、产生科室及时间等标识。

2. 各部门每次医疗活动产生的医疗废物由本岗位医务人员负责移送到本部门设置的医疗废物分类收集点，按医疗废物不同类别分别置放于专用包装袋或容器内。

3. 在医疗废物收集过程中，检查医疗废物分类收集是否符合规定要求，是否混放，专用包装袋或利器盒有无破损、渗漏或重复使用。

4. 分类收集的医疗废物达到专用包装袋或容器的3/4时，将专用包装袋或容器严密封口，系上中文标签，标签应当标明医疗废物产生部门、产生日期、类别、备注等。

5. 定期对医疗废物收集点和使用的设施进行消毒和清洗。

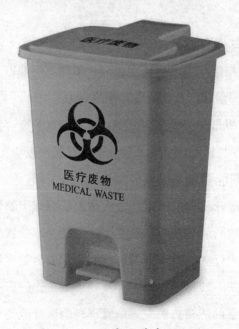

图 4-26　医疗用黄色垃圾桶

（二）医疗废物的运送

1. 各部门负责医疗废物分类收集的人员将已分类收集的医疗废物按规定要求交接给医院转运医疗废物的专职人员。

2. 各环节进行医疗废物交接，填写交接记录，记录内容包括产生部门、医疗废物类别及包装袋（盒）数量；医疗废物重量；交接时间、地点；交接时需说明的情况；交接记录填写后应由交接双方核对无误后，签字确认。交接记录应保存 3 年以上。

3. 由医疗废物转运车按医院规定的时间、线路，密闭转运医院医疗废物至暂存房。转运路线以人流物流最少，避免人流高峰，转运过程中不能随意丢弃遗撒医疗废物，更不能擅自运出本院。

4. 使用专用工具转运医疗废物（包括运送车和盛器），专用转运工具需防渗漏、防遗撒、易于装卸和清洁，外表面须印（喷）制医疗废物警示标识和文字说明。每天转运医疗废物工作结束后，在指定地点及时对转运工具进行清洗和消毒。

（三）医疗废物的暂存

1. 医疗废物暂存房设置

（1）医疗废物暂存房，按要求装桶存放，有防鼠、防盗等措施；在夏季暂存间温度保持在 20℃以下；存放间外设有 24 小时的监控。

（2）检验科采供血单元应设立专门的医疗废物暂存间。

（3）暂时贮存病理性废物的部门需配有低温冰柜。

（4）门诊部等不设床位的部门，设立有相对固定的医疗废物专用暂时贮存设备（柜、箱）。

2. 医疗废物暂时贮存工作要求

（1）不得在非暂时贮存场所堆放或存放医疗废物，严禁转让、买卖医疗废物。

（2）在 24 小时内将暂存的医疗废物移交到当地医疗废物处置中心，暂时贮存时间最长不得超过两天。贮存时间超过时限集中处置单位仍未前来收集的，医疗卫生机构应当及时向所在地环保部门报告。

（3）无关人员未经同意不得出入医疗废物暂时贮存场所，严禁在暂时贮存场所内进行与医疗废物管理、处置无关的活动。

（4）每次清运后应当对暂时贮存场所和设备、设施及时进行清洗和消毒，污水应当排入医疗卫生机构污水处理系统。

（四）医疗废物的移交

1. 无害化处置　每天根据产生的医疗废物的量，进行 1～2 次对医院医疗废物移交至医疗废物处置中心进行无害化处置。

2. 移交清单　医疗废物转移给集中处置单位时应当执行医疗废物转移交接制度，与医疗废物处置单位填写医疗废物处置移交三联单，并进行双方确认签字，三联单要求保存3年以上；

3. 统计上报　每月对不同类别的医疗废物进行统计，每年上报相关部门。

三、医疗废物处置中的风险控制

（一）不同类别医疗废物的处置

根据医疗废物的风险程度不同，处置的方式方法不同。根据《医疗废物专用包装物、容器标准和警示标示规定》采用分类分袋处理

1. 感染性废物管理

（1）感染性医疗废物：包括使用后的一次性医用耗材（如一次性输液器、注射器，采血）和被患者血液、体液、排泄物污染的一次性使用卫生用品，作为感染性废物管理；传染病患者或者疑似传染病患者产生的生活垃圾作为感染性废物管理。

（2）感染性废物处置方式：隔离的传染病患者或者疑似传染病患者产生的医疗废物应当使用双层包装物包装。含有病原体的培养基、标本和菌种、毒种保存液等高危险废物，应指定专人在产生地点经压力蒸汽灭菌或其他无害化处理后，再按感染性废物进行管理。

2. 病理性废物管理　病理性废物：手术及其他治疗过程中产生的废弃的人体组织器官及实体病理切片和病理腊屑等。收集的组织装入黄色的包装袋，双层包装，防止运送过程中泄漏，统一送到焚烧站，集中焚烧。

3. 损伤性废物管理　医疗废物中的损伤性废物如一次性输液器、注射器的针头、缝合针、手术刀、解剖刀、备皮刀、载玻片、玻璃试管等。损伤性废物收集后应放置在专用硬质器盒（利器盒）中，防止刺伤、划伤他人。

4. 药物性和化学性废物管理　化学性废物，废弃的具有毒性，腐蚀性，易燃易爆的化学物品、使用后的检验化学试剂。批量的废化学试剂、废消毒剂；批量的含有汞的体温计、血压计等医疗器具报废时，由需交专门机构处置。甲醛、二甲苯、酒、硝酸等腐蚀性易燃化学品废物集中收集送到有资质的部门处理，不能直接倒入下水道。

（二）医疗废物处置的安全防护措施

1. 从事医疗废物处置入员的职业防护。

（1）工作时应当穿戴工作衣、帽、靴、口罩、手套等防护用品，进行近距离操作或可能有液体溅出时应当佩戴护目眼镜。

（2）每次作业结束后应当及时按规定对污染防护用品和手进行清洗和消毒。

（3）防护用品有破损时应当及时予以更换。

（4）当卫生防护用品在操作中被感染性废物污染时，应当及时对污染处进行消毒处理。

（5）定期组织本单位从事医疗废物处置的有关人员进行健康检查，并建立健康档案。必要时对相关人员进行免疫接种。

2. 人员培训考核 从事医疗废物分类收集、运送、暂时贮存等工作的人员和管理人员及诊疗活动的医务人员进行相关医疗废物处置知识的培训和考核，内容包括：

（1）相关法律、法规、规章和规范性文件的规定，本单位医疗废物管理规章制度。

（2）医疗废物处置各环节的工作要求、处置方法、工作流程、质量指标、职业卫生防护、注意事项等。

（3）处置过程中预防被医疗废物刺伤、擦伤等伤害的措施及发生后的处理措施。

（4）发生医疗废物流失、泄漏、扩散和意外事故时的紧急处理措施和报告流程。

（三）意外事故的应急处理和报告

1. 事故处理 医疗废物处置过程中发生医疗废物流失、泄漏、扩散和意外事故时，应按照《医疗卫生机构医疗废物管理办法》（卫生部令第 36 号）第二十八条的规定进行处理，同时应在 48 小时内向所在区级卫生计生行政部门和环保部门报告。

导致 1 人以上死亡或者 3 人以上健康损害，需要对致病人员提供医疗救护和现场救援的重大事故时，应当在 24 小时内向所在区级卫生计生行政部门报告；导致 3 人以上死亡或者 10 人以上健康损害，需要对致病人员提供医疗救护和现场救援的重大事故时，应当在 2 小时内向所在区级卫生计生行政部门报告。

2. 事故报告 医疗废物处置事故报告内容包括

（1）发生的时间、地点及简要经过。

（2）流失、泄漏、扩散的医疗废物类型、数量，意外事故发生的可能原因。

（3）造成的危害和影响。

（4）已采取的应急处理措施和处理结果。

发生因医疗废物管理不当导致传染病传播或有证据证明传染病传播的事故有可能发生时，医院应当配合所在地卫生行政部门采取临时控制措施，暂停导致或可能导致传染病传播的作业。

四、医疗废物处置管理信息化

传统的医疗废物的收集、暂存、处置主要都是以手动操作为主，以纸质交接单为依据，存在单据保存不方便的问题。同时每月统计数据需要人工计算，比较麻烦且可能会产生误差，不利于管理人员及时掌握医疗废物收集处置信息。若操作不规范也难以追溯责任人，一旦发生医疗废物流失更难以追溯源头。目前，已经有很多医院开始医疗废物的信息化管理。它可以帮助提高医疗废物的监控管理水平，有效控制医疗废物和事故造成的对人员和环境的危害风险。

医院医疗废物内部管理信息采集系统是采用 RFID、一二维条码、无线数据自动连接传输等物联网技术手段，包括医疗废物收集使用的智能称重管控车、箱等硬件设备及其嵌入式软件；设备采集终端通过 4G、2.4G 通信、无线通信协议、蓝牙模块、扫码模块等多种通信方式上传至平台云端及智能手持设备。对医疗废物的产生、处置进行全程监控管理，实现了医疗废物处置业务及操作的规范化、自动化和标准化。具体见第十章第四节。

第十节　医用耗材管理制度、流程及操作规程范本

管理制度、流程（范本）

（一）医疗器械临床使用管理委员会工作制度（范本）

XX 医院医疗器械临床使用管理委员会工作制度

1. 目的　加强医疗器械临床使用管理工作，降低医疗器械临床使用风险，提高医疗质量，保障医患双方合法权益，同时协调医务部门、护理部、医院感染及医学工程部门建立健全本院医疗器械临床使用监督机制，根据《医疗器械临床使用管理办法》成立医院医疗器械安全使用管理委员会，落实具体职能。

2. 范围　全院

3. 权责

3.1　医疗器械临床使用管理委员会制订并监管相关医疗器械临床使用安全管理制度的实施。

3.2　临床使用科室遵照制度贯彻执行。

4. 定义　医疗器械临床使用管理委员会由本院负责医疗管理、质量控制、医院感染管理、医学工程、信息等工作的相关职能部门负责人以及相关临床、医技等科室负责人组成，负责指导和监督本机构医疗器械临床使用行为。具体工作由分管副院长负责。

5. 管理职能

5.1　依法拟订医疗器械临床使用工作制度并组织实施。

5.2　组织开展医疗器械临床使用安全管理、技术评估与论证。

5.3　监测、评价医疗器械临床使用情况，对临床科室在用医疗器械的使用效能进行分析、评估和反馈；监督、指导高风险医疗器械的临床使用与安全管理；提出干预和改进医疗器械临床使用措施，指导临床合理使用。

5.4　监测识别医疗器械临床使用安全风险，分析、评估使用安全事件，并提供咨询与指导。

5.5　组织开展医疗器械管理法律、法规、规章和合理使用相关制度、规范的业务知识培训，宣传医疗器械临床使用安全知识。

6. 注意事项　无。

7. 相关文件　《医疗器械临床使用管理办法》。

8. 使用表单　无。

9. 使用单位　本院各院区均适用。

获经批准：_____　　　日期：_____

（二）库房管理制度（范本）

1. 器械库房管理制度（范本）

XX 医院器械库房管理制度

1. 目的　为了规范医疗器械库房管理，特制订本制度。

2. 范围　医学工程部门。

3. 权责

3.1　医学工程部门医疗器械库房管理人员管理库房日常各项事务。

3.2　医学工程部门主任负责审核及监督医疗器械库房各项事务。

4. 定义　无

5. 作业内容

5.1　医疗器械库房组成：医学工程部门医疗器械库房由耗材采购员、耗材招标管理员、出入库管理员、库房保管员及专职财务组成。

5.2　医疗器械库房主要功能与职责

5.2.1　负责全院医疗、教学、科研所需的卫生材料、试剂、一般器械等的供应工作，及时、高效，并实行送货上门，以便让医务人员腾出更多的时间服务于患者。

5.2.2 库房设立设备账、材料账和领用消耗账，做到验收入账、细心保管、定期盘点、账物相符。

5.2.3 财务会计负责全院固定资产，低值易耗医用材料和卫生材料的总账和明细分类账工作，财务会计有电脑账一套，每月清查帐、物、仓库的入、出、存情况，报表呈现送科室负责人。

5.2.4 医疗器械库房严格执行请购、领用、报损、报废制度。

5.2.5 及时做好采购日常申请计划，月度的报表与年度报表，汇总报医院。

5.2.6 医疗器械库房仓库物品一般不得外借，如有特殊情况急需借用者，需批准后方可发放，借期到后验收质量合格后收回，否则由借方负责。

5.2.7 库内禁止吸烟，做好防火、防爆、防霉、防积压工作。

5.3 保持库房整洁、卫生、消防安全

5.3.1 库房需经常打扫卫生，做好防鼠、防虫、防火、防水、防爆等工作。

5.3.2 库房物品按照物品名称分类摆放，排放整齐有序。

5.3.3 经常检查库房门窗有无损坏。

5.3.4 配备足够的灭火器材，安放于醒目位置，不得占用和堵塞消防疏散通道。

5.3.5 严禁吸烟，不得使用明火，下班时检查电灯，电气设备是否关闭，门窗是否落锁。

每天做好温湿度登记，温度保持在 0 ~ 30℃；湿度保持在 45% ~ 75%。

6. 注意事项　无。

7. 相关文件　《医疗器械监督管理条例》《浙江省医疗机构药品和医疗器械使用监督管理办法》《医疗器械临床使用安全管理规范》。

8. 使用表单　无。

9. 使用单位　医学工程部门。

获经批准：_____　　　　　　日期：_____

2. 医用耗材验收流程（范本）

（1）医用耗材验收管理制度（范本）

XX 医院医用耗材验收管理制度

1. 目的　为了规范医院医用耗材验收工作，特制订此制度。

2. 范围　医学工程部门。

3. 权责

3.1　医学工程部门库管人员按照计划采购单对供应商配送物资进行实物验收。

3.2　医学工程部门主任审核相关事务，监督制度执行。

4. 定义　无。

5. 作业内容

5.1　验收流程（图 4-27）：

5.1.1　库管人员接收供应商配送物资。

5.1.2　对照计划采购单，核对到货物资是否为计划采购内容。

5.1.3　进行物资清点。

5.1.4　在验收单（供应商出库单）签字确认。

5.2　验收项目

5.2.1　产品的名称、规格型号、数量等基本信息是否与进货票据一致。

5.2.2　产品外观是否符合有关标准的要求，是否完好。

5.2.3　标识是否清楚、完整。

5.2.4　进口医疗器械应有中文标签、中文说明书。

5.2.5　一次性使用无菌医疗器械需提供检验报告。

5.2.6　相关法规或购货合同规定的其他要求。

5.2.7　验收产品供应链情况：产品运输时间、运输过程中产品的储存等情况。

5.3　验收记录包括　产品名称、注册证号、供货单位、型号规格、产品数量、产品单价、生产批号或出厂编号、灭菌批号或日期、产品有效期等。使用唯一标识码 UDI 的耗材，通过扫码录入上述产品信息。验收人员签字。

5.4　文书归档管理

5.4.1　医学工程部门库管人员保存相关验收记录。

5.4.2　检验记录至少保存两年，植入性医疗器械应永久保存。

6. 注意事项　验收不合格的，需联系供应商进行调换、退货或提出索赔。

7. 相关文件　《医疗器械监督管理条例》《医疗机构医用耗材使用管理办法（试行）》《医疗器械临床使用管理办法》。

8. 使用表单　医用耗材验收记录表。

9. 使用单位　医学工程部门。

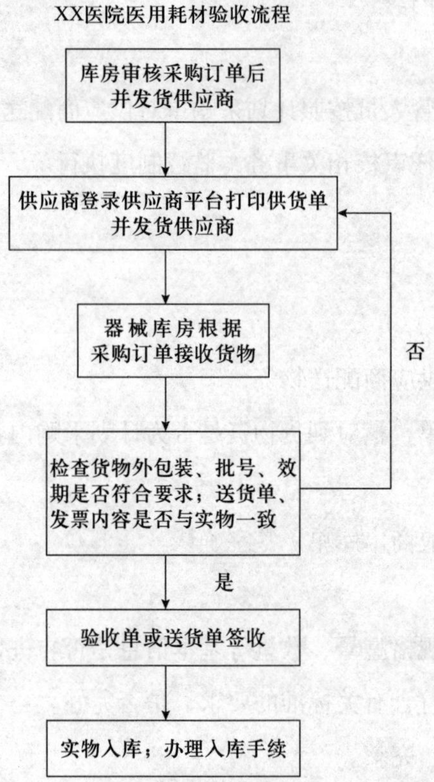

XX医院医用耗材验收流程

图 4-27　医用耗材验收工作流程图

（2）体外诊断试剂采购验收制度流程（范本）

XX 医院体外诊断试剂采购验收制度

1. 目的　根据国家卫生计生委员会和国家食品药品监督管理局的相关法律、法规及医院医用耗材采购管理制度规定，为加强医院体外诊断试剂管理，特制订本制度。

2. 范围　全院。

3. 权责

3.1　医院医疗器械审批招标小组负责全院体外诊断试剂的招标工作。

3.2　医学工程部门执行试剂招标结果。

3.3　医学工程部门进行试剂的采购、验收、出入库管理。

3.4　试剂使用部门进行网上计划订货，对医学工程部门配送试剂进行二次验收。

3.5　试剂使用部门管理本部门试剂存放及使用。

4. 定义

4.1　本制度所称体外诊断试剂：是指按医疗器械管理的体外诊断试剂，即械字号注册的体外诊断试剂，不包括药字号注册的体外诊断试剂。

5. 作业内容

5.1　医院体外诊断试剂由医院医学工程部门统一管理，医学工程部门负责全院体外诊断试剂的计划采购，验收具体按照《体外诊断试剂采购验收流程》（图 4-28）执行，任何部门、个人不得自行采购。

5.2　对采购进院的试剂，由医学工程部门负责把关，审查其供应商资质材料。供应商资质材料由医学工程部门统一管理。

5.3　新试剂按照《新医用耗材引进审批制度》进行执行。

5.4　试剂使用部门在使用中发现试剂质量不好，或有其他问题需停用、更换的，应有书面评估报告，并向医学工程部门说明情况，经医院医疗器械审批招标小组讨论同意后，由医学工程部门重新组织招标或询价，报院领导同意后方可执行。

5.5　试剂使用部门须指定专门人员进行试剂领用，试剂领用要有计划，一般 1～2 周进行一次医院网上申领，医学工程部门应及时对使用部门申领单进行汇总采购。任何试剂使用部门不得直接向供应商订货。

5.6　试剂使用部门应按照相关要求妥善保管试剂，需冷藏的试剂需放入冰箱或冷库保存。试剂使用前应检查试剂效期，保证试剂在有效期内使用。

5.7　各试剂使用部门和相关职能部门根据规定执行，督促供应商遵守医院规定，并对供应商信誉进行评价，对于违反医院规定二次以上的供应商立即停止采购。

6. 注意事项　无。

7. 相关文件

7.1　《医疗器械监督管理条例》。

7.2　《××省医疗机构药品和医疗器械使用监督管理办法》。

7.3　《医疗器械临床使用安全管理规范》。

7.4　《体外诊断试剂采购验收流程》。

7.5　《新医用耗材引进审批制度》。

8. 使用表单　无

9. 使用单位　使用械字号注册的体外诊断试剂部门。

获经批准：＿＿＿＿＿＿＿＿＿　　日期：＿＿＿＿＿＿＿＿＿

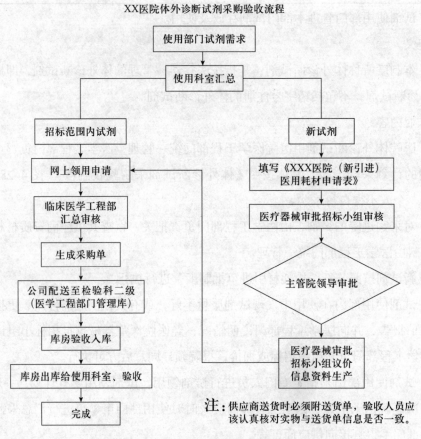

图 4-28　体外诊断试剂采购验收流程

3. 医用耗材入库流程（范本）

XX 医院医用耗材入库流程工作制度

1. 目的　为了规范医用耗材入库流程，特制订此流程。

2. 范围　医学工程部门。

3. 权责

3.1　医学工程部门库房管理人员按照要求进行实物入库。

3.2　医学工程部门库房账务登记人员进行账务入库登记。

3.3　医学工程部门主任审核相关事务，监督制度执行。

4. 定义　无。

5. 作业内容

5.1　供应商运送物质到库房，库管人员进行物资验收（参照《医用耗材验收流程》）。

5.2　库房账务登记人员按照验收单（供应商出库单）在电脑上进行账务入库登记，打印入库单，如发票未随货，下次供应商补交发票时需进行发票补登。

5.3 实物入库

5.4 医学工程部门专职财务人员按照入库单进行审核记账。

5.5 文书归档管理

5.5.1 库房账务登记人员保存验收单（供应商出库单）。

5.5.2 医学工程部门专职财务人员保存入库单及发票。

6. 注意事项

6.1 实物入库时应重新核对验收单。

6.2 账务登记入库时应核对验收单与发票是否一致。

7. 相关文件 《医疗器械监督管理条例》《××省医疗机构药品和医疗器械使用监督管理办法》《医疗器械临床使用安全管理规范》。

8. 使用表单 无。

9. 使用单位 医学工程部门。

获经批准：_____ 日期：_____

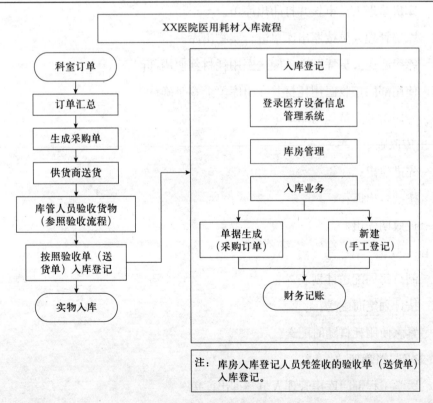

图 4-29 库房医用耗材入库流程

4. 医用耗材出库流程（范本）

XX 医院医用耗材出库流程工作制度

1. 目的　为了规范医用耗材入库流程，特制订此流程。

2. 范围　医学工程部门。

3. 权责

3.1　医学工程部门库房管理人员按照要求进行实物出库。

3.2　医学工程部门库房账务登记人员进行账务出库登记。

3.3　医学工程部门库房配送人员进行物质配送。

3.4　医学工程部门主任审核相关事务，监督制度执行。

4. 定义　无。

5. 作业内容

5.1　出库流程（附流程图）

5.1.1　使用部门通过网络填写医用耗材领用单。

5.1.2　库房管理人员审核医用耗材领用单，查看库存情况。

5.1.3　库房管理人员审核并打印出库单。

5.1.4　库房管理人员按照出库单进行实物出库。

5.1.5　库房配送人员凭配送单配送医用耗材到使用部门。

5.1.6　使用部门接收医用耗材并在出库单上签字确认。

5.1.7　专职财务人员凭出库单记账。

5.2　出库原则

5.2.1　先进先出；

5.2.2　按批号出库；

5.2.3　近效期先出。

5.3　配送规则

5.3.1　制订每周配送计划表；

5.3.2　按计划定时配送；

5.3.3　紧急使用耗材随时配送。

5.4　文书归档管理

5.4.1　医学工程部门库房管理人员整理出库单。

5.4.2　医学工程部门专职财务人员保存出库单。

6. 注意事项

6.1　库房出库时应仔细核对出库单据，注意核对发放实物与出库单据保持一致。

7. 相关文件　《医疗器械监督管理条例》《××省医疗机构药品和医疗器械使用监督管理办法》《医疗器械临床使用安全管理规范》。

8. 使用表单　无。

9. 使用单位　医学工程部门。

获经批准：_____　日期：_____

（三）医用耗材使用管理制度与流程

1. 植入与介入类医疗器械管理制度（范本）

XX 医院植入与介入类医疗器械管理制度

1. 目的　为规范植入与介入类器械的采购、验收和临床使用，保证患者安全和材料可追溯性，特制订本制度。

2. 范围　适用于全院植入与介入类器械的采购、验收和临床使用。

3. 权责

3.1　分管院领导：负责植入与介入类医疗器械采购申请的审批，采购招标或谈判的把控和相关工作的协调。

3.2　医学工程部门：负责植入与介入类医疗器械采购申请的收集、资料的预审，采购招标或谈判的组织，采购的实施，入库的验收，出库的发放，账目的登记，仓库的管理，以及不良事件的上报。

3.3　使用科室：负责新增植入与介入类医疗器械采购申请的提出，参与采购招标或谈判，按临床需要提出领用申请，按规范要求使用和登记植入与介入类医疗器械，负责将所发现的相关不良事件向科主任和医学工程部门报告。

4. 定义

4.1　植入性医疗器械：借助手术全部或者部分进入人体内或腔道（口）中，或者用于替代人体上皮表面或眼表面，并且在手术过程结束后留在人体内 30 日（含）以上或者被人体吸收的医疗器械。

4.2　介入医疗器械：通过外科手段插入人体或自然腔口中，进行短时间的治疗或检查，治疗或检查完毕即取出的器械或工具。

5. 作业内容

5.1 医学工程部门统一进行全院植入与介入类医疗器械的采购，临床使用部门做好植入与介入类医疗器械的使用登记。

5.2 要从符合相关规定的供应商处采购植入与介入类医疗器械，保证植入与介入类医疗器械供应商的资质符合相关的规定。

5.3 植入与介入类医疗器械招标或确标方式

5.3.1 对新增的植入与介入类医疗器械按照医用耗材管理制度进行申请、预审和审批。

5.3.2 国家和浙江省统一招标采购的植入与介入类医疗器械，参照国家和浙江省招标目录执行确标流程。

5.3.3 统一招标目录之外的植入与介入类医疗器械按《××医院采购管理制度》进行院内谈判采购，在院采购领导小组领导下由医学工程部门组织实施。耗材库房根据植入与介入类医疗器械的日常用量及时进行订货，以保障临床的使用。

5.4 植入与介入类医疗器械验收

5.4.1 耗材库房负责植入与介入类医疗器械的到货验收，验收记录包括：购进产品的企名称、产品名称、型号规格、产品数量、生产批号、灭菌批号、产品有效期等信息。

5.4.2 验收过程中，发现单据不全应及时与供应商联系，补全手续后方可入账。如在验收过程中发现质量问题，则立即退货。

5.4.3 耗材库房要做好植入与介入类医疗器械入库和出库管理工作，严禁入库、出库过期的和无效的植入与介入类医疗器械。

5.5 植入与介入类医疗器械临床使用

5.5.1 临床使用植入与介入类医疗器械前必须仔细核对供货商送货单、实物与手术用产品是否一致，灭菌期是否有效。植入式医疗器械使用结束应填写《植入式医疗器械使用验收单》。

5.5.2 对紧急使用或必须在手术现场选择型号、规格的植入与介入类医疗器械，可以由经确认资格的厂家直接提供和使用。

5.5.3 有些贵重或技术难度较高的植入与介入类医疗器械，需请厂家派专业人员进行现场技术指导的，必须核准其从事临床工作的资格。

5.6 植入与介入类医疗器械不良事件报告

5.6.1 使用植入与介入类医疗器械发生可疑不良事件时，要保留发生不良事件的植入与介入类医疗器械，按规定逐级上报，参见医疗器械不良事件监测和报告规范。

5.6.2 对需要召回的植入与介入类医疗器械，要配合有关部门做好登记、保管和召回。

5.6.3 发现有不合格的植入与介入类医疗器械，应立即封存，并及时向科主任汇报。必要时报告所在地的食药监局，由他们进行处理。

6. 注意事项 临床科室应定期检查科室内存放或在二级库中的植入与介入类医疗器械的有效期，在过期前 3 个月如预计有效期内可能不使用，应联系医学工程部门及时更换，以免浪费。

7. 相关文件

7.1 国务院《医疗器械监督管理条例》（国务院令第 680 号）。

7.2 卫生部《高值医用耗材集中采购工作规范（试行）》（卫规财发〔2012〕86 号）。

7.3 国家食品药品监督管理总局《医疗器械使用质量监督管理办法》（局令第 18 号）。

7.4 ××省政府《××省医疗机构药品和医疗器械使用监督管理办法》（省政府令第 238 号）。

7.5 ××医院《采购管理制度》

8. 使用表单 无。

9. 使用单位 全院。

获经批准：_____ 日期：_____

2. 一次性无菌医用耗材管理制度（范本）

XX 医院一次性无菌医用耗材管理制度

1. 目的 为了加强对一次性无菌医用耗材的管理，特制订本制度。

2. 范围 全院。

3. 权责

3.1 临床使用部门使用前必须检查一次性无菌医用材料是否在灭菌期内，包装是否破损等。

3.2 医学工程部门库房管理人员审核供应商资质并进行计划订购。

3.3 医学工程部门库房管理人员负责一次性无菌医用耗材的进货验收，出入库管理工作。

3.4 临床使用部门严格按照本制度操作。

4. 定义 一次性无菌医用耗材，是指无菌、无致热原、经检验合格，在有效期内一次性直接使用的医疗器械。如无菌注射器、无菌注射针、无菌输液器、无菌输血器和无菌输液袋等。

5. 作业内容

5.1 一次性无菌医用耗材招标采购

5.1.1 定期组织一次性无菌医用耗材的招标工作，选择质量、性价比高的产品，并对招标过程进行记录，对招标资料进行保存。

5.1.2 从生产或经营企业采购一次性无菌医用耗材，应验明生产或经营企业的必要证件（生产许可证、产品注册证、经营许可证）、生产商（直接或间接）合法销售授权书、企业法人给具体业务人员的授权书、销售人员的合法身份证明；必要的证件须加盖生产或经营企业的公章并存档。

5.1.3 采购人员应根据一次性无菌医用耗材的日常用量及时进行订货，以保障临床的使用。

5.1.4 做好一次性无菌医用耗材采购、验收记录。采购验收记录至少应包括：购进产品的企业名称、产品名称、型号规格、产品数量、生产批号、灭菌批号、产品有效期等。按照记录应能追查到每批医用耗材的进货来源及领用部门。

5.2 一次性无菌医用耗材的存储

5.2.1 一次无菌性医用耗材严格分区管理，灭菌耗材与非灭菌耗材分开存放，各物资存储位置有明确的标识。

5.2.2 一次性无菌医用耗材产品名称、规格型号、效期等符合医院管理要求，确认无误后方可入库，并按指定存储位置摆放相同物资不同批次应有分隔，近效期的放前面。

5.2.3 一次性无菌医用耗材应注意存储条件、有效期管理。根据日常用量计算合理库存、发放时遵循先进先出的原则、对超过有效期的产品必须进行换货或报废，不得进入临床使用环节。

5.2.4 一次性无菌医用耗材必须存放在阴凉、通风、干燥的仓库内，物资存放货架需要离地面 ≥ 10cm，离墙 ≥ 5cm，离天花板 ≥ 50cm，物资放置要符合医院消防要求并要做好防尘工作。

5.3 一次性无菌医用耗材的使用及销毁

5.3.1 使用部门在一次性无菌医用耗材临床使用前若发现小包装已破损、标识不清的一次性无菌医用耗材，应立即停止使用、封存，并及时与医学工程部门库房联系。

5.3.2　不合格的一次性无菌医用耗材，医学工程部门库房应及时处理，退回供货商更换。存在缺陷需要召回的参照《××医院医疗器械缺陷召回制度》。

5.3.3　临床科室定期检查医疗用品是否过期，严禁使用过期物品。在过期前3个月如预计有效期内可能不使用，应联系医学工程部门及时更换等处理，以免浪费。

5.3.4　使用过的无菌医用耗材必须按医院规定处理，零部件不再具有使用功能的应经过消毒无害化处理，并做好记录。

5.4　使用一次性无菌医用耗材发生不良事件或近似错误，登录院内网不良事件与近似错误无责呈报系统，填报事件信息，参见《××医院医疗器械不良事件监测和报告制度》。

6. 注意事项　无。

7. 相关文件

7.1　《医疗器械监督管理条例》。

7.2　《一次性使用无菌医疗器械监督管理办法》。

7.3　《××省医疗机构药品和医疗器械使用监督管理办法（省政府令第238号）》。

7.4　《医疗器械临床使用安全管理规范》。

7.5　《××医院医疗器械缺陷召回制度》。

7.6　《××医院医疗器械不良事件监测和报告制度》。

8. 使用表单　无。

9. 使用单位　各院区均适用。

获经批准：_____　　　日期：_____

（四）操作规程范本（以经外周插管的中心静脉导管（PICC）护理技术为例）

XX医院经外周插管的中心静脉导管（PICC）护理技术标准作业程序

1. 目的　保持导管密闭、通畅，固定牢固，预防导管相关性感染，保证输液安全。

2. 范围　经外周插管的中心静脉导管（PICC）带管患者。

3. 权责

3.1　全体护理人员：严格执行该项标准作业程序。

3.2　临床相关科室护士长：对该项标准作业程序进行管理，同时做好科室员工培训工作，并检查督促该项标准作业程序落实和持续改进。

3.3　护理部：负责对该项标准作业程序进行解释、培训、检查和完善。

4. 定义　无。

5. 作业内容

5.1　护理前的准备

5.1.1　查看护理文书记录，了解导管置管日期，维护及使用情况。

5.1.2　素质要求（仪表、态度）。

5.1.3　规范洗手，戴口罩、戴帽子。

用物准备及质量检查：治疗车、手消毒剂、治疗盘、无菌治疗巾、一次性治疗碗放镊子、聚维酮碘棉球 5 个、乙醇棉球 3 个（或氯己定溶液）、肝素帽、乙醇棉片或氯己定棉片、10cm×12cm 透明敷贴、头皮针、20ml 以上注射器 1～2 付、生理盐水、稀释肝素液（非必需）、胶布、尺、利器盒、污物盒。铺无菌盘，抽取生理盐水，连接头皮针、连接肝素帽放在无菌盘内。10IU/ml 稀释肝素液 2ml（非必需）。

5.2　携用物至患者床边，核对身份（两种方法），解释操作目的，询问过敏史（乙醇、碘酒、肝素）。取舒适体位，评估患者配合度，必要时给予约束，测臂围（肘上10cm）。

5.3　置管手臂下铺无菌治疗巾或透明敷料外包装纸

5.3.1　揭除敷料：一手固定导管，一手从下至上方向平行皮肤揭除敷贴，避免将导管带出体外。

5.3.2　观察局部有无红、肿、皮肤情况，穿刺点有无渗血渗液，导管外露部分完整性，导管植入深度、外露长度并进行核对。

5.3.3　手消毒。

5.3.4　消毒：以穿刺点为中心环形消毒，范围大于敷贴面积，聚维酮碘消毒方法：顺时针、逆时针交替进行，先用医用乙醇清洁去脂三遍，避免接触导管，同方法用聚维酮碘消毒三遍，聚维酮碘消毒导管 2 遍，导管消毒从穿刺点至导管翼，自然待干。氯己定消毒方法：以穿刺点为中心由内向外时用力来回摩擦。

5.3.5　简单固定导管，避免滑脱。

5.4　冲封管

5.4.1　卸下原有肝素帽，医用乙醇消毒棉片或氯己定棉片消毒横截面及外围，方法：包裹导管接头，稍用力左右旋转，至少 10 秒以上。

5.4.2　预冲肝素帽，排尽空气。

连接肝素帽，拧紧，抽回血，延长管中见回血后脉冲冲管（脉冲方式冲管：以短暂停顿的脉冲式冲管技术，每次输注 1ml 液体，连续 10 次以上），并正压封管（普通肝素帽：冲管液剩余 1～2ml 时将针尖往外拔至肝素帽中，针尖斜面可见，边推注边拔针头；需用肝素封管时，脉冲冲管结束，肝素钠溶液 2ml 冲管、正压封管；无针连接封管时（正压接头），正压封管后输液装置与无针连接分离，再夹闭静脉导管装置导管夹，无针连接（平衡压或负压接头）正压封管后夹闭导管夹再分离输液装置。三向瓣膜导管不能使用负压无针接头。清洁导管连接管残胶。

5.5 固定

5.5.1 穿刺点在肘下，导管呈 C 字形向下；穿刺点在肘上，导管呈 U 字形向上，敷贴以穿刺点为中心，覆盖导管翼无张力粘贴，粘贴至导管翼部分。先将导管部分塑性，再用指腹轻轻按压整片透明敷贴，使透明敷料与皮肤、接头充分粘合。如局部有渗血、渗液，透明敷贴内使用纱布敷料。

5.5.2 胶布外固定，二步法。蝶形交叉固定导管；横向加强固定，胶布一半粘贴敷贴，一半粘贴皮肤。如有需要可用宽胶布加强固定。

5.5.3 导管尾端固定，避免滑脱。

5.5.4 制作标识：标识上注明更换时间、外露长度，签名。

5.5.5 评估患者置管侧手臂活动是否舒适。

5.5.6 宣教：自我维护的方法（每日早晚观察导管在位情况、避免提 5 千克以上的重物、避免潮湿、沐浴方法、置管侧手臂的活动，至少每 7 天维护导管一次），出现异常情况处理方法。

5.6 整理用物、床单位。

5.7 洗手。做医疗文书记录，包括内置、外露、臂围及穿刺处情况。外露刻度等。

6. 注意事项

6.1 严格执行查对制度和无菌操作原则。

6.2 维护过程中避免导管滑脱，非耐高压导管严禁使用 10ml 注射器。

6.3 治疗间隙期至少 7 天冲洗导管，同时更换敷料和肝素帽。

6.4 穿刺点周围皮肤异常、穿刺点感染、固定膜脱起、污染、破损需要及时更换敷贴，穿刺后 24 小时必须更换敷贴。出汗多的患者可增加维护频次。

6.5 输液结束、输血或血液制品、输 TPN 后及抽回血后需立即冲管，连续输液患者，每 12 小时进行冲管。

6.6 肝素帽损坏、肝素帽内有回血及不管什么原因取下肝素帽时，应更换肝素帽。

6.7 脉冲冲管，正压封管，冲管遇到阻力，忌强行推注。

6.8 导管固定方法因人而异，避免患者肢体活动时导致导管折叠、损坏。

6.9 测上臂周长位置：肘或鹰嘴上 10 厘米。

7. 相关文件

7.1 中华人民共和国卫生行业标准 WS/T 33-2013《静脉治疗护理技术操作规范》。

7.2 《静脉治疗护理学》第 3 版。

7.3 《静脉疗法标准》美国 2016 版。

8. 使用表单　无。

9. 使用单位　临床各护理单元。

获经批准：_____　　　　日期：_____

（谢松城　楼晓敏　王　溪　王佳丽　包松樱　吴　韬　娄海芳　陈　芳）

第五章

医用耗材不良事件、使用安全事件案例分析

随着医疗技术的提升，医用耗材的使用量不断增加，医用耗材相关的安全、不良事件案例也随之增加。虽然国家有完善的医疗器械不良事件监测和报告制度，并定期发布医疗器械不良事件年度报告和信息通报，但具体的不良事件案例分析很少提及。本章收集了一些国内外发生的真实医用耗材不良事件及使用安全事件案例并进行了分析，旨在为医用耗材临床安全使用管理提供借鉴和指导，以规避、降低类似的医用耗材不良事件、使用安全事件带来的风险。本章分四部分进行介绍：第一部分为医用耗材产品质量相关的不良事件案例分析，主要是由于产品质量和使用说明书等引起的不良事件案例；第二部分为临床使用相关的安全事件案例分析，主要是由使用行为引起的案例分析；第三部分为与环境相关的安全、不良事件案例分析，主要是由存储环境等引起的相关案例分析；第四部分为综合因素引起的患者伤害事件案例分析，主要是无法判定或同时存在由产品质量、使用说明书和使用行为等引起的案例分析。

第一节　与医用耗材产品质量相关的不良事件案例分析

医用耗材产品质量相关的不良事件与产品使用材料、生产工艺、质量管理有关，还与产品设计有关，下面是一组不同不良事件案例，有助于生产企业的医用耗材产品风险再评价，有效降低产品质量相关的使用安全风险。

一、一次性注射、输液用耗材不良事件案例分析

一次性注射器、输液器是医院使用面广、量大的低值医用耗材。历年来国家医疗

器械不良事件监测年度报告数据显示，一次性注射、输液用耗材产品不良事件报告数量一直排名前三位，2020年，国家医疗器械不良事件监测信息系统收到的医疗器械不良事件报告涉及输注、护理、防护类医用耗材的占报告总数的42.26%，名列第一。这类不良事件发生概率很高，但大部分不良事件能在使用前护理人员发现，没有造成患者伤害事件。但也有患者或陪护人员发现，造成医疗纠纷，甚至媒体介入，给医院造成不良影响。

一次性注射器、输液器不良事件表现有注射器破损、针柄断裂、针头有油渍、针头阻塞、针尖钝、漏液、活塞不灵、内有杂质和污物、外包装未密封或有破损等问题。表5-1是某医院2019年1季度上报的一次性注射器、输液器不良事件汇总表。图5-1到图5-6是不良事件问题产品的照片。

表 5-1　一次性注射器、输液器不良事件汇总

耗材名称	批号	事件表现	发现时间
动脉采血器	8122950	内部有异物：细丝	使用前发现
输液用三通	8100685	接头松动	使用前发现
一次性无菌输液接头	OFA-180801	白色的芯不回弹	使用前发现
一次性使用无菌注射器（带针）	181211，180428-5	内部有异物	使用前发现
一次性使用静脉输液针	20181023	接头处断裂，造成大量回血	使用后发现
一次性使用输液器（带针）	181031	调节夹没有滚轮	使用前发现
一次性使用输液器（带针）	181211	内部有异物	陪护发现
一次性使用肠内营养输注器	1112211189	头端漏	使用后发现
一次性使用输液器（带针）	181031	内部异物	患者发现
一次性使用输液器（带针）	181031	输液器脱离	使用前发现
一次性使用无菌注射器（带针）	181019	头端断裂	使用前发现
一次性使用输液器	19011007	头端破裂	使用前发现
一次性使用输液器（带针）	181031	内部有黑点	使用前发现
一次性使用静脉输液针	20181217	接头处脱开	使用前发现
一次性使用输液器（带针）	181031	调节夹坏了	使用前发现
一次性使用无菌注射器（带针）	181019	针尖歪斜	使用前发现

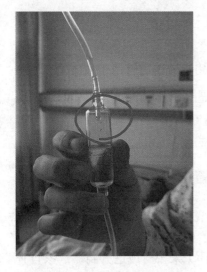

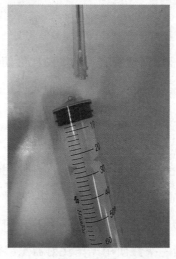

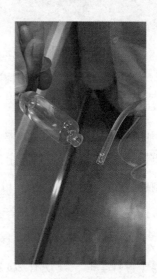

图 5-1 输液器内部异物　　图 5-2 注射器头端断裂　图 5-3 输液器接头处脱开

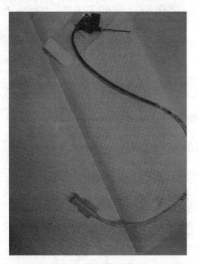

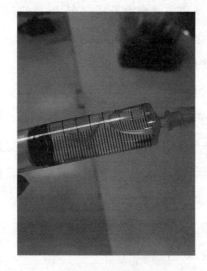

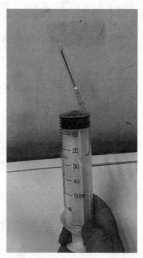

图 5-4 接头处断裂，造成回血　　图 5-5 注射器内部异物　　图 5-6 针尖歪斜

通过不良事件原因分析，发现一次性注射器、输液器不良事件以产品生产工艺问题和质量管控问题最为普遍。

1. 生产工艺问题的案例

【案例1】某三甲医院连续发现几起一次性使用无菌注射器内部有杂质、污物等。经厂家调查后，发现是塑料件在注塑时偶尔产生的焦斑引起的。因目前的注塑焦斑极难杜绝。且产品检验依靠人工挑选，存在漏检风险。

【案例2】某市级医院使用一次性使用输液器（带针），使用前护士发现输液管路已经脱开，（图 5-3）。分析可能与生产工艺相关，生产工艺过程中缺乏控制粘接剂的环节，不能确保粘接的有效性。目前采用手工黏接工艺，质量很难控制，大批量生产人工检验很难保证质量。

2. 质量管控问题案例

【案例 3】一次性使用输液器连通管有污物。一次性使用输液连通管用于临床输、注药液时延长输液距离或输液泵压力输液。某医院医护人员在进行静脉输液准备工作时，发现一次性使用输液连通管封闭包装中有一根较长的头发丝。厂家自查后发现此次事件是生产质量管控问题，包装车间的洁净度，包装工人工作时的工作衣、工作帽、口罩管理要求和制度执行存在问题，才有可能将头发丝包装到一次性使用输液用连通管密封包装中，类似事件发生概率很高，属于产品质量管理引起的不良事件。

【案例 4】某医院一病区护士在进行注射前配药准备时，拆开整箱一次性使用无菌注射器（带针）时，发现有 2/3 箱一次性使用无菌注射器（带针）未密封或已开封。厂家自查后得出结论为：全自动包装机刚开机时热封温度不稳定，造成包装热封的焊接强度不够，操作人员开机未按工艺流程要求将刚开机热产品进行有效隔离区分，致使不良产品流入市场。属于产品生产质量管控问题。

3. 一次性使用带精密过滤输液器案例分析

一次性使用带精密过滤输液器与一次性使用输液器相比，增加了药液过滤器，能有效降低细菌污染、降低输液时微粒进入人体导致的毛细血管栓塞等。

【案例 5】某医院护士在用某品牌一次性使用带精密过滤输液器时，发现瓶塞穿刺器接头处松脱造成漏液；流量调节器缺少调节开关，无法正常使用。

通过分析，本案例发生的不良事件主要原因可能为：①瓶塞穿刺器接头处松脱，造成漏液是个别针具与软管粘接问题所致。②流量调节器缺少调节开关是生产过程中调节轮漏组装。属于生产质量管控缺陷。

二、产品设计缺陷问题造成的不良事件案例分析

不同医用耗材产品由于设计理念、方法不同以及在安全性方面考虑不周，往往在临床使用中发生不良事件，暴露产品的安全性问题，尤其是新上市的产品。下文是几个产品设计缺陷问题造成的不良事件案例。

（一）一次性使用静脉留置针划伤皮肤不良事件

一次性使用静脉留置针是临床输液常用的护理医用耗材，可以减轻患者反复穿刺的痛苦，还可以减轻护理人员的工作量。

【案例 6】事件经过：某儿童医院患儿使用某厂生产的一次性使用静脉留置针，护士在巡查时发现患儿腹部表皮有轻微划伤痕迹，经仔细检查发现是因留置针固定夹处边缘锋利，

患儿在哭闹时固定在手部的留置针固定夹划过腹部时所致。该病区此前也发生过几例类似事件。

事件处理：为避免婴儿划伤，护理人员采取胶布包裹、丝袜包裹、改变留置针的固定位置等对策，然而均不能从根本上解决此安全隐患。医护人员将此事件上报国家医疗器械不良事件监测信息系统，通知厂家及相关人员进行调查分析。

事件分析讨论：为了找出本案例发生的根本原因，医护人员收集其他3个厂家的静脉留置针与本例进行对比。厂家1：是直针型的设计没有夹子，厂家2：是扁形夹设计，外轮廓弧度大、光滑；厂家3：夹子的设计和发生事故的夹子设计最相似，根据厂家3和事故夹子的细节对比可知厂家3夹子边缘经过平滑处理，从设计上就考虑到了刮伤风险（图5-7）。

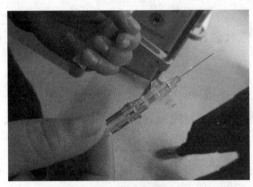
厂家1静脉留置针

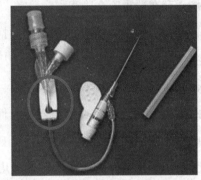
厂家2静脉留置针

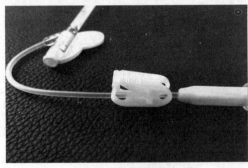
厂家3静脉留置针

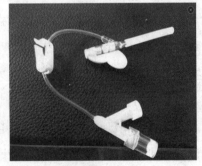
事故静脉留置针

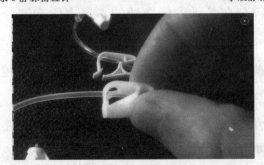
厂家3事故企业固定夹对比

图5-7 不同厂家的静脉留置针照片

通过现场调查结果及与其他企业产品的对比，发现本案例中使用的一次性静脉留置针固定夹边缘锋利、存在产品设计考虑不周，是导致划伤患儿皮肤的主要原因。该案例可以说明，为确保类似产品的临床使用安全，生产厂家在产品设计时，要从人因工程角度考虑适用人群的特殊性，避免因产品设计问题造成的不良事件。

（二）人工心脏瓣膜临床使用不良事件

人工心脏瓣膜是代替心脏瓣膜（主动脉瓣、三尖瓣、二尖瓣）、能使血液单向流动、具有天然心脏瓣膜功能的人工器官。当心脏瓣膜病变严重而不能用瓣膜分离手术或修补手术恢复或改善瓣膜功能时，则须采用人工心脏瓣膜置换术。

【案例7】事件经过：某医院对置入人工心脏瓣膜2年的患者进行随访，在检查中发现小叶损伤，存在严重安全隐患。

事件处理：医护人员立即采取相应措施对患者进行治疗，同时上报国家医疗器械不良事件监测信息系统，并通知厂家进行原因分析。

事件分析讨论：在现有科技水平下，人工心脏瓣膜在产品设计时，安全性验证存在临床试验时间短、例数少、对象窄、针对性强、设计与应用容易脱节等问题，设计人员很难全面考虑临床应用等具体因素影响，人工心脏瓣膜产品进入市场后易发生不良事件。目前，人工心脏瓣膜不良事件表现主要有以下几个方面：①因设计问题导致的瓣膜开放角度过大、瓣膜功能不全；②因瓣膜结构设计工艺问题导致的框架断裂、瓣叶过早撕裂和钙化；③因瓣膜设计选择制作材料问题导致的钢架强度不够、支架理化性不稳定等；④因瓣膜消毒不严格导致的污染、外包装材料破损、过期等；⑤因操作不当导致的瓣膜方向放置错误等。

本案例中的不良事件与瓣膜设计有关，分析发现，该瓣膜设计带有外部安装的小叶以及在植入过程中可能变形的支架，会引起小叶损伤和/或瓣膜功能不全以及一系列其他相关问题。目前该公司已在全球范围内发起召回。在之后的设计中对瓣膜小叶进行改进和对支架设计进行加固等，以降低该风险发生。

三、产品生产过程存在各种瑕疵造成的不良事件案例分析

医用耗材生产过程中因生产设备或工人操作等原因会出现一定数量存在瑕疵的产品，这些产品本应在质量检验环节进行淘汰，然而由于产品生产质量控制不严致使残次品流入市场，造成不良事件。这一类案例很多，除了前面一次性注射器、输液器以外，很多医用耗材在验收、使用前被发现产品瑕疵，需要引起耗材生产厂家关注，也提醒医护人员在使用医用耗材产品时，使用前的检查是防止"瑕疵"产品进入临床使用，降低安全风险的最后防线。下面列举由于产品存在瑕疵的不良事真实件案例进行分析。

（一）一次性使用人工呼吸急救苏醒球套组不良事件

一次性使用人工呼吸急救苏醒球套组是临床护理进行人工通气的简易设备，具有供氧浓度高、操作简单、便于携带的特点；主要由本体、面罩、储气袋及组件（连接氧气管、导管、开口器）等组成，用于心肺复苏和一般人工呼吸辅助时使用。一次性使用苏醒球套组常发现有密闭不良、气道阻塞、压力不足、储气袋漏气等。下面几个案例是与产品存在瑕疵有关。

【案例8】某医院护士采用一次性使用人工呼吸急救苏醒球套组对患者进行通气。在开始人工通气大约1.5分钟后（到达麻醉后复苏所需的时间），患者皮肤发绀，挤压气囊变得困难。

事件处理：护士立即更换新的一次性苏醒球套组对患者继续通气，患者状况改善，没有造成患者严重伤害。并封存故障的苏醒球套组，同时上报国家医疗器械不良事件监测信息系统，通知厂家及相关人员开展调查分析。

事件分析讨论：医院医学工程部门对苏醒球套组进行了测试，发现一次性苏醒球套组的呼气阀存在2片鸭嘴隔膜（正常应该只有1个）。在低压下，2片隔膜可以正常工作，但在高压下，通过快速挤压气囊，两片隔膜分离，呼气通道被阻塞。由于呼气不完全，压力会在肺部积聚，导致苏醒球套组更难挤压，因为瓣膜阻塞，肺部受压，导致气胸和呼吸抑制。可导致严重的气压伤和窒息，造成严重伤害事件。该事件属于产品质量引起的不良事件。这种情况很少发生，是什么原因出现瑕疵产品？厂家最后调查没有最终的结论。

【案例9】事件经过：某医院妇产科产房在常规手术准备过程中，巡回护士检查新生儿人工呼吸急救苏醒球套组时发现球囊在充气状态下鱼嘴阀（单向阀）不能密封，可感觉到明显的气体流出，随氧气流量增大而增加，无法正常使用。

事件处理：护士立即更换新的苏醒球套组，并对患者继续通气，并封存有故障的苏醒球套组，同时上报国家医疗器械不良事件监测信息系统，通知厂家及相关人员开展调查分析。

事件分析讨论：医学工程部门联合厂家调查后发现该不良事件发生的原因为产品质量问题，故障苏醒球套组的鱼嘴阀（单向阀）不能密封，是因产品检验不严流入市场的残次品。尽管发生概率不高，但是可以造成严重伤害患者事件。

【案例10】呼吸阀安装错误

事件经过：某医院护士准备一次性使用人工呼吸急救苏醒球套组为患者进行人工通气，使用前检查发现苏醒球套组的方向阀定向错误，可能会导致超压，造成肺部损伤的不良事件。

事件处理：护士立即更换新的苏醒球套组为患者进行通气，同时上报国家医疗器械不良事件监测信息系统，封存有问题的苏醒球套组，通知厂家及相关人员开展调查分析。

事件分析讨论：经检查发现，该事件为厂家车间工人工作失误导致的呼吸阀定向安装错误（图5-8）。属于生产流程操作不规范引起的产品瑕疵，同时，产品出厂检验时的质量控制存在问题。

方向阀定向错误　　　　　　　　　　　　方向阀定向正确

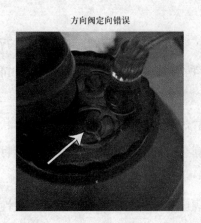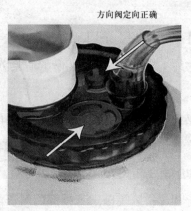

图 5-8　一次性手动复苏气囊呼吸阀安装错误

（二）外科切割吻合器临床使用不良事件

外科吻合器是外科手术中用来替代传统手工缝合的医疗器械，它主要用于对人体内各种腔道和组织的离断、缝合以及吻合，实现对病变组织的切除和器官功能重建，在临床上广泛应用于腔道残端切口的关闭缝合。

外科切割吻合器使用中发现产品瑕疵的不良事件案例不少，通常表现为：成钉不良、无法（部分）击发、部件损坏（脱落）、打开（闭合）困难、吻合失败等；其涉及的主要伤害表现有组织损伤、出血、感染等。

【案例11】外科切割吻合器未吻合

事件经过：某医院外科医生在进行外科手术时，使用切割吻合器操作时，发现吻合器可以发射出吻合钉并切割组织，但未能在切口两侧留下吻合钉；手术医生说，该仪器刀头切割功能正常，但只有第一个吻合钉的一半钉到组织上，没有发现其他的钉；该吻合器的第一次吻合操作，使用吻合失败，最后发生患者死亡事件（可能是引发并发症引起）。

事件处理：手术室封存问题吻合器并上报医院不良事件管理部门进行处理，同时上报国家医疗器械不良事件监测信息系统，通知厂家及相关人员开展调查分析。

事件分析讨论：该产品型号与注册证一致，在有效期内使用。该产品型号一直在医院临床使用，没有发生类似不良事件，使用人员是高年资医生，手术操作在10年以上，可以排除操作问题。厂家调查，同批一次产品，在其他医院使用正常，这是一孤立的事件。分析认为该吻合器是有质量瑕疵的不合格产品，具体原因将在企业质量管理部门分析后作结论。

【案例12】吻合器蘑菇头前段塑料帽脱落

事件经过：某省级医院手术室医生使用国产某品牌一次性管形吻合器进行手术，术后发现吻合器的蘑菇头前段塑料帽脱落于肠腔内，遂在肠腔内寻找，最终发现脱落的吻合器蘑菇头前段塑料帽，取出后完成手术，尽管未对患者造成实际伤害，但延长了手术时间。

事件处理：医院立即作为医疗器械不良事件上报国家医疗器械不良事件监测信息系统，及时和生产企业联系沟通处理。企业回收发生不良事件的故障器械，并联合生产、质量、技术三部门调查风险原因。

事件分析讨论：该事件发生在医院为首次，且通过对其他关联用户的访问和调查，均未有此类故障的发生。通过调查确认：该吻合器的缺陷零件加工过程为人工使用工具逐点烫接，烫接完成之后再对烫点进行外形修整使其光滑平整。个别"烫接点"被修整后有可能与抵钉座失去连接力，导致连接失效；综上所述，该产品存在"瑕疵"。初步判断：缺陷吻合器因人工烫接生产工艺无法保证产品质量的一致性。生产厂家确认后采取以下控制措施：①联系经销商就此产品进行排查和确认；②对抵钉座盖帽烫接工艺进行升级，由通用烫接工装改为专用烫接工艺；③加强盖帽与抵钉座烫接方法的质量控制，希望能防止类似事件的发生。

【案例13】吻合器发现锈迹事件

事件经过：某省级医院使用国产某品牌一次性切割吻合器，在术前器械检查过程中，发现一次性切割吻合器及切割组件器械有生锈现象，立体更换吻合器并通知医院主管部门。

事件处理：事件发生后，医院将此事件作为可疑医疗器械不良事件上报不良反应监测中心，同时封存同批号产品。立即联系该吻合器的生产企业来现场调查具体情况，生产企业确认了解情况后将吻合器送专业检测单位进行成分鉴定。

事件分析讨论：问题产品经鉴定分析后认为：疑似锈蚀位于焊缝表面，由于抛光不彻底，有部分焊接氧化物残留，氧化残留物与基体材料形成电化学电池源，氧化物为正极产生电化学腐蚀，形成锈蚀斑。尽管以前没有分析类似问题，该事件属于产品存在瑕疵造成的不良事件。

该事件发生后，厂家技术部门在保证器械安全有效性的前提下，对器械"抵钉座"结构优化，将焊接结构优化为冲压结构，避免由于焊接而引起的器械表面结构的损伤，并进行风险再评价。

（三）导尿管充气囊管阻力大

导尿管是由聚氯乙烯（PVC）、硅橡胶、天然橡胶等制成的管路，基本结构包括：排液腔、排液孔、排液漏斗、气囊等，可分为单腔导尿管、双腔导尿管及三腔单囊导尿管等。导尿管主要用于为排尿障碍患者排出尿液，术前排空膀胱、术后留置导尿等，临床使用较为广泛。

【案例14】事件经过：某医院护士给予某45岁女性患者插气囊导尿管，插进导尿管后给予生理盐水20ml进行充气囊固定，但发现充气囊管阻力很大，而且近端呈气球样膨大，但气囊处无法膨大。责任护士立即予以拔除，重新更换导尿管插管。

事件处理：更换新的一次性使用无菌导尿管并对患者及家属进行沟通，讲解原因并安慰解释，获得患者谅解。医学工程部门立即停止使用该批次一次性导尿管并退回供应商，并将事件上报国家医疗器械不良事件监测信息系统，通知厂家及相关人员开展调查分析。

事件分析讨论：该导尿管产品一直在临床使用，之前未发现使用异常，本案例的事故导尿管可能是气囊前端堵塞，是存在质量瑕疵的不合格产品，可能是出厂检验未发现不合格流入市场。厂家将该批次导尿管与问题导尿管一起带回分析、检查，具体问题原因确定后再作反馈。

（四）中心静脉导管 PICC 连接管破损

中心静脉导管是血管内置管的一种，放置于大静脉内，可用于测量中心静脉压、长期肠外营养、肿瘤化疗、建立静脉输液通道等。

【案例15】事件经过：某医院内科病房发现患者刚使用的 PICC 导管连接管破损渗液，立即停止使用，及时更换 PICC 导管连接器，由于及时发现，未对患者造成严重伤害。

事件处理：医学工程部门将事件上报国家医疗器械不良事件监测信息系统。由于该型号 PICC 导管连接管破损事件多发，怀疑质量问题，医学工程部通知相关临床科室停用此批号的产品，并通知生产企业查找原因，对该批次导管进行自查检测，要求对产品质量进行检查结果出具情况反馈说明。

事件分析讨论：因该型号 PICC 中心静脉导管不良事件发生多起，厂家认为可能为产品的出厂检验不严，导致瑕疵产品流入市场所致。具体问题需要产品检测发现后反馈。

（五）连续肾替代疗法管路破裂

连续肾替代是连续、缓慢清除水及溶质的一种血液净化治疗技术，以替代肾脏功能；通过体外循环血液净化方式配套的管路与患者建立连接。

【案例16】事件经过：某医院 ICU 护士在使用某公司生产的体外循环管路进行血液净化管路安装及预充液预充时，发现管路密闭性自检始终无法通过，同时伴有管路表面零散水滴。护士用手电筒对管路进行逐一检查后发现该体外循环静脉壶段有一条裂缝，导致预充液外渗、机器无法通过密闭自检而进入上机治疗。

事件处理：此案例发生在体外循环管路进行密闭性自检时，还未上机病人；医院留存问题管路及相应图片资料后，予以更换管路套包，通知供应商处理，并上报国家医疗器械不良事件监测信息系统。

事件分析讨论：本案例是在管路安装及预充液预充时密闭性自检无法通过、护士上机前仔细检查发现裂缝，明显为产品存在瑕疵。尽管这类事件发生概率较低，但是后果比较严重。说明产品质量控制及出厂检验存在问题。

（六）体外循环管路接口断裂

体外膜肺氧合技术主要用于对重症心肺功能衰竭患者提供持续的体外呼吸与血液循环，以维持患者生命，核心部分是膜肺和血泵。使用配套耗材为体外循环管路。

【案例17】事件经过：某医院急诊科护士在使用某公司生产的膜肺设备安装体外循环管路时，发现管路中一处旋塞接口在无明显诱因下断裂，旋塞断端另一半已嵌入管道内无法取出，导致管路安装及预充液预充无法完成。

事件处理：操作人员紧急更换新管路套包，没有对患者造成伤害。事件发生后，医护人员马上通过医院耗材采购部门，由采购部门通知供应商处理，并上报国家医疗器械不良事件监测信息系统。

事件分析讨论：体外膜肺设备是急救医疗器械，临床使用安全要求很高，抢救危重患者时需要争分夺秒，与死神赛跑，在安装的过程中发现旋塞接口断裂需要更换套包，延长了抢救时间，虽然发生概率不高，但对患者的安全造成严重影响，甚至会威胁患者生命。由于操作人员处理及时，才没有发生患者的严重伤害事件。厂家认为本案例发生旋塞接口断裂的原因为可能是产品瑕疵。生产厂家如何保障生产全流程的质量控制及出厂检验，防止不合格产品出厂十分关键。为了防止类似事件造成患者伤害，临床使用前操作人员应仔细检查管路，并列入使用操作规程。

四、生产工艺、材料引起的不良事件案例分析

医用耗材的生产工艺涉及范围很广，同一类产品不同厂家采用不同生产工艺，包括工艺过程、工艺参数和工艺配方等，若生产工艺不合适，往往会生产出不符合要求的医用耗材产品，从而引发安全风险问题。同时，医用耗材大量使用各种高分子生物材料，经常不可避免地面临生物相容性、化学物质残留等问题，且由于人体时受到体内外复杂因素的影响，因此若生产医用耗材的材料选择不当也会引起不良事件的发生。下面从医院实际发生

的不良事件案例中选择与生产工艺、材料相关的一些案例进行分析。

（一）充气式呼吸面罩不密封

充气式呼吸面罩由本体、气囊和固定带等组成，用于辅助患者通气。

【案例18】事件经过：某医院患儿因呛奶窒息后气促，需使用充气式呼吸面罩辅助通气，但因使用的面罩的密封用气囊无法充气保证密封性，故无法给患儿进行有效通气，立即更换其他通气方式才避免发生伤害事件。

事件处理：上报国家医疗器械不良事件监测信息系统，保存问题面罩，通知厂家一起进行原因分析。

事件分析讨论：经调查分析，厂家认为本案例发生面罩气囊无法充气的原因为组装充气阀时，由于人工点胶量过多，导致充气阀中活塞和阀壳粘结在一起，致使充气阀无法正常充气。这一类产品引起的不良事件，属于生产流程、工艺问题，组装充气阀时点胶量过多，属于工艺过程不规范，质量无法控制。所以，应该及时修改工艺流程，并进行风险再评价。

（二）一次性使用冲洗器肛管头部有尖锐的塑料突起

【案例19】事件经过：某医院病区护士使用一次性使用冲洗器为患者进行灌肠，发现该冲洗器的肛管头部有尖锐的塑料突起，因发现及时未对患者造成伤害，但存在对患者造成损伤的可能（图5-9）。

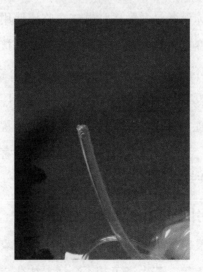

图5-9　一次性使用冲洗器肛管头部有尖锐的塑料突起

事件处理：医学工程部门将此事件上报国家医疗器械不良事件监测信息系统，留存问题冲洗器，并通知生产企业一起分析查找原因。

事件分析讨论：厂家对问题产品质量进行检查，认为冲洗器上的塑料突起是由产品在冲孔时冲下的塑料块没有完全断开，黏附在冲洗器上造成，工作人员在装配、包装过程中并未及时发现。厂家对此情况属于生产工艺操作缺陷，出具了反馈说明，并承诺改进生产工艺，加强产品自检。

（三）一次性胃管发生断裂、胃内打折的不良事件

一次性胃管是在特殊情况下帮助不能吞咽的患者输送必要的水分和食物的管道，主要由管路、胃管注食口接头、一次性胃管夹、十字结堵帽组成。某医院在使用一次性胃管中发生断裂、胃内打折的两起不良事件。

【案例20】某患者在胃手术前置入了胃管，第2天患者误将胃管当作鼻氧管自行拔出，结果发现胃管断裂，有一部分胃管体内置留，且胃管拔出部分有明显裂痕，医院立即组织医师采用胃镜将患者体内的胃管取出（图5-10）。

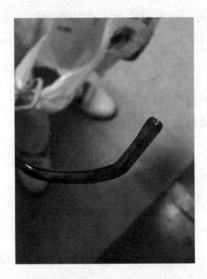

图5-10　一次性胃管使用发生断裂

【案例21】某患者第一次给予胃管留置，半个月后检查发现胃管通管失败。X线胸片显示胃管在胃内打折，前端明显折痕，后更换新胃管后重新留置成功，

事件处理：两例不良事件均上报国家医疗器械不良事件监测信息系统，并通知生产企业查找原因。

事件分析讨论：一次性胃管断裂、打折的不良事件主要原因除使用操作原因以外，更多是产品工艺与材料问题。经调查分析，厂家承认这两起案例发生的原因为产品生产工艺和使用材料引起的。厂家在材料选择和生产工艺的安全性评估不够，需要重新选择合适的生产原材料，进行产品风险再评价，才能避免发生类似临床使用风险。

（四）脐血管导管漏液及斜射

脐血管导管主要用于通过脐带通路对新生儿进行血压监控、药物注入以及液体补充，分为脐动脉插管和脐静脉插管。

【案例22】事件经过：某医院监护室早产儿行脐静脉置管，第5天发现导管连接处持续渗液，加压下持续滴出。事件发生后护士立即拔出该导管，并开通外周静脉通路保持持续泵入营养液和药物。护士反映近2个月来该类似事件已发生4-5例。另外1例：某新生儿行脐静脉置管时，脐静脉导管出口倾斜，液体发生斜射。液体斜射时易对周围血管壁形成冲击而出现胸腔积液或心包积液等严重并发症。

事件处理：医院立即采取措施停用该批次脐血管导管，并通知厂家组织调查。同时上报国家医疗器械不良事件监测信息系统。

事件分析讨论：经过现场调查发现该批次产品与早期产品，在产品的工艺结构有明显不同，容易造成漏液事件发生，判断是产品工艺改变造成导管漏液，影响治疗效果。此想法也得到了厂家的证实。在改变生产工艺时没有通过安全性评估和风险再评价，会造成临床使用安全问题，也是产品的质量控制重要环节。

（五）皮下植入式心律转复除颤器电极导线断裂

皮下植入式心律转复除颤器是一种用于提供电击以停止危险的心率过速、并在电击后进行短暂定速的装置，一般植入在上胸部区域的皮肤下。

【案例23】事件经过：某67岁男性患者，患者4年前，因反复晕厥，来院检查后经动态心电图检查发现阵发室性心动过速（室速）、阵发心房颤动（房颤），于是经穿刺左侧锁骨下静脉植入心室电极导线与除颤器。术后随访3年，按照设置的除颤器诊断治疗程序，除颤器工作正常，术后1年曾有过一次因房颤的误放电，经过设置稳定性参数，未再发生相同的情况。此次患者因连续电击6次，但自觉电击力量较前明显减弱，并伴有心悸头晕症状来院就诊。医院医学工程部门工程师经体外程控发现6次除颤时的除颤电极导线阻抗均大于200欧姆，且除颤释放的能量（小于2J）远低于除颤器设置的除颤能量（30J），X线胸片提示电极导线通过锁骨和第一肋骨处有明显的压迹。在局部麻醉下打开局部伤口，取出除颤器，重新测试电极导线，起搏阈值0.5V、感知12MV，但除颤电极导线阻抗大于200欧姆，确认电极导线断裂。更换电极导线测试后重新植入，除颤器工作正常。

事件处理：上报国家医疗器械不良事件监测信息系统，保留断裂电极导线，通知厂家开展调查分析。

事件分析讨论：皮下植入式心律转复除颤器故障可能会导致严重的不良事件，包括导致伤害或死亡，如心脏骤停或者需要额外的手术以更换故障设备。截至2020年12月，美国 FDA 已经有 27 起有关此设备问题的投诉和 26 起严重伤害报告，包括有 1 人死亡。皮下植入式心律转复除颤器的主要不良事件有：①电极导线在使用过程中断裂，可能无法对患者发生室性心动过速时进行治疗；②当进行高压电击时，皮下植入式心律转复除颤器可能会引起短路。如果在使用过程中发生这种情况，患者可能会感受到比预期更少的电击或者根本不会受到电击；③存在质量问题的除颤器可能会延迟或阻止该设备向室性心动过速的患者提供救命的电击，并导致严重伤害或死亡。可能还需要额外的手术来替换失效的设备。

本案例发生的原因分析，从电极导线断裂部位可以排除人为因素的断裂。认为很大可能为电极生产工艺问题引起的电极导线断裂。当临床出现多次无效的电击、释放能量减低时，应高度怀疑导线断裂。厂家对同批次产品使用患者进行追踪调查，必要时进行产品召回。同时寻找电极导线断裂的根本原因，进行工艺改进和风险再评价。

第二节 临床使用相关的使用安全事件案例分析

使用安全事件与医疗器械不良事件不同，前者是应使用行为存在过错，造成患者人身损害的事件。临床使用过错有好多表现，包括使用管理的过错，使用操作的过错；错误使用等，本节列举一些实际案例对使用安全事件的进行分析讨论。

一、使用管理的过错

（一）血液透析室发生群体伤害事件

血液透析是一种体外循环治疗模式，加之透析患者免疫功能低下，因此血液透析患者是各种传染性疾病的极高危人群，感染也是导致患者住院以及死亡的主要原因。血液透析中心是各种医源性感染的高发场所。尤其是血液透析患者大量使用一次性耗材如透析器、过滤器、血路管，透析液等，如使用管理不善，可以引发群体事件，下面是几个事件的回顾分析。

【案例1】血液透析患者发生丙肝群体感染事件案例分析

事件经过：2011 年某市的一家区级医院血液透析中心对 52 个血透患者进行血源性传染病标志物检测中发现有 29 人感染丙肝。属于给患者造成严重伤害的群体性感染事件。

事件处理：事件发生后，科室马上上报医院院感科，汇报医院领导。同时上报区、市卫生行政部门。医管部门采取应急措施：①医院血液透析室停止工作，所有患者全部转到其他医院继续接受治疗。②组织省市专家现场事件调查，专家组成员包括：血液透析、院感、医学工程、护理等。③做好患者心理咨询和丙肝治疗工作。

事件分析讨论：血源性感染风险因素分析

（1）感染源：在丙肝感染患者中有一个"0"号患者。在患者入院时没有发现。

（2）一次性耗材重复使用、或者复用耗材处理不当：包括重复使用一次性管路，血液过滤器、交叉使用肝素等，

（3）血源性传染疾病患者、没有在隔离透析治疗室/区进行专机血液透析。

（4）环境污染：血透使用后的废弃物处理问题，如血路管使用后没有放入医疗废物箱，血透机表面消毒，对有血液、体液及分泌物污染的区域（地面、墙面），没有按要求使用消毒液擦拭等。

（5）使用操作引起的交叉感染：如使用后没有按照透析机使用说明书要求对机器内部管路进行消毒。

调查结果：

1. 医院透析室概况　该医院为二级乙类医院，经市卫生局批准于 2009 年开始开展血液透析业务，目前共有血液透析机 6 台，为同一品牌。科室配置医生 3 人（其中主任为肾内科医生，副高，）；护士 3 人（初级职称），人员分别去省市三级医院进修培训 3 个月；医院无专职和兼职工程师/技师。当前共收住透析患者 52 名，除一台血透机专用于几个乙肝患者使用外，每天透析患者约 10 名。

2. 现场检查　专家组针对血源性感染的风险因素现场调查，发现以下问题：

（1）检查血透患者全部病历资料：新入院血液透析患者都进行入院检查，当时未发现有丙肝疾病患者。但发现有两名其他医院转入的血透患者没有入院检查记录。无法确定丙肝感染患者中的"0"号患者。

（2）血液透析室临时改建：布局不合理，未设置血源性传染疾病患者隔离透析治疗室。仅有一台血透机专用于几个乙肝患者使用，没有设置专用通道。

（3）没有发现定期对血透机内部管路进行消毒的记录。

（4）一次性耗材重复使用问题：查对一次性使用过滤器出库和使用记录，发现出库记录为 20 个，而使用记录 37 个，明显有重复使用；每一患者使用的透析器均重复使用，按卫生部《血液透析器复用操作规范（2005 版）》处理，但不同患者的复用透析器放置在同一冰箱内，没有固定分格，存在交叉污染的风险。

（5）医疗废物管理不规范：使用后一次性使用血路管没有放入密封医疗废物箱，而是放在床边敞开的塑料桶中。

专家组认为，医院血透室安全管理很不规范，很多没有按照《血液净化标准操作规程

（2010版）》要求执行，造成丙肝群体感染事件是管理混乱造成，其根本原因无法确定，但一次性使用血液透析耗材重复使用肯定是感染风险源。专家组建议该医院停业整顿，验收合格后重新启用。

　　事件回顾：医院血液透析感染事件一直频频发生。卫生部正式通报的医院血液透析感染事件（包括乙肝、丙肝感染），《卫生部关于山西省某职工医院、山西某中心医院血液透析感染事件的通报》（卫医政发［2009］27号）指出：山西省有47名患者在某医院进行血液透析，2008年12月至2009年1月，医院对47名患者进行检测的结果表明，20名患者丙肝抗体阳性。2009年11月安徽省霍山县某医院58名患者血透后19名患者感染丙肝，2009年12月安徽安庆30余名患者血透后感染丙肝，之后陆续见诸报道的甘肃、云南、江苏、内蒙古、山东等地不断出现血透感染丙肝的事件。2010年发布了血液净化行业规范性文件《血液净化标准操作规程（2010版）》。该案例发生在10年前，当时血液净化行业规范性文件《血液净化标准操作规程（2010版）》刚刚发布，很多基层医院还没有贯彻落实。但是，《血液净化标准操作规程（2010版）》出版10年来，我国血液净化现状发生了显著变化，血液透析患者数量增加4倍余，已经接近60万；血液透析室（中心）超过5000家，特别是二级及以下医疗机构血液透析室和独立血液透析中心发展迅速；给血液净化的医疗质量安全管理带来更大的挑战。特别是近3年来，血液透析室（中心）的乙型病毒性肝炎和丙型病毒性肝炎的爆发事件又有增加趋势。2019年5月，媒体报道江苏省某医院血液透析患者爆发院内丙肝感染。血透感染事件频发，必须要引起深刻的思考，尤其是一次性耗材的使用管控。

　　【案例2】血液透析患者发生群体性溶血性贫血事件

　　事件经过：2009年某市级人民医院血透室从2月底到3月初发现有血液透析患者短期内出现进行性贫血，经相关检查，确定为溶血性贫血，有临床症状患者15人，其中有10人住院，3人病重转上级医院进一步治疗。患者主要临床表现：溶血，血色素进行性下降，2周内严重患者的血色素从90～100g/L下降到20～30g/L，血液涂片见到破碎红细胞，高铁血红蛋白还原试验明显下降，Coomb's实验：阴性，游离血红蛋白明显升高；有抽搐等神经症状；透析中易发生突发低血压；有恶心、呕吐等症状。该事件是一次群体性严重伤害事件。

　　事件处理：事件发生后，医院院感部门开展调查，上报卫生行政部门，省卫生厅医政处接到报告后，组织省血液透析质控中心、省医疗设备质控中心及感染控制专家进行现场调查，对血液透析机性能检测、水样和透析液（AB液）样本检测，并对提供的病历资料进行详细的分析。

事件分析讨论：调查结果，透析患者出现溶血性贫血，可能原因是透析用反渗水氯离子超标；透析液存在有害成分。

1. 水处理设备相关检查　本次事件以后，测定余氯，在正常范围内，氯测定也在正常范围内（0.06mg/L，标准要求＜0.1mg/L，省地质矿产研究所测定），本次现场检查反渗水中余氯、硬度（试纸测定）均正常。

2. 透析所用浓缩液 A 液、B 液均为本单位自行配制（有资质证明），配制过程 B 液桶用 30% 过氧化氢溶液消毒，A 液桶不消毒仅冲洗。专家组通过现场检查保存的原 A、B 液（单位自行配制生产），发现部分 B 液过氧化物含量超标，达到 3ppm 左右（正常应该为阴性），其中 3 月 13 日配置的 B 液的桶 13 个，抽检 2 个，阳性率 50%，3 月 17 日配置的 B 液的桶 81 个，抽检 3 个，阳性率 100%。而 A 液、反渗水过氧化物含量均正常。

3. 血透机器检测：该院共有血透机 33 台，共有两个品牌 6 个型号，调查发现发生"溶血"事件的患者所用的机型分布在各个品牌、型号。无机型的特殊性，使用专用检测设备对不同型号的 17 台血透机的主要物理性能进行检测，包括：电导度、温度、pH 值、压力。共测试的 17 台血透机机组的物理性能指标，通过设置值、显示值与实测值之间差异性对比分析，没有发现使患者产生"溶血"的物理因素。

专家组根据现场调查和资料分析初步判定，为医院自行配的 B 浓缩液中有过氧化物含量超标引起，可能是过氧化氢溶液消毒的 B 液桶存在消毒液残留。为了进一步验证原因，专家组建议停用本单位配制生产的 A、B 液，换用市售商品的 A、B 浓缩液，在换用市售的 A、B 浓缩液后，该医院两天共有 119 例次患者接受血透，所有患者透析过程均平稳。第二天对透析的 19 例患者进行透前、透后的血常规检测，发现所有患者透析前后血色素稳定。第三天又对住院的 8 例患者进行游离血红蛋白测定（送上级院化验室），发现所有患者的游离血红蛋白均处于正常范围，后续观察也没有新的患者溶血情况发生。可以证实专家组的初步判断。

血液透析配套使用的透析液（A，B 液）属于医用耗材管理，目前大部分医院使用市售的 A、B 浓缩液，但部分医院自行配制，但配制室有具体要求，应位于透析室清洁区内相对独立区域，周围无污染源，符合《医院消毒卫生标准》Ⅲ类环境。

透析液（A 液、B 液）配制，应由经过培训的工程师（技师）、护士完成，应做好配制记录，并有专人核查登记。本案例调查也发现医院透析液（A 液、B 液）配制，是由无专业背景的普通工人，只接受过一般培训操作，在管理上存在过错。

（二）耗材重复使用的管理风险案例分析

【案例 3】一次性使用超声刀头的使用安全事件

超声手术刀是一种高频电外科设备，主要用于生物组织的切割与血管闭合等操作。具有出血少、对周围组织伤害少、术后恢复快等特点，其作用于人体组织起到切割与凝闭的作用，不会引起组织干燥、灼伤等副作用，刀头工作时也没有电流通过人体，在手术室中有着广泛的应用，有无血手术刀之称。超声刀头很多属于一次性使用的高值耗材。由于社保收费标准的因素，大部分医院都在清洗灭菌后重复使用。一次性使用高值耗材是否可以重复利用，这在国内外一直备受争议，但是管理不善可以引发一些使用安全事件下面的案例是一个特殊的使用安全事件案例。

事件经过：手术室上报使用的超声刀头存在术中垫片掉落、有高频杂音无法切割止血、无法电凝、反复报警无法正常使用、无功率输出、主机无法通过自检报错等问题，影响正常手术进行。

事件分析讨论：医学工程部立即与手术室医生、护士长现场调查分析讨论，发现手术室使用的问题超声刀头，均为多次重复使用，使用次数 3 ~ 6 次。按现行的《中华人民共和国传染病防治法》《医院感染管理办法》均强调：一次性使用的医疗器械、器具不得重复使用，但由于社保收费标准的因素，目前大部分医院都在清洗灭菌后重复使用。国家医疗保障局对这一问题正式表态：一次性医用耗材回收再利用涉及法律法规、复用产品安全有效性等技术保障、复用经济可行性、社会伦理和医患关系等多方面问题，需要多部门共同研究推进。这是一个使用安全和经济效益的矛盾如何处理的问题。本案例讨论是对一次性医用耗材回收再利用的使用安全管理问题探讨，以客观数据研究一次性医用耗材回收再利用的安全性问题。

由于重复使用的一次性超声刀头，存在性能、寿命的不确定性，会不同时间出现如案例中的高频杂音、无法切割止血、无法电凝、反复报警等，都是到达使用寿命的征兆。如何确定超声刀的使用次数（寿命），为了保障患者的安全，需要定期识别高值耗材折损消耗征象，一旦发现折损、消耗，该耗材应即刻弃用。国际上如 JCI 针对高值耗材重复使用管理进行了详细规定，要求对高值耗材重复使用进行风险评估，还要求医院收集上述相关数据，去前瞻性地分析重复使用高值耗材的风险，并制定相应管理措施预防风险。

【案例 4】支气管镜活检阀瓣膜折断

支气管镜是一种经口或鼻置入患者下呼吸道，用于做肺叶、支气管病变的观察、活检采样、细菌学和细胞学检查，配合 TV 系统可进行摄影、示教和动态记录的医疗器械。

内镜活检阀（也称为入口密封）是内镜配套的医用耗材，不是支气管镜检查所特有的，而是用于密封任何类型内镜的工作通道，以阻止液体或空气从患者体内流出。任何活检瓣膜都可能被穿过它的外科器械撕裂。严重撕裂可能导致部分瓣膜断裂，阻塞工作通道或进入患者体内。内镜活检阀有一次性使用和可重复使用。可以重复使用的活检阀，往往设计仅能承受有限次的手术操作。厂家通常规定这些装置的最大使用次数。属于"半一次性"使用的医用耗材。

事件经过：某医院的外科医生在给患者使用可弯曲的支气管镜进行手术时，可重复使用的活检阀上一小块瓣膜断裂脱落进患者体内。医生第一时间将断掉的一小片碎片取出，避免了给患者的严重伤害。手术时间延长了20分钟。

事件处理：事件发生后，手术室通知医院相关部门，医院医学工程部先作为可疑不良事件上报国家医疗器械不良事件监测信息系统，同时通知厂家协助调查事件发生的原因。

事件分析讨论：厂家经调查，活检阀瓣膜是外科器械的工作通道，使用中都可能被穿过它的外科器械撕裂。严重撕裂可能导致部分瓣膜断裂，阻塞工作通道或进入患者体内。该事件使用的活检阀虽然是可重复使用医用耗材，包装中和产品说明书上明确指出该阀门的使用次数不应超过五次，在多次使用后瓣膜断裂的概率越高。调查发现事故活检阀是不是第一次使用，而且已经远超过该类型阀门的最大使用次数。厂方认为本次事件发生不属于产品质量相关的医疗器械不良事件。属于可复用耗材管理相关使用行为相关的使用安全事件。

为确保该类产品的临床使用安全，对于这一类可复用的医用耗材使用管理十分重要。具体措施包括：①建立使用登记制度，按说明书要求使用，严禁超范围和超次数使用。②按使用说明书推荐的清洗、消毒、灭菌方法在使用后清洗、消毒、灭菌，③每次使用后要仔细检查耗材是否存在损坏的迹象，一旦发现应立即废弃，确保患者安全。

二、未按照操作规程进行操作引起的使用安全事件案例分析

临床使用时由于培训缺乏或不足、操作流程不规范等，存在临床操作人员未按照产品的使用操作规程进行操作的情况，从而引发安全事件。

（一）置入式静脉输液港使用风险

输液港（implantable venous access port）是一种完全置入人体内的闭合输液装置，包括尖端位于上腔静脉的导管部分及埋植于皮下的注射座。与经颈内静脉、锁骨下静脉、股静脉置入的中心静脉导管（central venous catheter，CVC）、经外周静脉置入中心静脉导管（peripherally inserted central catheter，PICC）一起是临床常用输液治疗的中心静脉血管通路装置。静脉输液港穿刺部位通常位于颈胸部，港体通常位于与前上胸壁，主要穿刺静脉包括颈内静脉、锁骨下静脉、股静脉，首选颈内静脉。每4周或者根据说明书进行维护，可带管回家。导管留置时间没有限制，可留置几年。相较于PICC和CVC综合风险较低，其感染风险最低。但置入和维护要求很高，容易发生使用安全事件。

【案例 5】事件经过：患者为 77 岁女性，因为无合适静脉通道且又需要长期输液需求，于 2016-11-30 在局部麻醉下行右侧锁骨下腔静脉输液港置入术，术中过程顺利，术后切口愈合正常，术后 1 月余使用过程中回抽有血，亦无明显输液不通畅情况。然而于 2017-1-29 发现回抽时无血，后经影像检查医生判断导管已与输液港体脱离，并在数字成像血管造影设备下经右侧股静脉上腔静脉造影证实，无血栓现象发生。后通过抓捕器取出导管并经原右侧锁骨下切口取出输液港体及导管固定螺帽，确定无残留异物后缝合。好在脱离导管未进入心房，没有造成更严重伤害。

事件处理：事件发生后，医院第一时间将其作为医疗器械不良事件上报。省医疗器械不良事件监测和安全研究中心定性为严重伤害事件，派专员至医院，与院方院感、医务、采购中心、操作医生及医工人员共同进行现场调研。

事件分析讨论：

静脉输液港的使用风险很多，其中发生最多的就是导管断裂或者导管脱落。其原因可以是：第一；硅胶导管较为柔软，如果在起初安装时未将管头插入深处与港体锁紧则很容易造成脱落现象，或者在置入期间由于患者的剧烈动作导致脱落。导管随之有可能在血管内随静脉血进入右心房的危险。第二，导管本身已经存在破损，如严重的夹闭综合征患者，在取出导管过程中，分离组织受牵连导。完全断裂。第三，连接港体及导管的锁扣松脱或碎裂，其亦可能导致导管松脱。

从上述风险因素分析，判定本案例造成静脉输液港导管脱落的原因需要具体分析，最大可能是：①安装时也有可能输液港及导管接口未锁紧亦存在松动的可能。②因患者年龄 77 岁，不具有完全自主能力，存在有意无意抓挠而误拔造成脱落的可能，这也或与护理人员手术后没有向患者和陪护人员指导注意事项有关。

这两种可能性都与使用行为相关，属于使用安全事件。为了防止类似事件发生，操作医生在行置入术时须严格按照操作规程；术后护士在日常维护和用对患者和陪护人员做好沟通指导工作。

（二）一次性使用无菌导尿管使用安全事件

导尿管是一种用于尿液引流、膀胱冲洗等操作的医疗器械，其材质为天然乳胶、橡胶、硅胶或聚氯乙烯（PVC）等，型号主要有单腔、双腔和三腔，临床应用非常广泛。

自 2019 年 1 月 1 日至 2019 年 5 月 30 日，国家药品不良反应监测中心共收到导尿管有关的可疑不良事件报告 658 份，包括导尿管自行脱落、球囊破裂、过敏反应、其中，使用过程中发生球囊破裂的报告 318 份，占 48.3%。经调查，发生球囊破裂的导尿管主要为乳胶材质导尿管。发生球囊破裂的主要原因是未按说明书要求使用石油基质润滑剂。球囊破裂的主要伤害表现为二次置管、影响术后恢复、疼痛、尿潴留、尿道出血为主；也有部分病例球囊残片残留体内，甚至可能造成患者膀胱功能永久性损伤。在部分尿道手术患者中，导尿管在术后恢复中起支撑作用，球囊破裂导致患者手术失败，带来二次手术风险。

【案例6】导尿管气囊炸裂

事件经过：某医院患者行右侧软性输尿管镜下钬激光碎石术，遵医嘱留置导尿管便于患者排出尿液，术后第二天导尿管气囊破裂滑出尿道且伴有血尿（图5-11），巡视护士立即告知主管医师，医师查看后嘱继续观察且暂不予重新留置导尿管，后患者自行排尿且尿液颜色正常。

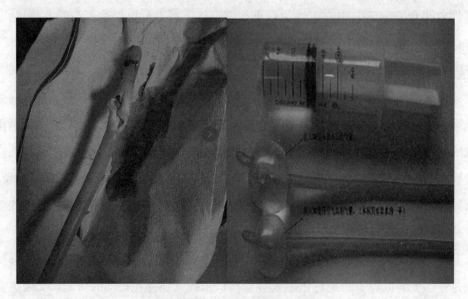

图5-11　导尿管气囊炸裂

事件调查分析：患者使用的是乳胶材质导尿管，插管前做过充气试验，没有发现问题。调查发现插管使用的润滑剂为液状石蜡。对于天然乳胶材质的导尿管，液状石蜡、凡士林等石油基质润滑剂具有溶胀作用。导尿管球囊膨大以后形成薄壁结构，在石油基质润滑剂的作用下，破裂的风险增加。有相关文献证实，乳胶导尿管在使用石油基质润滑剂时，发生球囊破裂的风险明显增高，本次事件原因可能是选择错误润滑剂。但是护理人员长期习惯使用液状石蜡润滑剂，在以前的操作指南中液状石蜡也推荐使用。尽管导尿管生产企业在产品说明书和标签中有风险提示信息，但没有引起关注。本次事件可能与使用润滑剂为液状石蜡有关。

导尿管生产企业应当进一步完善产品说明书和标签中的风险提示信息，重视润滑剂使用相关培训和技术指导，临床医护人员应根据一次性导尿管的结构和材质，正确选择润滑剂；天然乳胶材质的球囊导尿管，推荐使用水溶性润滑剂，提高临床使用的安全性。

【案例 7】导尿管多次脱出

某医院高龄患者因自主排尿困难，医嘱给予留置导尿。某年 7 月 13 日首次导尿（泌尿科医生操作），气囊导尿管充生理盐水 15ml，7 月 20 日中午，患者气囊导尿管脱出，当时气囊干瘪，患者尿道无不适。将脱出导尿管体外充生理盐水 15ml 测试，3 小时内气囊完好，按压亦无异常；7 月 20 日再次留置气囊导尿管，气囊注入生理盐水 20ml，7 月 30 日凌晨导尿管再次脱出，气囊干瘪。脱出导尿管气囊给予注入生理盐水 20ml，观察无漏水现象。

事件分析讨论：经查阅相关文献，一次性使用无菌导尿管的不良事件中导尿管自行脱落比较常见。分析原因：导尿管留置后，不管乳胶和硅胶导尿管，气囊内充水会慢慢析出，导致气囊内水量不足，气囊干瘪。一般需要每 2 ~ 3 天进行一次气囊内充水量的检测，发现充水量不足，需要补充生理盐水，气囊内水量充足，才能保证导尿管不自行脱落，本案例调查发现患者导尿管从留置到脱落大约 7 ~ 10 天，期间可能因为工作任务重，护理人员没有对气囊内充水量进行检测，也无膀胱冲洗操作。没有及时发现气囊内充水量不足是造成导尿管连续自行脱落主要原因。另外，将脱出导尿管在体外充生理盐水 15ml 测试，3 小时内气囊完好的测试方法，短时间对气囊内充水慢性析出检测方法也是不正确的。

上述案例中的事件均由临床使用操作不规范引起，为确保该类产品的临床使用安全，应加强临床护理人员操作培训、规范操作流程，增加培训考核机制，降低使用环节的安全风险。

【案例 8】一次性使用采血针漏血

事件经过：某医院护士使用某型号次性使用采血针为患者采集血标本过程中，出现采血针连接处脱开，造成患者血液外漏，上级护士检查同批次采血针，发现多个采血针连接处易脱开。

事件处理：护理部将情况报医学工程部（采购负责人），在没有查明原因情况下先按可疑不良事件并将事件上报国家医疗器械不良事件监测信息系统，停止使用并封存该型号、批号采血针，通知厂家开协助调查，分析原因。

事件分析讨论：通过调查分析，事件发生主要原因为：科室原使用其他品牌均为一体式结构采血针，科室因故更换了此品牌采血针产品。该品牌采血针为分体式结构，产品说明书明确提示使用前需将静脉针端与针座旋转扭紧后再进行后续操作。由于该型号采血针在医院首次使用，护理人员习惯以前使用一体式结构采血针，更换型号后没有告知使用人员，也未严格按照该品牌采血针说明书使用操作，导致了多次"漏血"情况的发生。在医院更换产品型号或使用新的医用耗材品种时，这一类事件发生概率会明显增加。为规避类似的临床使用风险，临床更换产品后应加强使用人员操作培训，规范操作流程

（三）错误使用造成的使用安全事件案例分析

错误使用是一些非主观因素的失误导致或者选择使用目标的判断或推理过程的偏离造成。医用耗材种类繁多，医用耗材使用中发生错误使用情况十分常见。使用错误常见的表现形式包括疏忽、失误、错误等。下面引用一些国内外的医用耗材错误使用的实际案例进行讨论。

【案例9】超声耦合剂错误当导电胶使用

国内某省卫生行政部门组织的一次医疗设备质控检查中，41家医院中发现有7家医院急诊室的除颤仪操作人员将超声耦合剂当作导电胶使用，存在安全隐患。

除颤仪使用时需要在电极板上涂上一层导电胶。目的是为了降低电极板与皮肤的接触电阻，防止放电回路的能量损失，保证电击能量最大可能传递到心脏，达到最佳除颤效果。超声耦合剂与导电胶由两种完全不同的成分组成，导电胶成分是导电材料，而超声耦合剂是超声检查时为了防止超声探头与皮肤之间存在空气间隙、影响图像质量、需要在超声探头上涂抹的一种介质，它不是导电材料。将超声耦合剂当作导电胶使用，不能降低电极板与皮肤的接触电阻，反而可能增加接触电阻，在除颤放电时会造成放电回路的能量损失，会造成皮肤烧伤，影响除颤效果，甚至除颤失败，危及患者生命（图5-12）。

原因分析：为什么超声耦合剂会当作导电胶使用？调查了解错误使用原因：①医护人员不知道超声耦合剂和导电胶之间的差别。在除颤器使用培训中也没有相关导电胶的知识内容，因为包装外形十分相似，使用人员可能由于疏忽或者根本不了解两者的差别而造成错误使用。②耗材管理人员（库房发货）对两种不同用途的耗材的差别不了解，因包装外形十分相似而错发。这是典型的医用耗材错误使用的案例。所以，医护人员、医用耗材管理人员对使用的耗材性能、用途必须要详细了解，也是业务培训的必要内容。

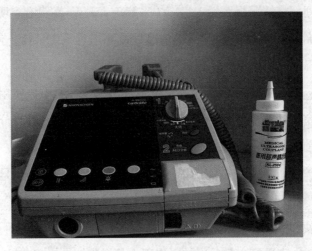

图5-12 超声耦合剂错误当导电胶使用

【案例10】氧气导管和输液管连接错误的安全事件

氧气导管是用于连接氧气流量控制装置和患者的输氧管道，输液管是用于患者输液的液体管道。由于两者的外形非常相似，易造成混淆，护理人员因为工作紧张、疏忽造成连接错误。这种因工作疏忽造成的错误使用，美国ECRI有相关案例报道。

事件经过：国外某医院一名9岁的患者因严重哮喘发作后住院，需要氧气治疗、雾化治疗以及静脉输射抗生素。值班护士来给患者连接输液管路（静脉注射装置），准备下午的抗生素治疗。一位呼吸治疗师刚刚完成了他的呼吸治疗，使用过墙上的供氧装置。呼吸治疗师把氧气管放在床栏杆上，但又忘了关掉氧气阀；护士到患者的床边，把她带来的抗生素袋和输液管挂起来准备给小患者输液。但这名护士误拿了氧气管并错误装到了静脉注射装置上，因氧气管的末端与静脉输液袋的管子非常相似，连接到患者手臂上的静脉输液装置上后，这使氧气进入静脉注射装置，然后进入患者体内，造成致命的空气栓塞，患者当场死亡。

事件处理：当抢救失败时，医务人员启动了应急程序，通知家属孩子意外死亡。虽然抢救破坏了孩子床周围的现场，但连接错误的管子仍保持原样，并且通过与护士和治疗师的访谈，了解了当时的情况。另外，后来核查抢救时拍的胸部X光片（检查紧急气管插管的放置情况）发现许多血管中散布着气体，提示空气栓塞是死亡原因。

事件分析讨论：

本案例中氧气管的末端与静脉输液袋的末端非常相似是导致护士操作错误的主要原因。此外护士的操作流程也存在问题，连接到患者端应是所有操作的最后一步，在确认连接无误后再启动设备。

尽管国外报道的这一例案件十分罕见，为防止该类的临床使用安全事件发生，应加强临床安全风险教育，规范操作流程，同时，不同类型的管子可采用不同颜色和不同接口来区分，以防类似事件再次发生。

（本案例由ECRI提供）

【案例11】气管导管球囊充气管误认为是肠内营养管，气管导管是插入患者气管和/或支气管，为患者特别是不能自主呼吸患者创建一个临时性的人工呼吸通道的一种医疗器械。

事件经过：国外某医院一重症患者使用了带囊气管导管呼吸机和肠内营养泵。护理工作中误将气管导管球囊充气管误认为是肠内营养管，错误连接到一个带囊气管导管的导向管。导向管的母接头在形状和颜色与患者使用的肠内营养泵喂食管接头相近，肠内配方液的注入使带囊气管导管过度膨胀，气管完全闭塞。呼吸机发出警报，造成患者呼吸停止，是一起严重伤害事件。

事件分析讨论：该事件发生后，医院组织医疗和临床工程专家分析、讨论。

医学工程技术分析：球囊气管插管和气管造口术都有一个由聚氨酯泡沫塑料制成的球囊，封装在硅橡胶气球层中。在将导管插入气管之前，使用者将其中的空气抽空。插入后，使用者释放真空，气囊在大气压下膨胀至所需尺寸。这种设计旨在防止由于球囊过度加压而导致的气管损伤，并消除与充气式袖带设计相关的漏气风险。虽然这不是一个可充气的球囊，但泡沫封装的袖口在压力过大时会膨胀得远远超过其正常尺寸。该事件发生气管导管球囊充气管误认为是肠内营养管，任何肠内营养泵产生的压力足以使气管导管球囊袖带过度充气。只要球囊可以扩张，肠内营养泵的无流量报警系统不会检测到气管管套的错误连接。

临床医生分析：对于机械通气患者，呼吸机的高压或低呼气量警报应检测到由过度充气的球囊引起的气道阻塞，但前提是其限值设置正确。过度膨胀的球囊也会阻碍呼气，导致危险的高峰值吸气和呼气末压力，这可能导致严重的心肺并发症。如果气管插管的患者没有机械通气，因而没有呼吸机警报的保护，此时的球囊充气过度而阻塞了气道则很可能会窒息。

在这起事件中，肠内营养泵组上的公接头和球囊导向管上的母接头均为红色。虽然喂食管上的母接头是粉红色的，但它看起来几乎与气管插管上的母接头相同。因此，有可能将导向管接头误认为是进料管接头。目前还没有颜色规则标准来帮助防止错误连接。

肠内营养和静脉输液器与其他气管导管的接头的误连接，可能与以上所描述的具体事件类似，因为所有这些连接器都是标准鲁尔接头（Luer taper）兼容的。我们需要带有鲁尔接头的注射器来连接喂食管，给予肠内配方液，给气管管套充气，或进入血流。因此，这些液体输送产品的连接器被制造成与注射器的公接头鲁尔兼容。因此，大多数肠外或肠内给药装置可以连接到大多数的静脉输液器、肠内营养管、气管或导尿管。

毫无疑问，医护人员有责任正确连接从患者到其各自来源的每一条液体输送管道，无论是气体还是液体。但是，现有的连接器兼容性会增加人为错误的发生。

提醒医护人员注意不要将泵组（例如，肠内泵或静脉泵）连接到气管导管的充气管或任何其他鲁尔接头。无论何时，尽可能将导管、喂食管和引导管放置在患者身体的不同侧。将相应的输送系统放置在患者的同一侧，导管置于另一侧。每次在连接管道之前，都要确定其管路来源。只要存在误接的可能性，就应在导管上贴上标签。保持呼吸机警报设置在适合的范围，鼓励生产厂商提供不会误接的连接器。

（本案例由 ECRI 提供）

【案例 12】血液过滤系统附件使用错误

血液滤过技术是通过机器（泵）或患者自身的血压，使血液流经体外回路中的一个滤器，在滤过压的作用下滤出大量液体和溶质，即超滤液（ultrafiltrate），同时，补充与血浆液体成分相似的电解质溶液，即置换液（substitute），以达到血液净化的目的。

事件经过及处理：英国药监机构（MHRA）收到一些报告显示在血液过滤治疗中有选错滤膜的现象，如应选择血液滤膜而错选成等离子体滤膜。滤膜看似相同，但如标签显示功能特性差别很大，如果在使用前未能发现滤膜错用将会导致患者死亡。MHRA 针对此情况发布了使用安全警示信息。

事件分析讨论：未按照使用说明书中的标识用途设置血液过滤系统（如错误使用延伸装置和连接器）将会导致严重伤害甚至死亡，如未能发现，可导致失血、气泡栓塞、感染和体温降低等。

为确保类似产品的临床使用安全，建议：①不要在设备和患者之间连接额外的延长线，因为这会导致设备不能精确地监测压力或失血情况。血液过滤设备必须按照制造商说明书进行设置；②必须在使用前检查所有用于血液过滤治疗的滤膜，以确保其功能适用于计划采取的治疗方案；③血液滤膜必须与等离子体滤膜分开存储。存储地点应该有清晰的标识，同时要包括警告标识以便核对设备选择是否正确；④加强临床操作人员培训，规范操作流程。

（来自英国 MHRA 网站）

【案例 13】气管切开插管固定带断裂

气管切开插管用于需要进行麻醉、人工通气或其他辅助呼吸的患者。分为普通气管切开插管和内套管气管切开插管。主要由外插管、固定翼、内插管（可重复使用或一次性使用）、插管器、固定带组成；如有套囊，则还应具备指示球囊和充气管

事件经过：某医院一患者因脑干出血经神经内科转入重症医学科，给予气管切开机械通气。使用某品牌的内套管切开插管 护士在给患者进行吸痰操作结束后，在床旁观察患者的生命体征，听见"嘣"的一声，立刻查看固定带，发现气管切开插管一侧的固定带断裂。护士立即呼叫值班医生和同班护士，协助医生重新更换气管插管。

事件分析讨论：经调查分析，气管插管本案例发生的可能原因为：①手术过程中大力拉扯插管固定带，导致固定翼与固定带连接处断裂；②手术过程中气管插管与刀、钳等尖锐医疗器械接触导致系盘带处划断。本案例中气管切开插管固定带正常情况下拉扯几乎是不可能断的，有可能在使用过程中尖锐物碰到了固定带，经过观察固定带断裂位置，证实是手术中锐器划开的，属于操作中的失误。

为规避类似风险，应采取以下措施：①加强医护人员的操作培训，气管切开插管在使用过程中特别注意对管体的保护，禁止大力拉扯充气管，且避免刀、钳等锐器与固定带、固定翼接触。②严格按照说明书进行操作，插管前检查耗材包装完好、使用有效期等。

【案例14】一次性等离子刀头临床使用安全事件案例

等离子刀主要是用于手术中的组织的切除、凝固、血管的止血和软组织的消融。等离子刀头是与等离子刀配套使用的医用耗材。

事件经过：某患者行双侧扁桃体等离子切除术、鼻内镜腺样体等离子切除术过程中，使用的一次性等离子刀头发生过热，灼伤患者左侧口角，同时刀头也有漏电和刀头外包裹的绝缘层有变形损坏。医护人员及时采取治疗措施，快速冷敷和使用漱口液后好转，并未造成严重后果（图5-13）。

事件处理：手术室上报医务部和耗材采购部门和医学工程部门。采购中心将有问题的产品暂时封存，通知供应商及厂家来院将同批次产品封存后送检。同时按可疑不良事件上报国家医疗器械不良事件监测信息系统，组织厂家及其他相关人员进行事故调查和分析。

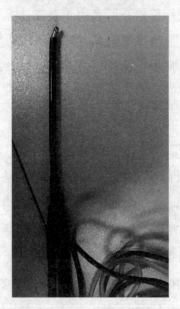

图5-13 发生事故的等离子刀头

事件分析讨论：经调查类似案例发生不多，本案例发生的原因可能为：①与操作人员使用过程中长时间的踩脚踏开关，不间断的工作容易造成刀头过热；②刀头外包裹的绝缘层长时间灼烧之后容易老化失去保护作用。本案例中的事故刀头经原厂检测之后反馈刀头无任何质量问题，使用的绝缘材质是目前市面上耐温性较好的无毒绝缘材料，其生物相容性良好，绝缘材料碳化后形成碳化物容易降解，但风险可控。调查了解操作人员使用过程中确实有长时间的踩脚踏开关习惯，最后认为该事件主要由临床的操作使用不规范造成的。

该案例属于个别发生案例，但类似由医疗器械使用人员不良的操作习惯引起的使用安全事件案例很多。需要临床再次进行规范化操作培训，养成良好的使用习惯，如在不使用刀头的时候及时松开脚踏开关，停止主机工作，避免再次发生同类事件。当然生产厂家在等离子刀设备设计时，是否应该增加刀头过热保护和限时控制功能。

三、未按照产品说明书范围使用造成的使用安全事件案例分析

医用耗材的产品说明书中明确规定了产品的适用范围和禁忌证，超范围使用将引起安全事件。

【案例 15】三通管输液装置发生漏液：三通管是输液装置的附件，由三通管、单向活瓣和弹性堵头组成，上、侧端各接有一个单向活瓣。三通管的上端制有单向活瓣的瓣下盖、三通管的侧端制有单向活瓣的瓣上盖，弹性堵头接在下端头。

事件经过：某省级医院 ICU 护士在使用带三通输液装置过程发现三通管开裂漏液。三通管输液装置接入使用后，约一个小时后出现开裂漏液，且发生在多个患者使用过程中。护士及时更换新的三通管，但造成药液浪费，未对患者造成影响。

事件处理：事件发生后，使用科室立即反馈医院主管部门，怀疑三通管存在质量问题，主管部门联合厂家立即展开调查，同时上报国家医疗器械不良事件监测信息系统。

事件分析、讨论：考虑到目前使用的三通品牌是通过医院正当渠道购入，全院使用时间已有几年，没有发现类似"事件"。同时，在全院其他使用科室了解，个别科室也出现过同样问题。调查组认为产品质量问题可能性不大，生产企业安排专业人员来医院了解情况后，发现该三通为 PC 材料，接触某一类禁忌类药物时发生侵蚀反应，导致开裂漏液。护理人员事先没有关注三通使用的材料性质，也不了解 PC 材料与那些药物会发生反应，此为本案例发生的原因。药物与输注装置（输液器）的相容性是药物静脉输液安全的重要影响因素，根据药物的理化特性正确选择输液器是药物有效和安全的重要保障，该事件反映医护人员在使用医疗器械前未仔细阅读产品说明书，说明书中一般都会提示禁忌事项，本案例本可避免发生。针对该类事件医院需要加强产品使用前的培训，提高医务人员对医用耗材的使用安全风险意识，防止类似事件重复发生。

四、患者未正确配合使用造成的使用安全事件案例分析

某些植入、侵入性耗材使用时，术后需要长时间留在患者体内，护理工作十分关键，有很多注意事项，需要患者和陪护人员密切配合。由于临床宣教不到位或患者不配合，常出现因患者未正确按要求使用，而导致的使用安全事件。

【案例 16】T 型引流管脱落

事件经过：某医院一女性患者 41 岁，因"肝胆管结石、胆囊结石伴胆囊炎"入院，行腹腔镜辅助下胆道探查、T 型管引流 + 胆囊切除术。出院一个月后，患者出现腹痛、发热、胆汁性腹膜炎等临床表现。医院检查诊断为 T 型引流管脱落，立即收治入院。

事件处理：T 型引流管在胆道探查、胆囊切除手术应用十分普遍，被称为导胆道手术后患者的生命线。T 型引流管脱落，可以引发严重并发症，如胆汁不能完全排除是会出现梗阻性黄疸，胆囊炎等。要到手术医院做出一个明确的判断来选择保守或者是再次手术。本案例在未查明原因情况下，医院先作为可疑不良事件处理上报国家医疗器械不良事件监测信息系统，同时通知厂家与医护人员共同进行调查分析讨论。

事件分析讨论：经调查、分析，患者在出院 1 个多月才出现脱落，因此管体在手术时未充分固定的可能性不大，分析认为，很有可能是管体受到外力作用所致。在患者回家的状况下，有可能是患者无意识的牵拉动作导致 T 型管从身体滑脱的情况（如患者活动幅度过大或在睡眠状态无意识拔管）。T 型引流管术后的护理十分重要，包括患者的配合、健康教育。为确保患者安全，应加强对出院患者和陪护人员临床安全宣教，明确告知患者注意事项及可能引起的事故，降低因患者自身因素导致的不良事件。

【案例 17】中心静脉导管接头处断裂：中心静脉导管是血管内管的一种，放置于大静脉内，可用于测量中心静脉压、长期肿瘤化疗、建立输液通道等。

事件经过：某医院 52 岁女性患者因肿瘤化疗，放置中心静脉导管，术后第一天夜间，患者下床小便，平卧位起床时，由于牵拉作用，引起颈内中心静脉导管接头处断裂（图 5-14），当时陪护人员迅速夹闭导管近心端及时呼叫医护人员。由于发现并处理及时，患者未出现胸痛、胸闷气促、头痛头晕等空气栓塞症状。

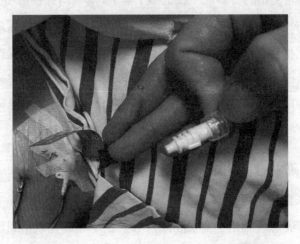

图 5-14　中心静脉导管接头处断裂

事件分析讨论：近年来中心静脉导管术后断裂事件多有报道，因固定不当、患者活动过度频繁、剧烈咳嗽、末端装配不牢、患者躁动等造成的导管脱出、移位、断裂。经调查后分析，本案例发生的原因为人为拉扯损坏而非产品质量问题。为确保该类产品的临床使用安全，加强临床安全宣教，明确告知患者和陪护人员导管留置后的使用注意事项。

第三节　与环境相关的使用安全事件案例分析

医用耗材对使用环境和储存场所可能会有温度、湿度、气压、磁场等的特殊要求，若不关注、了解，可能会引起相关安全、不良事件的发生。下面的案例说明医用耗材使用环境和存储环境对使用安全的影响。

【案例 1】人工耳蜗因静电损坏：人工耳蜗是一种电子装置，由体外言语处理器将声音转换为一定编码形式的电信号，通过植入体内的电极系统直接兴奋听神经来恢复或重建聋人的听觉功能。

事件经过：人工耳蜗是植入性医用耗材。某患者因出生时听力严重受损，在 18 个月大时接受了人工耳蜗植入手术，经过强化语言进一步治疗，收效很不错。后来患者在一次游乐场游玩时突然听不见声音了。人工耳蜗失效。为她植入人工耳蜗的外科医生对患者进行了全面的问询，检查了植入部位，并对该器械进行了诊断评估后，证实该器械失效了。医生怀疑这个器械是被游乐场的静电损坏的，立即安排手术取出人工耳蜗，植入一个新型号的设备。

事件处理：医生把拆出的耳蜗寄给了厂家，并附有情况描述，联合厂家开展调查分析。

事件分析讨论：曾有国外学者研究发现植入人工耳蜗的患者行磁共振检查会引起疼痛、磁位移等不良事件发生。由于本案例中该型号人工耳蜗设计上有缺陷，缺乏不受静电影响的屏蔽和过滤装置，导致该设备容易受到静电的影响。设计中没有考虑到某些环境危害，例如，当孩子使用塑料滑梯或管状滑梯时，会产生静电。即使所坐的车辆装的是新轮胎，当患者碰到车门把手时，也会产生静电。

关于人工耳蜗植入程序设计的报告已经引起生产厂家关注，设计上做了改进，包括材料的革新（例如，外部处理器单元，以塑料替代金属），以便更好地隔离静电电荷。修改了植入物的使用说明和标签，以提醒医生、家属，并适时提醒患者在很多活动中都要注意可能导致的静电放电。此外，现在植入物已经可以由外部计算机控制重新编程，以便在意外中断程序时远程调整设备的设置。

为确保该类产品的临床使用安全，建议厂家在产品设计时尽量规避在日常使用中易引起医疗器械失效的因素，如材料、外观等因素，此外，生产厂家在产品的使用说明书中应尽可能详细地列出医疗器械使用中的注意事项和可能导致的事故等。

（以上案例由 ECRI 提供）

【案例 2】血管造影导管材料老化

血管造影导管是经皮血管造影的关键设备，需具有适宜的硬度，弹性、柔软性和扭力，并具有良好的透 X 线性能等。造影导管为一根长形胶管，主要为提供管道使造影剂能顺利引进血管内，产生造影效果。使用环境都在数字减影血管造影 X 线机的导管室内使用。

事件经过：某生产厂家接到几家用户医院报告，血管造影导管在标注的有效期内出现老化的情况，使用中打开外包装时发现导管已变色、易碎或破裂。材料老化很明显。极少数导管已用于患者，并在使用过程中出现断裂。这种断裂的老化导管使用中会形成无法收集的碎片，如进入患者血管系统，会发生严重伤害事件。

事件处理：相关医院封存出现老化的导管样品，联合厂家开展调查分析。

事件分析讨论：调查发现，的确在导管室内有部分导管在使用有效期内出现老化现象，但大多已经接近失效时间。分析认为：许多由橡胶、塑料和其他高分子聚合物材料制成的医用耗材，都可能会随着时间的推移而老化、降解。暴露在高温、潮湿或紫外线环境下会加快老化过程，可能造成产品在标注的有效期之前就无法使用。血管造影导管比其他导管更容易老化，部分原因是它们的壁非常薄，具有弹性，可以安全地穿过动脉系统。从实际存储环境调查发现，血管造影导管为了使用方便，大多存放在导管室的器械柜内，每次手术后和手术前，导管室都要进行紫外线消毒。存放导管器械柜也没有密闭、避光，长期暴露在紫外线环境下，是发生导管老化的重要原因。存储时间越久，发生老化的可能性越大。也可以说明这次调查发现老化的导管大多接近失效时间。

为规避类似事件的发生，所有导管应存放环境应在干燥、黑暗的室温柜中，防止紫外线照射，以避免老化。在管理方面，医护人员应按照惯例轮流盘点库存导管，以确保首先使用最接近效期的导管；使用前检查很重要，例如，检查是否过期，老化，并检查所有管道、球囊、配件等。发现任何因老化变得易碎或变色或超过有效期的导管都不应使用。

第四节　综合因素引起的患者伤害事件案例分析

医用耗材使用中发生患者伤害事件，其风险因素可以是耗材本身质量问题，也可以是使用环节问题，还可能患者本身（体征、基础疾病）的并发症。很多情况往往是多种风险因素同时存在综合因素导致。另外在某些实际案例分析中，风险源很难判定也很难溯源。这一类事件处理要同时上报可疑不良事件和使用安全事件，同时，医疗机构尽可能采取多方面的安全防范措施。本节主要是列举一些无法判定或各种风险因素同时存在引起的患者伤害原因的事件案例进行分析。

一、一次性使用静脉留置针临床使用伤害事件

静脉留置针又称套管针，外套管质地柔软，可随血管形状弯曲，置于血管内，不易刺破血管壁而造成液体外渗，降低了重复穿刺率，减少了患者的痛苦。由于静脉留置针在临床广泛十分使用，静脉留置针临床使用风险引起相关人员的重视。一次性静脉留置针不良事件主要表现为：留置针漏液（接口处、针尾）；套管脱落；套管堵塞；套管断裂；穿刺部位红肿、疼痛，静脉炎等。事后的风险因素分析举例如下：

【案例1】留置针套管断裂

事件经过：某56岁女性患者，因"蛛网膜下腔出血"住院。住院时意识呈朦胧状态，双侧瞳孔等大等圆。CT显示为蛛网膜下腔出血。入院后给予止血、健脑、营养神经等治疗。于第2天进行CT血管造影（CTA）检查，常规于右上肢肘窝处贵要静脉留置20号针，穿刺顺利，留置针全部置入，给予透明敷贴固定。在CTA检查时，使用高压注射泵注入造影剂。返回病房后未及时拔除留置针，期间患者有出现烦躁现象。在护士拔针时发现留置针外露部有返折，撕透明敷贴时是顺着留置针的进针方向，拔出时发现软管只有1/3拔出。护士立即给予纵向按压穿刺点前后血管，医生在局麻下行静脉切开取出残留的留置针软管部分。

事件处理：事件发生后报告护理部门、质量管理部门，同时作为可疑不良事件上报国家医疗器械不良事件监测信息系统，同时通知厂家共同组织该事故调查分析。

事件分析讨论：经查阅文献，一次性静脉留置针发生的使用安全、不良事件表现为留置针套管在（软管）血管内断裂的可疑不良事件有十几例。很多专业杂志也有静脉留置针软管断裂的原因分析和防范措施的文章报道。留置针套管断裂的发生概率虽然不是很高，但一旦发生，事件后果较为严重。

留置针套管断裂的原因分析有：①产品质量因素：留置针进行静脉穿刺时，出现套管根部断裂，考虑主要是留置针的质量问题所致。②使用因素：操作方法不当，未严格按说明书操作，如说明书中明确规定要将套管慢慢推入；严格限定一次性使用，一次穿刺不成功时，应更换新留置针，禁止二次穿刺或穿刺针插入软管内再次使用；勿将部分或完全拔

出的针管再次使用；不合理选择静脉穿刺部位，如选择关节活动处；使用前没有检查留置针套管是否完好无折痕，套管与穿刺针匹配是否良好；留置针型号的选择不当较细的血管选择较粗的留置针，导致套管置入困难等。

结合本案例进行分析：可能的原因有：①留置针本身质量问题，但由于使用前没有检查留置针套管是否完好无折痕，所以无法肯定。②患者配合因素：该患者存在意识障碍，躁动等现象。由于对患者的制动约束不理想，可以造成留置针局部反复扭曲加压，发生断裂。③使用因素：CTA造影时采用的是高压注射器，增加了管壁的压力，也可以导致了留置针套管的断裂。④使用操作问题：因为是回顾性分析，无法重现原来操作场景，无法肯定。

以上分析的事件根本原因很难肯定，采用综合因素事件处理方式。

护理部门提醒使用静脉留置针时应注意以下几点：

1. 血管的选择 应选择粗直、弹性好的血管，并避开关节处，以免肢体运动时反复扭曲套管。

2. 操作注意事项

（1）留置针的使用：严格限定一次性使用，一次穿刺不成功时，应更换新留置针，禁止二次穿刺或穿刺针插入软管内再次使用。

（2）试套管针与套管是否粘连时，不要将套管针退出，以旋转的方式转动即可。穿刺时应注意正确选择送管时机，见到回血后将角度放低，固定针柄，左手将套管针继续沿血管前行1～2mm推进外套管，不能见到回血立即送管。

（3）如遇阻力不能硬行推进，导管可能发生折叠或弯曲，此时如果再将针芯向前推进，锐利的针头有可能割断部分外套管，而拔出时易造成外套管折断。送套管后预留2mm固定。

（4）静脉通路的护理：选择合适的敷贴，以穿刺点为中心，采用透明敷贴无张力横行固定留置针的方法。经常巡视，观察留置针的完整性，出现异常及时拔除。

（5）正确拔针：拔针时采用离心方向零角度撕取敷贴，待敷贴完全撕开后再拔出留置针，避免强行拔除留置针，拔除后观察留置针的完整性。一旦发现导管断裂及残留在血管内的情况，及时按压穿刺血管的穿刺点两端，距穿刺点上下5cm左右，以阻断血流，并及时通知医生，共同处理，取出断端。

（6）加强人员培训：全面展开留置针断针的应急预案的学习，强化护理人的应急能力。对于留置针断针只有早期采取有效的措施，才能避免事态的恶化，也是最有效的处理方法。

【案例2】留置针静脉炎

事件经过：2018年7月，某医院神经外科出现一例患者手臂静脉炎事件，有可触及静脉条索，穿刺点有脓性渗出物，判定为三级静脉炎；三天后，护士又发现两例类似静脉炎；两天后又发生一例静脉炎。由于原因不明，护士长采用更换全部型号留置针，同时在科室规范各种操作，包括消毒，无菌，留置针操作以及患者教育等，后续静脉炎未再发现。

事件处理：使用科室及时上报护理部。同时对严重静脉炎的患者进一步采取医疗介入检查，进一步调查分析事件的原因。封存原使用同一批次的留置针，送专业部门检测；作为可疑不良事件上报国家医疗器械不良事件监测信息系统，联合厂家进行事故调查分析。

事件分析讨论：使用静脉留置针产生静脉炎的风险因素有很多，包括：留置针本身（包括附件）质量问题，操作因素、患者自身因素（过敏）、输入药物对血管刺激因素等。留置针质量问题包括留置针使用的材质；包装是否完好；是否在灭菌有效期内使用等。操作因素有：操作程序不规范；无菌操作不符合要求，包括消毒范围、静脉留置针的无菌透明保护膜皮肤固定不规范，套管脱出部分再送入血管内，局部表面细菌可能通过皮肤与血管之间的开放窦道逆行侵入，造成细菌性静脉炎，甚至引发败血症。患者自身因素有：留置针留置期间，患者过度活动穿刺侧肢体；造成留置针在血管内来回移动引起机械性静脉炎。肢体活动较剧烈可引起液体自穿刺点缓慢溢出，引起炎症反应。输入药物对血管刺激因素：高渗透压药物如20%的甘露醇、营养液、脂肪乳、氨基酸、能量合剂及缩血管药物等对血管刺激性大；化疗药物也容易引起化学性静脉炎。

该案例在出现的静脉炎的处理过程，虽然通过更换留置针、规范操作后解决问题，但实际上并未找到根本原因。无法肯定一定就是留置针的问题，可能在更换留置针后同时把真正原因也给剔除，才得以解决问题。使用操作问题也无法追踪，但如果巡视到位，早期发现，一般不会演变为三级静脉炎；如果护士长承认是自己科室操作或者其他消毒未做好，那将对科室甚至对医院都有一定影响。所以，这一类事件在处理上往往以最终解决问题为目标。

针对本案例发生的情况，在风险源无法明确，多种风险因素同时存在情况下需要对静脉治疗患者多方面关注：

1. 患者本身　是否存在先天的过敏体质？因特殊的用药，导致对药物过敏，出现静脉炎；

2. 执行穿刺者　穿刺者是否具备足够的穿刺技术与资质；

3. 穿刺前准备　是否消毒彻底，手卫生是否做好，穿刺环境是否为无菌；

4. 穿刺中　是否保证操作规范；敷贴是否采用无张力固定；

5. 维护　是否时刻注意患者病情变化，注意巡视及时发现穿刺处变化。一般不会演变为三级静脉炎；

6. 患者教育　是否对患者有足够的宣教，比如不能随意触摸穿刺点，不能让穿刺点见水，保证穿刺点无菌等。

二、骨科植入物使用安全、不良事件

骨科植入物已成为普遍的骨科疾病治疗手段，使用十分普遍，但使用中发生的使用安全、不良事件发生概率在植入性耗材中占比最高，内固定钢板断裂很常见，而且引发医疗纠纷。在患者伤害事件案例分析中风险因素也错综复杂。

【案例3】骨科内固定钢板断裂

事件经过：某县级医院给一股骨骨折患者做钢板内固定手术。患者出院一个月左右，出现异常，来医院检查发现固定钢板折断，需要重新手术并更换新的内固定钢板。患者和家属异议，认为原安装钢板质量问题，要求除免费重新手术并更换新的内固定钢板，还要求赔偿经济损失。医院认为内固定钢板是辅助骨愈合的作用，患者出院后提前下床行走，可能因为外力冲击是造成钢板折断的原因。双方无法达成一致意见。

事件处理：事件在医患双方无法达成统一意见，最后通过司法鉴定途径解决，医院同意先给患者免费重新手术并更换新的内固定钢板后，将折断的钢板、螺钉送专业机构鉴定。同时作为可疑不良事件上报国家医疗器械不良事件监测信息系统，联合厂家开展调查分析。

事件分析讨论：骨科植入物在使用过程中可能会发生的可疑不良事件主要有植入物变形、折弯、断裂、松动、脱落、磨损等。目前不良事件报告中骨科内固定植入物断裂占重要比重。

骨科内固定植入物断裂其原因十分复杂，有安装时的操作人员的技术因素：如固定螺丝松紧不一致、松动，可以造成不当应力，引起钢板折断；有患者配合因素，骨科内固定植入物是辅助骨愈合作用，不能作为直接承重。如患者出院后没有按照医嘱，在骨折愈合前，提前下床行走，突然冲击会引起钢板折断；产品质量因素，包括使用材料、加工工艺，是否无证的伪劣产品等。

本案例分析：

1. *产品质量问题*　断裂的钢板送专业机构检定，结果显示钢板材料强度符合国家相关标准的要求，基本排除钢板本身质量问题的可能。但是在送检的固定螺丝中，发现其中有一颗有生锈现象，与其他几颗材料有明显不同，显然不是与原厂钢板配套的产品。尽管在使用记录与病历中有产品"条形码"，但是扫描"条形码"无法对产品'溯源'，造成事件处理复杂化。

2. 安装操作技术因素　手术主刀医生为高年资副主任医师，骨科内固定手术从业十几年。但是钢板固定和固定工具由骨科耗材配送商的"跟台"人员操作。无法追溯操作的场景，分析操作技术因素。

3. 患者配合因素　患者与家属承认出院后下床行走，不承认出事前有突然冲击，跌倒情况发生。因为事件是回顾性的，无法准确取证，给事件分析带来困难。也无法证实。

为避免类似事件的发生，医院采取以下措施：①注意骨科医用耗材使用操作规范化问题，包括技术培训、考核。②国家相关法规规定，医疗机构应当建立医用耗材临床应用登记制度，使医用耗材信息、患者信息以及诊疗相关信息相互关联，保证使用的医用耗材向前可溯源、向后可追踪。该案例中医院使用前没有保留必要的产品信息。出现不良事件后医院就处于被动地位，产生医疗纠纷。本次事件中出现不是与原厂钢板配套的螺丝，由于无法'溯源'，给不良事件的调查、分析带来很多困难。

三、眼用透明质酸钠凝胶的临床使用安全、不良事件

早在20世纪70年代末，美国首先开发出可用于人体临床的第一个医用透明质酸钠凝胶的产品，可用于眼科显微手术——白内障手术。目前已广泛用于各种眼科手术，术中可协助器械将组织轻柔的分离、移动和定位。在眼前节手术中，凝胶注入前房后，使前房加深，便于手术操作，并可保护角膜内皮细胞及眼内组织，减少术后并发症，提高手术成功率。

【案例4】眼用透明质酸钠凝胶的临床使用3起伤害事件

事件经过：某县级医院分别为不同患者行白内障超声乳化摘除＋人工晶体植入术，手术过程中使用眼用透明质酸钠凝胶发生3次患者伤害事件。在人工晶体植入术中按照常规方法注入粘弹剂（医用透明质酸钠凝胶）时发生了角膜水肿的不良反应，其中2例经过及时处理后基本恢复正常；另外一患者角膜水肿严重，内皮见白色浑浊，预后很差，需行角膜移植手术，属于严重伤害事件。

事件处理：事件发生后，医院作为可疑医疗器械不良事件上报国家医疗器械不良事件监测信息系统，同时耗材经销商取回临床使用的两个批号共3支医用透明质酸钠凝胶，送回生产厂家检测。

事件分析讨论：通过文献检索，涉及眼用透明质酸钠出现不良事件主要有五个方面：①术后眼内压短时间升高；②术后炎症反应；③术后角膜明显混浊（主要为角膜内皮混浊和基质水肿）；④出现视力下降，甚至出现失明；⑤其他可能的不良反应。据某省医疗器械

不良事件监测部门的统计数据，收集整理的该省内上报的 45 例透明质酸钠产品可疑不良事件报告（表 5-2），不良事件表现为四个方面，其中有角膜水肿事件。

表 5-2　眼用透明质酸钠凝胶产品使用中可疑不良事件表现

序号	可疑不良事件表现	报告数	百分比
1	产品内外包装不完好（如玻璃注射器破损等）、产品形状不良	32	71.11%
2	出现术后炎症反应	6	13.33%
3	出现一定程度的眼内压升高	5	11.11%
4	出现眼角膜内皮水肿等	2	4.45%
	合计	45	100.00%

本案例发生的原因可能为：①运输、贮存因素：由于眼用透明质酸钠产品的高分子结构对温度具有敏感相关性，温度越高，透明质酸钠分子链发生降解速度越快，尤其高温天气使用（手术期间为 7 月份，是高温季节）。常见眼用粘弹剂产品的冷链运输、冷藏设备、冷藏环境等存在的缺陷也会造成不良事件，运输条件不足也会造成产品内外包装不完好（如玻璃注射器破损等）。②手术环境方面：手术室环境消毒不彻底、手术器械被污染带菌。③操作方面：临床上有报道在手术中出现眼角膜内皮损伤等不良事件，这与手术人员的操作技能、流程、手术熟练程度密切相关（主要影响因素）。如常规眼科手术中使用手术器械可能会对角膜内皮造成损伤；手术结束时，没有按要求清除残留透明质酸钠等。④产品质量方面，不排除产品本身固有特性是主要导致因素（内聚型透明质酸钠的缺陷）。

本例事件由于溯源数据不全，发生的具体原因很难回顾性判定、确认。根据使用安全、不良事件原因分析，应该加强透明质酸钠产品存储管理，尽可能采用冷链设备转运，采用专用冷藏箱存储，确保产品质量稳定和使用安全；加强手术环境、手术用器械物品消毒灭菌等的安全管理；加强手术人员的操作技能培训，严格按照操作规程操作，做好手术前的风险评估，选择合适的医用耗材。

（郑彩仙　谢松城　王义鸿　王　溪　王　涛　陈纪杰　王　焱　毛亚杰）

第六章

介入和植入性医用耗材使用安全风险管理

第一节　骨科植入性耗材的使用安全风险管理

一、骨科植入性耗材的技术发展与应用

（一）骨科植入性耗材定义与分类

1. 定义　骨科植入性耗材是人体骨骼替代、修复、补充及填充的一大类植入物的统称。是目前临床使用较为广泛的医用高值耗材。在骨科疾病的治疗中发挥良好的固定、置换和矫形作用。骨科植入物属于Ⅲ类医疗器械，其安全性、有效性必须严格实行风险控制。

2. 分类　可以分为：创伤类，脊柱类，关节类、运动医学类，以及神经外科产品，其中，创伤类、脊柱类、关节类骨科植入耗材使用份额大约占80%。

（1）创伤类骨科植入耗材品种与应用：创伤类骨科植入耗材主要应用于交通事故和摔倒跌落等意外造成的各种骨折损伤复位、固定和功能锻炼。创伤骨科植入耗材分为钢板系统和髓内钉系统（表6-1）。

表 6-1　创伤类骨科植入耗材

创伤类				
名称	接骨板	髓内钉	空心钉	螺钉	外固定
材质	纯钛/不锈钢	钛合金/不锈钢	钛合金/不锈钢	钛合金/不锈钢	不锈钢/碳纤维

（2）脊柱类骨科植入耗材品种与应用：脊柱类产品主要针对脊柱系统畸形、先天性脊柱侧弯、退行性腰间盘病突出、退行性胸腰段侧弯等疾病的矫正、复位融合及多的内固定，所用材料类似创伤类产品，多为不锈钢、钛合金等。脊柱类骨科植入耗材品种包括脊柱固定器、前路固定系统、颈椎后路内固定系统，胸腰椎固定系统等（表6-2）。

表 6-2　脊柱类骨科植入耗材分类

脊柱后路固定系统				
名称	椎弓根螺钉	连接棒	连接器	螺塞
材质	钛合金/不锈钢	钛合金/不锈钢	钛合金/不锈钢	钛合金/不锈钢
脊柱前路固定系统				
名称	接骨板	椎间融合器	螺钉	椎板固定系统
材质	纯钛/不锈钢	钛合金	钛合金/不锈钢	钛合金/不锈钢

（3）关节类骨科植入物品种和应用：关节类骨科植入物适用证是关节类病如关节炎、骨质增生、风湿、骨肿瘤和关节周围骨缺损，尤其以老年人和运动过度损伤居多。人工关节主要包括人工膝、髋、肘、肩、指、趾关节等，其中髋关节和膝关节应用超过95%，表6-3关节类骨科植入物分类。

表 6-3　关节类骨科植入物分类

组件名称	股骨头	股骨柄	髋臼&内衬	螺钉
材质	Al2O3/S+PE/CoCrMo	T+HA	T+HA&聚乙烯	钛合金/不锈钢
髋关节				

续表

组件名称	半月板假体	股骨髁假体	髌骨假体	胫骨平台假体
材质	聚乙烯	钛合金	聚乙烯	纯钛
膝关节				

（二）骨科植入性耗材的技术发展

1. 骨科内固定技术发展　骨折内固定治疗技术的发展从原来强调坚强内固定达到一期愈合的生物力学观点，逐步演变为保护骨折局部血运的生物学固定达到二期骨愈合的观点，即生物的、合理的接骨术的生物学固定观点（Bio-logical osteosynthesis，BO）。

还有对长管状骨骨折的治疗，也由传统的解剖复位坚强固定转变为以维持长骨正常长度、不出现成角及旋转畸形、注意保护骨折局部血供的间接复位相对稳定的微创固定，即经皮微创接骨术（minimallyinvasivepercutaneous osteosynthesis，MIPO）。在不直接暴露骨折端的情况下进行间接复位，然后进行髓内固定或通过两侧有限皮肤切口间的皮下隧道，在肌肉下方放置钢板进行桥接固定。减少对骨折局部软组织和骨膜血供的破坏，也不干扰髓腔内的血液循环，提供了较理想的组织修复生物学环境，缩短了手术时间，降低了骨不连和感染的发生率，有利于患者术后的功能康复。相关产品有抗旋转股骨髓内钉、胫骨髓内钉等长骨骨折治疗产品，经皮下植入的接骨板如股骨远端外侧髁微创锁定板和胫骨近端外侧微创锁定板等。目前已经在髓内钉的植入手术中得到了推广应用。髓内钉以其中轴固定的生物力学优势，在降低内置物应力遮挡效应的同时，具有良好的抗扭转、抗弯曲的优点，已逐步成为闭合性长骨骨折的首选治疗方法。可视化磁力导航技术是一种将电信号转化为可视信号的髓内钉瞄准系统，可以解决传统瞄准臂力臂长，操作不便的问题，解决主钉在植入髓腔过程中发生形变导致远端瞄准精度降低而锁钉失败的问题，解决手术过程中放射线暴露的问题。可降低手术难度，缩短医生学习周期和手术时间，提高锁钉效率和精准性。

2. 骨科植入物的材料学发展　目前常用的骨科植入物材料组成主要有：金属材料：不锈钢、钛合金等；高分子材料：聚 L- 乳酸材料（非金属）、可吸收聚合物等；无机材料：陶瓷材料、碳素材料。还有基于 3D 打印技术中，采用粉末状金属或塑料等可粘合材料。

目前，骨科植入物材料发展还有具有可降解性能的材料。主要是可降解高分子以及部分无机生物活性陶瓷、玻璃材料等，高分子材料在体内酸碱微环境以及相关酶的作用下会逐渐降解为乳酸、羟基乙酸等人体代谢的副产物，经过体内循环从而被代谢吸收。可降解高分子材料具有良好的生物相容性和可降解性，但高分子材料的降解产物只能被人体代谢掉，无法促进植入部位组织的再生，而部分无机植入材料如磷酸三钙、生物玻璃的降解产物可以促进骨组织矿物的再生长，此类材料在体内环境中能够与体液发生一系列化学和生物学反应，通过形成类骨羟基磷灰石层与宿主骨形成牢固骨性结合，使得骨组织与材料表面形成较好的生物学固定。其中，在生理溶液中生物活性玻璃表面能够迅速溶解出 Si，Ca，P 和 Na 离子，几个小时内可在材料表面通过矿化沉积形成碳酸羟基磷灰石层（carbonate-hydroxyl-apatite，HCA），还可以上调生长因子并刺激成骨细胞分泌骨基质基因，更好地促进了细胞内和细胞外的生物学响应，进一步促进骨组织修复。

3. 组织工程技术在骨科植入物的应用　组织工程在骨科植入物是在体外预先构建一个有生物活性的植入体，然后植入体内，实现组织修复、替代、再生。组织工程的三个基本要素分别是：支架材料，细胞和生长因子。支架材料是组织工程修复的基础，为细胞和修复组织提供生长的空间，部分生物活性材料构成的支架还可以诱导细胞分化促进细胞增殖；细胞是组织工程修复的推动器，细胞的增殖与定向分化促进组织的再生与修复；生长因子主要用于促进细胞增殖与调节细胞的定向分化，三者结合起来共同构建了组织工程修复体系。

组织工程在骨科植入物领域应用，包括组织工程化软骨、肌腱、神经、骨的体外培养再生移植，并在体内形成有功能的组织。骨组织修复也是组织工程骨科应用的一个重要方面，尤其是骨缺损的修复。骨骼的组成结构复杂，主要由羟基磷灰石晶体（HA）和胶原纤维呈一定规则排列形成，在外界的应力作用和人体微环境的侵蚀下，一旦受到损失破坏，其规则的内部结构几乎无法复制，给患者带来了巨大的痛苦与负担。然而，随着医用生物材料在纳米技术领域的发展，骨组织缺损修复也迎来了技术爆炸的新时代。利用 3D 打印技术，对材料进行仿生加工与个性化设计，微纳米材料的微结构对细胞的调控与诱导，以及药物、生物活性因子与微纳米介孔材料的结合应用，都极大地提升了组织工程修复的水平。

组织工程在骨科领域应用发展，骨科耗材技术将正进入一个崭新的阶段：即由单纯的矫形阶段过渡到重建阶段，有逐步形成'组织工程化矫形外科'的趋势。

4. 3D 打印骨科植入物应用的技术发展　3D 打印技术，又称"增材制造"，是以数字模型为基础，以数字技术材料打印机为载体，通过逐层定位堆积材料的方式实现三维复杂实体的构建。骨科植入物 3D 打印技术是骨科植入物技术发展的新趋势。3D 打印骨科植入物能够为患者带来独一无二的个性化定制产品：①为患者量身定制的植入物通过精准复制可实现与患者原部位完全吻合的假体，能够极大程度地提升患者的舒适感；② 3D 打印制造工艺流程短、全自动，可实现现场制造，因此制造更快速高效，能够降低手术风险和医疗成本，为患者减轻负担。

其技术优点有两个方面：其一是 3D 打印植入物多孔结构表面的模量低于常规植入物，所以植入物和骨骼之间的刚度差异会减小，这使得植入物与骨骼之间能够更好地"贴合"，同时多孔的表面有利于骨组织的渗入生长，从而实现有效的骨融合；其二是能够根据患者需求个性化地定制植入物形状，并且精确控制植入物的复杂微观结构，从而实现植入物外形和力学性能与人体自身骨的双重适配，可以制造出更多结构复杂的植入物，作为骨科个性化治疗的有力补充，以满足患者的特异性需求。

2019 年 7 月，国家药监局、国家卫生健康委员会联合发布了《定制式医疗器械监督管理规定（试行）》，这对于推进医疗 3D 打印行业规范的建立和完善起到了风向标作用。自 2014 年国内外相继报道了 3D 打印技术成功应用于临床的典型案例后，掀起了一阵"3D 骨科热"，目前，3D 打印钛金属骨科植入物的生物学和力学的适配优势在临床上呈现应用广泛的趋势。3D 打印髋关节系统、人工椎体系统及椎间融合器系统已经先后获得国内金属 3D 打印植入物的 CFDA 注册许可。

3D 打印骨科植入物作为医疗器械制造领域的新兴技术，从设计到临床应用，由于 3D 打印制备的植入物与传统材料制造产品存在很大的区别，涉及患者的图像采集和处理、植入物的设计、力学评估、生产制造、手术植入等过程，其应用势必将进一步推动影像技术、临床医学、计算机技术、材料科学以及机械设计等相关学科的发展。

二、骨科植入性耗材使用安全风险分析

骨科植入性耗材的使用相关风险因素主要来自以下几方面，一是与材料本身相关的风险，二是手术植入材料使用操作过程中的风险，以及与生产、供应物流等相关的风险问题。

（一）骨科植入性耗材本身相关的安全风险因素

1. 骨科植入物的生物兼容性　骨科植入物是一种长期植入人体的生物材料，作为一种异物有可能会刺激周围组织，不仅要具有良好的生物力学性能，而且还要有优异的耐蚀性和生物相容性。生物材料植入机体后对宿主的影响是一个非常复杂的过程，主要发生 3 种生物反应，即组织反应、血液反应和免疫反应。不同材料具有不同物理、化学特性和生物相容性。这是骨科植入材料固有的风险、不可避免的问题。

2. 产品本身的"瑕疵"　产品本身在研发、设计、制造过程中都有一定的瑕疵，如植入产品的设计缺陷、用材不当、生产环节疏漏、制造工艺不严等都会使植入物的性能下降，产生故障或造成使用寿命缩短，这是导致植入后不良事件发生的主要原因，比如：植入后断裂、变形、脱位、磨损等。另外，产品的标签、使用说明书中存在错误或缺陷，导致不

能发挥正确的指导作用，甚至会误导经验不足的医生造成错误使用，给患者带来一定的伤害风险。

3. 技术性风险　骨科植入性耗材存在本身技术应用相关风险，需要了解和关注。主要有：应力遮挡与应力集中。骨科植入物固定于骨折断端两端，从生物力学的角度分析，内固定材料置留体内会改变骨骼的受力状态，会产生应力遮挡和应力集中2种现象。

（1）应力遮挡问题：通俗的理解是，如果把比骨骼更为坚硬的材料植入人体，那么更为坚硬的植入物材料将承担更大的应力，而骨骼承担的应力减少，这种现象会到导致人体骨组织体积和密度逐渐下降，从而导致骨折或植入物松动。初始的松动将导致磨损以及进一步的松动，最终导致植入物失败。可能延迟骨折愈合，产生固定部位的骨质疏松等。

（2）应力集中问题：多产生在固定材料与正常骨骼的过渡部位，使该部位承受的应力增加，比如钢板的两端，髋关节假体或伽马钉的远端等部位，进而产生疲劳应力骨折。在所有的骨骼中，股骨承受最大的剪力，股骨钢板或者伽马钉长期滞留的风险最大，临床也曾屡见股骨钢板周围骨折。

（3）金属材料的疲劳：骨科植入物钢板断裂是最常见的风险。任何形式的骨科植入物都不过是短期、临时的辅助装置，植入后金属疲劳是不可避免的。美国骨科器械制造商协会致手术医师的信：金属骨科植入物为外科医师行骨固定手术提供了一种手段，但植入物本身的作用仅仅是协助骨的愈合，而非取代正常的骨结构。骨及周围软组织的大小和形状制约了植入物的大小和强度，若发生骨不连或延缓愈合，由于金属的疲劳、患者负重或承载可能会最终导致金属植入物的断裂。

（二）骨科植入性耗材在临床使用操作中的安全风险

1. 安全风险　骨科植入性耗材在临床使用操作中存在安全风险问题。由于骨科植入物手术极度依赖医生个人经验及传统术式，导致手术风险高、手术指标不理想、术后并发症多等风险问题。临床医生对手术适应证与禁忌证掌握不好及操作技术不熟练等原因极易引发安全风险，引起患者伤害事件。根据文献报道，骶髂骨关节螺钉造成神经损伤的比例约0.5%~7.7%；螺钉误置2%~15%；固定失败0.1%~10%；椎弓根钉植入失误率14%~55%，其中7%以上出现神经损伤。例如，脊柱内固定时未将椎弓根钉拧入椎弓根内而拧入椎管内造成患者脊髓、神经损伤，拧入椎弓根外引起螺钉松动；有些临床医生过分强调内固定的使用而忽视植骨，造成植入物的断裂等。

2. 手术感染风险　骨科植入物手术中感染风险包括：植入物表面、手术室、手术设备、手术医生、患者自身、被污染的消毒剂及其他人的各种条件致病菌可经直接接触、血行播散或内源性移位到达植入物表面。植入材料的特征和植入部位是影响感染发生的重要因素。高危因素患者的相对感染风险为正常人群的 20 倍。营养不良、肥胖、风湿性关节炎、糖尿病及免疫缺陷患者面临更高的反复感染的风险。除此之外，复杂的外科手术及技术也易于并发感染。

（三）骨科植入物耗材物流过程相关安全风险

骨科植入物耗材是需植入体内的高风险耗材，其包装需要严格无菌要求，不当的运输物流过程中可致包装破损，导致暴露污染，造成手术后的感染。

另外，部分骨科植入物手术前需要送中心供应室清洗灭菌，如果没有严格遵循规范的灭菌要求，或者在灭菌后送往手术室过程中会造成污染。

三、骨科植入性耗材使用安全风险评估

骨科植入性耗材作为一次性高值耗材，使用医院应制订严格的医用耗材风险评估制度。医用耗材安全风险评估可以是一个前瞻性的过程，也可以在安全（不良）事件发生后，对危害的可能性或后果的严重性的评估。

使用前的风险评估

1. 使用准入评估　骨科植入性耗材为一次性高值耗材，存在生产厂家和品牌繁多，国产进口品种参差不齐，同种产品技术参数指标、规格多样的情况，产品的质量、设计、生产、供应链等方面存在不少差异，在临床应用使用型号选择会带来不同程度的风险。同时，骨科植入材料适用患者的病情呈多样化趋势，各类不同治疗目的的骨科植入物材料发展迅速，近年来有各类新型材料问世，新产品的引进和使用对临床医生和医院管理的要求更高，临床对新项目开展或新技术引进应进行事先准入评估。

2. 患者手术前临床评估　根据相关的诊疗指南和共识，建立科学的骨科手术评价体系。手术前根据术前患者各项检查，评估患者手术适应证、手术禁忌证。手术前患者的临床评估内容包括患者年龄、活动水平、营养状况、内分泌平衡、其他疾病、周围环境等，以便选择使用合适的耗材、技术和手术方案。

3. 通过安全、不良事件的风险评估　通过骨科植入物材料使用中常见的安全不良事件统计分析，对不同类型的骨科植入物材料使用进行安全风险评估，以期为临床正确安全使用提供科学依据。

自 2002 年 12 月至 2007 年 3 月 31 日止，国家药品不良反应监测中心共计收到与骨科植入物有关的可疑不良事件报告 786 份，经分析具体如表 6-4 所示。

表6-4 不同类型骨科植入物不良事件报告数

不良事件表现	发生例数（n）	占比（%）
断裂	566	72.01
过敏	33	4.20
无菌炎症	43	5.47
不愈合	44	5.60
疼痛	35	4.45
弯曲	14	1.78
松脱	25	3.18
感染	8	1.02
其他	18	2.29
合计	786	100

从以上统计看，断裂566例、过敏33例、无菌炎症43例、不愈合44例、疼痛35例、弯曲14例、松脱25例、感染8例、其他18例．其中断裂比例最高，可能发生的原因包括：患者不遵医嘱，过早负重，手术者选材不当，质量方面的原因等。骨科植入物在临床应用广泛，且国家医疗器械不良事件数据库中可疑不良事件报告数量较多（占8.4%），发生概率较大。

四、骨科植入性耗材使用安全风险控制

根据风险分析和评估，骨科植入性耗材存在各种风险，保障其使用安全需要对于其物流、临床使用的全过程做好风险控制，保障使用安全。

（一）骨科植入性耗材的物流风险控制

骨科植入性耗材的物流包括院外物流和医院内部物流，是使用风险控制的重要环节。

1. 保证使用的医用耗材正确"溯源" 医用耗材从采购、验收、存储到使用做到向前可溯源、向后可追踪。自下而上的追溯方式，即患者→医疗机构→经营企业→生产厂家，这中间的每一个环节需要详细记录使用耗材的信息，包括名称、生产厂家、注册证号、规格型号、生产批号或序列号、生产日期和产品有效期等，保存各种标识码，如条码、二维码等唯一标识。骨科植入性耗材的临床使用记录是溯源的基本保证。电子病历中耗材临床使用记录至少应包括患者姓名、产品名称、批准文号、产品数量、规格型号、批号等必要的产品跟踪信息，尽量采用唯一标识码UDI可保证溯源正确性。2014年6月1日颁布的《医疗器械监督管理条例》第三十七条中要求，使用单位应妥善保存购入医疗器械的原始资料并确保信息具有可追溯性。应当将使用医疗器械的名称、关键性技术参数等信息与使用质量安全密切相关的必要信息记载到病历等相关记录中，这是法律规定的刚性要求。

2. 院内物流的信息化管理　《医疗机构医用耗材管理办法》规定，医疗机构应当逐步建立医用耗材信息化管理制度和系统，医疗机构耗材管理信息系统应当与医疗机构其他相关信息系统整合，做到信息互联互通。医院骨科耗材管理有其特殊性，在验收、存储、使用流程不同于一般的医用耗材，在常规管理方式下耗材管理部门很难全面、正确掌握骨科耗材的使用信息，无法实现全过程的可追溯性。为保障使用安全，降低使用风险，必须建立一种新的供应链管理模式。比较可行的是医用物资供应链物流管理方式 Supply Processing & Distribution（简称 SPD），是以医院医用物资管理部门为主导、以物流信息技术手段为工具，对医用物资在院内的供应、存储、配送等院内物流过程进行集中管理的方法。通过信息系统的标准化建设和院内物流管理流程再造，以及条码识别、智能耗材管理柜等技术的应用，使骨科耗材物流作业规范化、简洁化，从而有效提高作业效率，降低差错，控制和降低使用安全风险。

（二）骨科植入性耗材使用操作的风险控制

1. 建立风险管理体系　落实国家相关的医疗管理制度、诊疗指南、技术操作规范，使用中严格遵照医用耗材使用说明书、技术操作规程等要求。

2. 加强对骨科植入物手术医师权限的监督管理及人员技术培训　《医疗机构医用耗材管理办法（试行）》规定Ⅲ级医用耗材，应当按照医疗技术管理有关规定，由具有有关技术操作资格的卫生技术人员使用。植入类医用耗材，应当由具有有关医疗技术操作资格的卫生技术人员使用。骨科植入物属于三级高风险植入性医疗器械，使用人员要求依法执业，行为规范。在此基础上要健全并落实医院规章制度和人员岗位责任制度，特别是医疗质量和医疗安全的核心制度，医务管理部门应该严格设立手术准入制度，并定期进行复核、考评。对于评价结果与手术权限要求不符的，应对相应手术医师的手术权限及时进行调整。

骨科植入物使用风险与操作人员的技术水平高度相关。使用骨科植入性手术前，厂家应对手术医生、手术室护士进行专业培训，并有培训记录和考核。以掌握骨科植入性耗材的基本性能和操作方法、操作规程，熟练掌握各类骨科耗材的使用方法及操作步骤，提高骨科植入耗材的使用安全性和手术成功率，尤其在新医用耗材临床使用前，应当先对相关人员进行培训，才能临床使用。

3. 采用更先进的技术和合适的材料来降低使用风险　骨科植入性耗材的新技术应用，可以降低患者的使用风险，如技术上选择采用保护骨的血供的生物学内固定技术（BO）；使用对骨膜血运破坏较少的髓内钉；经皮微创接骨术（MIPO）等，可以减少对骨折局部软组织和骨膜血供的破坏，降低患者骨不连和感染的发生率，有利于患者术后的功能康复。

采用 3D 打印技术的植入物，解决目前临床上用的骨科植入物往往只有固定的规格，造成植入物并不完全适用于每一位患者的问题，达到骨科植入物形状个性化的需求。3D 打印的骨科植入物还可做成与骨组织相似的孔隙。不需要像以前那样在网笼中填充骨质，而是由真骨与人工植入物融合，在牢固性上有极大的优势，同时具有良好的组织相容性和承重力，克服了传统缺陷。

为了解决骨科植入手术极度依赖医生个人经验及传统术式，选择使用骨科手术导引机器人。机器人微创手术技术一方面实现了复杂手术的微创化、提高了手术操作的精度与质量、增强了手术安全性，另一方面将计算机的信息处理、判断能力与医生的丰富经验相结合，在手术操作中融入各种数字化手术诊断信息、计算机辅助判断与监控、实时操作评估与约束，降低手术风险。

第二节　血管、心脏介入诊疗用耗材使用安全风险管理

一、血管、心脏介入诊疗用耗材的技术发展与应用

（一）技术发展史

血管、心脏介入诊疗用耗材种类丰富，功能复杂。以冠状动脉支架为例（以下简称冠脉支架），自 1977 年介入心脏病手术之父格林特茨格（AndreasGruntzig）在瑞士完成世界上第一台冠脉球囊扩张术（PTCA）。1986 年，Dr. Jacques Puel 在法国进行了首例经皮冠脉支架植入术，开启了裸金属支架时代。20 世纪末，乐普医疗和微创医疗开始了国产 BMS 的研发，正式拉开了国产冠脉支架的发展序幕。2002 年 11 月雷帕霉素 DES（Cypher 支架）和 2004 年 4 月紫杉醇 DES（Taxus 支架）相继在中国上市，这两款 DES 支架激励国内冠脉支架企业也投入到 DES 的研发。BRS 是冠脉支架最新的一次革命，其核心理念是支架仅临时存在，在完成其使命后被降解代谢，恢复血管的自然形态。Absorb GT1 是最早拥有 RCT 研究评估其安全有效性并随访至中远期的 BRS 产品。目前在全球从事 BRS 的研究的企业就有五十多家，其中中国企业约占 1/3。随着国内第一个完全可降解支架 NeoVas 支架在 2019 年 2 月获批，国内的 BRS 的未来可期。

全球介入性心血管疾病治疗市场规模逐年增加，到 2014 年，已突破 200 亿美元大关。2016 年，全球介入性心血管疾病治疗市场规模达到了 298 亿美元。2018 年我国心血管介入器械市场规模占比达 67.87%。心血管介入器械市场占比有所下降，而外周血管介入器械市场占比有所增长，2018 年外周血管介入器械市场占比近 20%。目前，针对心血管疾病，临

床上主要采用药物治疗、外科手术与介入治疗三种手段。介入治疗凭借其创伤小、恢复快、住院时间短等优点，已成为适应证的首选，这也促进了血管类介入耗材的快速发展。据测算，我国医疗器械市场规模从 2006 年的 434 亿元增至 2018 年的 5304 亿元，年均复合增长率约为 25.55%。其中，高值医用耗材的市场规模约为 1046 亿元，同比增长 20.37%，是医疗器械细分领域中增长率最高的一个。据医械研究院数据显示，2018 年血管介入器械市场规模约为 389 亿元，同比增长 25.08%。在众多的心血管疾病治疗方式中，血管介入治疗因其微创、快速、安全有效等优势得到了快速发展，成为心血管疾病治疗中不可或缺的一种技术手段。随着国内心血管疾病的高发，血管介入领域的器械市场也迎来了快速增长。

（二）血管、心脏介入诊疗用耗材应用分类

血管、心脏介入诊疗用耗材根据治疗部位不同可以分为四类：

（1）心血管介入器械：冠脉支架，药物洗脱支架、PTCA 球囊扩张导管、导引导管、照影导管、导引导丝等。

（2）脑血管介入器械：颈动脉支架、锥动脉支架、颅内血管支架、微导管、微导丝、远端保护器械、弹簧圈、液态栓塞材料等。

（3）周围血管介入类分为：导管、导丝、动脉鞘组、球囊导管、栓塞材料、各种支架（大动脉覆膜支架、髂股动脉支架、锁骨下动脉支架及肾动脉支架等）。

（4）电生理介入器械：射频消融导管、标测导管。

二、血管、心脏介入诊疗用耗材使用安全风险分析

血管、心脏介入诊疗用耗材相关风险因素主要来自以下几方面，一是与材料本身相关的风险，二是手术操作过程的风险，三是与生产、供应物流等相关的风险问题。

（一）与材料本身相关的风险因素

血管植入生物医用材料植入人体内后将可能伴随其终生，或在体内降解，主要风险因素有：

1. 材料的理化特性风险　使用材料不同，其物理性质、化学性质、力学特性、机械性能、可加工性能、耐磨耐蚀性能和抗疲劳性能不同，会产生不同风险。如在蒸汽灭菌、环氧乙烷灭菌和辐照灭菌等清洁消毒措施环境下会产生变性等。

2. 生物相容性风险　不同材料对不同患者可能会引起血栓、激发人体细胞的突变等并发症。

（二）手术操作过程风险

1. 超范围使用　临床医师在确定治疗方案前没有充分评估手术适应证，避免盲目扩大

介入治疗范围，尤其对于婴幼儿或风险较高的病征，患者术前应精准诊断。

2. 操作不规范　术后没有严密观察，发现异常未能及时正确处理。

3. 术前护理不足　没有根据患者的状态对患者进行术前心理指导，降低患者的心理压力，没有详细向患者讲解血管或心脏介入术的手术过程及注意事项。患者紧张焦虑的情绪，影响手术成功率。

4. 术中干预准备不足　如防止导管凝血堵塞，导管没用肝素盐水冲洗备用，对患者可预计的并发症发生情况的急救措施准备不充分，如导管室没有备用除颤器等。

三、血管、心脏介入诊疗用耗材使用安全风险评价

（一）使用前的风险评价

1. 术前患者评价　导管室护理人员手术前应了解患者身体状况，生命体征、基础疾病和既往病史等，避免术中发生危险。术前重复核验患者身体状态，进行一系列检查，包含脑钠肽检查、肾功能检查、肝功能检查，将检查结果制成表格。

2. 适应证和禁忌证评价　血管、心脏介入诊疗前需要专业医生进行适应证、禁忌证的专业评价，决定是否可以使用和使用介入、植入耗材的品种类别、数量。

（二）通过不良事件的使用安全风险评估

血管心脏介入类耗材种类繁多，对 219 例 Endurant IIs 分叉型腹主动脉覆膜支架植入致不良事件报告中的器械故障类型进行统计分析，除去 4 例故障原因描述不清，215 例报告中泄露出现最多，为 104 例（占 48.37%），其次是无确定的设备或使用问题 45 例（占 20.93%），装置错位 27 例（占 12.56%），另有 11 例（占 5.10%）为设备内闭塞，见表 6-5。

表 6-5　215 例心脏介入不良事件器械故障类型统计

故障类型	故障数量（例）	占比（%）
泄露	104	48.37
无确定的设备或使用问题	45	20.93
装置错位	27	12.56
设备内闭塞	11	5.10
设备的移动或取出	8	3.72
材料变形	8	3.72
激活、定位或分离问题	6	2.79
设备被其他设备损坏	6	2.79
难以定位	5	2.33
难以移除	5	2.33
难以插入	3	1.40

故障类型	故障数量（例）	占比（%）
装置或装置组件的分离	2	0.90
流动受阻	2	0.90
患者设备不兼容	2	0.90
装置移位或错位	2	0.93
定位困难或延迟	2	0.93
折叠	2	0.93
设备使用问题	2	0.93
部件缺失	1	0.50
材料扭曲和（或）弯曲	1	0.50
有缺陷的装置	1	0.50
设备过期问题	1	0.50
有缺陷的部件	1	0.50
信息不足	1	0.50
扭结	1	0.50
压缩应力引起的变形	1	0.50
机械堵塞	1	0.50
合计	251	100

四、血管、心脏介入诊疗用耗材使用安全风险控制

（一）血管、心脏介入诊疗用耗材的物流风险控制

关注血管、心脏介入诊疗用耗材的物流、存储环境条件。如有药物涂层的药物支架、含有药物的血管吻合器等要求储存在 0 ~ 25℃的环境；生物瓣膜及酮戊二酸液则要求 4 ~ 10℃低温储存。库区配备有通风及调节温湿度设备、运输过程注意温湿度等保存环境，避免长途运输。

（二）血管、心脏介入诊疗用耗材使用管理措施

血管、心脏介入诊疗用耗材风险管理措施主要涉及以下几个方面。

1. 介入耗材的准入和遴选管理 由于介入手术技术发展迅速，介入耗材进入临床使用前，需要由相关专业领域的专家和管理部门对新增介入耗材进行技术论证和遴选。将最终遴选出的产品材料提交院医用耗材委员会和行政部门审批。增加遴选环节，能够避免由于部分医务人员缺乏对医用耗材说明书的理解。

2. 使用记录与信息溯源管理 严格按照《医用耗材临床使用安全管理制度》，对每一个产品设定唯一的条码标签，通过扫码进行验收、备货、使用登记、收费管理，并且对其

每一环节进行记录及有相应人员操作留痕，实现从患者信息到产品信息和从产品信息到患者信息的双向追溯，为后续诸如产品召回等风险管理奠定数据基础，同时也能够给医务部、质管科等部门提供数据。

3. 手术前评估　临床医师在确定治疗方案前应充分评估手术适应证，避免盲目扩大介入治疗范围，尤其对于婴幼儿或风险较高的病征，患者术前应精准诊断，术中规范操作，术后严密观察，一旦发现异常及时正确处理，进一步降低介入治疗并发症发生风险，提高治愈率。

4. 术前护理　根据患者的状态对患者进行术前心理护理，降低患者的心理压力，向患者讲解血管或心脏介入术的手术过程及注意事项，告知患者血管保护的重要性。术中干预：在穿刺的过程中为确保穿刺过程的顺利，其导管要防治凝血堵塞，可将导管用肝素盐水冲洗备用。手术护理：护理人员指导患者使用制动装置和止血器，根据患者自身的并发症发生情况调整制动装置。其中，通过暗示、睡眠辅助等方式缓解患者紧张焦虑的情绪

5. 不良事件监测　介入和植入性耗材是不良事件重点监测品种。使用单位要加强对介入治疗室及使用科室进行使用安全、不良事件监测的宣传与培训工作，了解对医疗器械不良事件上报工作的流程，在使用过程中若发现不良事件时，使用科室应按要求及时上报监测系统并且停用和封存有问题的耗材，严重不良事件及时上报至主管部门。

6. 手术后患者风险告知康复指导　介入和植入性耗材使用患者手术后出院后，有很多风险注意事项需要向患者告知，保障患者安全。如冠脉支架植入后的康复指导，包括下面一些内容：

（1）冠脉支架术后如何用药：患者通常需规律的服用药物。冠脉支架为异物，在冠脉里易形成血栓栓塞，所以冠脉支架术后需要充分的抗血小板治疗，以防止血小板聚集进一步导致血栓形成，介入治疗后常需要双联抗血小板治疗。

（2）术后急性发作处理：冠脉介入术后如有心绞痛急性发作时要保持镇静，停止一切活动，就地休息。立即舌下含服硝酸甘油1片或速效救心丸10粒。如效果欠佳，应每隔5分钟含服一次。如连用3次仍无效提示您有可能发生了急性心肌梗死，应马上拨打"120"，尽快去医院。如自行服药缓解，患者也应尽快去医院复查。

（3）外出旅游注意事项：冠脉介入术后患者应自备急救的药盒（硝酸甘油、速效救心丸等）和日常的口服药。如发生心绞痛频繁发作，或发作急性心肌梗死，应立即前往最近的有介入条件的医院积极控制病情，避免回家途中可能发生的危险。

还有很多其他日常注意事项应对患者风险告知和康复指导。

第三节　植入式心脏起搏器使用安全风险管理

一、植入式心脏起搏器的技术发展与应用

（一）植入起搏器的发展历史

1791 年 Galvani 用实验证明了生物电的存在，并发现肌肉对电刺激有收缩反应。1882 年 Ziemssen 发现电刺激可引起心脏收缩活动。早期的实验研究和临床观察对后来心脏起搏技术的发明和应用具有重要的意义。1929 年 9 月 Lidwill 在澳大利亚悉尼举行的学术会议上首次报告了应用他发明的手提式起搏装置成功救活了 1 个心脏停跳的婴儿。这是人工心脏起搏技术首次用于临床。

1932 年 Hyman 设计制作了一台由发条驱动的电脉冲发生器，该装置净重达 7.2 公斤，脉冲频率可调节为 30、60、120 次 / 分，Hyman 将之称为人工心脏起搏器 "artificial cardiac pacemaker"，这台发条式脉冲发生器成为人类第一台人工心脏起搏器。

1952 年 1 月，美国哈佛大学医学院 Paul M. Zoll 医生首次在人体胸壁的表面施行脉宽 2ms，强度为 75~150V 的电脉冲刺激心脏，成功地为 1 例心脏停搏患者进行心脏复苏，挽救了这位濒死患者的生命。由于电极缝在胸壁，使电刺激起搏心脏的同时也刺激胸部肌肉，引起局部肌肉的抽动和疼痛，但这一创举立即受到医学界和工程技术界人士的广泛重视，迎来了心脏病学的又一个变革时期，临时性心脏起搏器术逐渐被医学界广泛接受，成为一种常规的缓慢性心律失常的治疗方法。Paul M. Zoll 被尊称为 "心脏起搏之父"。

1952 年，瑞典的 Senning 医生和 Elmqvist 工程师研制出第 1 台可植入人体的心脏起搏器。1958 年 10 月 8 日，Senning 首次将起搏器植入到一位病毒性心肌炎合并完全性房室阻滞患者的体内。此人成为世界上第一例被植入起搏器的患者。

（二）心脏起搏器技术的发展

早先的起搏器由于存在诸多问题，限制其临床广泛应用。例如需开胸植入起搏导线电极，起搏阈值很快升高，导线容易折断、移位，电池寿命较短和稳定性差。为解决上述问题，不少学者和工程师做了不懈的研究。1962 年，经静脉导线应用于临床，植入心脏起搏器无须开胸手术。1964 年，出现了 R 波抑制型（VVI）起搏器，避免了固定频率起搏器不同步性可能引起的严重室性心律失常。1978 年植入了第一台双腔起搏器。20 世纪 80 年代以后，由于电子技术和传感器技术的快速发展及微处理器的广泛应用，起搏器的功能愈趋完善，出现频率适应性起搏、起搏参数的体外提取和程控、起搏器对心律失常事件和起搏

器工作状态的监测和记录等功能，并可根据患者的不同状况在一定范围内自动调整起搏参数使起搏器能更好地适用于复杂的临床情况和不同的患者。

在应用起搏器成功地治疗心动过缓的同时，起搏器也开始应用到非心动过缓病症。20世纪70年代应用抗心动过速起搏器治疗室上性心动过速，这个技术目前仍应用于植入型心律转复除颤器中。1995年Bakker等证实了双心室起搏的血流动力学益处，对严重心力衰竭合并室内阻滞，特别是左束支阻滞，双心室起搏可使心室收缩再同步化，心功能改善，活动耐量增加，生活质量提高。目前，这种心脏再同步化治疗（CRT）已获美国FDA批准。总之，40多年来无论是起搏器工程技术还是临床应用都得到快速发展。

心脏起搏器发展已经历了五个阶段：第一代固定频率起搏器，第二代按需式起搏器，第三代生理性起搏器、第四代自动化起搏器以及近几年研制的数字型起搏器。1952年，哈佛大学医学院的Zoll医生使用人工心脏起搏技术挽救了两例房室传导阻滞和心脏停搏患者，人工心脏起搏技术才真正受到临床重视。1964年美国医生CasteUanos、Lemberg和Berkovits等研究成功心室按需型起搏器，使起搏技术进入起搏器第二代：按需型心脏起搏。1975年美国医生CammiUi提出了感知呼吸的频率适应性起搏器，这是最早的频率适应性起搏器。1978年德国医生Funke提出了DDT起搏器设计构想。同年，美国医生Furman植入世界首例DDD起搏器。这些使起搏技术进入了第三代即生理性起搏的时代。1995年，首例起搏阈值自动夺获型起搏器问世，这一技术开创了起搏器自动化的新时代。其特点为根据佩带者的实际情况制定其在体内工作的各种参数。起搏器体积越小，患者在植入时的创口越小。

在功能方面，现在起搏器可以在体外用程序控制器改变其工作方式及工作参数。埋植起搏器后，可以根据机体的具体情况，规定一套最适合的工作方式和工作参数，使起搏器发挥最好的效能，保持最长的使用寿限，有些情况下还可无创性地排除一些故障，程控功能的扩展，可使起搏器具有贮存资料、远程监测心律、施行电生理检查的功能。

新一代无线心脏起搏器：最近，一种新型无线心脏起搏器问世，它的大小只有一个大胶囊的大小，没有电极导线，直接植入心脏。而且它可以通过股静脉穿刺的方式完全植入到右心室里，手术时间也只有传统起搏器的一半时间，大概30分钟（图6-1）。

埋藏式心脏复律除颤器（Implantable Cardioverter Defibrillator, ICD），对于那些已经得知患有高危性室颤的患者来说，埋藏式心脏复律除颤器已经被证明可以用来挽救他们的生命，它通过和传统起搏器一样的方式植入体内，它可以全天候24小时不停歇的监测心脏的节律，如果检测到室颤，它就会立即自动发出一次电击来挽救您的生命。有的ICD的电池使用寿命可以超过10年。因此，在过去的十年里，更多的患者选择植入ICD。近几年，又

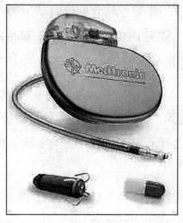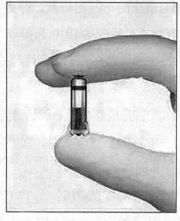

图 6-1　新一代无线心脏起搏器

一种新型的无线 ICD——全皮下植入型心律转复除颤问世。它不同于传统的 ICD 那样采用一条非开胸电极导线系统经锁骨下静脉，将电极顶端置于右室心尖部，因为它也没有电极线，因此它也就不需要中心静脉通路，而且可以大幅度降低术后的感染。

（三）植入式心脏起搏器分类

1. 按功能分类

（1）心房按需（AAI）：电极置于心房。起搏器按规定的周长或频率发放脉冲起搏心房，并下传激动心室，以保持心房和心室的顺序收缩。如果有自身的心房搏动，起搏器能感知自身的 P 波，起抑制反应，并重整脉冲发放周期，避免心房节律竞争。

（2）心室按需（VVI）型：电极置于心室。起搏器按规定的周长或频率发放脉冲起搏心室，如果有自身的心搏，起搏器能感知自身心搏的 QRS 波，起抑制反应，并重整脉冲发放周期，避免心律竞争。但这型起搏器只保证心室起搏节律，而不能兼顾保持心房与心室收缩的同步、顺序、协调，因而是非生理性的。

（3）双腔（DDD）起搏器：心房和心室都放置电极。如果自身心率慢于起搏器的低限频率，导致心室传导功能有障碍，则起搏器感知 P 波触发心室起搏（呈 VDD 工作方式）。如果心房（P）的自身频率过缓，但房室传导功能是好的，则起搏器起搏心房，并下传心室（呈 AAI 工作方式）。这种双腔起搏器的逻辑，总能保持心房和心室得到同步、顺序、协调的收缩。如果只需采用 VDD 工作方式，可用单导线 VDD 起搏器，比放置心房和心室两根导线方便得多。

（4）频率自适应（R）起搏器：频率自适应起搏器的起搏频率能根据机体对心排血量（即对需氧量）的要求而自动调节适应，起搏频率加快，则心排血量相应增加，满足机体生理需要。目前使用的频率自适应起搏器，多数是体动型的，也有一部分是每分钟通气量型的。具有频率自适应的 VVI 起搏器，称为 VVIR 型；具有频率自适应的 AAI 起搏器，称为 AAIR 型；具有频率自适应的 DDD 起搏器，称为 DDDR 型。以上心房按需起搏器、双腔起搏器、频率自适应起搏器都属于生理性起搏器。

2. 按起搏方式分类

（1）VVI 方式：是最基本的心脏起搏方式，优点是简单、方便、经济、可靠。

适用于：一般性的心室率缓慢，无器质性心脏病，心功能良好者；间歇性发生的心室率缓慢及长 R·R 间隔。

但有下列情况者不适宜应用：① VVI 起搏时血压下降 20mmHg 以上；②心功能代偿不良；③已知有起搏器综合征，因 VVI 起搏干扰了房室顺序收缩及室房逆传导致心排血量下降等出现的相关症状群。

（2）AAI 方式：简单、方便、经济、可靠等优点可与 VVI 方式比拟，且能保持房室顺序收缩，属生理性起搏，适合我国国情，适用于房室传导功能正常的病窦综合征。不适宜应用者：① 有房室传导障碍，包括有潜在发生可能者（用心房调搏检验）；② 慢性房颤。

（3）DDD 方式：是双腔起搏器中对心房和心室的起搏和感知功能最完整者，故称为房室全能型。但不如单腔起搏器那么方便、经济，适用于房室传导阻滞伴或不伴窦房结功能障碍。不适宜应用者：慢性房颤、房扑。

（4）频率自适应 R 方式：起搏器可通过感知体动、血 pH 值判断机体对心排血量的需要而自动调节起搏频率，以提高机体运动耐量，适用于：需要从事中至重度体力活动者。可根据具体情况选用 VVIR、AAIR、DDDR 方式。但心率加快后心悸等症状加重，或诱发心衰、心绞痛症状加重者，不宜应用频率自适应起搏器。

3. 按照治疗目的分类　植入式心脏起搏器按照治疗目的的不同可分 3 类：

（1）单、双腔起搏器：用于治疗心动过缓。

（2）ICD（埋藏式心律转复除颤器）：常用于治疗室速室颤，防止恶性心律失常。

（3）CRT 或 CRT-D（心脏再同步治疗起搏器）：用于改善慢性心功能衰竭预后。

总之，最佳起搏方式选用原则为：窦房结功能障碍而房室传导功能正常者，以 AAI 方式最好；完全性房室传导阻滞而窦房结功能正常者，以 VDD 方式最好；窦房结功能和房室传导功能都有障碍者，DDD 方式最好；需要从事中至重度体力活动者，考虑加用频率自适应功能。

（四）起搏器分类代码

为方便从事心脏起搏的医护人员和研究人员相互交流，1974 年国际心脏病对策社团的一个联合专门委员会制定了一个 3 位字母的起搏器代码，用来表明起搏器的工作方式和功能，该代码后又经过多次修改，1987 年北美心脏起搏电生理学会（NASPE）/英国心脏起搏与电生理学组（BPEG）在心脏病学会国际委员会（ICHD）1981 年制定的五位字母代码起搏器命名的基础上制定了 NBG 代码，即目前通用的 NBG 起搏器标识码，如表 6-6 所示。

表 6-6 NBG 起搏器识别码

代码位	1	2	3	4	5
类目	起搏心腔	感知心腔	感知后反应方式	程控功能	抗心动过速
字母代码含义	O-无	O-无	O-无	O-无	O-无
	V-心室	V-心室	T-触发	P-简单程控	P-起搏（抗快速心律失常）
	A-心房	A-心房	I-抑制	M-多项程控	S-点击
	D-双腔	D-双腔	D-双重（T+I）	R-频率调节	D-双重（P+S）
				C-交流（遥测）	

第一位（Ⅰ）：表示起搏的心腔，分别由 A、V 和 D 代表心房、心室和双心腔，O 代表无感知功能；

第二位（Ⅱ）：表示感知的心腔，分别由 A、V 和 D 代表心房、心室和双心腔，O 代表无感知功能；

第三位（Ⅲ）：表示起搏器感知心脏自身电活动后的反应方式。T 表示触发型，I 表示抑制型，D 表示兼有 T 和 I 两种反应方式，O 为无感知后反应功能；

第四位（Ⅳ）：代表起搏器程序控制调节功能的程度。分别有 O（无程控功能）、P（1~2 个简单的程控功能）、M（两种以上参数的多功能程控）、C（遥测功能）和 R（频率适应功能）；

第五位（Ⅴ）：代表抗快速心律失常的起搏治疗能力。有 O（无此功能）、P（抗心动过速起搏）、S（电转复）和 D（两者都有）。

二、植入式心脏起搏器使用安全风险分析

心脏起搏器的常见风险主要来源于 4 个方面，即产品相关因素、操作因素、并发症和患者因素等。

（一）产品相关因素

随着工程学技术的进展，起搏器产品本身造成的故障已罕见，偶见的起搏器故障大多为起搏器重置、起搏器电池提前耗竭，前者为受外界干扰（如强磁场），需重新程控起搏器，后者需及时更换起搏器。由于双极导线柔韧性差，容易造成电极移位，其风险概率一般高于单极导线。

另外，尚可出现感知功能障碍，多为起搏器设置了不适当感知参数而非起搏器本身的机械故障，包括感知不良和感知过度。

（二）操作技术因素

1. 手术操作因素　起搏器植入手术是一项技术性很高的工作，与临床操作有关的风险因素如囊袋感染、囊袋破溃、膈肌制动、电极脱位等；

（1）囊袋感染：囊袋感染也是起搏器植入后常见的伤害事件。导致出现囊袋感染的因素很多，如果是由于手术无菌操作导致的囊袋感染，属于医疗器械使用安全事件。常见的原因包括：①由于操作不熟练导致植入部位有囊袋血肿，出现的继发感染；②患者存在糖尿病、低蛋白血症等自身免疫力差的情况，或者有合并菌血症，在术前及术后未给予及时规范的治疗；③术后患者出现局部皮肤坏死破溃，致囊袋与外界相通。

（2）囊袋破溃：囊袋破溃是起搏器植入后常见的不良事件，其发生原因也是多方面的，可能有：①由于操作人员临床操作经验的缺乏，所造的囊袋偏小或囊袋与原起搏器形状不相称，引起患者局部皮肤受压缺血，激发局部出现既发的无菌性炎症导致皮肤破溃；②手术所造囊袋太表浅，在合并营养不良或其他全身性疾病的患者，由于患者整体素质较差，更易影响皮肤血供，出现囊袋破溃；③或囊袋过于偏外侧，肢体活动时带动起搏器不断与局部组织摩擦，可造成皮肤坏死、继发感染或排斥反应等、起搏器离肩关节太近、分离未达胸大肌筋膜表面及皮下组织过少会增加囊袋破溃机会。

（3）电极脱位：电极脱位会造成起搏信号消失，无法正常起搏。电极脱位的因素很多，与操作相关的因素包括：起搏器固定问题，造成在囊袋内游走严重位移；与起搏器相连的螺丝松动或脱离；植入术中电极导线张力不当；电极固定不牢等。

2. 护理操作因素　术前皮肤护理不当，包括皮肤清洁消毒引起囊袋化脓感染、心内膜炎及败血症，危及生命。

（三）患者自身因素的风险

患者因素导致的风险主有：

1. 患者手术后的配合　患者术后24小时内没有按要求绝对卧床、取平卧位或低坡卧位、禁止翻身、术后1周内术侧肢体制动；较早下床活动等。在术后恢复期进行肢体功能锻炼时没有遵循循序渐进的原则，患侧肢体做剧烈重复的甩手动作、大幅度地外展、上抬及患侧肩部并负重、从高处往下跳等，可能导致电极导线脱位。

2. 意外情况　患者发生一些意外情况，如患者无意中进入了高压电磁场或不小心接近了家用电磁设备与起搏器的安全距离时，患者可能出现一些全身异样的感觉。严重情况下可能会引起心律失常；起搏器安装部位遭到严重的撞击，或肢体过度负重时，起搏器会出现工作异常，甚至电极导线断裂。

3. 与患者自身体质有关　患者特异的体质或者基础病情导致的，常见的有起搏器综合征（与患者体质差异有关，也与起搏器的起搏方式有关）、起搏器介导的心动过速等。患者过敏体质：电极作为异物，可刺激患者心肌和心内膜，导致局部组织细胞水肿，使电极尖端与心内膜附着不牢固，从而可能出现电极移位，一般情况下，多于术后24小时内发生电极移位或脱离。会产生起搏器信号消失，患者可出现原有心动过缓症状等原患疾病的症状。患者心脏结构改变：心腔扩大，心内膜结构光滑，也会发生电极脱位。

4. **患者基础疾病相关**　患者术前存在糖尿病、低蛋白血症等自身免疫力差，发生感染。

（四）并发症

并发症是患者安全风险因素之一，给患者造成伤害。起搏器植入手术后会出现有关的并发症，多数并发症如术中仔细操作应当可以杜绝，有些则难以完全避免。发生率与植入医生的经验密切相关。常见并发症有：

1. **与植入手术有关的并发症**

（1）心律失常：通常无须特别处理。

（2）局部出血：通常可自行吸收。有明显血肿形成时可在严格无菌条件下加压挤出积血。

（3）锁骨下静脉穿刺并发症处理。

气胸：少量气胸不需干预，气胸对肺组织压迫≥30%时需抽气或放置引流管。

误入锁骨下动脉：应拔除针头和（或）导引钢丝并局部加压止血（切勿插入扩张管），通常无需特殊处理。

（4）心脏穿孔少见：处理：应小心将导管撤回，并严密观察患者血压和心脏情况。一旦出现心包压塞表现，应考虑开胸行心包引流或作心脏修补。继续安置电极时应避免定位在穿孔处。

（5）感染。处理：一旦局部有脓肿形成者保守治疗愈合的机会极少，应尽早切开排脓、清创，拔除创口内电极导线，择期另取新的植入途径。

（6）膈肌刺激。可引起顽固性呃逆，植入左室电极导线时较常见。处理：降低起搏器输出或改为双极起搏。若症状持续存在，应重新调整电极位置。

2. **与电极导线有关的并发症**

（1）阈值升高。处理：通过程控增高能输出，必要时需重新更换电极位置或导线。

（2）电极脱位与微脱位：明显移位时X线检查可以发现，而微脱位者X线透视可见电极头仍在原处，但实际已与心内膜接触不良。处理：通常需重新手术，调整电极位置。

（3）电极导线折断或绝缘层破裂：如阻抗很低则考虑绝缘层破损；如阻抗很高，则要考虑电极导线折断。处理：多需重新植入新的电极导线。

3. **与起搏系统有关的并发症**

（1）起搏器综合征：使用VVI起搏器的某些患者可出现头昏、乏力、活动能力下降、低血压、心悸、胸闷等表现，严重者可出现心力衰竭，称为起搏器综合征。处理：若发生且为非起搏依赖者，可减慢起搏频率以尽可能恢复自身心律，必要时更换为房室顺序起搏器。

（2）起搏器介导的心动过速：是双腔起搏器主动持续参与引起的心动过速。为心房电极感知到逆传的 P 波，启动 AVD 并在 AVD 末发放心室脉冲，后者激动心室后再次逆传至心室，形成环形运动性心动过速。室性期前收缩、心房起搏不良是诱发心动过速的最常见原因。可通过程控为更长的 PVARP、适当降低心房感知灵敏度、延迟感知房室间期或启动起搏器对 PMT 的自动预防程序等预防。终止方法有起搏器上放置磁铁、延长 PVARP、程控起搏方式为心房无感知（DVI、VVI、DOO）或非跟踪方式（DDD）或启用起搏器具有的终止 PMT 的自动识别和终止程序。

三、植入式心脏起搏器使用安全风险评估

（一）使用前的患者风险评估

1. 心理状态评估　接受心脏起搏器安置术的患者，大多有焦虑不安或畏惧等心理，这种心理主要由于对心脏起搏器的基本知识不了解。通过介绍基本原理、安置过程、治疗效果及术中注意事项、并发症处理等，以消除心理上的压力，使之主动配合治疗。

2. 患者状态评估

（1）健康史：了解患者的发病情况及以往的诊治过程。

1）一般资料：年龄、性别、身高、体重、发育、饮食习惯及营养状况。

2）家族史：家族中有无患心脏病的患者。

3）既往史、药物史：有无其他疾病及药物过敏史。

（2）患者身体状况评估：了解疾病的特点、类型、重要脏器的功能等，评估患者需要安装起搏器的类型。

1）心脏和全身症状：如患者的心率、心律情况及活动耐受情况和自理能力等。

2）辅助检查：心电图、心脏多普勒检查、血常规及出凝血时间。

（3）心理及社会支持情况评估：由于起搏器价格高，应了解家属对手术的支持程度、患者的心理状态，以及对术后康复知识的了解和掌握程度。

3. 适应证和禁忌证评估

（1）适应证评估：随着起搏工程学的完善，起搏治疗的适应证逐渐扩大。早年植入心脏起搏器的主要目的是为挽救患者的生命，目前尚包括恢复患者工作能力和生活质量。目前主要的适应证可以概括为严重的心跳慢、心脏收缩无力、心搏骤停等心脏疾病。2012 年美国心血管病学会、美国心脏病协会、美国心律协会重新制定了植入心脏起搏器的指南。

就某一个具体患者而言，植入心脏起搏的指征并非总是明确的。负责医师应结合患者的具体病情、患者的意愿等做出是否需要植入心脏起搏器和选择什么类型的起搏器，进行

患者适应证评估决定。具体适应证内容是医疗专业范畴，本节不作详细讨论。

（2）禁忌证评估：植入式心脏起搏器一般情况下不存在明显的禁忌证。具有心脏急性活动性病变（急性心肌炎、心肌缺血）或者合并全身急性感染性疾病的患者，不适于进行植入心脏起搏器。

（二）通过不良事件的使用安全风险评估

不良事件是使用安全风险的真实数据，通过不良事件的采集、分析、汇总、统计，可以客观评价医用耗材各种风险发生的概率，作为风险控制的客观依据。下面共收集 94 篇植入式心脏起搏器相关不良事件案例报道，涉及 258 例与植入式心脏起搏器相关的可疑医疗器械不良事件，其中男性患者 172 例、女性患者 86 例，性别比为 2：1；年龄 18～91 岁。其中报告数量比较集中的年龄段为 60～69 岁和 70～79 岁，该年龄段的患者本身合并疾病较多，且是使用植入式起搏器数量较多的人群，因而推测其不良事件的发生也较多，本统计结果与人群本身的生理特点有一定的相关性（表 6-7）。

表 6-7　不良事件主要表现统计情况

不良事件表现	例数（n）	构成比（%）
电极脱位	54	20.9
起搏器综合征	49	19.0
囊袋感染	38	14.7
囊袋破损	27	10.5
电极导线断裂	16	6.2
术中、术后心律失常	15	5.8
膈肌抽动等刺激症状	15	5.8
感知功能障碍	12	4.7
起搏器阈值升高	10	3.9
感染性心内膜炎	8	3.1
起搏功能障碍	8	3.1
起搏器介导的心动过速（PMI）	3	1.2
电极漏电	1	0.4
电极绝缘层破裂	1	0.4
电池提前耗竭	1	0.4
合计	258	100.0

本组资料中，不良事件主要表现排名前 4 位的分别为：电极脱位 54 例，占 20.9%；起搏器综合征 49 例，占 19.0%；囊袋感染 38 例，占 14.7%；囊袋破损 27 例，占 10.5%（表2）。本组资料收集的病例，其不良事件比较集中地表现为电极脱位、起搏器综合征、囊袋

感染和囊袋破损。上述不良事件也是植入式起搏器临床常见的，也是对患者影响较大的主要伤害表现。因此，进一步分析其发生的可能原因，以期提醒临床注意其使用风险，从而减少不良事件的发生，尽可能降低对患者造成的伤害。

四、植入式心脏起搏器使用安全风险控制

根据风险分析和评估，植入式心脏起搏器的使用安全需要对于临床使用的全过程要做好风险管控。

（一）使用操作规范化

1. 术前准备　包括药品消毒、手术相关器械准备（穿刺针及静脉穿刺鞘，双极临时起搏导管、临时起搏器）、急救装置（心电监护仪和除颤仪、氧气、气管插管等）、患者及家属的知情同意。

2. 正确的手术方法　包括选择适宜的静脉途径（锁骨下静脉、颈内静脉、股静脉等），采用适宜型号的穿刺针进行穿刺，并进行电极导管定位与固定，最后要进行起搏器电参数的调节。

3. 术后处理的规范性　告知患者正确的术后护理方法，并做好并发症的预防及处理。

（二）起搏器选用原则

根据患者的病情，选择合适的起搏器类型、型号，是达到最佳的治疗效果，降低使用风险的关键。

1. 如存在慢性持续心房颤动或存在心房静止者　选择 VVI（R）。

2. 窦房结功能不全者　如无房室传导阻滞或预测近期房室传导阻滞发生概率很低，选择 AAI（R），否则选择 DDD（R）。

3. 房室传导阻滞者　如①存在持续性房性快速心律失常，选择 VVI（R）；②存在病窦综合征，选择 DDD（R）；③窦房结功能正常或预期发生窦房结功能不全的概率低，可选择 VDD 或 DDD。单一的心室起搏已不再被推荐，而双腔起搏以普遍认为可接受的价格增加了生存期校正的生活质量。对于选择植入 AAI 还是 DDD 起搏器，虽然 DDD 价格较贵，但应考虑患者有发展为房室传导阻滞的可能。另外，尚需结合患者的年龄、心脏疾病及所合并的疾病、经济状况及患者的整体一般情况等进行综合考虑。

（1）临时心脏起搏：有经皮起搏、经食管起搏、经胸壁穿刺起搏、开胸心外膜起搏和经静脉起搏等 5 种方法。目前多选择后者。通常选用股静脉、锁骨下静脉或颈内静脉穿刺送入临时起搏电极导线。发生电极导线移位的情况较永久心脏起搏常见。应加强术后心电监护，包括早期的起搏阈值升高、感知灵敏度改变及电极导线脱位等，尤其是起搏器依赖

者。另外，由于电极导线通过穿刺点与外界相通，因此要注意局部清洁，避免感染，尤其是放置时间较长者。另外，经股静脉临时起搏后患者应保持平卧位，静脉穿刺侧下肢制动。

（2）永久心脏起搏：目前绝大多数使用心内膜电极导线。技术要点包括静脉选择、导线电极固定和起搏器的埋置。

1）通常选择可供电极导线插入的静脉有：浅静脉有头静脉、颈外静脉，深静脉有锁骨下静脉、腋静脉颈内静脉。通常多首选习惯用手对侧的头静脉或锁骨下静脉，如不成功，再选择颈内或颈外静脉。

2）电极导线的放置：根据需要将电极导线放置到所需要起搏的心腔，一般采用被动固定，也可采用主动固定电极导线。

3）起搏器的埋置：起搏器一般均埋于电极导线同侧的胸部皮下。将电极导线与脉冲发生器相连，把多余的导线近肌肉面、起搏器近皮肤放入皮下袋。

方法是将电极导线从手臂或锁骨下方的静脉插入，在 X 线透视下，将其插入预定的心腔起搏位置，固定并检测。然后在胸部埋入与电极导线相连接的起搏器，缝合皮肤，手术即可完成。

（三）人员培训与资质认证

根据《医疗机构医用耗材使用管理办法》规定，植入类医用耗材，应当由具有有关医疗技术操作资格的卫生技术人员使用，医疗机构应当加强对医用耗材使用人员培训，提高其医用耗材使用能力和水平。具体培训要求：

（1）拟从事植入式心脏起搏器技术的医师除要具有主治医师及以上专业技术职务任职资格；还应当接受至少 6 个月的系统培训并考核合格。

（2）拟开展起搏器治疗技术的医师，参与完成不少于 10 例起搏器治疗病例的操作及患者管理。

（四）不良事件、使用安全事件监测

不良事件、使用安全事件监测是风险控制的重要手段，在植入式心脏起搏器使用安全风险控制中，不良事件、使用安全事件监测有助于风险控制。

1. 不良事件的搜集　主动搜集可能与植入式心脏起搏器有关的可疑医疗器械不良事件、使用安全事件，包括患者定期门诊随访发现的安全事件。并根据出现的事件表现，进一步分析、查找原因。可以促进产品的设计、工艺等方面的改进；进一步规范术后管理，从而减小其在使用过程中的风险；也为临床总结使用安全事件的教训，发现新的风险因素和并发症，有效控制风险。

2. 不良事件的分析处理　植入式心脏起搏器发生可疑不良事件、使用安全事件，要求是严重伤害事件或事物事件，无论该植入器械是否与死亡有关，均要求调出相关的程控数据，讨论分析原因。报告、反馈有关部门，防止事件重复发生或缩小事件的范围。

（五）患者安全教育（患者告知）

患者起搏器植入出院后日常生活中的很多存在安全风险，需要患者密切配合。所以，患者出院前必须进行安全教育，告知出院后的注意事项、风险因素，控制或降低风险。

1. 起搏器植入出院后应注意事项　早期会感觉到起搏器的存在，请不要直接按压、推移您的起搏器。感觉到起搏器如异物样存在的不适是常见的，一般能逐渐适应。

（1）创口护理：起搏器创口愈合过程中患者可能会出现瘙痒，不要用手直接去抓挠皮肤。如局部皮肤出现红肿、抓破、皮肤颜色加深色素沉着，甚至破溃起搏器外露，应立即联系医生来院就诊，洗澡时不要用力揉搓伤口处。

（2）日常活动及工作：患者出院后1～2个月需多休息，注意手臂的活动振幅、力度以及承受力量。不要游泳、打球、举重、引体向上、提5千克以上的重物。避免剧烈震动的活动。乘公交车时禁忌用术侧手臂抓握扶手，以免转弯或急刹车时牵拉过度。随着病情的逐渐康复，患者可以从事一些日常的家务劳动及工作，如洗衣、做饭、培植花木。但对于一些有电磁场干扰、手臂过度用力（搬运、砍柴、挖地）等方面工作应避免，具体询问医生。

（3）饮食：应根据患者的血脂、血糖、有无高血压等情况选择适宜患者的健康饮食。起搏器本身不受饮食的影响，适度饮酒也不会影响起搏器。

（4）出行：外出旅行可乘坐汽车、火车、轮船、飞机等交通工具。请随身携带起搏器植入卡过安检时请出示（植入卡在国际上有效）。安全门不会对起搏器造成影响，不要在门口徘徊或倚靠在安全系统上，按正常的步速通过即可。设置了夜间睡眠频率功能的患者远程旅行（一般指出国，有时间差的国家）前需要调整设置，请联系医生。

（5）日常生活环境

日常生活环境中各种家用电器及医疗设备可能对起搏器工作产生干扰，手机可能会对起搏器产生一定的干扰作用，因此，在使用手机时，应与起搏器保持一定距离（15～20厘米），接听电话时尽量用起搏器植入对侧的耳朵。携带手机不要靠近起搏器植入部位。（详见附表6-8）

（6）其他医疗设备对起搏器的影响（表6-9）：普通起搏器植入患者禁做核磁共振检查，但具有抗核磁共振功能的起搏器患者可以进行磁共振检查。在检查前应做起搏器程控，调整起搏器设置。每次看病时要告诉医生"我装有心脏起搏器"。不要进入贴有"起搏器患者禁入"标志的场所。

（7）心室再同步化起搏（CRT、CRTD）、植入式除颤仪（ICD）植入患者应注意：起搏治疗不能替代药物治疗，术后需严格遵医嘱服用抗心律失常药物及改善心功能的药物；ICD/CRTD 患者若发生电击现象（"像是胸口被踢了一脚"），应立即联系医生，及时来院检查。

2. 日常生活环境中常见设备对起搏器的影响因素告知 日常生活环境中常见各种电气设备会对起搏器的影响，起搏器植入的患者需要了解这方面的知识，防止发生意外的风险，具体见表 6-8、表 6-9。

表 6-8 日常生活环境中常见设备对起搏器的影响

没有影响		靠近时有影响	严重影响勿靠近
电视机	助听器	手机	高压电设备
电热毯	电脑	大功率对讲机	大型电动机
电熨斗	打印机	金属探测仪	发电机
微波炉	传真机	手持电钻机	雷达
洗衣机	汽车、飞机	电焊机	广播天线
吸尘器	摩托车	电磁炉	有强磁场的设备
冰箱	按摩椅	磁性治疗设备	

表 6-9 其他医疗设备对起搏器的影响

没有影响	有影响，但可采取保护措施	有影响，应避免
X线检查	电针治疗仪	磁共振（MRI）
超声检查	体外震荡碎石机	电除颤
核医学检查	电休克治疗	电刀
CT	超声洗牙机	短波/微波透热治疗
心电图		高/低频治疗仪
肺灌注/通气功能		放射治疗

注：具有抗核磁共振功能的起搏器患者可以进行磁共振检查

（六）起搏器植入后的随访和更换

与其他心脏介入治疗不同，成功植入心脏起搏器手术只是医生完成的第 1 步相对简单的工作，重要的是术后患者的长期的定期随访工作。随访工作自植入当日开始并贯穿患者的一生。

起搏器植入后的定期随访是为了了解起搏器工作状态和患者心律失常发生情况，优化起搏参数，保障患者安全，同时可以延长起搏器使用寿命。

1. 随访内容

（1）评价起搏器植入后患者临床状况的改善情况。

（2）发现并处理起搏器功能异常。如感知和（或）起搏功能障碍可致起搏器无法正常工作，甚至危及生命。随访时结合心电图、动态心电图、胸片、程控等，发现、分析和处理起搏器故障。多数感知异常，部分起搏异常可通过程控合适的参数解决。

（3）优化参数。有些起搏器因出厂设置的 AV 间期过短导致会不必要的右室起搏，不仅耗电，还增加了房颤的发生，随访时可以参数调节正常。

2. 随访间隔时间　植入术后出院前、3 个月及 6 个月复查，以后每 6 ~ 12 个月复查一次。特殊功能的起搏器，如 CRT、CRTD、ICD 患者每 6 个月随访，并在随访时携带上次住院的出院小结、门诊病历、心超、胸片、心电图或动态心电图检查单。

3. 更换提示　起搏器有一定的使用寿命。具体使用寿命取决于所植入的起搏器类型、起搏器参数以及给心脏发送电脉冲的频率。起搏器植入较长时间患者，尤其是起搏器依赖的患者应定期程控随访，可以及时、准确的识别电池耗竭，及时更换，避免发生意外。在接近使用年限时，需要每 3 个月甚至每月一次或遵医嘱随访，可以了解起搏器电池消耗情况，起搏依赖患者应提早更换。

起搏器患者出院时会随带《心脏起搏器随访手册》，见图 6-2。

起搏器患者随访记录需要保存在患者病历中（表 6-10）。

心脏起搏治疗随访手册

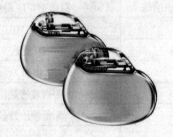

姓名：＿＿＿＿＿＿＿
出生日期：＿＿＿＿＿＿＿
植入日期：＿＿＿＿＿＿＿
诊断：＿＿＿＿＿＿＿
起搏器型号＿＿＿＿＿＿＿
请妥善保管此手册，下次复查请带上！

图 6-2　心脏起搏器随访手册

表 6-10　起搏器患者随访记录表

起搏器患者随访记录表

患者姓名：＿＿＿＿＿＿　病历号：＿＿＿＿＿＿　安装日期：＿＿＿＿＿＿

随访日期：＿＿＿＿＿＿　随访医师：＿＿＿＿＿＿

起搏器型号：＿＿＿＿＿＿　序列号：＿＿＿＿＿＿

电池状态：＿＿＿＿＿＿　内阻：＿＿＿＿＿＿

模式：＿＿＿＿＿＿　AP%＿＿＿＿＿　VP%＿＿＿＿＿　Mode swich%＿＿＿＿＿＿

低限频率：＿＿＿＿＿　上限跟踪频率：＿＿＿＿＿　其他：＿＿＿＿＿＿

参数调整：

医生建议：

参数测量：

	心房	右心室	左心室
阈值	V	V	V
感知	mv	mv	mv
阻抗	Ω	Ω	Ω

（七）远程监测技术应用

植入式心脏起搏器属于植入式心血管器械（Cardiovascular implantable electronic devices，CIEDs）。安装起搏器的患者需要定期（一季度或半年一次）的常规门诊随访，了解、检测起搏器的工作状态和患者的状况。传统的门诊随访存在许多不足，一般患者植入后门诊随访平均每年 1～2 次，如果在随访间歇出现的任何无症状问题，不能被及时发现和解决，如患者可能出现电极导线脱位、起搏器的程序故障、阵发性心律失常等，存在安全隐患。

为了实时监测起搏器的工作状态和患者的状况，最新的植入式心血管器械（可以通过蓝牙和 4G 无线技术，按需或定时的发送报告并及时传递特殊警报信息。2015 年美国心律学会发表的专家共识指出，CIEDs 远程监测应作为所有植入器械患者的标准随访管理策略，并提出将远程监测和每年至少一次的常规随访相结合的随访方式，并获得了 I 类推荐，证据水平 A 类。2019 年中国室性心律失常大会上发表了中国专家共识建议 CIEDs 远程监测应作为所有植入器械患者的标准随访管理策略。

远程监测与诊室随访相比，可以显著减少随访次数，提早发现器械相关临床事件的时间，提高发现事件的概率，同时保证了患者的安全，降低 ICD，CRT 患者的死亡率，降低风险。

第四节　眼科手术人工晶体（IOL）使用安全风险管理

一、眼科人工晶体的技术发展与应用

（一）发展历史

眼科人工晶体（intraocular lens，IOL），又称人工晶状体，是采用人工合成材料制成的特殊透镜，形状和功能与人眼的晶状体相似。世界上第一枚人工晶体是由 John Pike，John

Holt 和 Hardold Ridley 共同设计，于 1949 年 11 月 29 日，Ridley 医生在伦敦 St.Thomas 医院为患者植入了首枚人工晶体。随着眼科白内障摘除手术的应用和普及，人工晶体已成为眼科最常用的植入性医用耗材，不仅在老年性白内障患者术后广泛使用，在各类并发性、外伤性白内障，乃至婴幼儿先天性白内障患者术后都常规使用，应用涵盖各个年龄层。人工晶体植入人体后，使用年限常在数十年之久，其安全性与耗材本身的生物相容性、手术技术及人体组织特性均有关。随着人工晶体设计和制造技术的发展进步，以及白内障手术技术的不断完善和提高，人工晶体相关并发症较以前已逐渐减少，但仍然存在着各类影响手术患者预后的风险因素。

人工晶体是由合成材料模仿人体晶状体形状制造的眼内植入物，在白内障摘除术后植入眼内，通过界面不同折射率的曲面光学折射原理，将进入角膜的光线汇聚至眼底，使外界物体聚焦成像在视网膜上，构建接近生理状态的眼球屈光状态。人工晶体结构包括透镜和 C 型或 J 型的支撑襻两部分，常规植入晶状体囊袋，因手术或各种原因导致囊袋破裂，或者在屈光性晶体手术中，可能植入睫状沟、前房、虹膜前等位置。透镜部分的边缘及支撑襻还会根据不同目的进行特殊设计，以减少术后并发症可能。

（二）IOL 分类

（1）根据固定位置：前房固定型、虹膜固定型、后房固定型

（2）手术切口分类：硬性 IOL、可折叠 IOL

（3）按功能分类：折射和衍射型多焦点 IOL（multifocal IOL）、可调节 IOL（Accommodative IOL）、非球面 IOL（Aspherical IOL）及蓝光滤过性 IOL（blue-light filtered IOL）

（4）按材料分类：人工晶体的制作材料种类较多，目前我国临床使用的人工晶体类型主要有 5 种：聚甲基丙烯酸甲酯 -PMMA 材料人工晶体、亲水性丙烯酸酯材料人工晶体、疏水性丙烯酸酯材料人工晶体、硅凝胶材料人工晶体、水凝胶材料的人工晶体。聚甲基丙烯酸甲酯 IOL 是硬性材料，作为人工晶体材料使用时间最长，其质轻，不易破碎，性能稳定透光率好，缺点为硬度高，需要较大手术切口，并对角膜内皮有一定程度的损伤；YAG 激光可损伤其光学部分。

疏水性聚丙烯酸酯、亲水性聚丙烯酸酯、丙烯酸酯多聚物、硅凝胶、水凝胶、记忆体材料等属于软性 IOL 材料，其特点是化学性能稳定，柔软可折叠，可以通过眼球表面的较小切口植入眼内，减少手术创伤和术源性散光。随着加工技术的发展，晶体还有表面肝素处理、加入紫外线吸收剂等工艺，其目的都是加强生物相容性，减少术后并发症。

二、人工晶体使用安全风险分析

（一）人工晶体相关性风险因素分析

人工晶体的使用相关风险因素主要来自以下几方面：人工晶体本身材料相关的风险；供应物流等相关的风险；手术植入人工晶体操作过程的风险。

1. 人工晶体材料本身相关的安全风险　如前所述，人工晶体制作的材料多种多样，不同材料具有不同物理、化学特性和生物相容性，同时不同品牌在晶体外形上有不同设计。目前我国临床使用的人工晶体类型主要为 5 种：聚甲基丙烯酸甲酯材料人工晶体、亲水性丙烯酸酯材料人工晶体、疏水性丙烯酸酯材料人工晶体、硅凝胶材料人工晶体、水凝胶材料的人工晶体。不同材料的 IOL 相关的风险因素也不同。聚甲基丙烯酸酯 PMMA-：风险因素为硬度高，需要较大手术切口，并对角膜内皮有一定程度的损伤，YAG 激光可损伤其光学部分；硅凝胶 -- 甲基乙烯硅油 --silicon：风险因素是容易产生静电，导致眼内代谢物黏附，交易引起后发障，易被 YAG 激光损伤；水凝胶 -- 聚甲基丙烯酸羟乙酯 --Hydrogel：三片式 IOL。风险因素主要为毒性晶体综合征，水凝胶网状结构可使眼内代谢产物聚集于光学部分，改变 IOL 光学特性，降低透明度；丙烯酸酯 --Acrylic：目前临床最好的可折叠 IOL。包括亲水性和疏水性两种。对于亲水性丙烯酸酯风险因素有：后发障发生率较高；疏水性丙烯酸酯虽然可抑制后发障，但高折射率可产生较多的术后眩光等不良反应。

具体分析与人工晶体使用材料相关的临床使用安全风险（安全不良事件）主要出现在以下几方面。

（1）人工晶体混浊：人工晶体混浊是指在植入眼内一段时间后，出现透明度下降而影响视力，出现视物模糊或单眼复视的症状。原因与晶体材料自身的不稳定、变性分解以及钙磷化合物等沉积有关，有学者如 Schmidbauer 等认为可能有两种机制存在共同作用：一是 UV 吸收剂的变性，二是人工晶状体表面的钙化沉积。晶状体混浊与不同材料种类关系较为明显。对于亲水性材料，产生的原因主要是钙磷化合物沉积，早期晶状体表面见不同形状的沉着物或不规则半透明膜，这些沉着物可于数周或数月后吸收，可能不造成永久性视力障碍；而对于疏水性材料，材料自身的变形分解物或分子排列结构出现紊乱是主要的原因。人工晶体材料本身的特性是造成人工晶体混浊的重要影响因素。此外手术植入后即出现混浊也可能是植入物与术中使用的黏弹剂、灌注液或其他药物相互作用有关。

（2）人工晶体襻断裂：人工晶体的襻在眼内起到定位和支撑作用，保证其植入后在眼内处于居中的位置。不同晶状体的光学部和支撑襻之间存在结构的差异，可能由于各种原因发生襻的断裂，断裂可发生在襻根部或者中间部。大部分断裂发生在手术过程中，可能与晶状体使用的材质、晶状体襻的结构设计、手术植入过程中不当的操作等有关。玻璃体切割手术后玻璃体腔内房水对植入的人工晶体支撑力较弱，可能引起自发性襻断裂。此外，人工晶体在包装和运输过程中操作不当也可能导致断裂。若是手术后晶状体襻发生断裂，则多为晶体材质问题。

襻支撑力的不对称还会造成人工晶状态的偏移或者脱位，与制造襻的材质和襻的连接结构等有一定关系。

（3）人工晶体毒性综合征：患者常在术后数天或数周发病，眼痛不明显，轻度结膜充血水肿，可伴无菌性前房积脓，晶状体表面色素性沉着，玻璃体有不同程度混浊。人工晶体毒性综合征引发原因大多是由于人工晶体处理时的抛光剂或消毒剂、消毒气体残留，或材料欠稳定，与人体产生复杂的免疫学反应。

（4）囊膜混浊：目前白内障手术应用最广的囊外摘除和超声乳化手术方式均保留了自然晶体的囊膜，形成囊袋，作为人工晶体植入的空间。人工晶体与人体晶体囊膜直接接触，要求具有较好的囊膜生物相容性。赤道部和前部囊膜的晶状体上皮细胞在人工晶体植入后会移行增殖引起后囊膜混浊、囊袋皱缩等，继而引起视物时物体边缘有光晕、手术眼对于外界物体的分辨能力明显下降，影响术后视力，可以作 YAG 激光治疗切开混浊或皱缩的囊膜。如果混浊比较厚重，激光不能奏效则需要手术划开。囊膜混浊与人工晶体的材质与设计有关。疏水性材料的后囊混浊发生率低，亲水性材料则能减少前表面混浊的发生率；晶体的边缘设计上，锐性的边缘更易阻止上皮细胞移行，降低后发障的发生率。

2. 人工晶体物流过程相关安全风险　人工晶体是需植入眼内的高风险耗材，其消毒、包装需要严格安装无菌要求过程操作，不当的运输过程中可致包装破损，致晶体暴露污染，造成手术后的感染。

晶体贮存需严格按照规定的环境、温度、湿度要求，温度变化明显如高温下贮存可致晶体内水分含量异常，可能在植入人体后表面析出液体微颗粒引起闪辉，影响视敏度。

3. 人工晶体在临床使用操作过程的安全风险　人工晶体植入是白内障手术的重要步骤。随着医疗技术和手术设备的发展，白内障手术已是目前已广泛普及的眼科手术，技术熟练的手术医生可以在十几分钟内完成手术。但手术效率的提高并不意味着手术难度的下降，白内障手术仍然是需要较高技术要求和手术经验的。同时晶状体在临床使用过程中还有类型选择、度数选择等问题，以及术后长期要求晶状体的位置和性状在眼内保持稳定。

（1）人工晶体掉落、断裂、折痕：手术中人工晶体植入过程中目前人工晶体一般是通过晶体镊将人工晶体从包装中取出，硬性晶体直接植入囊袋，现在使用较少；软性晶体需放入折叠夹中对称折叠，然后将折叠夹置入推注器中，经手术切口将人工晶体推注入眼内，有少部分预装式晶体可以无须安放直接进行推注。在此操作过程中动作不当，不慎将人工晶体掉落至无菌区外亦是很常见。此外，在人工晶体放入折叠夹中时位置不正确可能导致人工晶体襻断裂或者人工晶体光学区出现影响视力的折痕；部分晶状体有前后面区别，安放时需辨别清楚。不同类型晶状体的折叠夹和推注器的型号、设计不同，要求事前了解和学习。

（2）人工晶体植入后后囊膜破裂：这种情况多发生在植入人工晶体上襻时，由于用力过猛，人工晶体光学部在晶体囊袋内移动幅度过大而造成囊袋悬韧带断离或后囊破裂，可能造成术后人工晶体偏位，甚至跌落到后方玻璃体腔内，一旦发生这种情况需要采取相应措施处理。

（3）人工晶体移位：人工晶体植入后位置发生偏移，光学部不居中称为移位。移位的晶状体可发生各种状态，与手术时撕囊的大小和位置、超声乳化过程对囊袋的影响、晶状体植入时操作和患者自身悬韧带等的稳定性都有关系。轻度移位的晶状体光学中心少量移位，患者可没有明显视力异常表现。晶状体发生半脱位或者全脱位，患者有视力下降、视物双影等症状，尤其全脱位时常有囊袋破裂，一般需要行人工晶体复位固定术或者取出后置换术。全脱位的晶状体原则上需取出，如果已脱位很长时间并且没有玻璃体和视网膜的改变，可以临床观察。

人工晶体植入眼内后正常与虹膜会保持一定安全距离。术后患者如果出现浅前房、过度散瞳或晶状体植入时位置不当时，晶状体位置会前移，其光学部部分或全部拱起到虹膜前面，嵌顿在瞳孔区域，称为人工晶体瞳孔夹持。对存在正反区别的晶状体，如果植入时位置装反，发生晶状体夹持的概率较高。后期可能引起瞳孔阻滞造成继发性青光眼等。根据发病时间，临床将人工晶体瞳孔夹持分为游离性瞳孔夹持和固定性瞳孔夹持。游离性瞳孔夹持多半发生在术后早期，无瞳孔粘连，固定性瞳孔夹持多发生在术后晚期，并伴有瞳孔粘连变形，主要是由于术后持续的炎症反应致部分虹膜囊膜粘连，逐渐收缩牵拉虹膜后所致。

（4）白内障术后炎症及感染性眼内炎：白内障术后存在一定程度的眼内炎症反应，与手术医生的操作、眼内外来物植入以及患者本身的既往病史和全身情况都有关系。对于高年龄患者，既往有青光眼、葡萄膜炎等疾病的患者，和全身有糖尿病、免疫系统疾病的患者，发生术后炎性反应、晶体表面细胞黏附的概率和风险较大。大部分患者可在术后仅使用局部抗炎抗感染药物控制症状，严重症状的患者需全身性抗炎抗感染治疗。

感染性眼内炎是白内障术后最严重的并发症之一。白内障手术是内眼手术，对手术医生、手术消毒、手术操作、设备器械消毒等都有严格要求。临床表现为术后突发眼红眼痛伴视力下降，眼内前房玻璃体大量渗出，前房可见积脓，严重眼内炎可致失明。目前引起眼内炎的致病菌，以结膜囊内存在的革兰氏阳性球菌为主，最常见的是表皮葡萄球菌。白内障摘除联合人工晶体植入是眼内炎发生的一个多环节过程，晶状体植入过程与术眼眼周、进入眼内的手术器械、灌注液体等会发生接触，与手术全过程环节的消毒和操作都有关系。

（5）人工晶体选择误差：人工晶体需要进行度数测量，根据患者术前眼球参数的测量，根据公式计算，结合不同患者临床需求如是否需要长期近距离工作等，选择适合患者的晶体度数。各种原因的测量误差，或者医生评估误差，以及术中核对不到位，可能导致植入人工晶体度数不适合，术后患者出现较大的屈光不正。或者对侧眼术后第二眼手术未仔细比对初次手术晶体植入情况，造成术后双眼明显屈光参差，引起患者术后视力舒适度差。部分患者需要进行二次手术晶体置换。

三、人工晶体使用安全风险评估

人工晶体作为一次性高值耗材，使用医院应制定严格的医用耗材风险评估制度。医用耗材安全风险评估可以是一个前瞻性的过程，也可以在安全（不良）事件发生后，对危害的可能性或后果的严重性的评估。

使用前的风险评估

1. 使用型号选择评估　人工晶体作为一次性高值耗材，在眼科各临床亚专业使用广泛，存在生产厂家和品牌繁多，同种产品技术参数指标、规格多样的情况，在晶体质量、设计、生产、物流等方面存在不少差异，在临床应用使用型号选择会带来不同程度的风险。同时，人工晶体适用患者的病情呈多样化趋势，各类不同治疗目的的新型人工晶体发展迅速，近年来有比如专门针对近视患者的有晶体眼屈光矫正型人工晶体，具有远近调节功能的多焦及全视程人工晶体等上市。新产品的引进和使用对临床医生和医院管理的要求更高，临床对新项目开展或新技术引进应进行事先评估。

2. 通过不良事件的使用安全风险评估　通过人工晶体使用中常见的安全不良事件统计分析，对不同类型的人工晶体使用进行安全风险评估，以期为临床正确安全使用人工晶体提供科学依据。

眼科手术人工晶体（人工晶状体）使用不良事件案例

（1）刘博实等人对 2010 年至 2013 年期间辽阳市收集到的 134 例人工晶体不良事件报告并对人工晶体材质进行分析，结果如表 6-11 所示。

表 6-11　不同类型人工晶体不良事件报告数

类型	角膜水肿	房水浑浊	眼压增高	视物反光感	视物不清	合计
聚甲基丙烯酸甲酯人工晶体	50	11	9	6	3	79
亲水性丙烯酸酯人工晶体	29	4	5	3	2	43
疏水性丙烯酸酯人工晶体	6	1	2	2	1	12
合计	85	16	16	11	6	134

从以上统计分析报告的人工晶体不良事件的临床表现以角膜水肿、房水浑浊、眼压增高、视物反光感和视物不清为主要临床表现。人工晶体不良事件涉及的品种有 3 种，聚甲基丙烯酸甲酯材料人工晶体、亲水性丙烯酸酯材料人工晶体和疏水性丙烯酸酯材料人工晶体。其中使用聚甲基丙烯酸甲酯材料人工晶体 79 例，占报告总数的 58.96%；亲水性丙烯酸酯材料人工晶体 43 例，占 32.09%；疏水性丙烯脂酸材料人工晶体 12 例，占 8.95%。其中聚甲基丙烯酸甲酯人工晶体的不良事件报告数量 79 例居首。从不良事件引起的临床症状分析，其中角膜水肿报告 85 例，占不良事件比例最高。引起角膜水肿的原因可能由于晶体核过硬，术中采用能量过大，时间过长，而角膜皮细胞数量少质量不高导致角膜水肿。

（2）温良等报道抚顺市眼病医院：2009 年 8 月两周内 7 例患者白内障摘除联合晶体植入术后发生眼前节毒性反应综合征（TASS）。TASS 是近些年眼科术后短期内群发、原因不明的一种并发症。主要表现为术后 24 小时内患者突然视力下降，角膜水肿及不同程度的前房炎症反应。立即对产生原因进行调查，同时对患者全身及眼局部应用抗生素和糖皮质激素治疗，持续观察 15 天，随访 6 个月。经全过程调查后发现，考虑发生 TASS 的原因可能与白内障手术器械消毒过程中应用的去离子水有关。

3. 耗材使用　符合医院采购目录的人工晶体产品，医院应按照物资采购管理办法根据临床需要采购。人工晶体验收、出入库、贮存均需按物资管理制度执行。眼科手术在很多医院都在相对独立手术室开展，对耗材需求量、品种规格、贮存管理有特殊要求，不易与其他物资耗材混淆。人工晶体耗材管理应在科室建立相应二级库完成，编制二级库计划、需求和管理制度，即保证满足临床供应需求，又不产生积压浪费。眼科手术较为灵活，医生自主性强，要避免医生自带和使用外来人工晶体耗材，确保使用合格合规的产品。

手术过程严格保证人工晶体的可溯源，确保来源合规，符合质量要求，所有信息可追溯来源。使用前保证人工晶体标示清晰、小包装完整、技术参数准确、患者信息匹配。人工晶体是一次性耗材，严禁重复使用。临床应用中发现产品缺陷、包装破损、晶体度数误差、严重术后并发症等，有登记、追溯、反馈机制，明确原因。

四、人工晶体使用安全风险控制

根据风险分析和评估，人工晶体的使用安全需要对于其生产、流通、临床使用的全过程要做好风险管控。

（一）人工晶体物流与存储

1. 人工晶体准入管理　加强医院对人工晶体采购的准入管理，通过前期调研、专业咨询，根据本院、本地区的实际情况，结合区域内其他医疗机构的使用情况，按照政府集中采购目录的耗材进行遴选。在政府集中采购目录外的，由医院组织询价，制定医院的人工晶体准入目录。原则上应能收费，各类资质证件齐全、合法，性能、质量优良，价格合理。同时完善人工晶体新品准入制度，成立新品准入评审专家库，对临床提出的新品需求，必须经过医院耗材管理委员会组织评审专家组进行遴选。

医院采购部门应对人工晶体准入目录定期梳理，及时变更。建议对人工晶体品种规格数目进行总量控制，为满足不同患者的就诊需求，眼科临床在推荐目录时原则上每个品种推荐国产和进口产品各 1～2 种，由医院汇总后组织专家评审论证审批；动态监管准入晶体，保留优质和相对廉价的产品。

建立流程完备、简洁、快速的临时采购制度，保证临时急需且符合临时采购条件的人工晶体，审批、采购、使用渠道畅通。

2. 人工晶体存储管理　按照人工晶体采购目录按需采购，作为独立使用人工晶体耗材的科室，眼科手术室应设立专（兼）职管理人员、专用场地，建立二级库分类存放、管理人工晶体，办理出入库登记、发放手续，确保可追溯性。采购验收记录至少应包括：购进产品的企业名称、产品名称、型号规格、产品数量、生产批号、灭菌批号、产品有效期等，按照记录应能追查到每批医用耗材的进货来源及领用部门。对无需求计划的人工晶体，拒绝验收入库，严禁医务人员自带并使用人工晶体。根据人工晶体根据使用计划、业务量以及库存实际情况，编制二级库需求计划，合理制定人工晶体储备定额；根据日常用量及时进行订货，以保障临床的使用；定期核对二级库库存并补库，防止积压浪费。

日常注意：人工晶体存储条件、有效期管理。保存环境，温度、湿度等应符合国家药品食品管理部门相关要求和具体产品说明书要求。根据日常用量计算合理库存、发放时遵循先进先出的原则，对超过有效期的人工晶体必须进行换货或报废，不得进入临床使用环节。

（二）使用操作规范化

人工晶体的使用风险，与手术操作医生的技术熟练程度、临床经验有相当大的关系。白内障摘除伴人工晶体植入术、白内障超声乳化摘除术等白内障手术在眼科手术级别中属于高级别手术，具有较强的专业技能。对于临床眼科医务人员需要经过职业教育、专业技术操作培训，保障人工晶体使用过程的规范化。

1. 人员的操作准入 白内障手术是技术要求很高的治疗项目。医师的手术准入管理应严格，只有通过白内障手术专项培训和考核合格后才予以开放手术权限。医务管理部门应该加强对医师手术权限的监督管理，建立科学的信息化手术评价体系，严格设立手术准入制度，并定期进行复核、考评。对于评价结果与手术权限要求不符的，应对相应手术医师的手术权限及时进行调整。

临床护士也要熟悉手术流程，做好术中配合，拆封晶体时同样要注意勿跌落到无菌区外，可让手术医生配合采用取出的方法。

2. 术前眼球参数检测 培养经验丰富的眼轴、角膜曲率、屈光检测医务人员或专门的医技人员，对检查仪器和设备、测量模式均需要熟练掌握，保证数据测量的准确性，提高人工晶体屈光度计算的精准程度。对于测量结果存在较大异常、手术眼无法完成检测或患者配合不良等复杂情况，检测人员要有足够经验评估和判断，必要时需要使用多种检测方式进行复测。

3. 人工晶体选择 手术医生首先要根据患者的具体情况和手术适应证选择合适材料和型号的人工晶体产品，包括患者年龄、基础疾病、是否硅油眼或者有无将来眼内硅油填充手术的可能、瞳孔大小、晶体悬韧带情况等，注意晶体材料的亲水、疏水性，襻的结构设计和光学部的大小直径等。屈光性晶体手术患者要根据前房深度、晶体厚度等选择适当的人工晶体。

选择合适晶体度数，要在人工晶体屈光度测算结果基础上，根据患者术前眼球轴长和屈光情况、用眼习惯、术后用眼需求、双侧眼屈光情况对比等实际情况预估术后的屈光度需求，结合合适的计算公式以及必要时采用修正公式，选择合适的人工晶体度数。

4. 技术培训 人工晶体植入术前，手术医生应使用试用品进行规范练习培训，软性晶体熟悉其折叠夹安放和推注器装载，熟练掌握操作方法，尤其对于新引入的晶体品种。提高手术操作技巧，选用高质量的人工晶体，确保人工晶体安全平稳放置在囊袋内的正确位置。在手术操作过程中，要注意光学部正反面的辨别，正确夹持、对称折叠人工晶体、装载推注器并平稳地进行推注植入，防止因为疏忽或不熟练导致的错误。硬性晶体的植入要注意动作轻柔，准确置于囊袋正中位置。晶体后襻置入时均要注意同时关注已进入囊袋内的前襻位置，避免用力不当引起晶体脱出、囊袋损伤等。

5. 诊疗规范执行

（1）严格遵循诊疗指南和共识。明确掌握手术适应证，做好患者筛选，完善术前检查，排除手术禁忌。对于屈光纠正为目的的透明晶体患者，要尤其重视术前检查的完善，评估前房深度等情况，防止术后并发症的产生。

（2）做好围手术期管理，预防性使用局部抗生素药物，至少提前一天冲洗泪道排除有脓性分泌物的患者，对高龄、糖尿病、外伤、独眼等特殊类型患者，术前可酌情预防性使用全身抗感染药物。术前严格消毒，尤其要重视对结膜囊和睫毛根部的消毒，采用专用眼科消毒液（目前国内外指南均建议 5% 聚维酮碘溶液作为眼用消毒液）进行消毒，并用薄膜手术巾将睫毛根部和睑缘完整包入。

（3）术后常规预防性局部使用抗生素药物 1 ~ 2 周及局部抗感染治疗。抗生素类建议使用氟喹诺酮类，除特殊情况外，一般不全身使用抗生素。高危患者应当在术后 24 小时内随诊，然后在术后第 4 天和第 7 天随诊。常规患者在术后 48 小时内随诊，然后在术后 1 ~ 4 周随诊。每次术后检查应当包括随诊期间的病史，包括出现的新症状，患者对视功能状态的自我评价，视功能检查（裸眼视力、矫正视力等）、眼压、裂隙灯活体显微镜检查及术后用药依从性的评价。

6. 使用记录　人工晶体使用前手术室护士应与手术医生联合核对《患者知情同意书》、患者的信息、手术信息、晶体类型及度数，做好登记。仔细检查包装完好情况，标示是否清晰，是否在有效期内。重点做好信息核对和登记，在病历和科室资料库内保存好所使用人工晶体的唯一码标签与记录，保证可追溯性。

7. 人工晶体使用过程中如发现使用安全、不良事件，医务人员要及时上报医务部门，积极调查、取证、记录并做好分析、评估，降低临床使用风险。

（三）使用环境风险控制

人工晶体植入需要相对独立、无菌要求较高的手术科室。为避免手术后感染的发生，保证手术成功率，建议医院设置专用眼科手术室，制订严格的消毒隔离措施，规范眼科手术室消毒、灭菌、隔离与医疗废物管理工作，有效预防和控制人工晶体使用有关的医院内感染。

限制手术室人员数量，并严格控制参观手术人数。禁止随意走动和出入，以减少灰尘颗粒的流动漂浮。

（娄海芳　谢松城　沈　婷　许　欢）

第七章

医疗设备配套使用的医用耗材安全风险管理

第一节　血液透析使用耗材的安全风险管理

血液净化医用耗材种类繁多，本节内容主要针对维持性血液透析治疗的医用耗材进行分析。血液透析作为治疗终末期肾病的一种方法，是将患者的血液引出体外，利用不同技术原理制作的装置（血液透析器、血液滤过器、血液灌流器），即通过血液透析器的生物物理机制完成对血液中代谢废物、毒物、致病因子的清除以及通过水、电解质的传递来达到内环境的平衡，再将净化后的血液回输人体，达到治疗的目的。

一、血液透析类耗材的技术发展与应用

（一）血液透析类耗材定义与分类

血液透析耗材是为治疗终末期肾病进行血液透析使用的一套血液体外循环通路的血液净化透析器具的组合，是目前临床使用较为广泛的医用高值耗材。图 7-1 为血液透析耗材组合：

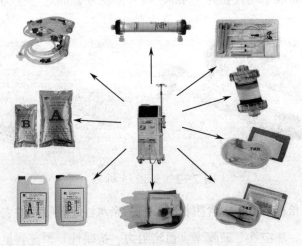

图 7-1　血液透析耗材组合

血液透析耗材大多属于Ⅲ类医疗器械，其安全性、有效性必须严格控制。血液透析耗材按产品分类可分为：透析器类、透析管路类、血管通路类、血液透析浓缩物、透析护理类、消毒类。表7-1为血液透析耗材分类表：

表 7-1 血液透析耗材分类表

产品分类		细分产品
血液透析耗材	透析器类	一次性使用血液透析器（低通量型、高通量型）、一次性使用血液透析滤过器、一次性使用血液滤过器、一次性使用血液灌流器
	透析管路类	一次性使用血液透析管路、一次性使用补液管路
	血管通路类	一次性使用血液透析导管套件、带涤纶套带隧道半永久性血液透析导管、一次性使用动静脉穿刺器、一次性使用内瘘留置针
	透析浓缩物	血液透析浓缩液、血液透析干粉、联机B粉
	透析护理类	一次性使用透析护理组件（内瘘穿刺护理、临时或长期导管留置护理）
	消毒类	透析机消毒液、消毒棒

1. **透析器品种与应用** 透析器是人工肾中最重要的组成部分，它由透析膜和支撑结构组成（图7-2）。透析器种类繁多，根据膜的支撑构造、膜的形状及相互配置关系，基本可分为三大类：平板型、盘管型和空心纤维型。目前平板型和盘管型透析器已无法达到所需的清除率和超滤率，现已趋于淘汰。空心纤维型透析器是目前临床使用最多，效果最好的一种透析器。其具有容积小，体外循环量小，耐压力强，破损率低，清除率和超滤率高，残余血量少等优点。主要缺点是：纤维内容易凝血，空气进入纤维内不易排出，影响透析效率。该透析器近年多采用聚碳酸酯材料铸造成型的外壳、端盖与空心纤维透析膜构成，外壳与透析膜之间多采用离心灌胶法用聚氨酯胶进行密封。其内装透析膜的膜根数在8000 ~ 13000 根 / 束，高通量透析膜平均孔径为 2.9nm，最大直径为 3.5nm，具有高弥散和超滤能力；低通量透析膜平均孔径为 1.3nm，最大直径为 2.5nm，清除小分子毒素能力强。

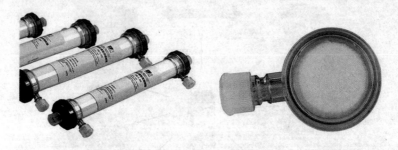

图 7-2 血液透析器

透析器的临床评价标准主要包含膜材料、膜的亲水性、膜吸附性、消毒方式、清除率、超滤率、生物相容性、顺应性、破膜率、血流阻力、抗凝性、预充容量和残血容量等方面。

其中溶质清除率和对水的超滤率是透析器的两个主要功能，也是评价透析器质量的关键指标，临床宜选择具有较好清除率和超滤率、具有较高性价比的透析器。空心纤维型透析器中透析膜的材质和膜面积决定了透析器的主要性能和用途，透析器可根据超滤系数和治疗模式进行分类，具体包括以下品种：

（1）根据超滤系数分类（表7-2）

表7-2　根据超滤系数分类表

种类	优点	市场占有率
高通量透析器	高弥散、高超滤能力	65%
低通量透析器	清除小分子毒素能力强	35%

（2）根据治疗模式分类（表7-3）

表7-3　根据治疗模式分类表

血液透析模式	透析器	特点
血液透析（HD）	血液透析器	采用弥散和对流原理清除血液中代谢废物、有害物质和过多水分，是最常用的终末期肾脏病患者的肾脏替代治疗方法之一，也可用于治疗药物或毒物中毒等
血液滤过（HF）	血液滤过器	模仿正常人肾小球滤过和肾小管重吸收原理，以对流方式清除体内过多的水分和尿毒症毒素。与血液透析相比，血液滤过具有对血流动力学影响小，中分子物质清除率高等优点
血液透析滤过（HDF）	血液透析滤过器	血液透析和血液滤过的结合，具有两种治疗模式的优点，可通过弥散和对流两种机制清除溶质，在单位时间内比单独的血液透析或血液滤过清除更多的中小分子物质
血液灌流（HP）	血液灌流器	通常与透析器串联使用，通过灌流器中吸附剂经吸附作用排除毒物、药物和代谢产物，清除中大分子毒素为主

2. 透析管路类产品品种与应用　用于临床血液透析时建立临时的血液通道，根据用途可分为一次性使用血液透析管路和一次性使用补液管路。一次性使用血液透析管路分为动脉管路和静脉管路，分别与透析器入口端和出口端连接进行血液透析治疗。一次性使用补液管路用于血液透析滤过治疗模式，其一端接入透析机，另一端接入一次性使用补液管路的附管，用于 HDF 治疗模式中补充置换液（图7-3）。

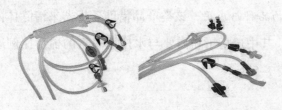

图7-3　一次性使用血液透析管路（动脉红、静脉蓝）

3. **血管通路类产品品种与应用**　血管通路是血液透析患者的生命线，血管通路的建立需要借助血液透析耗材中的血管通路类产品（表7-4）。对于长期维持性透析患者推荐选择自体动静脉内瘘，并至少在透析导入前2～4周完成构建；对于血管条件较差、难以完成自体动静脉内瘘构建的长期维持性透析患者，推荐选择移植血管内瘘或带涤纶套带隧道导管（图7-4，图7-5）。

表7-4　血管通路分类表

透析血管通路分类	选用耗材	使用比例
自体动静脉内瘘	一次性使用动静脉穿刺器、一次性使用内瘘留置针	>80%
移植物AVF	一次性使用动静脉穿刺器、一次性使用内瘘留置针	>10%
导管植入	一次性使用血液透析导管套件、带涤纶套带隧道半永久性血液透析导管	<10%

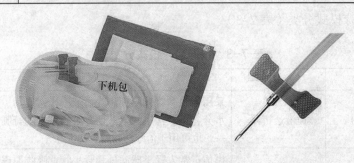

图7-4　一次性使用动静脉穿刺器（内瘘穿刺用穿刺针）

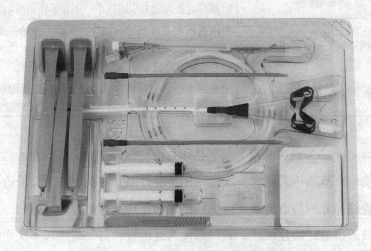

图7-5　一次性使用血液透析导管套件

4. **血液透析浓缩物品种与应用**　该类产品借助透析器来清除体内代谢废物，维持水、电解质和酸碱平衡等。其中透析干粉需要与水按照一定的稀释比例进行稀释后才可使用，其主要分类及成分见表7-5：

表 7-5　血液透析浓缩物分类及成分表

分类	成分
A液、A粉	氯化钠、氯化钾、氯化钙、氯化镁、冰醋酸/枸橼酸（选配：葡萄糖、乳酸）
B液、B粉	碳酸氢钠/氯化钠、碳酸氢钠

5. 透析护理类产品品种与应用　血液净化护理类产品主要应用于血液净化治疗前后对穿刺部位或植入导管的清洁护理及消毒保护。主要分为使用内瘘患者的护理包和使用植入导管的护理包。由治疗操作时需要用的检查手套、消毒棉球、棉签、纱布块、治疗巾、废物收集袋等配件组成。具体如图 7-6 所示。

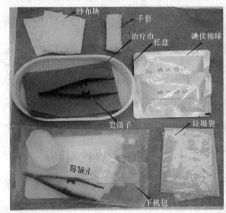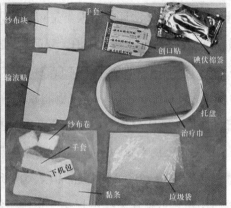

图 7-6　血液净化护理类耗材

（二）血液透析耗材的技术发展

1. 透析膜技术发展　在透析过程中，人体血液和透析液通过透析膜进行物质交换。透析膜的理化特性决定着透析效果，透析膜的生物相容性直接影响患者的透析质量、生活质量与生存率。透析膜技术从天然高分子膜材料发展到合成高分子膜材料。天然高分子膜材料主要是纤维素及其衍生物，早期的透析膜一般是基于纤维素的膜，如铜仿膜曾是早期应用最广泛的膜，它有制造价格便宜和膜壁极薄的优点，这种超薄膜能很好地符合人工肾的要求，并能以恰当的比例透过血液代谢废物、离子和水分。铜仿膜临床使用的问题主要有两个，一是它对中等分子量尿毒素的透过性能较差；二是它易激活补体、中性粒细胞超氧化物及细胞因子，引起炎症反应，出现透析并发症，甚至导致与长期透析相关的恶病质。接下来出现了改性纤维素膜，即在纤维素主链上连接不同的取代基团，这类膜引起的炎症反应较轻，且能制造出更大膜孔径，如醋酸纤维素膜，然而在血液相容性方面仍有待改进。随后出现了合成高分子膜材料，即高分子材料制成的膜束，能够被拉伸成具有不同孔径的膜，具有较大的截留相对分子质量范围，既可以制成高通膜束，也可以制成低通膜束，且合成膜具有更优异的生物相容性。目前临床应用较多的合成透析膜主要有聚酰胺膜、聚砜（PS）膜、聚醚砜（PES）膜等。透析膜的生物相容性是表明透析器质量的重要指标，近年来透析膜生物不相容性对透析患者的危害越来越受到重视，增加血/膜生物相容性是改善透析质量减少透析并发症的重要措施。

2. 血液透析聚氯乙烯（PVC）材料配方技术发展　聚氯乙烯（PVC）通常应用在一次性使用血液透析管路和一次性使用动静脉穿刺器产品上，一次性使用血液透析管路单次接触血液时间为 4 ~ 5 小时，累计作用时间大于等于 30 天，属于长期外部接触循环血液器械。由于直接和人体血液接触，其安全性能和使用性能极为重要。PVC 中用到的增塑剂多为 DEHP（邻苯二甲酸二（2- 乙基己）酯），据研究表明该增塑剂长期接触血液会使性别错乱、危害男性生殖能力，目前虽无法证实对人类是否致癌，但对动物会产生致癌反应。现已出现了代替 DEHP 增塑剂的新材料，即 DEHCH（环己烷 -1，2- 二甲酸二异辛酯）、TOTM（偏苯三酸三（2- 乙基己酯））和 DINCH（环己烷 1，2- 二甲酸二异壬基酯），相比较 DEHP（邻苯二甲酸二己酯），其更具有优异性能，不仅更能使其增塑的 PVC 有较好的弹性，而且也不呈现毒性或生殖毒性，目前被认为是最有可能代替 DEHP 用于医疗用品的增塑剂。

3. 透析液处方技术发展　通过长期的临床实践，透析液处方也在不断地改进与更新。如最初透析液钠浓度 132 ~ 135 mmol/L，为了增加透析液渗透压加入 0.2% 的葡萄糖，但结果发现透析中患者低血压发生率增多，也难以纠正低钠血症，至于葡萄糖的坏处已被公认。结果透析液钠浓度为 138 ~ 140mmol/L 和无糖新的透析液处方被广泛接受。透析液第二个变化是将醋酸盐换成碳酸氢盐，当初不能解决碳酸钙沉淀问题而选用醋酸盐，后来发现醋酸盐害处多，故分为 A、B 液输入，在透析机内变为混合液（A、B 液与水）进入透析器解决了钙沉淀的问题。随着长年透析患者甲状旁腺功能亢进病例的增多，近年透析液处方变化最大的是钙离子浓度的变化，最初为 1.75mmol/L，现在基本为 1.5mmol/L，根据临床需要也可选用 1.25mmol/L。根据临床所需，目前已有新的商业配方出现，每个中心常根据透析机装置和临床的需要，用一种透析液配方作为标准，也可为了满足不同患者的个性化透析治疗需要，使用几种透析液配方。

二、血液透析耗材使用安全风险分析

血液透析耗材的使用相关风险因素主要来自以下几方面：第一是与材料本身相关的风险；第二是产品运输及贮存环境等相关的风险；第三是血液透析耗材在使用操作过程中的风险。

（一）血液透析耗材本身相关的安全风险因素

1. 血液透析耗材的生物相容性风险　血液透析耗材是一种累计使用时间超过 30 天，

且患者需要终身使用并与体外循环血液持久接触的耗材，故血液透析耗材对生物相容性要求极高，这些组合耗材具有不同的物理、化学和生物相容性。按照 GB/T16886.1–2011《医疗器械生物学评价》的分类，直接接触血液的耗材需要进行全面的生物学评价，主要包括细胞毒性、致敏、刺激及皮内反应、全身急性毒性、亚慢性毒性、遗传毒性、植入、血液相容性的生物相容性评价。血液透析耗材对患者透析出现的并发症的影响可分为短期过程的影响和长期透析累积过程的影响，其中短期并发症即为急性并发症，通常表现为透析中过敏、透析中溶血、失衡综合征等，这与不同患者自身过敏体质有一定的关系，是不可避免的；长期并发症主要是根据患者透析累积的时间和治疗水平有关系，时间越长，出现的并发症相对越多。

2. 产品本身的"瑕疵" 产品本身在研发、设计、制造、灭菌过程中会有一定的瑕疵，例如产品的用材不当、生产过程的疏忽及制造工艺的不严、灭菌问题等，这是因产品自身质量问题所导致的不良事件的主要原因，因产品质量问题可能出现的不良事件案例：

（1）透析导管植入后出现了导丝断裂、导管变形、脱位、炎症反应等不良事件。

（2）血液透析器在治疗过程中出现破膜、漏液、漏血等不良事件。

（3）透析管路在透析过程中发现缺少配件、断裂、接口处漏血、变形等不良事件。

（4）血液透析浓缩液制备过程操作不当，会带来透析液的微生物污染。

（5）灭菌工艺参数不合格、灭菌不彻底，使产品材质变性和产品环残超标，导致使用过程中出现过敏、溶血等不良反应。

（6）产品的标签、使用说明书中存在错误或缺陷，导致不能发挥正确的指导作用，甚至误导经验不足的医护人员造成错误使用，给患者带来一定的伤害风险。

3. 技术性风险 血液透析技术本身存在应用相关不可避免的风险：

（1）抗感染技术风险：血液透析导管植入耗材存在技术本身应用相关风险。通常选用医用级的硅胶或医用级 TPU 材质作为导管管体植入材质，材质植入时间有所限制。透析导管经皮肤直接自颈内静脉、颈外静脉、锁骨下静脉和股静脉等进行穿刺，沿血管走向直至腔静脉的插管。根据穿刺部位的不同植入的时间要求也有不同。透析导管在植入后，由于外部因素可能出现植入口感染、隧道感染和血流感染等症状，导管植入时间越长，感染概率越高，影响导管使用寿命。临床上几乎 100% 导管可检出生物膜形成，其中 88% 存在细菌，这是不可避免的。

（2）血液透析无法代替人体肾脏功能：血液透析是通过血液透析机将患者血液与含有一定化学成分的透析液同时引入血液透析器中，通过弥散、对流、吸附清除血液中的尿素、肌酐等有害物质，通过超滤和渗透清除体内残留过多的水分，同时补充所需的物质。肾脏不单纯是排泄废物和水分的作用，还有其他的内分泌的作用，可以分泌激素，比如分泌促红细胞生成素，这些促红细胞生成素对人体的贫血有一定的调节作用。它还分泌甲状旁腺激素，对钙、磷的代谢有一定的作用。所以血液透析只能代替肾脏的部分功能，并不能代替肾脏的所有功能。不同类型的透析器膜束孔径大小对清除的毒素大小和数量不尽相同，根据个体差异选择不同技术原理制作的装置清除人体内的毒素，但同时也会因长期透析导致人体蛋白等流失较多，出现不同程度的远期并发症。

（3）"超纯"透析液技术问题：临床研究证实，血液透析相关并发症多与透析用水和透析液的微生物污染有关。现代透析技术的应用对透析用水要求更高，使用有污染的透析液所产生的危害也更大。如：碳酸透析液的使用给细菌生长和内毒素的产生提供了条件；高通量透析器在增加溶质通透性的同时，更方便内毒素进入血液，同时也增加了反超滤和反渗透的机会。在 HF 和 HDF 治疗模式下，置换液（补液）由透析液在线产生，直接进入到人体血液中，因此对透析用水和透析液的微生物控制提出了更高的要求。应用超纯透析液可使透析患者获益，包括减少炎症反应、降低氧化应激、提高 B-MG 的清除率，增加对流传质对中分子物质的清除，减少 CVD、透析相关骨病，降低并发症，提高生存质量。为获得较为纯净的透析液，可以在透析液进入透析器之前加装透析液过滤装置（细菌过滤器），主要目的是截留内毒素，有明显的临床效果。需要说明的是，使用此类装置对透析液自身的纯净度要求较高，必须经常更换，否则滤器寿命缩短，而且过滤可能达不到预期效果。近年来，随着水处理技术的不断发展，包括双级反渗透水处理设备的广泛使用、新的反渗透膜材（可高温热消毒膜）的应用，以及透析机细菌过滤器的使用，透析用水和透析液质量得到很大的改善，细菌、内毒素等微生物指标不断优化，"超纯"透析技术正在向更优、更好的方向发展。

（二）血液透析耗材运输及贮存环境相关安全风险

血液透析耗材是直接与血液接触的高风险耗材，其包装需要严格符合无菌要求，不当的运输物流过程中可导致包装破损，导致暴露污染，造成接触血液感染。另外，血液透析耗材贮存的环境也至关重要，如果未按照产品标注的温湿度范围存储，则可能会使产品的物理、化学和生物性能发生变性，进而导致产品破损及在其接触血液过程中出现一系列的急性并发症。

血液透析浓缩液对贮存环境要求更为严格。存储温度对浓缩液的质量是有一定影响的，特别是 B 液受温度影响较大。如果存储温度较低，B 液就会出现结晶现象。当结晶较少时，会使单位容量中的碳酸氢钠减少，如果透析机继续原有的吸液量，将导致透析治疗纠酸能力的减弱。这在具有电导度反馈调节的机器上确实可以使用，但是，透析机对 B 液浓度差值的反馈调节能力是有限度的，而且在这个过程中也可能因为泵速的增加导致吸液泵的磨损，出现结晶也可能导致吸液管或滤网等机器内部管道堵塞的情况出现。当结晶较多时，会直接造成透析机电导率报警，加热以及搅拌均可能会有大量的碳酸氢钠分解成碳酸钠，引起的直接后果就是 B 浓缩液的成分发生改变、pH 值升高，在使用中与 A 液混合后，可能产生大量的碳酸钙与碳酸镁沉淀，进而堵塞机器，可能引发流量报警、浓度报警、膜移动报警等等。另外，血液透析浓缩液不合理摆放也会带来诸多问题和相关的风险隐患。如桶装透析浓缩液单层摆放会造成存储场地占用过大；如果堆放多层可能引起透析浓缩液倒塌，造成透析浓缩液包装破损，工作人员受伤等。

（三）血液透析耗材在临床使用操作中的安全风险

1. **血管通路感染风险** 血液透析的前提条件是要有一个可靠的血管通路，血管通路的质量，直接影响到患者的透析和生存质量。血管通路从选择、建立、使用和护理需要医生、护士和患者的相互配合。选择何种血管通道及手术操作，需要依赖医生的个人经验及操作熟练度，临床医生如果未选择合适的血管通道或手术操作技术不熟练等原因很容易发生后期血管通路手术失败及影响血管通道的寿命。在使用和护理过程中，护士未按照无菌原则和穿刺方法进行穿刺，例如消毒不彻底和抗凝剂用量不够或超标；血液透析对穿刺针穿刺部位的角度和深度把握度不好，未达到规范要求；长期穿刺导致血管通路感染及破坏，血管通道不可逆，无法进行完全修复，最终都会导致患者血管通道的寿命大大缩短。

2. **血液透析浓缩物在透析过程中的物理因素控制风险** 透析液温度较高可导致患者发热、呼吸加快、心跳加速、恶心、呕吐、低血压等症状，例如在高温监测失灵时曾发生过严重溶血的报道。透析液温度较低可导致患者的冷感、寒战和低体温。行业专家提出，低温透析液可改善患者心血管稳定性，其机制是增加血管张力和去甲肾上腺素水平使血液透析过程中对脱水的耐受性提高。但温度过低可因患者不适、寒战和低氧血症而不能接受。排除气体在水中的溶解度依赖于温度和气体 / 水交界处的气体压力。当加热透析液时，可产生气泡，如除气和排气障碍可使透析液内气泡增多。此外，当超滤控制系统为了增加超滤量，使透析液为负压时，将进一步产生气泡。气泡可以跨膜进入血行，可明显减小透析膜的有效面积，从而降低透析效率，甚至弥散过程终止，溶质的转运立即减少。当使用高血流量和细针穿刺时，可因加大负压而在血室内形成微气泡，增加血液管路静脉壶对气泡的捕获，导致血液形成泡沫，这些泡沫进入透析器，同样会产生上述后果。

3. **透析中的空气栓塞风险** 空气进入体内引起血管栓塞称为空气栓塞。空气栓塞常引起致命性危险，是严重的透析事故，据报告，5ml 空气进入体内就可能引起死亡。在透析过程中涉及耗材操作方面引发空气进入人体内的原因主要包括：①操作者忘记用盐水预充透析管路，而把一次性使用血液透析管路与一次性使用动静脉穿刺器直接相连接。②血液管路连接不良，尤其当用负压超滤时，在血泵前部管道内呈负压，空气可以从穿刺针、透析管路连接部（由于连接不严）而进入人体内。③回血操作失误，当用空气回血时没有密切注意静脉管路空气，回血完没有立刻夹紧止血钳，阻断管路，未及时关血泵，导致空气进入体内。

4. **透析器破膜漏血风险** 一般血液透析器不容易破膜，透析破膜考虑以下因素：①产品质量、运输或存放损坏引起透析器破膜；②在透析前的检查准备工作不充分或不规范操作。如：在透析中跨膜压调整不适当，超过了膜的承受限度而导致破膜；透析开始时操作者忘记放开静脉管道上的血管钳，使膜内压力增高而造成破膜；操作者在透析过程中忘记加肝素或用量不足造成凝血，或静脉回血不畅，或管道弯曲、压迫等都可造成膜内压力增加而导致破膜。

5. **透析并发症风险** 透析不充分主要原因有透析治疗时间不够、血流速不达标、选用的透析器不合适、是否高估了透析器性能（如透析器说明书上的清除率数据高于实际清除性能）、透析液流速设置有误、是否选择了正确的透析模式和患者自身免疫功能下降等。上述原因均会出现透析不充分而导致透析相关并发症的发生。透析器耗材规格型号的选择直接影响透析的充分性，同时高危人群如过敏体质、免疫力低下患者在透析过程中出现并发症的概率更高。故肾脏专科医师负责对患者的筛选、治疗方案的确定是十分重要的。

另外，儿童透析并发症的发生与透析器也有着重要关系。小儿体外循环量应限制在 8ml/kg 以下，约为总血容量的 10%。因此，透析器应选择小容量和低通透性的，如微型中空纤维型透析器。若使用大容量和高通透性透析器容易造成低血容量或低血压休克，因为体外循环量与患儿的体重不成比例。婴儿甚至新生儿的 HD、HF、HDF 应根据患儿体重大小选择容量和清除率相应的透析器. 要求透析器加上配套管路（小儿用血液透析管路需特别制作直径小、血流速度低的管路）的容量不超过患儿血容量的 10%。

三、血液透析耗材使用安全风险评估

血液透析耗材作为高风险耗材，使用医院应制定严格的医用耗材风险评估制度。医用耗材安全风险评估可以是一个前瞻性的过程，也可以在安全（不良）事件发生后，对危害的可能性或后果的严重性的评估。

（一）血液透析模式选择的风险评估

患者是否需要血液透析治疗应由有资质的肾脏专科医师决定。肾脏专科医师负责患者的筛选、治疗方案的确定等。血液透析本身有很多不同的方式，包括低通量透析（low-flux hemodialysis，LFHD）、高通量透析（high-flux hemodialysis，HFHD）、血液滤过（hemofiltration，HF）和血液透析滤过（hemodiafiltra-tion，HDF）。当前应用较多的血液透析：①每周3次高容量OL-HDF治疗能明确地改善患者的生存率，优于HFHD等其他治疗模式，是应当被临床推广使用的血液透析模式，但目前在我国开展高容量OL-HDF还需要综合考虑患者费用负担，设备和水质等要求，全面开展尚需时间。②LFH仍是我国目前主流的治疗模式，但在国际上已逐步被HFHD所替代。③每周3次的HFHD有明确的临床获益，虽然HFHD的单次治疗费用比LFHD稍高，但炎症改善、中分子清除增多可能带来高血压、贫血等的治疗费用减少。

（二）血液透析耗材选择的风险评估

血液透析耗材为一次性高值耗材，存在生产厂家和品牌繁多，国产、进口产品技术参数指标、材质、规格多样的情况，产品的质量、设计、生产、供应链等方面存在不少差异，在临床使用型号选择会带来不同程度的风险。同时，近年来有各种类型的新型材料开发产品问世，新产品的引进和使用对临床医生和医院管理的要求更高，临床对新项目开展或新技术引进应进行准入评估论证。

（三）患者透析前临床评估

透析患者每次透析前均应进行状态和体征评估，观察有无出血，测量体重，评估血管通路，并定期进行血生化检查及透析充分性评估，以调整透析处方。包括抗凝方案、超滤量及超滤速度、透析治疗时间、透析治疗频率、血流速、透析液设定等，进而选择合适的透析耗材，及时调整治疗模式。

1. **禁忌证**　血液透析无绝对禁忌证，出现以下情况慎用：颅内出血或颅内压增高；药物难以纠正的休克；严重心肌病变并有难治性心力衰竭；活动性出血；精神障碍不能配合治疗。

2. **血管通路**　血管通路的建立应在充分评估患者全身和血管状况的基础上，个体化选择适合于患者自身的血管通路，进而选择合适的通路手术和对应耗材，血液透析血管通路选择种类详见本节第一部分"血管通路类产品品种与应用"。

（四）血液透析治疗并发症和合并症定期评估

血液透析患者应定期进行常规指标检测并进行评估并进行正确的处理，及时调整治疗方案和改变使用器械耗材，具体见表7-6。

表 7-6　血液透析患者常规检测指标、频率及评估

序号	指标	推荐频率	评估
1	血常规、肝肾功、血电解质	每1～3个月一次	在贫血治疗的开始阶段、方案调整阶段以及病情不稳定时，应加强检测。一旦发现异常应及时调整透析处方和药物治疗
2	铁状态评估	3个月1次	一旦发现血清铁蛋白低于200ng/ml或转铁蛋白饱和度低于20%，需补铁治疗（首选静脉补铁）；如血红蛋白（Hb）低于110g/L，则应调整促红细胞生成素用量，以维持Hb于110～115g/L
3	血 iPTH 水平	3个月1次	要求血清校正钙水平维持在正常低限，约2.1～2.5mmol/L；血磷水平维持在1.13～1.78mmol/L；血iPTH维持在正常检测上限的2～9倍（较理想水平为150～300pg/ml）
4	营养及炎症状态评估	3个月1次	包括血清营养学指标、血hsCRP水平、nPCR及营养相关的体格检查指标等
5	Kt/V 和 URR 评估	3个月1次	要求spKt/V至少1.2，目标为1.4；URR至少65%，目标为70%
6	传染病学指标	1～3个月1次维持透析＞6个月，应6个月1次	包括乙型和丙型肝炎病毒标记、HIV和梅毒血清学指标
7	心血管结构和功能	6～12个月1次	包括心电图、心脏超声波、外周血管彩色超声波等检查
8	胸正侧位片	3～6个月1次	建议每3～6个月检查胸正侧位片
9	内瘘血管检查评估	3个月左右1次	建议常规 3 个月左右进行内瘘超声检查，早期发现狭窄、血栓及血管瘤等并发症，有异常情况时则随时检查；定期评估透析再循环率及透析充分性等

四、血液透析耗材使用安全风险控制

根据风险分析和评估，血液透析耗材使用安全保障需要对其生产、"溯源"、运输存储和使用的全过程要做好风险控制。

（一）血液透析耗材生产过程及加工工艺的风险控制

产品生产加工均应在符合要求的净化级别车间内进行，与人体接触的部件所用原材料均应符合医用级要求，外购部件／原材料应严格按照质量标准进行入厂检验。对净化车间内工作的每位员工进行相应的培训，每年定期对在净化车间工作的每一位员工进行至少一次的体检；另外，为了确保生产环境符合要求，还需要制定相应的管理制度，以减少产品污染的可能；产品包装后根据产品结构及材质选择合适的灭菌方式，以保证产品出厂前的无菌状态；产品以无菌状态提供给用户，有效避免患者之间的交叉感染。产品的出厂检验均应按照产品技术要求进行检验，合格后方可放行。

（二）保证使用的医用耗材正确"溯源"

医用耗材从采购、验收到使用做到向前可溯源、向后可追踪。采用唯一标识码 UDI 保证正确溯源（图 7-7），UDI 是对医疗器械在其整个生命周期赋予的身份标识，是其在产品供应链中的唯一"身份证"。UDI 由器械识别码（DI）和生产识别码（PI）组成，器械标识 DI 属于静态信息，是医疗器械产品在供应链中的身份标识，可作为进入数据库查询该产品追溯基本信息的"关键字"。生产标识 PI 属于动态信息，它包括医疗器械产品的序列号、批号、生产日期和有效期等，是医疗器械产品的动态附加信息，它与 DI 联合使用，才能指向特定的医疗器械产品。

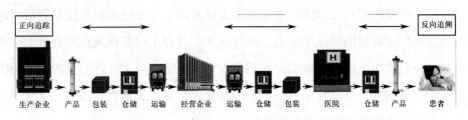

图 7-7　医用耗材 UDI 追踪路径

例如：医疗器械信息流、实物流、资金流在实际的运营中不断产生，其中数据流会被多个系统应用推动实物流、资金流运行，不统一的数据库会阻碍信息交互，形成多个信息孤岛。当某个产品出现不良事件后，无法快速、准确的判断，实现精确召回、终止，无法减少因不良事件的发生带来的风险和损失。

采用 UDI 关联其他业务数据，在多个系统之上建立一个完整、可控、有效的核心数据集合，相比以往标准应用，UDI 在入库验收、产品召回、医保报销、产品库和医嘱计费核销出库等应用上的优点是方便、快速、精准，保证数据来源的唯一性。

（三）存储风险控制

血液透析将血液引出并经过数小时的体外循环，对血液透析室的环境有着严格的要求，血液透析耗材存储不当可直接影响产品的使用性能进而影响透析治疗效果，同样在透析室的耗材存储库房也需要做到环境控制要求。医院科室制定耗材入库、出库记录，温湿度监测，存储温湿度应与透析室温湿度一致或接近。其中具有代表性的产品为透析浓缩 B 液，针对透析浓缩 B 液结晶问题建议：南方用户注意打开空调保持库房及透析室的温度；北方用户请注意暖气温度，温度过高会加快碳酸氢钠分解；建议冬季库房的温度至少保持在 10℃以上；最好离地约 15cm 地架存放，不倚靠暖气片，勿直接放在有地暖的地面上。针对堆放倒塌问题建议：厂家在透析浓缩液标签和纸箱上标明堆放层数，给医护工作人员明确指导，堆放不要超过标识层数，将该风险降到最低。

（四）血液透析耗材使用操作的风险控制措施

1. 建立血液透析治疗风险管理体系　血液透析室应依据国家行业标准、临床实践指南及专家共识等制定详细的血液透析室规章制度并严格执行，如《血液净化标准操作规程2020版》，包括血液透析室医院感染管理与控制制度，血液透析室布局要求、传染性疾病隔离区透析的标准、解除隔离区透析方案等。

2. 人员资质标准与岗位培训　根据《血液净化标准操作规程（2020版）》要求，血液透析室必须配备具有资质的医师、护士和技师（工程师）。工作人员应通过专业培训达到从事血液透析的相关条件方可上岗。

（1）血液透析室医师：血液透析室应由副主任及以上专业技术职务任职资格的医师专管负责。执业医师应取得医师执业证书，应具有 3 个月以上三级医院血液透析工作或培训经历经考核合格后方可上岗，负责制定和调整患者透析治疗方案，评估患者的透析医疗质量，处理患者出现的并发症，按照有关规定做好相关记录。长期血管通路的建立手术必须由二级及以上医院的主治医师及以上医师进行。

（2）血液透析室护士：血液透析室应配备护士长和护士，三级医院血液透析室护士长应具备透析护理工作经验的具有主管护师职称以上人员担任，二级医院血液透析室护士长应由具备一定透析护理工作经验的护师担任。血液透析室护士必须取得护士执业证书、血液透析上岗证，必须在三级医院接受血液净化护理专业培训 3 个月以上经考核合格后方可上岗。血液透析室护士应按照医嘱执行医疗方案，观察患者情况及机器运行状况，严格执行核对制度、消毒隔离制度、无菌操作原则和各项技术操作规程。

（3）工程师（技师）：血液透析室必须配备至少 1 名工程师（技师），根据工作量适当增加工程师（技师）数量。应具有 3 个月以上三级医院血液透析工作或培训经历，考核合格后上岗；应具备机械和电子学知识及一定的医疗知识，熟悉血液净化主要设备的性能、结构、工作原理和维修技术。血液透析室工程师（技师）负责血液净化设备日常维护和质量控制，保证正常运转；负责监测透析用水和透析液的质量，确保其符合相关质量的要求；负责所有设备维护情况的登记。

3. 血液透析操作流程实施　操作前，检查并保持透析治疗区干净整洁，操作护士应洗手、戴口罩。具体操作流程如图 7-8 所示：

4. 采用更先进的技术及材料　血液透析耗材的新材料应用，可以降低患者的使用风险，例如使用不含 DEHP 增塑剂的 PVC 材料制成的透析管路、穿刺器可以避免因长期透析治疗出现的 DEHP 增塑剂的溶出物接触血液给人体带来的毒性反应。血液透析器灭菌选用无环残的辐照灭菌、γ 灭菌或蒸汽灭菌，避免因 EO 灭菌引起的环残而导致人体出现过敏

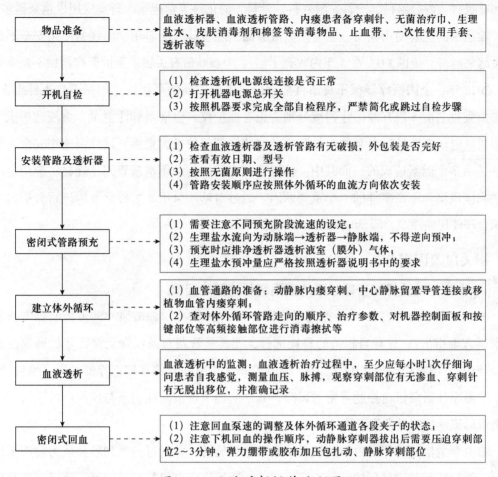

图 7-8　血液透析操作流程图

反应。选择生物相容性更好的聚砜、聚醚砜膜束，减少人体免疫系统的激活，减少"首次使用综合征"以及其他并发症的发生，同时有利于提高患者的透析充分性，提高患者的生活质量，延长透析寿命。透析导管采用先进的涂层技术，在植入人体后减少因留置时间过长而引起的感染、血栓等问题。控制透析用水和透析液的纯度，实现"超纯"透析可使透析患者获益。

第二节　输注泵配套输液管路使用安全风险

输注泵是输液泵和注射泵的总称，具有精确控制输液速度和输液总量的特性而在临床广泛应用。由于输注泵能够提高临床给药的效率和精度，减轻护理人员的工作量，临床使用面很广，除了早期使用的重症、心内科监护病房等科室以外，已经扩展到其他临床科室，比如呼吸科、内分泌科、产科、脑外科、骨科、消化科等常规临床科室应用也越来越多。

输注泵的配套使用耗材，主要是输液管路。随着其广泛应用，出现的使用安全不良事件也越来越多。美国 FDA 在 5 年内收到了超过 50 000 份有关输液泵的医疗器械不良事件报告。2018 年，全国医疗器械不良事件监测信息系统收到的可疑医疗器械不良事件报告中，报告数量排名前 5 位有源医疗器械分别为患者监护仪、输液泵和注射泵、血液透析机、心电图机、电子血压计，引起国内外医疗器械监管部门的极大重视。输注泵应用安全、不良事件是由多个因素造成的，而其中，输液泵配套使用的泵用输液管路（耗材）选用是产生这些临床风险和不良事件的一个重要原因。通过对输注泵不良事件的原因进行分析，指导临床合理使用输注泵，降低危害发生的风险。

相关风险因素分析

（一）未正确选择配套输注泵的泵用耗材的风险因素

国家标准 GB9706.27–2005 医用电气设备第 2–24 部分：输液泵和输液控制器安全专用要求引言中指出："只有当相关的易耗部件，尤其是管路与系统配套时，才能确保设备的安全使用"。国家药监局 2011 年 7 月 29 日发布了《2011 年第 4 期医疗器械不良事件通报：关于输液泵注射泵流速控制异常的风险》其中明确了输液泵注射泵与所使用的耗材不配套所造成的流速控制异常等风险。

输液泵的输液动作是由单片机系统驱动电机旋转，并经过一系列转换成为输液泵片的运动，泵片往复移动挤压输液管，实现输液。通过设定电机的旋转速度，就可调整泵片挤压输液管的挤压速度，从而调整所给的药物剂量和速度。在运行过程中传感监测系统将会对输液管的安装，输液管里液体的压力，输液管里的气泡，微推进系统的运行状态进行监控（图 7–9）。

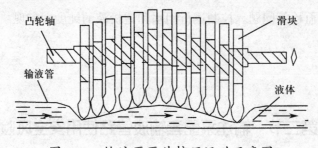

图 7–9 输液泵泵片挤压运动示意图

1. 配合输液泵的专用输液器决定了输液性能 一些国内领先的输液泵厂家，在开发其高端输液泵时，会对其专用或者推荐的泵用输液管路进行大量的研究和验证，确定输液泵流速测定和调节的算法、管路内液体压力检测算法等，以保证产品满足国家标准要求和临床应用的安全输液的要求。

泵用输液器的尺寸：通过输液泵原理图 7-10 可以了解到，输液泵对于输液管路精度的控制，是通过泵片挤压管路，控制泵片的挤压来实现流速控制；开放泵为了兼容市面上的输液管路，按照的尺寸范围从直径 3.5 ～ 4.5mm，泵片对于不同管路挤压的位置不同，势必会导致其精度控制难度增大；而有些输液泵其专用的封闭管路，是固定的管路尺寸，通过对于管路尺寸的严格控制，确保了泵与管路挤压的位置相对固定，具备了精度调节的优势。如图 7-10

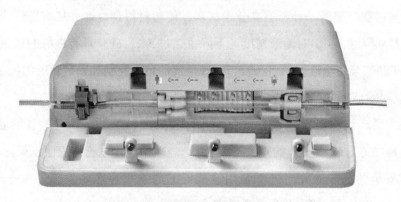

图 7-10　泵用输液管路安装示意图

2. 泵用输液器管路材料选择和成型尺寸的精度控制　输液泵厂家结合其输液算法，不断地调整专用管路的材料和尺寸控制要求，对输液精度的控制实现了闭环。非输液泵专用管路（开放的或者普通重力式的输液器）因为其材料选择和尺寸控制要求低，同时开放管路的品牌很多，输液泵厂家无法对其进行调整和进行大量的验证，势必导致整体输液精度的下降。

3. 非输液泵材料　非输液泵专用管路（开放的或者普通重力式的输液器）开放管路的材料不同，也直接导致了其管路上的压力反馈与输液泵的原有算法的不兼容性，容易导致出现阻塞和压力异常以及剂量异常。

4. 普通重力式输液器用于泵输液　其管路因生产标准不能满足压力式输液器在200Mpa 压力下使用不泄漏的国家标准，其粘接性能和耐压性能均无法保障，容易出现配合输液泵使用后在与设备配合部位出现破裂，泄漏或者其管路上各粘接部件连接处出现泄漏等问题。

（二）配套输液泵的输液管路材料的风险因素

目前市面上主流的泵用输液管路与输液泵配合的部位主要分为三类，分别是聚氯乙烯（PVC），热塑性弹性体（TPE），硅胶。聚氯乙烯是氯乙烯的聚合物，在增加了塑化剂后，以其良好的成型性和机械性能以及低成本，被大量用于制造输液器。聚氯乙烯虽然可以通过增加各种塑化剂或者添加剂改变其机械性能（包括所谓高弹管），但是材料的特性决定了其用于输液泵上的挤压，从 1 个小时开始变形，4 ~ 8 个小时就出现无法恢复的塑性变形，导致输液的精度在几个小时内就快速下降 10% ~ 20% 左右。一些输液泵厂家对输液管路的寿命和精度下降进行大量的研究试验，通过不断模拟和算法调整，来实现对于输液精度的补偿，来满足临床使用要求。比如某些输液泵，对于其配套的 PVC 泵用输液管进行了专属的补偿算法，使其管路能够在 24 小时内输液精度下降不超过 5%。热塑性弹性体（TPE）是介于橡胶与树脂之间的一种新型高分子材料，使塑料得到改性，具有更好的弹性，但是其更改也有其局限性，8 小时输液精度的下降也超过 5%。硅胶具有极好的机械性能，被输液泵厂家用于制造泵用输液器的挤压段，实现最优的精度控制和输液疲劳的控制。

（三）泵用输液器的药物相容性风险因素分析

随着输液泵广泛应用于急救、重症、儿科和妇产科等，药物与输注装置（输液器）的相容性是药物静脉输液安全的重要影响因素，根据药物的理化特性正确选择输液器是药物有效和安全的重要保障。关于泵用输液器的药物相容性风险，广东省药学会 2016 年 10 月 25 日印发《静脉用药输注装置安全规范专家共识》中指出，"以需要用非 PVC（聚氯乙烯 polyvinyl chloride）而没有用非 PVC 材质的输液器；需使用避光用输液器而没有使用，及没有按药物对输液器的过滤孔径要求选择精密输液器等不合理使用情况最为常见"。

1. DEHP 析出　聚氯乙烯一直以来大量地应用于输液管路的制造，而用它制作输液管路时，会加入一定量的增塑剂，邻苯二甲酸二乙基己酯（DEHP）是最常用的增塑剂。DEHP 与聚氯乙烯（PVC）的结合不是一种化学结合，而是物理结合，因此随着时间以及药物中的一些溶剂的作用，增塑剂会从器械内析出进入到与之接触的药液中。DEHP 已经在国内外广泛的动物实验中证明，会影响肝中毒和睾丸萎缩。目前国家食品药品监督管理总局《一次性使用输注器具产品注册技术审查指导原则》中明确注明："聚氯乙烯（PVC）常用的增塑剂 DEHP 与脂溶性溶液接触后容易浸出；以 DEHP 增塑的聚氯乙烯（PVC）作为原料的产品不宜贮存和输注脂肪乳等脂溶性液体和药物"；"新生儿、青春期前的男性、怀孕期和哺乳期的妇女不宜使用含 DEHP 增塑剂的输液器输注药物"。《静脉用药输注装置安全规范专家共识》中引用的文献写明"使用含有吐温、聚氧乙基蓖麻油、环糊精衍生物、丙二醇、乙醇或苯甲醇作为增溶剂的药物可以加速 DEHP 析出"。新型的非 DEHP 的无毒增塑剂，替代含 DEHP 的输液器是当前泵用输液的主要应用趋势和要求（图 7-11）。

2. PVC 药物吸附　随着近年来国内外大量文献的研究和报道，对于临床上使用的部分药物会被聚氯乙烯（PVC）材质的输液管路吸附，已经被越来越多的专家认识。《静脉用药输注装置安全规范专家共识》中就明确数十种会被 PVC 吸附的药物，涵盖了抗菌药物、抗肿瘤药物、心血管类药物、镇痛和镇静类药物和一些其他药物。

3. 药物输注光照风险 《静脉用药输注装置安全规范专家共识》《避光输注器具对临床用药安全性影响及上市前评价探讨－技术审评中心》中指出临床上许多药物如：硝普钠、硝酸甘油、氟罗沙星等，在输注过程中如果受到光照，可加速药物的氧化，引起药物光化降解，不仅降低了药物的效价，而且可产生变色和沉淀，严重影响药物的质量，甚至增加了药物的毒性。一些稳定性差的药物，常制成粉针剂避光密闭保存，溶解后，由于其稳定性低，加上光照作用，药品可发生氧化、分解、变色等反应。因此，光敏性药品在生产、运输、贮存过程中需要避光，个别药物甚至在滴注过程也要求避光。一次性使用避光泵用输液器如图 7-12，在输注管路中加入避光剂，防止一定波长范围的光线透过，避免药物结构、成分的变化以致降低药效等使用安全、不良事件。

4. 精密过滤要求 在静脉输液治疗过程中，每天通过输液溶液进入患者血液系统的颗粒达 1000 万，会引起颗粒污染，使用输液过滤器大大减少了与颗粒有关的并发症。输液过滤器具有集成的疏水膜，使其能够从输液溶液中去除气泡，大大降低气体栓子的风险；脂质过滤器（孔径 1.2um）可以安全地防止过大的脂滴滴入，防止脂肪栓塞，并将颗粒污染降到最低；带有 0.2um 输液过滤器可以保留细菌及其相关的内毒素。《2014 静脉治疗护理技术操作规范》中明确规定：输注脂肪乳剂、化疗药物以及中药制剂时宜使用精密过滤输液器。另多篇文献报道中药注射剂微粒较多，建议使用精密输液器；美国 INS《实用输液疗法标准 2016》也明确定义了肠外营养制剂输送、血液输送、脊柱内输液的药液过滤以及对危重症患者输液药物过滤的要求。由于没有按照要求使用精密过滤输液器，颗粒污染可以引起不良反应。

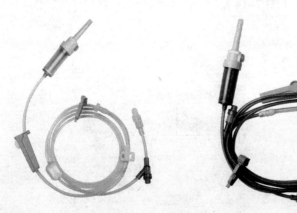

图 7-11 非 DEHP 泵用输液管路　图 7-12 避光泵用输液管路

（四）禁忌证

1 对于注射泵产品，禁止输注胰岛素、输血、高营养制剂和临床专科特殊要求禁忌的药物。

2 对于输液泵产品，严禁用于输血场合。

（五）安全应用的风险控制措施

除了上面风险分析中输液管路风险的注意事项外，风险控制措施还有：

（1）无针接头减少感染风险《实用输液疗法标准2016》中明确提出无针接头的使用减少医护人员在连接有针的输液器或者注射器的时候，防止针刺损伤以及受感染的风险（图7-13）。

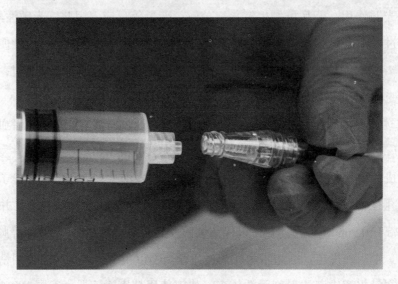

图7-13 无针接头

（2）防自由流装置减少药液泄漏风险：有些泵用输液器产品带有防自由流止液夹通过与专门的输液泵联合使用，实现自动止液的功能（减少临床上因为开闭泵门时输液器内的药液自由流动后泄露的风险（图7-14）。

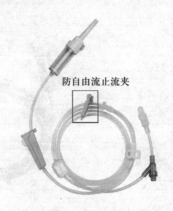

防自由流止流夹

图7-14 带有防自由流止液夹泵用输液管路

第三节　微创外科手术用耗材使用安全风险管理

一、微创外科手术用耗材种类与应用

微创外科手术（Minimally Invasive Surgery MIS 或 Minimal Access Surgery MAS）是指通过微小创伤或微小入路，将相应的器械、物理能量或化学药剂送入人体内部，完成对人体内病变、畸形、创伤的灭活、切除、修复或重建等外科手术操作，以达到治疗目的的医学科学分支，相对传统外科手术具有手术出血少、术后疼痛轻、恢复快、伤口细小、无瘢痕等优势，目前应用十分广泛。微创外科手术中需要使用各种配套的医用耗材。

（一）微创外科手术用耗材种类

微创外科手术用耗材种类繁多，按照使用配套设备可分为腹腔镜手术器械、胸腔镜手术器械、泌尿外科手术器械、宫腔镜手术器械等；按照是否可重复使用又可分为重复性使用器械和一次性使用器械，如、三叶钳、五叶钳、持针钳、切开刀、荷包钳、拉钩、电外科手术探测器、显微针刀、施夹钳、除夹钳、可重复使用吻合器、可重复使用穿刺器微创型尿道悬吊系统、为可重复性使用手术器械。一次性使用器械有一次性使用腔镜切割吻合器、多通道单孔腹腔镜手术穿刺器、圈断器、一次性套管刺穿器、一次性冲洗吸引器、一次性结扎夹、一次性使用内窥镜标本取物袋、一次性电凝器械、一次性球囊子宫支架宫腔观察手术系统 一次性使用可视流产吸引管、推结器、疝修补补片、高频手术电极、超声刀具、可吸收结扎夹、缝合线等。

（二）微创外科手术用耗材与应用

1. 腔镜穿刺器　腔镜用穿刺器用于各种内镜配套使用，在内镜手术中对人体组织进行穿刺并建立手术通道。如供腔镜手术穿刺后向腔内输送 CO_2 气体、微创手术器械、内镜从外界进出腔内，以及对切除组织（标本）的取出。临床广泛使用于肝胆外科：胆囊切除术、胆总管切开取石术、肝脏切除术、肝囊肿开窗引流术、肝脓肿引流术、胆肠内引流术；泌尿外科：肾切除术、肾上腺切除术、输尿管切开取石术等；胃肠外科：胃大部切除、阑尾切除术、溃疡病穿孔修补术、肠粘连松解术、结肠直肠肿瘤切除术；妇科：子宫切除术、子宫肌瘤剜出术、卵巢囊肿切除术、宫外孕手术、输卵管手术、不育症探查、盆腔清扫术；胸外科：肺叶切除术、食管癌切除术，普外科：疝气修补等。

从 1806 年 Bozzini 发明充电转换器用于观察内脏，到 20 世纪八九十年代，随着腹腔镜手术的发展浪潮，套管针进入高速发展期。套管针由重复性金属材质穿刺器发展到高分子

医用材料制成的一次性使用穿刺器，并经过临床的实际应用开发出了带囊穿刺器、单孔多通道穿刺器、可视穿刺器等类型的产品。穿刺的种类如图 7-15 所示。

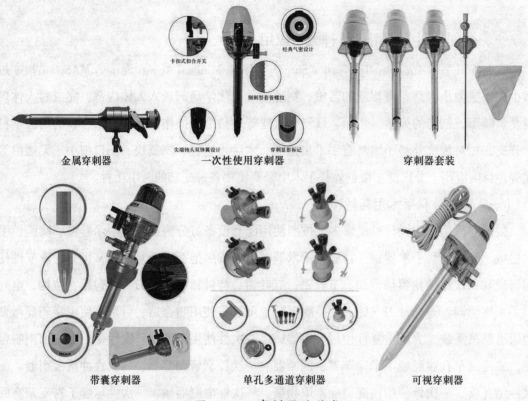

卡扣式合合开关　　　　　　　经典气密设计

倒刺型套管螺纹

尖端钝头双锋翼设计　　穿刺显影标记

金属穿刺器　　　　　　　一次性使用穿刺器　　　　　　穿刺器套装

带囊穿刺器　　　　　单孔多通道穿刺器　　　　可视穿刺器

图 7-15　穿刺器的种类

　　一次性套管穿刺器由穿刺针头（穿刺芯）、穿刺套管、注气阀、密封盖、穿刺针座组成。穿刺芯主要任务就是和穿刺器套管一起，穿透腹壁全程，把穿刺套管留在腹壁上。穿刺套管主要任务就是让各种手术器械通过进入腹腔。腔镜用穿刺器根据不同配套的腔镜有不同型号，如单孔腹腔镜手术使用的一次性使用多通道单孔腹腔镜术穿刺器。腔镜用穿刺器有多种规格如：内径 5mm，10mm，12mm 等。

　　2. 腔镜切割吻合器　吻合器为临床上使用的替代传统手工缝合的设备，其利用钛钉对组织进行离断或吻合，即向组织内击发并植入两排相互交错的缝钉进行交叉缝合。随着技术的提升，吻合器已经逐渐从第一代开放式手术用吻合器、第二代腔镜用吻合器步入第三代电动吻合器时代。研究表明，与手动缝合器相比，外科医生使用电动缝合器时出血并发症减少了近一半。

　　另外，还有一种智能电动切割吻合术器械（智能吻合平台系统）在国外已经使用，国内正在产品注册阶段。

吻合器的应用领域不断扩展，广泛用于心胸外科、胃肠外科、肝胆脾胰外科、普外科、泌尿外科等手术领域，提高了手术效率和质量，缩短了康复时间。根据结构和功能差异，吻合器可以分为管型吻合器、线型吻合器和腔镜吻合器（内镜下微创手术），其中广泛用于微创手术的腔镜吻合器是主流产品，电动腔镜切割吻合器是腔镜吻合器发展趋势（表 7-7）。

表 7-7　吻合器临床应用

产品分类	产品系列	适用范围
管型吻合器	管型消化道吻合器	腔道类组织的吻合
	管型肛肠吻合器	
	管型泌尿吻合器	
腔镜切割吻合器	腔镜用切割吻合器	心胸外科、胃肠外科、肝胆胰外科、普外科等各种微创手术、进行组织的闭合、切除或器官功能重建
线型切割吻合器	直线型切割吻合器	胸外科的肺部肿瘤、肺大泡、食管肿瘤患者、以及普外科、胃肠外科等胃肠道肿瘤及肥胖、代谢类手术中的消化道切除、重建及残端或切口的闭合
荷包吻合器类	自动荷包缝合器	临床外科在各脏器组织上荷包吻合

腔镜吻合器根据动力方式分为手动腔镜吻合器和电动腔镜吻合器（图 7-16），手动腔镜吻合器为二类器械，电动腔镜吻合器为三类器械，吻合钉为三类器械。

（1）手动腔镜吻合器：通过手动来控制激发钉仓组件缝合组织，使用中需手动多次握紧击发手柄，通过吻合器的机械传统机构推动钉仓组件闭合成型，操作不当容易造成对缝合组织的牵拉撕扯。

（2）电动腔镜吻合器：通过直流电机、电路板和机械传统组建组合在一起，在电动控制下完全实现腔镜吻合器的所有动作功能，操作手法简单。

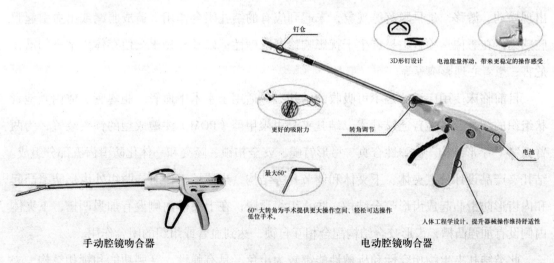

图 7-16　腔镜切割吻合器

一次性腔镜切割吻合器由插销、杆、关节头旋钮，旋转轴环、绿色击发按钮、回复钮、卸载按钮、环状手柄以及配件构成。配件为钉仓（一次性尖端弯曲可旋转钉仓和一次性可旋转钉仓）。通过吻合器的驱动，可完成腔镜钉不同弯转角度下的吻合和切割功能。根据手术时不同的适用范围选用吻合器和不同钉仓。

（3）智能电动切割吻合术器械（智能吻合平台系统）：它是由可有限次重复使用的智能电动切割吻合术器械及相关附件组成，经由电动按钮控制动力杆头端在水平面一定角度的空间内，根据手术操作部位的任意位置进行无极角度调整。在夹闭目标组织时，器械预置芯片，可智能监测组织厚度，并根据不同厚度自动调整击发速度，可有效降低缝钉不良成型率，从而在有限的手术操作空间内提高切割闭合的平稳性和精细度。与传统吻合技术不同，尤其针对手术中不同厚度组织的情况，传统吻合技术有赖于医生依靠手感和经验，选择不同钉腿高度的缝钉，施以手动控制或恒定的击发速度进行闭合及切割。在较厚组织或化疗后组织状况不佳等情况下，可能导致缝钉成形不良，吻合口漏等并发症出现，导致手术风险增高。智能吻合平台系统可感知组织厚度的不同，当组织厚度超过术者选择的缝钉钉腿高度适应范围时，系统报警并拒绝击发，从而提示术者选择更为合适的缝钉，保障手术中患者安全。

3. 结扎夹　目前在腹腔镜（微创）手术中，因手术特点，通常只能采用结扎夹替代传统开腹手术中缝线结扎 3 毫米以上（注：3 毫米以下通常采用电凝）管道组织的闭合方式。腹腔镜（微创）手术中，因其手术特点通常采用金属钛结扎夹、结扎夹（不可吸收）或可吸收结扎夹来闭合血管或胆管等人体内管状组织。

金属钛结扎夹由于其金属材质特性使得其在使用后会带来诸多弊端。例如：术中碰到使用电凝器电凝时容易传导电流，损伤组织；术后被夹闭组织水肿逐渐消退，结扎夹容易出现松动、游移、过早脱落等现象，未起到应有的结扎闭合作用，造成胆漏或出血引起腹腔感染；在影像学检查中易产生干扰影响诊断准确性；以及异物永久留存体内带来的潜在危害；患者心理影响等等。

目前临床使用广泛的是不可吸收的结扎夹，适用于手术中血管、胆囊管、体内其他管状组织的结扎及其他普通结扎术。结扎夹是由聚甲醛（POM）注塑成型的锁夹装置，为两臂弧"V"字形结构。由弹性合页、弓形钉腿、安全扣锁、隆突和一体化防滑齿五部分组成。结扎夹产品设计分上夹体，下夹体和调节孔等结构，当器械工作时，两组外齿形防滑凸起和内齿形防滑凸起成齿形咬合结构，防止组织滑脱；在上夹体内侧设有加强凹槽，下夹体内侧设有加强凸槽，齿形咬合结构配合相互自锁，达到血管或组织的闭合作用。

此类结扎夹生物相容性和机械性能都较为出色，具有弹性、穿刺功能和锁扣结构，夹闭后形成全封闭状态，能够保持持续的夹闭力。其穿刺功能，是指可以在拟结扎管道尚未充分离其伴随组织状态下进行抓抠时结扎，而不影响夹闭。该类结扎夹克服了金属结扎夹的绝大部分弊端，并独具优越性，但结扎术后永久留存体内。

近年来，可吸收结扎夹的成功研发上市推动了该手术耗材领域的科技进步，并获得了临床医师的广泛认同与好评。经临床研究证明，可吸收结扎夹不但克服了金属钛结扎夹使用后带来的种种弊端，而且在闭合管状组织的安全性和可靠性方面也得以肯定。目前市面上可吸收结扎夹分为两种：双鱼鳄鱼嘴型可吸收结扎夹和单层 V 型可吸收结扎夹（图 7-17）。

双鱼鳄鱼嘴型可吸收结扎夹因其产品结构特点，故适用于非抓抠状态下对管道组织进行结扎，但可无须完全游离管道组织而对其进行闭合，操作简单，对于肝实质内血管具有使用优势。单层 V 型可吸收结扎夹尽管其产品形态结构与塑料不可吸收结扎夹相似，但由于其材料柔性特点，夹子头部无法实现穿刺功能，因此，其对术者的技术熟练程度要求较高，需将拟闭合的管道组织彻底游离，在非抓抠状态下进行结扎，故不能应用于急性出血、先夹闭后分离等操作（如肝叶切除等）。

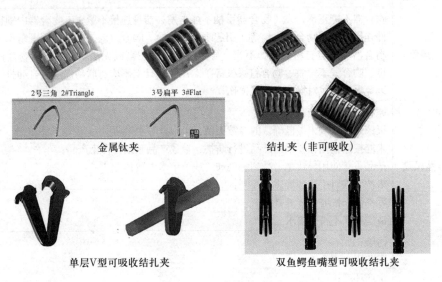

图 7-17　结扎夹分类

二、微创外科手术用耗材使用安全风险因素分析

微创外科手术用耗材的使用相关风险因素主要来自以下几方面，第一是与产品相关的风险，第二是手术使用操作过程中的风险，第三是产品运输与贮存环境等相关的风险。

（一）微创外科手术用耗材产品相关的风险

产品本身在研发、设计、制造、灭菌过程中会有一定的瑕疵，例如产品的用材不当、生产过程的疏忽及制造工艺的不严、灭菌问题等，这是因产品自身质量问题所导致的不良事件的主要原因。

1. *产品相关风险——设计风险*　设计不当风险是指产品设计可用性、可靠性。不同厂家的产品设计存在一定的差距。偏离产品临床使用需求和临床操作习惯形成的风险，如一次性使用腔镜切割吻合器的设计风险一般包括吻合器不能正确击发（吻合器手柄不能击发，器身连接不紧密，吻合器内锁折断，组件连接不良、吻合器卡钉等）引起吻合口出血、吻合口漏、吻合口周围组织损伤等；吻合器及吻合钉材料选择不当，导致不能有效切割或无法吻合（包括吻合钉成形不良、吻合线不完整、吻合钉丢失等）。产品设计上若有联动保险或自动打开保险，会误击发或对操作者造成损伤。重复使用的器械结构精细、复杂，清洗造成器械螺钉松动，器械结构纤细部位开裂、血液或组织残留卡阻导致操作阻力增加甚至引起钳口断裂；而重复使用类产品未设计成可以充分清洗消毒结构；使用后的产品，无法进行充分的清洗与灭菌（表7-8）。

表7-8　腔镜吻合器产品风险举例

风险类别	具体示例
设计不当风险	吻合器不能正确击发（吻合器手柄不能击发，器身连接不紧密，吻合器内锁折断，组件连接不良、吻合器卡钉等）引起吻合口出血、吻合口漏、吻合口周围组织损伤等；吻合器及吻合钉材料选择不当，导致不能有效切割或无法吻合（包括吻合钉成形不良、吻合线不完整、吻合钉丢失等）。产品设计上不应有联动保险或自动打开保险，以免误击发或对操作者造成损伤
生物相容性风险	原材料选择不当； 灭菌未确认或未按已确认的参数灭菌； 未能按运输储存要求对产品进行防护，造成产品破损，污染产品； 产品重复使用导致患者受到感染和（或）手术失败； 未按要求对生产环境进行控制； 零部件未按要求清洗； 清洗用水不符合要求
生产环节风险	污染； 工艺用水不合格； 生产环境； 初始污染菌； 零部件加工精度不当，部件互换性差； 装配调整不当； 不合格品未被检出； 发生缺钉（掉钉）现象； 吻合钉质量问题（钉不成形、错位、断钉）； 包装不当； 灭菌方法不当或灭菌有效性未被充分确认/验证
运输和贮藏风险	不恰当的包装；污染；防护不当运输中吻合钉脱位/脱落；吻合器器身损坏；贮藏环境不当

风险类别	具体示例
使用风险	钉仓与组织厚度不匹配、钳口放置位置不当、吻合器型号选用不当、术中操作不当、吻合口张力过大等可导致吻合口出血、吻合口漏、吻合口狭窄等，说明书中应明示产品应由经培训的专业人员使用； 包装标记不当，如会产生重复使用的危害，引起交叉感染； 对一次性使用的医疗器械很可能再次使用的危害警告不适当，造成重复使用； 使用方法说明不当，造成操作错误； 不适当的预期使用规范，造成错误使用； 使用者未按规范程序使用
其他风险	未在吻合区进行吻合； 吻合钉成形不良； 严重黏膜水肿； 管壁肌层过厚或过薄； 缝钉机械性能不符合要求； 材料强度小； 非预期组织损伤

2. 产品材料相关风险——生物相容性风险 生物相容性风险是指原材料选择不当、灭菌未确认或未按已确认的参数灭菌、未能按运输储存要求对产品进行防护，造成产品破损、污染产品、产品重复使用导致患者受到感染和（或）手术失败、未按要求对生产环境进行控制、零部件未按要求清洗、清洗用水不符合要求等可能导致患者感染的因素。耗材的材料生物相容性包含了产品的物理特性如刚性、韧性；化学特性如酸碱度、耐腐蚀性、紫外吸光度等和微生物特性。

对吻合器中与人体接触的部件，如抵钉座、钉仓等应按照 GB/T 16886《医疗器械生物学评价》系列标准对吻合器进行生物相容性评价。一般应评价的项目包括细胞毒性、致敏和皮内反应等。

吻合钉目前多采用钛、钛合金或纯钽材料。制成吻合钉的纯钛、钛合金材料应按照GB/T 16886《医疗器械生物学评价》系列标准对吻合钉进行生物相容性评价研究，一般包括但不限于细胞毒性、致敏、皮内反应、急性毒性、亚慢性毒性、遗传毒性和植入后局部反应。

3. 微创外科手术用耗材生产过程相关安全风险 微创手术耗材多为精密、小巧配件构成，对产品的材料、加工工艺、装配精度等要求较高。如零部件加工精度不当，部件互换性差有瑕疵、装配调整不当、不合格品未被检出、包装不当、灭菌方法不当或灭菌有效性未被充分确认（验证）等可能导致产品失效无法使用或出现严重医疗事故。

医用耗材生产管理相关风险因素有：

（1）是否建立相应的管理机构，职责是否落实。

（2）工艺流程及相应的洁净级别是否合理。

（3）是否配备与所产品和规模相匹配的生产设备和检验设备。

（4）是否按照注册的技术要求、工艺流程、作业指导书组织生产，是否擅自变更工艺参数、工艺流程、关键工序、特殊过程等；批生产记录是否真实反映生产过程，是否满足可追溯要求；是否严格落实进厂检验、生产过程检验和出厂检验，原材料和每批产品是否按照要求进行检验，保留检验记录，并满足追溯要求。

（5）生产过程中产品的灭菌方式。灭菌剂的残留量，可滤物的限量及材料本身的特性均会影响生物安全性。如产品使用环氧乙烷灭菌方式，产品在灭菌解析后环氧乙烷的残留量。

（二）微创外科手术用耗材物流过程相关安全风险

微创外科手术用耗材是需接触体内黏膜的高风险耗材，其包装需要严格无菌要求，不当的运输物流过程中可致包装破损，导致暴露污染，造成手术后的感染。

另外，中心供应室消毒后的材料也应严格遵循无菌要求，避免在送往手术室过程中产生污染。

（三）使用操作过程中的风险

手术使用操作过程中的风险

（1）使用操作不当的安全风险：腔镜切割吻合器：钉仓与组织厚度不匹配、钳口放置位置不当、术中操作不当、吻合口张力过大等可导致吻合口出血、吻合口漏、吻合口狭窄等。一次性使用腹腔镜用穿刺器临床使用过程中容易出现密封件漏气、注气阀关闭不严等，造成临床使用过程中漏气。而重复性使用腹腔镜器械临床使用中会出现器械头部松动、销钉断裂、密封件破裂漏气等造成不良事件。

（2）操作人员的技术因素：腔镜微创手术器械相比普通手术器械结构精密、复杂，一般需要专业医护人员经过培训后达到临床操作技术水平。操作人员技术水平相关风险包括：是否熟悉使用方法、禁忌证、警示性说明、适应证等，能否熟练、准确的操作；能否根据患者情况选择耗材种类、规格以及应急处理能力等。如未经专业培训或未完全掌握可能存在型号选用不当、术中操作不当造成操作错误；不适当的预期使用规范，造成错误使用临床等风险。

生产企业应在产品生命周期中对风险进行管理控制，以使剩余风险在可接受范围内，可通过产品设计控制、产品原材料选择、生产工艺过程控制、产品技术性能指标的制定、动物实验、临床试验、说明书、正确的标签标识等多项措施对风险进行控制，以降低风险至可接受水平。

三、微创外科手术用耗材使用安全风险评估

微创外科手术用耗材作为一次性使用高值耗材，医疗机构应制定严格的医用耗材风险评估制度。医用耗材安全风险评估可以是一个前瞻性的过程，也可以在安全（不良）事件发生后，对危害的可能性或后果的严重性的评估。

（一）使用准入评估

微创外科手术用耗材为一次性高值耗材，存在生产厂家和品牌繁多，各厂家品种参差不齐，同种产品技术参数指标、规格多样的情况，产品的质量、设计、生产、供应链等方面存在不少差异，临床应用中产品选择不当会带来不同程度的风险。同时，微创外科手术用耗材适用不同手术、防护场景呈多样化趋势，各类不同目的的医疗防护用材料发展迅速，近年来有各类新型材料问世，新产品的引进和使用对临床医生和医院管理的要求更高，临床对新项目开展或新技术引进应进行事先准入评估。

（二）产品选择风险评估

据 FDA 统计，从 2011 年 1 月 1 日到 2018 年 3 月 31 日，共发生了超过 32 000 起故障、9000 多起严重伤害、366 起与外科缝合器有关的死亡案例。这其中包括无法吻合和设备故障，以及伤口中的缝合钉出现畸形或吻合后的伤口重新开放。此外，报告还涉及了部分医师操作错误，例如在吻合程序期间选择了错误的缝合尺寸，导致出血、吻合口狭窄等问题。

针对产品选择造成的风险问题，医疗机构应长期不断加强培训和管理，医护人员应熟练掌握规范的器械操作技巧。微创外科手术用耗材在临床使用前对不同患者进行使用安全性评价，包括适用性和禁忌证。

（三）使用安全风险评估

国家医疗器械不良事件监测信息系统 2019 年共收到吻合器相关不良事件报告 1099 份，其主要故障表现为成钉不良、无法（部分）击发、部件损坏（脱落）、打开（闭合）困难、吻合失败等；其涉及的主要伤害表现有组织损伤、出血、感染等。经评价表明，吻合器发生相关不良事件主要原因是产品标签和注意事项提示不明确、产品使用培训不到位，以及与此相关的吻合钉尺寸选择不当、钉匣安装错误等问题。

为确保用械安全、降低吻合器类产品的使用风险，建议：一是生产企业在产品使用说明书中进一步明确注意事项、完善标签和警示信息等内容；配合医院加强对医生的操作培训。二是医疗机构严格按照使用说明书进行操作，重视吻合器类产品临床使用风险（国家药品不良反应监测中心提供）。

针对微创外科手术用耗材不良事件原因分析过程中汇总出的事件发生原因，对于监管

部门，对于医疗机构，尤其对于生产企业在微创外科手术用耗材风险控制方面均具有一定的参考意义。

（四）使用前对患者的评估

术前对患者进行详细的病史采集、系统的体格检查及全面有针对性的辅助检查，对患者的全身情况进行全面的评估。根据患者共患疾病情况，给予个体化的围手术期处理，并积极给予有效的治疗。例如：①指导患者用药，控制好血压及血糖水平，使其在正常范围内波动；②对营养状况较差的患者，通过输血、补充白蛋白、营养支持治疗等改善患者术前的贫血及低蛋白血症；③保障围手术期液体平衡，维护器官功能，纠正患者水、电解质酸碱平衡紊乱；④对慢性肺病的患者，术前对患者肺功能进行评估，指导患者肺功能训练，例如爬楼梯、吹气球等；对慢性支气管炎及 COPD 患者，术前积极控制肺部感染，使用支气管扩张剂等；对于吸烟患者，术前对患者进行宣教并戒烟 2 周；⑤对慢性肾功能不全及肝功能异常的患者，术前监测尿量、肝肾功能等，避免使用肝毒性、肾毒性药物。⑥对合并心律失常的患者，术前常规行动态心电图及心功能测定等检查；如有窦性心动过缓，视情况术前置入临时起搏器等。术前 12 小时禁食，6 小时禁饮；有幽门梗阻的患者，术前进行洗胃，术前当晚口服蓖麻油；备皮备血，预防性使用抗生素。手术医生向患者家属介绍患者病情及告知手术可能存在的获益及风险并签署手术相关知情同意书；并对患者进行心理安慰，消除患者及家属紧张恐惧情绪，必要时手术前夜可给予镇静剂，保证良好的睡眠；麻醉医师对患者的体质状况及手术危险性进行评分。

四、微创外科手术用耗材使用安全风险控制

根据风险分析和评估，微创外科手术用耗材属于中高风险医疗器械，其使用安全保障需要对于其物流、使用的全过程做好风险控制。

（一）微创外科手术用耗材的生产、运输风险控制

1. 微创外科手术用耗材生产过程及加工工艺的风险控制　产品生产加工均应在符合要求的净化级别车间内进行，与人体接触的部件所用原材料均应符合医用级要求，外购部件 / 原材料应严格按照质量标准进行入厂检验。对净化车间内工作的每位员工进行相应的培训，每年定期对在净化车间工作的每一位员工进行至少一次的体检；另外，为了确保生产环境符合要求，还需要制定相应的管理制度，以减少产品污染的机会；产品包装后根据产品结构及材质选择合适的灭菌方式，以保证产品出厂前的无菌状态；产品以无菌状态提供给用户，有效避免患者之间的交叉感染。产品的出厂检验均应按照产品技术要求进行检验，合格后方可放行。

2. 保证使用的医用耗材正确"溯源"和验收监管　医用耗材从采购、验收到使用做到向前可溯源、向后可追踪。采用唯一标识码 UDI 保证正确溯源，2014 年 6 月 1 新颁布的《医疗器械监督管理条例》第六十八条中也要求，医疗机构使用单位应妥善保存购入医疗器械的原始资料。2019 年 6 月 6 日发布的《医疗机构医用耗材管理办法（试行）》要求医疗机构建立医用耗材管理信息系统，并覆盖遴选、采购、验收、入库、储存、盘点、申领、出库、临床使用、质量安全事件报告、不良反应监测、重点监控、超常预警、点评等各环节，实现每一医用耗材的全生命周期可溯源。

采购耗材到院后，专职验货员与监督审核员要根据医院采购需求，严格对货物与随货发票清单进行验收。重点查验所到货物与采购所需是否一致，货物名称、规格型号、生产厂家与数量是否一致，发票金额与合同定价是否一致，查验有无变形坏损、发霉变质、过期失效等问题，防止不合格产品进入医院。

具体溯源流程参照本章第 1 节第 4 部分"血液透析耗材使用安全风险控制"图 7-8 医用耗材 UDI 追踪路径

（二）微创外科手术用耗材使用操作的风险控制

健全并落实医院规章制度和人员岗位责任制度。需做到以下两个方面：一是依据使用说明书、国家法律法规、行业内部标准以及临床要求，制定详细的操作规程，包括基本操作程序和正确使用方法，同时定期开展人员培训和考核，提高使用者的操作技术和应急处置能力；二是基于临床路径管理，收集临床反馈及临床研究文献，对耗材的性能、特点及适用范围，建立临床使用规范和使用目录。

1. 使用说明书中风险提示　医疗器械生产企业应在说明书中对风险分析后剩余风险控制所采取的有关告知性、警告性内容进行充分的表达。对于可重复使用的吻合器，应当明确推荐产品清洗、灭菌方法（该方法应经过相应的验证）、重复使用次数或其他限制。

腔镜切割吻合器禁忌证：①消化道黏膜水肿，肌层过厚，愈合能力差；②切端疑有癌组织残留；③肝实质性组织（肝脏血管系统和胆道系统）、胰腺、肾脏和脾脏；④对原材料过敏；⑤无法观察止血的部位。

注意事项：①使用前请仔细检查产品是否完好无损，有无钛钉缺失及部件遗漏，如有问题应更换完好的器械。②完成击发退出器械时应小心谨慎，切勿使用暴力或强行退出器械。③一次性腔镜切割吻合器钉仓不可用于类似肝脏、脾脏的组织。因为器械闭合后压缩组织，可能导致组织损伤。④如果不能观察到缝合部位的止血情况，请不要使用本产品。⑤本产品为一次性无菌器械。用后即弃，请勿重复灭菌使用。⑥微创操作应由受过足够训练与熟悉微创技术的人实施。在实施任何微创术前应查阅有关该技术及其并发症及危害的医学文献。⑦不同厂家之间的微创设备的尺寸可能各不相同。一个手术中如果同时应用不同厂家生产的微创手术器械及其附件，在手术前要核实其是否相兼容。⑧手术前放疗可能导致组织改变。例如，这些改变可能引起组织增厚而超出所选吻合钉的指定范围。任何对患者手术前的治疗都应经过仔细考量，可能需要更改手术技术或手术方式。⑨挤压击发扳机会暴露出刀片。切勿反复按压击发杆，这样会导致吻合部位损伤。⑩接触过体液的器械应特别处置以防止生物污染的发生。

2. 微创外科手术用耗材职业培训

（1）技术培训：微创外科医生的培训学习曲线较长，一般通过腹腔镜技术基本培训体系、虚拟现实技术，视频模拟系统、远程示范教学等腹腔镜模拟技术进行培训。微创外科医生通过参与各种腹腔镜外科医师培训，通过理论学习、技术训练、临床实践加强腹腔镜外科医师规范化的技术操作技能。见图 7-18 腹腔镜手术人体模拟图

（2）产品培训：为保证微创外科手术用耗材的使用安全，需对使用者进行医用耗材的相关培训及考核，内容包括：微创外科手术用耗材基本知识及临床应用适应证、禁忌证、使用方法、其潜在风险、应急情况处理、对患者和操作者可能产生的危害及防范等。

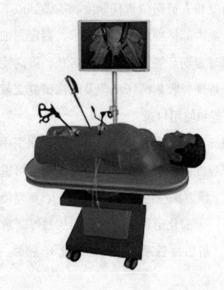

图 7-18　腹腔镜手术人体模拟图

（三）采用更先进的技术，合适的材料，降低使用风险

微创外科用耗材从普通到可视化、从无源到有源，从不可吸收高分子材料到可吸收材料发展，新材料、新技术的发展为各类产品的发展提供了很好的平台。

腔镜吻合器通过三排不等高和渐进性夹闭的独特设计，实现了吻合严密、适配组织厚度和预防损伤的效果，大大提升了患者的术中安全和术后愈合。智动腔镜吻合器不仅能自

动调节击发速度，匀速击发，还能在夹取组织厚度过厚时给予反馈，提醒医生改变位置或更换另一种高度的钉腿，有效提高了吻合过程中组织的安全性。更不用提只需简单操控手柄处的按钮就能实现钉仓角度的无极旋转，大大方便了医生操作。可吸收类材料以其优越的生物相容性和化学性能，在各类产品的发展过程中克服了不可吸收类材料产品使用后带来的种种弊端，而且在产品使用过程中安全性和可靠性方面也得到肯定。

（四）使用安全、不良事件监测和质量监控

虽然随着微创外科用耗材和技术的改进，在使用中安全、不良事件及严重并发症有所下降，但相关的临床使用安全、不良事件及并发症偶有发生。临床使用风险与多种因素有关，需要从多层面和采取多种措施，使用安全、不良事件监测与分析是风险控制的重要措施之一，可以降低微创手术风险和预防微创手术不良事件发生。同时，要关注医疗器械不良事件警示信息和召回信息，发现使用的医用耗材存在安全隐患的，应当立即停止使用。实行使用安全监测与报告制度，对医用耗材尤其是重点监控医用耗材的临床使用情况设立质控点，纳入医疗质量控制体系。

第四节　手术麻醉配套耗材使用安全风险管理

一、手术麻醉配套用耗材种类与应用

（一）手术麻醉用耗材的种类

手术麻醉用耗材品种很多，依据麻醉种类不同将手术麻醉耗材分为吸入全麻人工气道管理，椎管内麻醉，神经阻滞麻醉，功能监测，麻醉并发症处理，复苏，其他等；具体明细见表7-9。

表7-9　手术用麻醉耗材明细表

类别	使用耗材明细清单
吸入全麻人工气道	呼吸回路（管路）、麻醉面罩、气管插管，加强型气管插管，普通型喉罩，加强型喉罩、食道引流喉罩、多功能喉罩，可视喉罩、支气管堵塞器，双腔支气管插管，气管切开插管、可视喉镜、一次性使用全麻组件、简易呼吸器
静脉输注麻醉	便携式电驱动输注泵，机械泵，微量泵，网络泵，一次性使用中心静脉导管包
椎管内麻醉	一次性使用麻醉穿刺包，一次性使用麻醉穿刺套件，一次性使用腰硬联合穿刺套件，硬膜外穿刺针，腰椎穿刺针，硬膜外穿刺导管
神经阻滞麻醉	神经阻滞针，连续神经阻滞针，一次性使用连续神经阻滞套件
功能检测	压力传感器，电极片

（二）手术麻醉用耗材的应用

1. 吸入全麻类耗材及应用

（1）吸入全麻类耗材的技术发展趋势

1）可视化发展：为了增加气道管理的安全性和便捷性，通气用耗材对于可视的需求越来越强烈，例如可视双腔管、可视支气管堵塞器、可视气管插管、可视喉罩，通过可视化技术，可以实现快速引导置入和通气过程的实时监测，使通气更安全。

2）智能化发展：随着第四次工业革命的到来，智能化已不再只是概念，与此同时，智能化在医疗器械行业，尤其是气道管理方面的认识也愈加深刻。在解放麻醉医生、保证气道安全的前提下，许多具体的智能化概念已经逐渐形成，例如，由可视与图像识别技术结合产生的肌松及反流监控系统、吸痰传感器识别与自动化结合产生的痰液吸引系统、喉返神经监测气管插管可以缩短手术时间，并快速识别喉返神经，减少其损伤率；可测温气管插管，可以在通气的同时提供人体生命体征的数据，为更安全的气道管理提供支持。

3）舒适化发展：在建立人工气道的同时，为了减少对气道黏膜的损伤，需从产品结构设计和材料两方面来实现。产品结构设计按照气道的生理结构，增加易用性，与气道的贴合性和密封性；对于材料方面，需加快高分子材质的研发，提升整体产品的性能和质量，例如用于回路的透水不透气材质图7-19，可节约护理人员的护理次数；产品功能方面：增加附加功能，可实现产品更便于临床人员操作或更有利于监测患者的安全，例如增加雾化接头更便于护理人员在不间断通气时为患者提供雾化处理，增加加热导丝、加热线控制，使得患者更舒适、临床人员护理次数减少。

（2）吸入全麻类耗材级及应用

1）一次性使用麻醉呼吸管路：呼吸管路主要用于麻醉机、呼吸机等通气设备，与面罩、气管插管、喉罩等连接建立人工通气道，辅助患者进行通气。

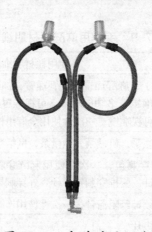

图7-19　麻醉呼吸回路

2）麻醉面罩：麻醉面罩可与麻醉机、呼吸机及吸气式无痛分娩仪连接配套使用，以帮助气体更顺利地让患者吸入。麻醉面罩属于一次性使用医用耗材，经环氧乙烷灭菌，无菌有效期2年。有不同型号和规格；充气式Ⅰ型面罩、充气式Ⅱ型面罩、充气式Ⅲ型面罩、充气式Ⅳ型面罩、插管式Ⅰ型面罩、插管式Ⅱ型面罩。面罩可与一次性使用湿热交换过滤器（简称：湿热过滤器）、一次性使用麻醉呼吸管路（简称：呼吸管路）、呼吸道用吸引导管（简称：吸引导管）、纤维支气管镜（简称：纤支镜）等器械联合使用（图7-20）。

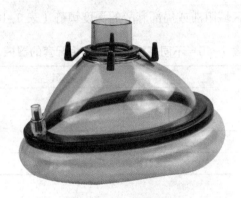

图7-20　麻醉面罩

3）气管插管：主要应用在呼吸、心搏骤停需心肺复苏、气管内插管麻醉者、各种原因导致的呼吸衰竭、大量呼吸分泌物需插管后进行气管内吸引、气道阻塞的抢救、新生儿窒息等症状。

气管插管是将一特制的气管内导管通过口腔或鼻腔，经声门置入气管或支气管内的方法，为呼吸道通畅、通气供氧、呼吸道吸引等提供最佳条件，是抢救呼吸功能障碍患者的重要措施。临床遇到的问题：套囊压力过大及持续压迫易引发气道黏膜缺血损伤，双层气管插管双层套囊设计，外套囊套囊注气管开口位于两层套囊之间，内套囊气管管壁上开通侧孔；套囊压力可随气道压力变化而自动调控；减小套囊压力对气道黏膜的持续压迫损伤，见图7-21，图7-22。

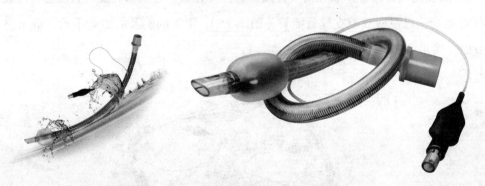

图7-21　超滑气管插管　　　　图7-22　双层套囊（低损伤）气管插管

4）医用喉罩

①喉罩的分类：喉罩根据管体结构分为单管喉罩、双管喉罩。其中第一、二代喉罩均为

单管喉罩，第三代为双管喉罩。第一代喉罩为经典喉罩；第二代喉罩导管内有加强钢丝，防止导管弯曲阻塞，同时，可行气管插管置换的喉罩也属第二代喉罩。可视喉罩具备独立的可视腔道，通过摄像头和显示器无线或有线连接，将喉咽部的情况呈现在显示器上，可引导喉罩的置入，也可以实时检测通气过程中喉罩是否移位、喉咽部是否有分泌物，以便医护人员及时吸引。具备胃部、喉咽部双引流的可视喉罩更安全，使通气可视化更安全（图7-23，图7-24）。

②应用：主要应用在张口度不受限；仰卧位、非开胸、短小手术（＜4h）的全麻；维持自主呼吸的浅麻；辅助区域阻滞或局部麻醉的深度镇静（表7-10）。

表7-10　不同规格喉罩与之相配套的器械

喉罩规格	配套设备		
	3.0	4.0	5.0
纤支镜	5.7mm	5.7mm	5.7mm
导引型气管插管	6.5	7.0	7.5
胃管	12Fr	12Fr	14Fr

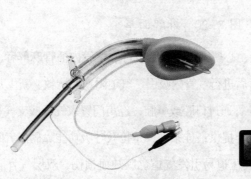 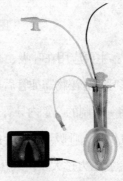

图7-23　多功能喉罩　　　图7-24　可视喉罩

5）双腔支气管插管：双腔支气管插管的种类分为普通型双腔支气管插管、硅胶型双腔支气管插管、可视型双腔支气管插管（图7-25）。用于胸腔及心血管手术，危重患者单肺独立时，同步或不同步通气时使用。

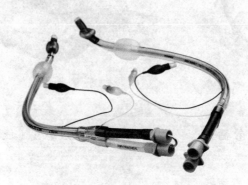

图7-25　双腔支气管插管

6）支气管堵塞器：支气管堵塞器配合气管插管可以用于双肺隔离。由于管径细，损伤小，使用比例越来越大，除了湿肺、肺出血等，一般双肺隔离都可以使用，并朝着可视方向发展（图7-26）。

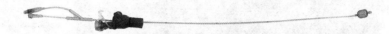

图7-26　支气管堵塞器

7）气管切开插管：用于需要进行麻醉，人工通气或其他辅助呼吸的患者。气管切开插管的型号分为：普通型、加强型、内套管型（图7-27）。

主要用于：①预期或需要较长时间人工气道维持；②各种原因导致气管插管困难；③上呼吸道阻塞或者喉梗阻的患者。

插管可与一次性使用湿热交换过滤器（简称：热湿过滤器）、一次性使用麻醉呼吸管路（简称：呼吸管路）、呼吸道用吸引导管（简称：吸引导管）、纤维支气管镜（简称：纤支镜）等器械联合使用。

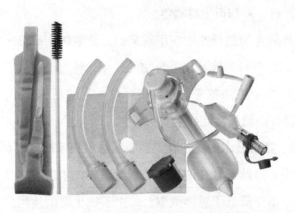

图7-27　内套管切开插管及附件

8）一次性使用全麻组件（可视型）：全麻组件根据产品配置分为Ⅰ型、Ⅱ型、Ⅲ型、Ⅳ型、Ⅴ型（可视型），按照型号分为普通型、加强型、异形、双腔型，主要适用于手术时需实施气管插管进行机械通气的患者，是困难气道管理的最佳使用工具（图7-28）。特点：①"包"含所有、配置灵活、减少医护人员工作量；②气管插管不含DEHP，管体及熔头端光滑柔顺，对气道黏膜损伤小，插拔管更顺利；③加强气管插管，管体柔软，抗打折弹簧做支撑，防止插管被咬扁，通气更安全；④一次性视频喉镜片，与麻醉视频喉镜配合，可直观显露喉部，快速打开会厌，暴露声门且快速置管，缩短插管时间，提高插管成功率。

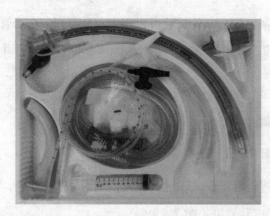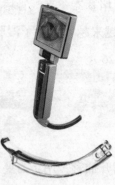

图 7-28 可视全麻包

2. 静脉输注类麻醉耗材及应用

（1）静脉输注类麻醉耗材的技术发展趋势

1）产品材料方面：中心静脉导管穿刺包行业依赖于基础材料的发展，尤其与医用材料技术的发展水平紧密相关。按材料的组成和结构，医用材料可分为医用高分子、医用金属、生物陶瓷、医用复合材料、生物衍生材料等。

目前，中心静脉导管穿刺包行业中应用较多的是合成医用高分子材料。与普通高分子材料相比，医用高分子材料对单体及其聚合物的残留，锌、铅、镉、铜、钡、锡等金属离子的残留及树脂纯度、分子量分布等都有较高要求。通过分子设计，或者使用特殊配方，能够使生产材料获得良好的物理性能和生物相容性。

2）产品功能方面：随着技术的逐步稳定，表面涂层技术被使用在中心静脉导管穿刺包产品的生产中。例如中心静脉导管在使用抗菌表面涂层技术后，产品在保持原有功能的同时，具有抗感染性能，不仅降低了感染概率，减少了抗生素的使用，也简化了治疗护理环节。中心静脉导管在使用生物表面涂层技术后，产品在保持原有功能的同时，具有更好的生物相容性、抗凝结性和润滑特性，有效提升了产品的功能和性能。

（2）静脉输注麻醉类耗材及应用：以中心静脉穿刺套件为例。

中心静脉导管是指可经由颈内静脉、股静脉或锁骨下静脉等插入中心静脉系统，用于液体输注、抽取血样、测量中心静脉压的血管内导管。根据导管管材是否含抗菌物质，一般分为普通型与抗菌型中心静脉导管；根据腔道数量和功能不同，可分为单腔、双腔、三腔、四腔中心静脉导管。通常与穿刺针、扩张器、导引导丝等器械配合使用，采用中心静脉置管术将导管置入到静脉内，利用其测定各种生理学参数并进行相关诊断及治疗，同时也可建立长期的输液途径（图 7-29）。

临床上主要用于：a.采集血液标本；b.中心静脉压监测；c.上腔中心静脉建立通道；

d. 静脉输液、全肠外静脉营养、输血或血液制品；e. 输注高溶或刺激性溶液、输注有配伍禁忌的药物。

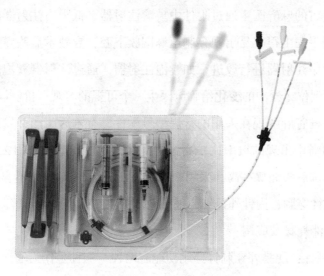

图 7-29 中心静脉穿刺套件

3. 椎管内麻醉耗材及应用

（1）椎管内麻醉耗材的技术发展趋势：椎管内麻醉耗材核心器械有蛛网膜下腔阻滞穿刺针（简称腰穿针），硬膜外穿刺针，硬膜外导管，联合腰麻－硬膜外麻醉用针以及椎管手术的一些辅助附件。

早期的椎管内麻醉耗材只有主器械完成临床重点操作，随着耗材技术的发展，逐渐以椎管内麻醉整体解决方案－麻醉包的形式发展。随着临床对耗材舒适、安全、有效的要求逐渐提高，人们对生活质量有更高的追求，椎管内麻醉耗材发展的趋势也由满足临床麻醉的基本需求到产品舒适化、低损伤化，微创化、可视化的方向发展。

最初的硬膜外导管是 PVC 材料，管体偏硬，生物相容性差，临床并发症高。随着技术发展，现在硬膜外导管的材料多样化，有优异性能的 PA 材料，有生物相容性好的 TPU 材料。

低损伤化发展：最初的硬膜外导管是单腔导管，导管尖端呈现硬化封闭状态，在临床手术中，容易被组织挤压、打折，导致镇痛药物输送不顺畅。①螺旋状钢丝加强型硬膜外导管具有极强的抗扭折能力，螺旋形或弹簧型的尖端材质柔软，置管发生异感的概率较低，可显著降低神经损伤的发生率。而且因其柔软有弹性，能降低误入血管的概率；②柔性麻醉导管，通过对硬膜外导管头端进行特殊处理，如尖端通过熔接硬度较低的材料或者局部软化，可以提升尖端部位柔软性，减少误入蛛网膜腔或者误入血管。

可视化发展：可视化发展主要是源自临床技术的需求，硬膜外穿刺是盲穿，需要通过阻力消失法，悬滴法或玻管法。主要依据是硬膜外穿刺针穿透黄韧带，针口进入硬膜外腔隙时阻力骤然降低，消失，或者是硬膜外穿刺针进入硬膜外腔时出现负压现象。这些方法都需要临床经验丰富的麻醉医生通过附件中玻璃注射器、低阻力注射器或者负压管等进行穿刺判断确认，新手医生很容易出现穿刺至蛛网膜下腔，导致术后头疼等并发症严重。临床医生通过对附件中注射器进行改进，如囊泡注射器，通过注射器囊泡的充盈瘪掉状态变化来判断是否穿刺到位，囊泡的变化给临床医生一个可视的客观评价。

微创化发展：椎管麻醉现在采用的常规型号配件，有术后头痛并发症，该并发症的在蛛网膜下腔神经阻滞中出现的概率比较高，主要时因为常规型号采用22G/7#针进行穿刺，脑脊液流出较多，术后头痛概率高。采用25G/5#针进行穿刺，针细不容易操作，采用外套管针，外针提供刚性穿刺，内针外径细，进行微创穿刺，减小患者伤害。

（2）硬膜外阻滞耗材及应用

1）硬膜外穿刺针：硬膜外穿刺针穿刺功能有两种，一种是作为输注药物通道，向硬膜外腔输送麻醉药物，行单次硬膜外阻滞术。另一种是作为器械通道，作为置入腰穿针通道，行腰硬联合阻滞术，亦可作为硬膜外麻醉导管通道，行连续硬膜外阻滞术（图7-30）。

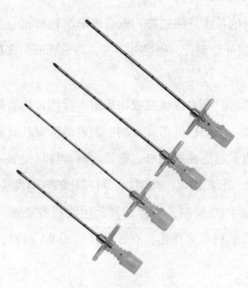

图7-30 硬膜外穿刺针

常见的硬膜外穿刺针刃口形状是勺状斜面，针尖圆钝，穿刺时刃口不正对进针方向，理论上可以避免组织堵塞穿刺针。勺状针尖不容易切断黄韧带，穿刺过程中，碰到黄韧带有弹性阻力感，有助于临床医生判断进针位置；并且勺状针在置入硬膜外导管时还能引导硬膜外导管顺着勺面方向在硬膜外间隙走行，降低误入蛛网膜下腔的发生率。常见的硬膜外穿刺针有17G/14#，16G/16#，15G/18#，数字越大，产品直径越大，人体创口越大（另一种标识 G，数字越大，直径越小），17G/14# 与 16G/16# 是最常用的硬膜外穿刺针。

2）硬膜外导管：硬膜外腔隙置入导管，可以持续或者间断注入药物。可以延长阻滞时间，还可以减少局麻药的用量，减小较大初始剂量所致的血流动力学变化。硬膜外置管对术中麻醉和术后镇痛都十分有用（图 7-31）。

硬膜外麻醉导管通常是尼龙，聚氯乙烯，聚氨酯材料。硬膜外麻醉导管头端应柔软，减小刺破毛细血管与蛛网膜下腔的风险。导管能通过硬膜外穿刺针，常见外径有 1.0mm，0.8mm 等，导管还需要有距离刻度，具有不透射线，能在人体内避免打折或者缠绕。

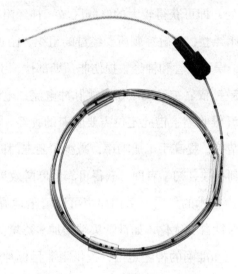

图 7-31 硬膜外麻醉导管

3）蛛网膜下腔阻滞耗材及应用

蛛网膜下腔阻滞穿刺针（俗称腰穿针）有两种类型，一种是斜面式穿刺针，俗称 I 型腰穿针，另一种是笔尖式穿刺针，俗称 II 型腰穿针。斜面式穿刺针可以非常容易穿透非骨性组织，使用方便。但是临床研究，斜面式穿刺针术后头痛发生率高，主要是因为斜面刃口切断了硬脊膜的纤维，形成小口，脑脊液涌出。笔尖式穿刺针是钝性分离硬脊膜纤维，退出穿刺针后有 25G/5# 穿刺针（图 7-32）。

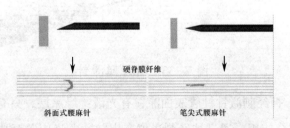

图 7-32 腰穿针对硬脊膜纤维损伤对比

4. 神经阻滞耗材及应用

（1）神经阻滞耗材的技术发展趋势：神经阻滞也称为传导阻滞或传导麻醉，通过神经阻滞针在神经干、丛、节的周围注射局部麻醉药，暂时阻滞神经的传导功能，使所支配的区域产生麻醉作用，达到手术无痛的方法。常用神经阻滞有颈丛、臂丛、胸椎旁、腰丛、坐骨神经、股神经、指、踝等神经阻滞。阻滞的程度不同，临床效果也不同，如果只有感觉神经受到阻滞，只能产生镇痛或无痛效果；如果感觉与运动神经都完全阻滞，则产生无痛和运动麻痹。

神经阻滞只需注射一处，即可获得较大的麻醉区域。神经阻滞传统多为盲探，操作时需要具有丰富的解剖和临床经验，了解穿刺所要经过的组织、附近的血管、脏器和体腔等，否则容易出现定位不准确、误穿血管和神经，损伤非预期部位，引起各种并发症。

精准化发展：神经刺激针依靠神经刺激仪释放脉冲电流，电流刺激附近神经诱发该神经的运动分支所支配的肌纤维收缩，借此定位需要阻滞的神经。与传统盲穿相比，具有以下优势：①神经定位更加精确，提高手术成功率，减少了阻滞时间；②神经损伤发生率低，减少并发症；③减少了穿刺次数，初学者即可获得可靠的麻醉效果。

可视化发展：随着超声技术的发展，采用超声可以清晰地看到穿刺部位周围的血管、神经、肌肉，同时神经阻滞针自身优化（如针管头端增加显影增强结构等），针尖在影像下显影更清晰，实现更为直观和准确的神经定位，提供阻滞目标神经的实时图像，对局部麻醉药的扩散进行实时、动态监测，实现精准麻醉。

（2）神经阻滞耗材及应用

1）神经阻滞针：神经阻滞针主要有三种刃口型号：斜面、勺型和笔尖型，根据不同穿刺部位选择不同型号，主要通过传统盲穿或者超声引导下用于对患者进行穿刺、注射药物，实施神经阻滞（图7-33）。

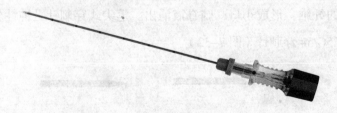

图 7-33　神经阻滞针

2）神经刺激针：神经刺激针针管表面涂覆有光滑绝缘涂层，只有针尖裸露，与神经刺激仪通过导线连接配合使用，通过神经刺激仪产生脉冲电流传送至神经刺激针，针尖点状放电刺激神经；当神经刺激针接近混合神经时，就会引起混合神经去极化，而其中运动神经较易去极化出现所支配肌肉颤抽，就可以通过肌肉颤抽反应来定位，不必通过神经刺激针接触神经产生异感来判断，实现准确定位，可有效避免误伤神经（图7-34）。

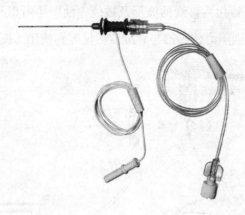

图7-34　神经刺激针

3）可留置神经阻滞针：可留置神经阻滞针用于满足长时间连续或间断局部神经阻滞，可适用于：连续神经阻滞手术，比如：①血管神经吻合、断指再植等，既能满足长时间需要又能扩张血管对术中及术后病情都有利；②术后镇痛，对血流动力学影响小，无须严密监测，减少恶心、呕吐、皮肤瘙痒、尿潴留，以及对凝血机制异常患者的担忧，有效阻止疼痛刺激的传入，防止中枢敏化；③疼痛治疗，主要有骨折的术前疼痛、神经病理性疼痛、癌性疼痛等（图7-35）。

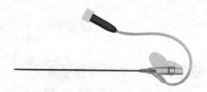

图7-35　可留置神经阻滞针

5. 术中监护耗材的应用

（1）术中监护耗材的技术发展趋势：在国家相关政策支持国产替代进口产品的大背景下，随着国内重症床位的不断增加、以及市县级医院对有创血压监测的逐步推广，一次性使用有创压力传感器被广泛应用。着眼2023年前芯片自主封装技术的自动化水平将逐步提高。并以此为基础为解决采血过程潜在的感染风险，拓宽使用范围，密闭式采血结构压力传感器，尿动力压力传感器技术的开发将逐步展开。

（2）术中监护耗材的应用

1）一次性使用有创压力传感器：一次性使用有创压力传感器用于术中或术后患者血压

实时监测，依靠器械建立通道使其一端与人体血管直接相连，血液压力通过压力延长管传递到传感器芯片上，芯片将这种生理压力（机械压力）通过特定算法转化成电能信号，再通过监护仪上的 IBP 模块转化为直观的波形及数值，使医生可以根据血压变化随时诊断患者的状况。一次性使用有创压力传感器与麻醉监护仪配套使用（图 7-36）。

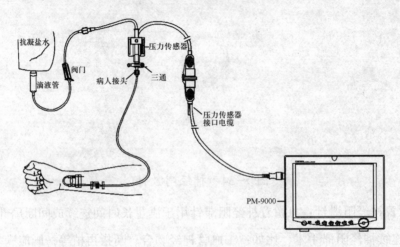

图 7-36 压力传感器临床应用示意图

一次性使用有创压力传感器由保护套、灌注器、液路、电缆接头、电缆线、灌注阀、压力腔、内和外圆锥接头连接器、开关、传输管路、堵帽组成。用于测量患者术中的动脉压和中心静脉压（图 7-37）。

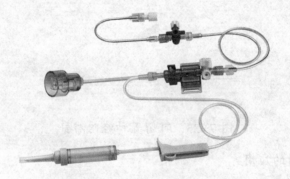

图 7-37 有创压力传感器

二、手术麻醉配套用耗材使用安全风险因素分析

手术麻醉用耗材品种很多，在使用安全的风险因素有很多共同之处。风险因素主要有：与产品本身相关的风险因素、供应链物流相关风险因素以及使用相关的风险因素。

（一）与产品本身相关的风险因素

1. *产品设计研发相关风险因素* 产品设计研发是医用耗材生命周期的第一步，因为受到工艺技术以及设计人员水平的因素影响，产品在研发、设计过程中仍然会存在一定的瑕疵。尽管上市注册产品符合相关的国家标准、行业标准及质量控制等要求，满足功能、性能、安全性等指标，但采用何种结构、技术、工艺对产品使用安全影响很大，产品的结构设计不合理、选材不当等都会使产品的性能下降，在使用过程中发生故障或无法使用。如常见气囊密封不严、造成对气道的损伤；管体的硬度随温度变化大；接头脱落等。这是导致产品在临床使用时发生的主要不良事件的诱发性风险源。另外，产品的标签、使用说明书中使用方法、禁忌证、注意事项等如存在错误或描述不清楚，将会直接导致产品在临床使用时，操作者无法根据其内容发挥正确的指导性作用，甚至会误导经验不足的医生造成错误使用，给患者带来未知的伤害风险。

2. 使用材料风险因素 麻醉耗材使用各种高分子生物材料，同时，与患者直接或间接接触，在临床使用时人体组织、血液与耗材组成材料的相互作用，对患者可能会有不同的生理学效应造成患者伤害事件。耗材的材料生物相容性包含了产品的物理特性如刚性、韧性；化学特性如酸碱度、耐腐蚀性、紫外吸光度等和微生物特性。

如插管类的耗材，管体材料主要为聚氯乙烯（PVC），喉罩的为硅胶或聚氯乙烯（PVC）、回路的为聚乙烯（PE），接头为丙烯腈（A）、丁二烯（B）、苯乙烯（S）三种单体的三元共聚物（ABS）或聚碳酸酯（PC），其他配件的材料一般为 PE、PP 等，都为高分子材料，用于形成人工气道，与气道组织直接接触。需要选择生物相容性好的材料，物理要求如外观、韧性，化学如酸碱度、耐腐蚀性等，生物相容性等，否则将会对气道甚至人体造成损伤甚至不可逆的伤害。如中心静脉导管是一种长期接触人体的生物材料，属于外部侵入性医用耗材，与患者直接接触，可能会刺激周围皮肤、组织、血路，发生不良事件。

3. 产品生产过程相关的风险 医用耗材生产管理相关风险因素有：

（1）是否建立相应的管理机构，职责是否落实。

（2）工艺流程及相应的洁净级别是否合理。

（3）是否配备与产品和规模相匹配的生产设备和检验设备。

（4）是否按照注册的技术要求、工艺流程、作业指导书组织生产，是否擅自变更工艺参数、工艺流程、关键工序、特殊过程等；批生产记录是否真实反应生产过程，是否满足可追溯要求；是否严格落实进厂检验、生产过程检验和出厂检验，原材料和每批产品是否按照要求进行检验，保留检验记录，并满足追溯要求。

（5）生产过程中产品的灭菌方式。灭菌剂的残留量，可沥滤物的限量及材料本身的特性均会影响生物安全性。如产品使用环氧乙烷灭菌方式，产品在灭菌解析后环氧乙烷的残留量。

（二）供应链物流相关风险因素

1. 物流运输风险　物流运输过程中暴力搬运，造成包装破损，标签不完整，运输途中的温度、湿度影响。

2. 存储风险　仓储管理制度不落实，没有定期盘点和管控，尤其是科室二级库房；没有保证库房环境温度、通风、干燥；仓储堆垛高度、放置方向不符合要求，甚至造成库存耗材失效、变质。

（三）使用过程的风险

麻醉耗材使用过程风险因素主要包括患者体征、操作者技术因素和并发症等。

1. 患者因素　患者方面的风险因素常常很复杂，患者与使用适应证有关包括患者年龄、体格（ASA分级）、是否是困难气道、基础疾病、并发症、器官功能等。

2. 操作人员的技术水平相关风险因素　麻醉配套耗材使用很多是侵入性或有创的操作，需要专业医护人员经过培训后达到临床操作技术水平。使用人员还要掌握相关的解剖学、生理学、药理学的基础知识。操作人员技术水平相关风险包括：是否熟悉使用方法、禁忌证、警示性说明、适应证等，能否熟练、准确的操作；能否根据患者情况选择耗材种类、规格以及应急处理能力等。

3. 不同类别的麻醉用耗材操作常见风险因素

（1）面罩、喉罩、口咽通气管道、鼻通气管道等耗材属于建立上呼吸通道用耗材，对于气道损伤较小，使用过程中的风险主要是密封不严、置入不到位，导致通气量不够；气管内插管、双腔支气管插管、支气管堵塞器等切开属于下呼吸道通气工具，属于有创通气工具，风险相对较大。气管插管需要经过声门，套囊对于声门有损伤的风险，会造成声门疼痛，咽喉痛，手术之后发声困难等风险；插入不到位，影响密封和固定，或者损伤隆突。双腔管、支气管堵塞器为单肺隔离使用等，表7-11为气管插管使用操作安全风险因素。

表7-11　气管插管使用操作安全风险因素

常见问题	表现	原因	处理
插管过深	插管侧上肺因小套囊堵塞上叶支气管而无呼吸音，另一侧可能因导管侧孔贴于隆突或受大套囊堵塞不能实施控制呼吸	1. 导管选择过细 2. 定位操作导管未退到位 3. 体位改变	1. 重定位 2. 如导管过细套囊不能有效分隔或过细管腔影响通气，应改合适导管
插管过浅	小套囊部分或大部分在支气管外，可能部分或全部阻塞对侧支气管管口而使对侧通气不良或不能通气，插管侧通气好或有漏气，肺分隔不良	1. 导管选择过大，难以完全进入支气管 2. 定位时退管过多 3. 术中体位改变或术野牵拉	1. 更换规格合适的插管 2. 重新插管

常见问题	表现	原因	处理
导管扭曲	对侧通气不良或难以通气，插右侧管右上肺通气不良（导管侧孔与对侧支气管对位不良，右侧管右上支气管口与导管对位不良	插管时在推入支气管前导管未正确回位	1. 纤支镜指导下旋转导管回位； 2. 重新插管
反向错位	导管左侧腔通气时右肺张缩，右侧腔通气时左肺张缩	1. 导管选择不当（未据支气管径、支气管成角改变、隆突偏移等选择合适导管）； 2. 插管操作不当，在进入支气管前导管未正确回位	1. 纤支镜引导下纠正错位； 2. 导管退至隆突上回位后推进； 3. 改插对侧双腔管

（2）神经阻滞耗材使用风险：神经阻滞是一种有创的穿刺操作。临床操作因素容易引起伤害事件和并发症，包括：出血、血肿，局麻药毒性反应，药液误入，阻滞偏差，气胸，神经损伤，感染等。

出血及血肿：神经阻滞部位血管丰富，穿刺时有可能刺破颈内、外静脉、腋静脉等，引起出血或血肿。

药物可能误入硬膜外腔或蛛网膜下腔：穿刺针进针过深或进针方向偏离，穿刺针从椎间孔进入硬膜外腔或蛛网膜下腔，药液误入硬膜外腔可引起高位硬膜外阻滞，误入蛛网膜下腔可引起全脊麻。

发生气胸：多发生在锁骨上阻滞法，由于穿刺方向不准确且刺入过深，或者穿刺过程中患者咳嗽使肺尖过度膨胀，胸膜及肺尖均被刺破，使肺内气体漏至胸膜腔。

损伤神经：很多神经损伤并非与麻醉有关，而是与术中患者的体位不当或压力造成的神经麻痹有关。

感染：如不按照严格的无菌操作，穿刺部位可能出现感染。

三、手术麻醉用耗材使用安全风险评价

（一）采用技术评估方法开展使用评价

1. 生物学评价　麻醉耗材使用材料很多属于高分子生物材料，使用、管理人员必须了解其风险特征使用前进行风险评价，根据 GB/T 16886.1《医疗器械生物学评价　第 1 部分：评价与试验》中相关的具体要求，开展生物学评价。

2. 生物相容性评价研究可根据产品用途、接触部位、作用时间等如静脉术后镇痛接触部位为间接接触循环血路，作用时间通常大于 24 小时且小于 30 天，可判定为长期接触，由此需要进行细胞毒性、致敏、刺激与皮内反应、血液相容性、急性全身毒的生物评价。

（二）针对患者的临床使用安全风险评价

麻醉耗材的使用前需要对患者进行评估分析，包括适应证和禁忌证。确定患者的病情与各项生命指征符合产品的适应证。术前评估的最终目标是减少围术期死亡率，减少并发症与不良事件的发生率，减少医疗纠纷。

术前评估的内容分为 3 部分。初始评估：目的了解病情，以麻醉医生个人经验判断手术耐受性以及麻醉方案。探视信息：直接与患者进行术前访视，了解患者的病史，体检以及以前的临床检查，新增检查的检查结果，并对检查结果进行有效成果评估，进行 ASA 体格情况分析。通过前两项的工作进行最终评估，结合患者的价值观和愿望修正评估结果。

例如对一位患者初始评估是高危患者，麻醉及手术耐受性差，探视信息中患者患有缺血性心脏病，心脏功能Ⅲ－Ⅳ级，围术期心因性死亡率可能高达 56%，既往病史偏瘫，高血压及冠状硬化等可使危及生命的并发症发生率达 11% ~ 22%。最终麻醉医师的评估是：患者目前无法耐受手术，无麻醉方式可以选择，建议进行内科治疗。

四、手术麻醉用耗材使用安全风险控制

（一）采用先进的技术、合适的材料、降低使用风险

麻醉配套医用耗材技术发展很快，每年都有大量新产品、新材料投入临床使用。采用更先进的技术，合适的材料，可以降低使用风险。如椎管内麻醉耗材技术上选择采用笔尖式腰麻针，可以减少术后头痛的发生概率；为了使更小的腰穿针穿刺成功，可以使用有外套管的微创套管针，外针提供刚性便于穿刺，内针具有 0.5mm 的直径，减小对患者的伤害。对硬膜外穿刺针，可选有勺状针尖进行穿刺，勺状针尖不容易切断黄韧带，在置入硬膜外导管时，还能引导硬膜外当顺着硬膜外间隙走行，降低误穿硬脊膜的发生率；使用加强型硬膜外麻醉导管，螺旋状钢丝具有极强的抗扭折性能，导管远端有侧孔，当导管进入蛛网膜下腔后脑脊液容易外流，导管前段有稀疏观察窗口，可迅速调整导管位置，减少术后马尾综合征等蛛网膜下腔组织并发症，螺旋形或弹簧形的尖端发生异感的概率低，可显著减少神经损伤的发生率，而且因其柔软有弹性，误入血管的概率也很低。如选择医用级聚氨酯材料的导管，管体比较光滑柔软，具有良好的生物相容性，可大大降低对机体的刺激，减少感染的发生。技术上的创新有：主体管采用尖端工艺，可有效降低穿刺阻力及患者痛楚；导管刻度标识采用激光雕刻，无油墨残留；新型止流夹，实现了单手操作的同时亦可降低脱落现象的发生；导管座采用飞机接头，减少了操作阻力等，可以降低风险，提高了手术成功率。

（二）使用操作风险控制

1. 建立科学的风险管理体系　健全并落实医院规章制度和人员岗位责任制度。需做到

以下两个方面：一是依据使用说明书、国家法律法规、行业内部标准以及临床要求，制定详细的操作规程，包括基本操作程序和正确使用方法，同时定期开展人员培训和考核，提高使用者的操作技术和应急处置能力；二是基于临床路径管理，收集临床反馈及临床研究文献，对耗材的性能、特点及适用范围，建立临床使用规范和使用目录。

以可视喉罩为例讲述使用注意事项以及禁忌证：

（1）使用前要检查所选用规格型号是否合适、包装是否完好、是否在有限期内、气囊是否漏气（充气试验时及手术中充气时应注意充气量，以免充气过量使气囊破损）；摄像头成像是否清晰，如有禁止使用。然后按照说明书要求在可视下置入喉罩，保持气道的密封状态，连接湿热交换器、多功能旋转接头、呼吸回路、呼吸机进行人工通气，并在使用过程中观察喉罩是否移位，必要时进行喉咽部引流和胃部引流。还需注意禁忌证：

1）饱食、腹内压过高，有呕吐反流误吸风险，习惯性呕吐史患者。

2）咽喉部存在感染或其他病理改变的患者。

3）必须保持持续正压通气的手术，通气压力需大于 $25cmH_2O$ 的慢性呼吸道疾病患者。

4）呼吸道出血的患者。

5）扁桃体异常肿大的患者。有潜在呼吸道梗阻的患者，如气管受压，气管软化、咽喉部肿瘤、脓肿、血肿等。

6）严重的心、肝、肾、脑功能障碍者及昏迷的患者。

7）产品材料过敏者、气管受压和软化的患者、麻醉后发生呼吸道梗阻者禁用。

（2）注意事项：

1）请勿将本产品放置于激光手术或电外科手术装置附近，因本产品与激光或电极接触时，可能会突然出现燃烧。

2）喉罩植入到位后，当患者的头部或者颈部位置发生变化时，应对喉罩的位置以及通气管是否通畅进行检查。

3）喉罩植入后，在气囊充气前，不应将主体管固定或与通气回路相连接，因为充气中如果握持主体管，有造成喉罩前端位置太深的可能。

4）将喉罩与通气回路相连接，并评估通气的满意程度，如果不能进行满意通气，除非考虑是由于麻醉深度过浅造成的声门闭合，否则应拔除喉罩。

5）术后做好各项护理工作，尽量避免各种并发症的发生。

6）喉罩拔出应在患者清醒和呼吸道保护性反射恢复后进行。

7）建议留置时间不超过 4 小时。

2. 使用人员的资质和技术培训

（1）人员资质：依据其卫生技术资格、受聘技术职务及从事相应技术岗位工作的年限等，规范麻醉医师的级别。所有麻醉医师均应依法取得执业医师资格。

1）住院医师：①低年资住院医师：从事住院医师岗位工作3年以内，或获得硕士学位、曾从事住院医师岗位工作2年以内者。②高资住院医师：从事住院医师岗位工作3年以上，或获得硕士学位、取得执业医师资格、并曾从事住院医师岗位任务2年以上者。

2）主治医师：①低年资主治医师：从事主治医师岗位工作3年以内，或获得临床博士学位、从事主治医师岗位工作2年以内者。②高年资主治医师：从事主治医师岗位工作3年以上，或获得临床博士学位、从事主治医师岗位工作2年以上者。

3）副主任医师：①低年资副主任医师：从事副主任医师岗位任务3年以内。②高年资副主任医师：从事副主任医师岗位任务3年以上者。

4）主任医师：受聘主任医师岗位任务者。医院管理部门应该严格设立手术准入制度，并定期进行复核、考评。对于评价结果与手术权限要求不符的，应对相应手术医师的手术权限及时进行调整。

（2）技术培训：麻醉用耗材的使用风险与操作人员的技术水平高度相关。产品使用前，生产企业技术人员应对住院医生、主治医生、副主任医生、主任医生进行专业培训，并有培训记录和考核。以掌握基本性能和操作方法、操作规程，提高产品的使用安全性和手术成功率，尤其在新产品临床使用前，应当先对相关人员进行培训，才能临床使用。最常用的培训方法有讲授法、演示法、研讨法、案例研究法、模拟法等，各种培训的方法具有各自的优缺点，为了提高培训质量，医疗器械临床使用方法，一般选择的是讲授法、演示法、模拟法培训讲授法。就是培训师通过语言表达、模拟操作、以及实体操作向受训者传授产品操作方法和注意事项，以及麻醉状态下对于患者生命体征的监控和管理。

（三）使用安全、不良事件监测和质量监控

虽然随着麻醉耗材和技术的改进，在使用中安全、不良事件及严重并发症有所下降，但相关的麻醉使用安全、不良事件及并发症偶有发生。麻醉使用风险与多种因素有关，需要从多层面和采取多种措施，使用安全、不良事件监测与分析是风险控制的重要措施之一，可以降低麻醉风险和预防麻醉不良事件发生。同时，要关注医疗器械不良事件警示信息和召回信息，发现使用的医用耗材存在安全隐患的，应当立即停止使用。实行使用安全监测与报告制度，对医用耗材尤其是重点监控医用耗材的临床使用情况设立质控点，纳入医疗质量控制体系。

第五节　医疗设备配套电池使用风险管理

一、医疗设备配套电池的功能与应用

1. 医疗设备　总体可以分无动力驱动型医疗设备和动力驱动型医疗设备。动力驱动型医疗设备在应用的过程中，主要分为电能直连型医疗设备以及电池应用型医疗设备。在电池应用型设备内置有各种类型的电池，部分在突发断电情况下，可起到存储信息、报警提示或备用电源功能，部分在工作中作为主要供电手段，比如转运呼吸机，转运监护仪等，从而大大提高临床医疗的安全质量与使用范畴。而这类设备电池如出现故障或失效会引起医疗事故，增加医疗风险。

2. 电池依使用次数　可分为"一次电池"和"二次电池"即一次性使用或反复使用，前者包括各种碳性电池、碱性电池及一次性锂电池等，外形有一般圆柱形，纽扣形和矩形等，该种类的电池常见规格有 AA、AAA、CR2032、CR2025、LR44 等。这类电池多用于各种大型医疗设备的手持式遥控器、电子血压计、手持式动态心电图机用于供电及各类设备的主板用于记录用户设置和时间等信息。后者可循环使用，以铅酸电池和锂离子电池为主。其中铅酸电池内阻小、工作电压平稳、容量大、使用条件宽、造价低、形状各异，广泛存在于移动式数字化成像系统（digital radiography，DR）、呼吸机、监护仪、除颤仪、电动手术床和老式心电图机（如日本光电 6511 等）中。镍氢电池具有良好的低温放电效应，能量密度比铅酸电池大，不会造成环境污染。目前大部分的心电图机、注射泵、输液泵、无创呼吸机和部分手术床无线遥控器会采用镍氢电池作为备用电源。锂电池电流密度高、质量轻、单位价格高、容量较低，适用于对体积质量有要求的设备，如监护仪，也有部分输液泵使用。随着锂电池价格的下降，部分原本使用镍氢、镍镉或铅酸电池的设备也开始使用锂电池。

3. 注意　锂离子电池对工作、充电电流及温度要求较高，为防止自燃等现象保证设备安全使用一般需要保护电路板。除了以上两种供电型电池，还有一种特殊的电池就是医用氧电池，又称氧气传感器（oxygen sensor），采用化学原理，主要功能是用于检测设备中混合气体的氧气浓度，如果检测到的氧气浓度与机器设定值差距过大，机器会发出报警，提醒用户需要检查机器的运行状态。

二、医疗设备配套电池的使用风险因素分析

1. 电池容量不足给患者带来的安全风险。

2. 电池失效影响设备的正常使用。

3. 使用环境带来的影响。

三、医疗设备配套电池的使用安全管理

目前，国内的医疗设备多由各临床科室医护技人员进行日常操作，但大多数医护技人员不具备理工科知识，无法从工程人员的角度理解正确使用电池的重要性。采用电池优化管理方法指导临床一线的操作使用人员，可以大幅提高其操作技能、延长设备电池寿命、降低设备故障率。以下从充放电管理、更换原则、更换技术标准和报废处理等 4 个方面对电池管理以降低使用风险。

1. **电池充放电管理**　根据种类的不同，可充电电池应采取不同的充放电策略，以防止过充电和过放电。锂电池首次充电须在 6 小时以上，充电时须注意充电温度。铅酸电池在首次充电时须充电 16 小时，每个月保证至少一次充分充放电，如果连续 3 个月不充电会严重影响电池寿命。镍氢电池存在记忆性，不可深度放电或新旧电池混合充电，建议采用专用的充电器充电。

最佳的电池使用方法是充满电之后再放电，在充电过程中使用设备对电池影响较大。但医疗活动具有不可预测性，设备不用时应该保持待机准备状态，无法完全按照电池的特性进行充放电。因此很多医疗设备在设计之初就考虑到了这一点，设置了专门针对电池的充电电路，可根据充电过程调整充电策略，整个充电过程无须人工干预。有的设备在软件中内置了电池定期校准选项，在使用了一段时间后会提示用户进行电池校准，比如索林的 S3 系列人工心肺机，每使用 3 个月会要求用户进行一次充放电操作。因医护人员多半不具备有关专业知识，电池维护工作建议由医疗设备管理部门工程师定期巡查时或在质量控制和计量过程中增加此项内容。

2. **电池更换原则**　电池的更换需兼顾性能和成本，不同的设备侧重点有所不同。根据风险等级不同，用于急救和生命支持的高风险设备，如除颤仪、转运呼吸机等，往往是平时闲置，而在遇到突发情况时就要马上投入使用，建议严格按照厂家说明书上的更换电池原则来制定电池更换周期，且更换原厂电池来确保此类设备的电池一直处于良好状态。但一般设备如监护仪、心电图机等，因存有量大，可随时替代，考虑到成本原因，可采用替代电池可降低使用成本。替代电池的类型最好与原有电池相同，体积一致，容量应当持平或更大。

3. **电池更换技术标准**　根据各类可充电电池的使用寿命、充放电次数以及设备的重要程度、使用频率，电池的更换与否以及设备的实际使用情况为依据。医疗设备管理部门可

以结合设备说明书及设备实际的使用要求来制定相关的电池更换标准。对于生命支持类设备，除颤器厂家使用说明书上建议如有外置电池检测仪的情况下，参照电池检测仪的检测结果为依据，未通过检测的设备建议更换电池，在进行预防性维护时，需要检查电池的容量，如果容量低于80%，无论电池其他状况都会更换电池；如无外置电池检测仪，说明书上建议18个月更换一次。对于转运呼吸机，在无市电情况下，内部电池需保证转运周期内呼吸机能正常工作，电池容量不足30分钟的必须更换。电池的续航时间应当考虑到突发性急救所需的时间要求。如输液泵内置电池，遵循每两年更换一次电池（当电池需要检查时）或每300小时更换一次。

4. 电池报废处理　国家环保总局2016年发布的《废电池污染防治技术政策》对各类电池的处理、处置技术做了规定：废电池污染防治应遵循闭环与绿色回收、资源利用优先、合理安全处置的综合防治原则。

（1）收集：医疗设备配套使用电池，除普通的碱性电池可以视为一般生活垃圾，其他报废电池不可随地丢弃，应由集中收集企业处理，废电池收集企业应设立具有显著标识的废电池分类收集设施。鼓励将废电池送到相应的废电池收集网点装置中。收集过程中应保持废电池的结构和外形完整，严禁破损废电池。

（2）运输管理：废电池应采取有效的包装措施，防止运输过程中有毒有害物质泄漏造成污染。废锂离子电池运输前应采取预放电、独立包装等措施，防止因撞击或短路发生爆炸等引起的风险。

（3）存储环境：废电池应分类贮存，禁止露天堆放，废铅蓄电池的贮存场所应防止电解液泄漏。废铅蓄电池的贮存应避免遭受雨淋水浸，以避免环境污染，废锂离子电池贮存前应进行安全性检测，避光贮存，应控制贮存场所的环境温度，避免因高温自燃等引起的环境风险，或按照医院内后勤制定的管理办法施行。

（汪　佶　谢松城　张　宽　倪亚珺　马春阳　方良君　朱　云　周艳聪　郑慧慧

秦瑞芳　王鑫春　李正阳　袁世阳　林　恒　曹莹莹　许正太　王超明　李子群

李玉团　高　平　冯若林　邱正松　闫敬一　刘志芳）

第八章

临床护理类医用耗材使用安全风险管理

第一节 临床护理类医用耗材分类与技术发展

一、护理医用耗材使用种类

医用耗材中，护理人员在临床护理操作中使用的耗材比例很高，种类很多，护理医用耗材可按医疗器械分类目录、预期用途、使用科室、使用风险级别进行分类。

（一）按医疗器械分类目录分类

1. 侵入性护理耗材　定义是借助手术全部或者部分通过体表侵入人体，接触体内组织、血液循环系统、中枢神经系统等部位。

2. 进入人体自然腔道和永久性人造开口的护理耗材　如进入口腔、鼻腔、食道、外耳道、直肠、阴道、尿道耗材：引流管、导尿管、吸痰管、吸引管等。

3. 直接或间接接触患者皮肤、创面护理耗材　如敷料、胶带、无菌敷贴等。

（二）按照用途分类

1. 静脉治疗用耗材　包括：一次性留置针、中心静脉导管（CVC）、经外周静脉置入中心静脉导管（PICC）、植入式输液港（PORT）、输液器、输液泵管、一次性延伸管、三通、肝素帽、一次性注射器等。

2. 引流、胃肠营养管类耗材　包括：腹腔引流管、导尿管、引流袋、吸痰管、吸引管、胃管、空肠管、肠内营养输注管路等。

3. 伤口护理、导管维护类医用耗材　包括：各种敷料、造口袋、胶带、无菌敷贴等。

（三）按使用科室分类

1. 通用护理耗材　各科室均使用，如静脉治疗、泌尿护理所用耗材属于全科室产品。

2. 专科护理用耗材　如，血液透析用护理耗材，血液透析器、血路管、滤器等；手术麻醉用护理耗材，麻醉面罩、气管插管等。

（四）按使用风险级别分类

在国家医疗机构医用耗材管理办法中的风险级别分类有三类：

1. 高风险护理耗材　在国家医疗器械分类目录中属于第三类，具有较高风险，应当按照医疗技术管理有关规定，由具备有关技术操作资格的卫生技术人员使用，如 CVC 导管和 PICC 导管、静脉输液港、血液透析器等。

2. 中风险护理耗材　在国家医疗器械分类目录中属于第二类，应当由有资格的卫生技术人员经过相关培训后使用，尚未取得资格的，应当在有资格的卫生技术人员指导下使用，如外周静脉输液用品、伤口敷料等。

3. 低风险护理耗材　在国家医疗器械分类目录中属于第一类，可由卫生技术人员使用。

二、护理用耗材的技术进展

随着近年医疗技术的进步和人们生活质量的提高，医疗信息化的高速发展，推进了医疗护理耗材的研发与应用，护理耗材的种类日益繁多、功能模块越发全面、操作逐步向智能化发展。随着医用耗材品种型号的增加、应用量剧增，传统管理模式已无法满足临床使用与管理需求，尤其在手术室、监护室等医院重点区域，为医院的医用耗材管理带来新的挑战。通过充分利用信息化手段、智能化设备，探索可追溯的智能化医用耗材管理新模式是必然的趋势。

（一）静脉治疗医用耗材的技术进展

1. 静脉治疗医用耗材品种分类　将各种药物（包括血液制品）以及血液，通过静脉注入血液循环的治疗方法，包括静脉注射、静脉输液和静脉输血；常用工具包括：注射器、输液（血）器、一次性静脉输液钢针、外周静脉留置针、中心静脉导管、经外周静脉置入中心静脉导管、输液港以及输液附加装置等。深静脉治疗常用工具属于Ⅲ类医疗器械，其安全性、有效性必须严格控制。

外周静脉留置针要有密闭式（Y式）见图 8-1 和开放式（蝶式）见图 8-2 两种类型留置针，按照留置导管的管径尺寸，常见 16G，18G，20G，22G，24G，26G。

常见的输液附加装置：如输液连接管（单排和集成式）、三通阀、无针接头、预充式导管冲洗器等，见图 8-3。

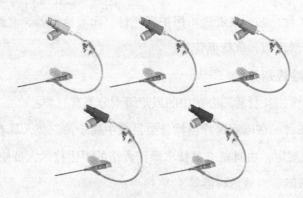

图 8-1 外周静脉留置针密闭式（Y 式）

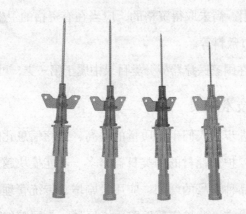

图 8-2 外周静脉留置针开放式（蝶式）

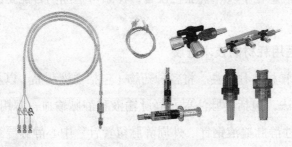

图 8-3 输液附加装置

（2）静脉治疗医用耗材的技术进展

1）美国静脉输液护理学会（INS）所确定的标准《静脉治疗实践标准》为国际通用的静脉输液护理标准，INS 于 2016 年 5 月正式发布了修订版，更名为《输液治疗实践标准》。2021 年 4 月 INS 2021 版输液治疗实践标准，已经正式发布。

2）无针输液系统的技术应用：无针输液系统是指不需针刺而可以直接连接输液管路并输送或抽取液体的一类器械，此系统可实现液体的单向或双向流动，允许使用者加药或回抽液体。将现在广泛使用的静脉留置针上肝素帽接头更换为无针输液接头，连接时将输液器的头皮针分离后直接接在无针输液接头上进行输液而实现的，能够有效减少针刺伤。

　　3）安全型留置针的临床应用（图8-4）：由针刺伤引起的职业暴露在临床护理操作中最为常见，护理人员是发生针刺伤的高危人群。安全型留置针由此应运而生，通过主动释放的针尖保护装置或被动启动的针芯回撤装置使护理人员免于针刺伤。同时，拔出针芯时针尖安全装置会自动闭锁，退出的针芯不能再恢复至原位，可杜绝部分医务人员因穿刺未成功再次穿刺，有效防止感染，降低操作风险。并且，可减少后勤工作人员在对这些医疗废物进行运送与处理时受损伤的概率，有效防止院内感染。也大大提高了护理人员的工作效率，提升患者的输液舒适度。

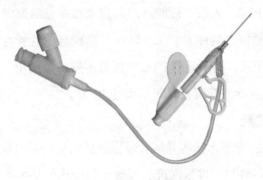

图8-4　安全型留置针

（二）引流、胃肠营养管类耗材的技术进展

　1. 导尿包的技术进展

　（1）导尿包的定义与分类：一次性使用无菌导尿包（以下简称导尿包）是供导尿术、引流尿液时使用的临床护理医用耗材。基本配置：一次性使用无菌导尿管、引流袋、橡胶医用手套和选用配置：医用手套、聚维酮碘棉球、润滑剂棉球、一次性使用镊子、托盘、小药杯、一次性试管、一次性使用溶药注射器（含无菌水）、弯盘、导管夹、洞巾、包布、纱布块组成，见图8-5。

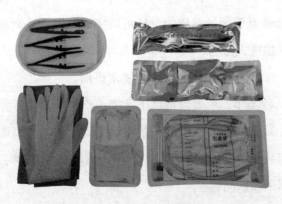

图8-5　导尿包配置组成

导尿包的核心组件是导尿管。根据导尿管是否留置分为单腔导尿管（又称一次性导尿管或非留置型导尿管）和留置型导尿管。根据导尿管材质分类：目前市场上常见的导尿管材质有聚氯乙烯（又称 PVC）、乳胶和硅胶。根据导尿管结构特征分类：①单腔导尿管：用于一次性导尿；②双腔导尿管：用于留置导尿，留置导尿管一般都配有集尿袋；③三腔导尿管：在双腔导尿管功能基础上还可用于向患者膀胱冲洗或反向膀胱灌注。根据导尿管表面是否有涂层分类：普通导尿管、涂层导尿管、抗菌涂层超滑导尿管、水凝胶涂层超滑导尿管等。

根据导尿管的分类情况，导尿包可以分为普通导尿包、超滑导尿包。①普通导尿包的核心组件导尿管材质为 PVC、乳胶、硅胶。产品供医疗单位给患者作导尿、尿液收集、取样使用。②超滑导尿包的核心组件为 PVC、乳胶、硅胶导尿管管身涂敷超滑涂层制成。产品适用于临床常规导尿使用，其中超滑 PVC 导尿管不得留置使用，超滑乳胶导尿管留置时间不超过 14 天，超滑硅胶导尿管留置时间不超过 30 天。

（2）导尿包的技术进展

1）导尿技术的发展：导尿术指将导尿管经尿道插入膀胱引出尿液的方法，是临床常用的最基本诊疗技术，是各科治疗排尿困难、观察尿量变化的基本手段。从早期管状物经尿道插入膀胱导入尿液，发展到采用橡胶导尿管导尿和 PVC 导尿管的运用，以及现在出现的乳胶导尿管、硅胶导尿管、超滑导尿管的运用。导尿技术的不断发展，减少了插管给患者带来的痛苦，同时也减少了尿道病变的可能。

2）导尿管的材料技术进展：导尿管材料从 PVC、乳胶、硅胶发展到低分子量有机硅膜、聚乙烯吡咯烷酮、壳聚糖抗菌、羟丙纤维素、聚多巴胺、纳米银二氧化钛 – 几丁糖复合抗菌、亲水性高分子 PVP 涂层材料等。

2. 胃肠营养管路的技术进展　胃肠营养管常见有胃管、鼻肠管、肠内营养输注管等，肠内营养输注管主要有针式泵管、针式重力滴注管、袋式泵管、袋式重力滴注管等，属于Ⅱ类医疗器械。双袋营养泵管通过双袋的设计可以完成自动冲洗营养管路，防止肠内营养管路的堵塞，也节约了护理人力。

（三）伤口护理、导管维护类医用耗材的技术进展

伤口造口护理产品种类多，主要包括以下几类：伤口护理用各种敷料如薄膜敷料、水胶体敷料、泡沫敷料、藻酸盐敷料、水凝胶敷料、银离子敷料、高渗盐敷料、亲水性纤维敷料。各种型号的造口袋、造口用辅助产品，适用于造口术后不同时期、不同类型的造口，解决不同的造口及其周围皮肤问题。

1. 水胶体敷料在 PICC 导管固定中的应用　常规固定静脉导管的透明敷料发生医用黏

胶相关性皮肤损伤（medical adhesive related skin injury ，MARSI）较为常见，其发生原因除了与患者本身的年龄、所患疾病、营养状况等内在因素相关，也与选用的敷料种类、粘贴和撕除敷料的手法密切相关。透明敷料属于半透膜敷料，其中含有乳化胶，部分患者会对乳化胶过敏，可导致皮肤炎症反应。在撕除敷料时易损伤皮肤或将乳化胶残留在皮肤上，进而导致 MARSI。

水胶体敷料为常用伤口治疗敷料，其主要成分是亲水性胶体羧甲基纤维素钠颗粒，透气防水，能吸收渗液并阻挡外界微生物、促进局部血液循环、保持穿刺部位干燥、减少穿刺点感染的机会或加速炎症消退。不仅能用于相关皮肤过敏的预防和治疗，还能有效降低机械性静脉炎的发生率，且应用于导管固定效果良好，见（图 8-6）。留置 PICC 导管的患者使用水胶体敷料能够降低 MARSI 的发生。对于 PICC 留置且已出现 MARSI 的患者，使用水胶体敷料可促进损伤皮肤的生长愈合。

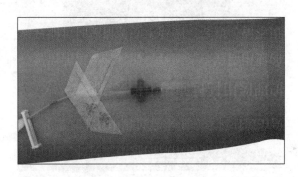

图 8-6　水胶体敷料用于 PICC 导管固定

2. 伤口造口失禁护理产品应用　伤口造口失禁护理产品不断更新，①各种类型的新型湿性敷料、生物敷料等应用于临床伤口护理，改善了伤口护理效果，如银离子敷料可有效作用于多种微生物，控制伤口感染；软聚硅酮泡沫敷料可吸收伤口大量渗出液，保持伤口湿润环境，有利于肉芽组织生长，同时具有缓冲局部压力的作用，适用于压力性损伤的预防与治疗，以及各类非感染性伤口的护理。②造口护理产品材质和功能不断更新升级，满足不同类型的造口护理需求，改善患者造口后自我管理水平和生活质量，如造口底盘的双重吸收和皮肤保护功能，可以减少排泄物对皮肤的刺激及损伤；椭圆形底盘设计更能符合腹部轮廓，粘贴更牢固，患者更安心；可折叠式造口袋，隐蔽性更好，减轻患者的心理压力；造口袋尾端的免尾夹排放口，密封性好，操作便捷，且能减少袋尾渗漏意外。可塑型造口底盘无需裁剪，用手直接塑形成造口形状和大小，给老年或手部操作不灵活的患者提供了便利的护理产品。

3. 伤口敷料技术应用　改进伤口敷料使用技术，解决特殊类型伤口或皮肤损伤问题。

①大便失禁患者皮肤护理困难，新型湿性敷料如水胶体敷料、泡沫敷料裁剪后顺应肛周及骶尾部轮廓，改变常规的粘贴技巧，应用于大便失禁患者的皮肤保护和治疗，能预防降低失禁相关性皮炎的发生，减轻患者疼痛。②气管切开后颈部皮肤易受潮湿、压力因素影响而引起皮肤损伤，泡沫敷料在气管切开患者中的应用，能减少气管切开患者并发症的发生率，减少换药次数，缩短气管切开的愈合时间（图8-7）。③造口袋或造口袋配合负压引流在管理大便失禁患者中的应用，提高了大便失禁的管理效果，促进了肛周皮肤损伤的愈合，降低了失禁相关性皮炎的发生。④造口底盘在拉合切口中的应用，促进了伤口的愈合，避免了再次缝合。⑤一件式尿路造口袋在引流管渗液管理中的应用，避免了渗液浸渍皮肤，预防了刺激性皮炎的发生，促进了皮肤损伤的愈合，减少了引流管口敷料的更换次数，提高了患者的舒适度。

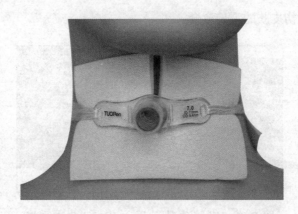

图8-7　泡沫敷料用于气管切开伤口保护

4. 导管固定材料与方法的发展　导管固定相关性耗材包括各类胶带，有丙烯酸酯类、氧化锌、聚氨酯、水胶体、硅胶类胶带。丙烯酸酯类胶带可分为无纺物、聚乙烯、纺织物如棉布胶带及人造丝胶带。

加压固定胶带在PICC导管固定中的应用。PICC导管非计划拔管给患者带来身心痛苦和经济损失，导致其发生的重要原因之一为导管固定松脱。PICC体外连接器部分固定不妥会造成皮肤压力性损伤、MARSI、导管松脱等，增加非计划拔管的发生。加压固定胶带由于其粘着力及塑形效果强，固定牢固，不易卷边，透气性好，汗液容易挥发，含有弹力丝，弹性好，顺应性好的特点，在临床上多用于各种引流管的固定，应用于PICC体外连接器改良固定优势明显，不仅固定稳妥、操作简单，而且患者局部皮肤过敏、损伤发生率明显降低，可以根据不同的需要裁剪成不同的大小形状，适用于不平整部位的导管固定，见图8-8。

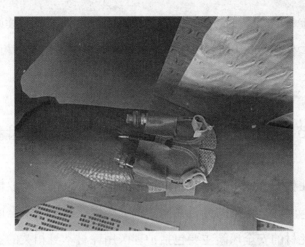

图 8-8　加压固定胶带用于 PICC 导管固定

三、护理医用耗材临床使用管理状况

随着社会进步和人们对健康需求的提高，医院规模不断扩大，医用耗材需求随之增大，护理医用耗材广泛用于患者伤口护理、各类导管的固定及引流、各类注射及静脉治疗等各类护理操作中，不仅有助于提高医疗安全性，防止医患以及患者间因共用医疗设备导致疾病的传播，也有效改善患者的舒适度、提高工作效率。如泡沫敷料应用于渗液多的伤口换药，加快了伤口的生长速度，减轻患者的疼痛不适感，降低医护人员频繁换药的压力。目前常用的临床护理医用耗材种类多，在使用管理过程中也存在一些问题。

1. 管理不科学　护理医用耗材使用期限短、需求量大，为能及时满足医疗业务的开展，大多数医院仍采用传统的备货管理。然而，一些生物制剂、消毒产品和无菌物品等对储存温度、湿度、通风的要求较高，由于库存积压过多，未达到温度、湿度要求造成耗材质量下降。一些医院为节约成本，一次性耗材进行重复使用的情况普遍，这些情况容易引发安全质量问题。

2. 使用流向无追踪　医院护理医用耗材的普遍管理模式是偏重其采购、出入库管理，常忽视护理医用耗材的临床使用管理。护理医用耗材通过医院耗材中心库房分发到各使用部门库房以后，由于缺乏相应的管理机制，其库存情况、临床使用流向、临床使用效果等信息就缺失了，无法做到护理医用耗材的追溯管理。

3. 使用管理信息化程度较低，浪费普遍　现行大部分医院的护理医用耗材只在入库和出库时进行了传统的手工登记，对其使用后的追踪要求不高，未建立信息系统，从使用登记账本（清单）上只能粗略地了解耗材的使用情况，难以将护理医用耗材使用与患者关联，进行实时反馈、匹配，在缺乏使用环节有效监督的情况下，护理医用耗材由于相对价值较低、使用量大，在成本控制上得不到科室的重视，造成过度使用与浪费，增加了耗材的成本。

4. 护理人员对护理医用耗材的使用　普遍缺乏系统培训，不阅读说明书直接使用产品情况也较常见，操作不规范，从而容易出现使用不当而发生医用耗材相关的使用安全事件。

第二节　临床护理类医用耗材使用安全风险因素分析

临床护理医用耗材安全使用直接关系到医疗工作的可靠性和有效性，关系到患者的健康状况和生命安全，因此，正确的分析临床护理类医用耗材使用安全风险因素就显得尤为重要了，护理医用耗材的安全风险主要包括护理医用耗材本身相关的安全风险因素、使用人员操作相关的安全风险因素、医用耗材使用与护理人员职业暴露风险因素、患者配合与护理医用耗材使用中安全风险因素。护理耗材使用面很广，本章选择几类高风险和通用的护理耗材为例，介绍护理耗材的使用安全风险管理。

一、护理用耗材本身相关的安全风险因素

不同的护理用医用耗材使用中存在各种不同的风险，使用前熟悉护理耗材各种风险因素。本节通过静脉治疗类、引流 / 胃肠营养管类、伤口护理、导管维护类等常见护理耗材为例，来具体阐述护理耗材的安全风险因素。

（一）静脉治疗耗材的本身质量因素

1. 使用材料相关风险因素　静脉治疗耗材使用各种生物材料，如静脉留置针、CVC、PICC 等，且均由高分子生物材料添加塑化剂加工成型，材料问题可以引发不良事件，如含 DEHP 塑化剂的 PVC 材料；由于塑化剂含有或溶出对人体器官、血液、免疫系统等有害的物质，损害人体的生殖系统，引发幼儿早熟等问题；与药液接触也会发生化学反应。因此含 DEHP 塑化剂的材料已被欧盟国家禁止使用于与人体、血液及药液接触的医疗器械。

2. 生产工艺风险因素　除材料因素外，静脉治疗耗材生产工艺存在瑕疵，如留置针软管、底座、延长管脱开；钢针生锈、软管与底座粘接不牢固、留置针软管断裂等，输液管路软管粘接时胶水堵管、脱开，造成静脉输注液体渗漏，引起输液反应，加工工艺不良；如注射针头毛刺折弯，可导致患者组织损伤等。

3. 静脉治疗耗材质量检测风险　静脉治疗耗材中有些使用量大的低值耗材，如一次性注射器、输液管路经常出现问题产品，如内部异物、管路开脱、包装密封脱开等，很多是产品出厂检测不严格，没有发现问题。

（二）引流、胃肠营养管类耗材本身相关的安全风险因素

（1）产品本身的"瑕疵"：产品本身在研发、设计、制造过程中有一定的瑕疵，如产品的设计缺陷、用材不当、生产环节疏漏、制造工艺不严等都会使临床护理产品的性能下降，产生故障或造成使用寿命缩短，甚至导致不良事件的发生，比如：导尿管漏液、球囊破裂、引流袋漏液等。

（2）使用材料的风险因素：不同材质的导尿管对患者尿道的影响情况各有不同，如一次性使用的乳胶导尿管导致部分患者产生过敏，因材料问题造成一次性胃管发生断裂、胃内打折等案例。

（3）产品的标签、使用说明书中存在错误或缺陷，导致不能发挥正确的指导作用，甚至会误导经验不足的临床医护人员造成错误使用，给患者带来一定的伤害风险。

（4）产品的包装：导尿包产品由产品组件和包装组成，包装是导尿包的重要组成部分。包装在保证导尿包无菌保障、运输和贮存中起着十分重要的作用。无菌导尿包包装质量和产品的安全性、有效性密切相关，由于灭菌包装的质量问题引发产品污染和产品性能的破坏而造成产品不合格的现象也屡见不鲜。因导尿包产品外包装采用的包装材料透气性差，如导尿包里的聚维酮碘棉球、润滑剂棉球、无菌水包装袋采用塑料包装，在采用环氧乙烷灭菌（EO）时，产品上残留的 EO 带来一定程度的毒害。无菌导尿包包装材料与灭菌过程的适应性是必须要重视的风险因素。

（三）伤口护理、导管维护类医用耗材本身相关的安全风险因素

1. 伤口护理、导管维护产品本身相关的安全风险因素　伤口护理、导管维护产品使用风险主要是使用材料的风险。如黏胶类的伤口造口护理产品，不同产品材料使用时可能产生局部或全身性过敏反应、黏胶相关性皮肤损伤等风险；如银离子敷料大面积使用存在银吸收中毒的风险和银过敏的风险；藻酸盐敷料容易松散、断裂，可能会引起残留异物的风险；水凝胶敷料和水胶体敷料有引起皮肤浸渍的风险。

2. 案例：患者男性，67 岁，诊断：特重型颅脑脑损伤，2 型糖尿病收住监护室治疗。患者左股静脉置入中心静脉置管，灭菌透气薄膜固定导管。置管后第 9 天，导管周围灭菌透气薄膜下及边缘出现皮肤发红，伴有大小不等的水泡，为黏胶相关性皮肤损伤中的刺激性过敏性皮炎。分析原因为灭菌透气薄膜黏胶或薄膜材质刺激患者皮肤引起的细胞介导免疫反应。予以移除致敏原、消毒、清洗导管及周围皮肤，使用具有吸收性能的抗感染敷料预防感染，有效管理渗液，保持伤口湿润平衡，使用水胶体敷料固定导管后逐渐愈合。

二、使用操作相关安全风险因素

护理耗材的操作安全风险主要可分为护理人员因素和患者因素，护理人员因素主要指：护理人员责任心不强、专业技能不熟练，专业知识不够丰富。患者因素主要指经常出现的两种情况，即患者或家属期望值过高和患者不遵医嘱行为。本节将从静脉治疗护理类、引流及胃肠营养管类、伤口护理、导管维护类等常见护理耗材为例，阐明护理耗材使用操作中的安全风险因素。

（一）静脉治疗护理耗材的操作相关安全风险因素

1. 过度使用和不适当使用的安全风险　临床医护人员必须严格按照产品说明书的指导使用相应的医用耗材，需要在使用的阶段更加的规范化、合理化、高效化。过度使用和不适当使用不仅会造成医疗资源的浪费，还会给患者带来安全风险。如在静脉治疗操作中明确指出，减少输液附加装置的使用，在 ICU 或手术室等科室进行静脉输液时，常常需要多通道输液，而输液三通阀在使用过程中需要连接并排气，造成管路凌乱、易脱落等风险。临床医务人员应注意其对高风险人群（新生儿、怀孕期和哺乳期妇女）的感染风险，不宜使用本品输注药物，尽量选择替代产品。

2. 使用操作不当的安全风险

（1）使用错误常见的表现形式包括疏忽、失误、错误等，医用耗材使用中发生使用错误情况是常见的风险因素。医务人员感染血源性疾病多系意外接触有传染性的血液所致，而在医疗操作中意外事件又难以避免，感染血源性疾病不仅严重威胁医务人员的自身健康，造成卫生资源的浪费和损失，而且还可以发生第二次传播。为减少血源性疾病传染，针类医用耗材从开放性向封闭性方向发展，例如留置针从开放式往防逆流型留置针发展，防止血液逆流，降低血液污染危险。有医护人员反馈静脉留置针侧枝漏液或有回血，而在留置针的操作步骤中，明确指出需要先拧紧侧枝端帽，再进行穿刺置管。

（2）非正常使用是操作者有意违反规范、标准和使用说明书中规定的操作方法、程序、使用前的检查要求等；使用说明书或外包装清晰的警告标记，也没有采取正确的防范措施；非正常使用属于人为的违规操作和使用。例如留置针在使用前，检查发现产品损坏，对有损毁或护套管脱落未禁止使用；普通静脉留置针不得用于高压注射等。

（二）引流、胃肠营养管类耗材的操作相关安全风险因素

1. 导尿包在临床使用操作中存在安全风险问题　由于医护人员选择导尿管的型号规格不当，操作技术问题及没有严格遵守无菌操作原则等原因也易引起安全风险，引起患者伤害事件。如乳胶导尿管在使用液状石蜡、凡士林等石油基质润滑剂时，发生球囊破裂的风险明显增高；导尿管固定时水囊注水未严格按照说明书进行，过少固定不牢，易牵拉滑出；

过多易引起水囊在膀胱内炸裂而引起膀胱损伤。损伤的表皮和黏膜损害了其保护作用，提供了细菌生长和栖身之所，阻抑了宿主防卫机制而把病原体感染给患者。研究表明，导尿管的留置时间长短与泌尿系统感染有密切的关系，随着尿管留置时间的延长，患者感染发生率明显增高。在导尿管的留置过程中，细菌会通过多种途径引起泌尿系统的逆行感染。

2. 胃肠营养管路采用不正确的高压冲管，导致胃肠管破裂或断管。

（三）伤口护理、导管维护类医用耗材的操作相关安全风险因素

黏胶类敷料使用时未正确操作可引起黏胶相关性损伤。如敷料皱褶、卷边未及时更换，影响伤口愈合效果，且能引起脱胶或固定不牢固，引起管道移位或滑脱；管道未采用高举平台固定，引起管道相关压力性损伤；骶尾部敷料粘贴方法错误，使双臀部挤压臀裂部，引起臀裂部压力性损伤；敷料粘贴时不平整，出现皱褶，引起压力性损伤；揭除敷料时动作粗暴或方法不当，引起黏胶相关性皮肤损伤；使用产品前，对患者缺乏个体化的系统评估，患者出现产品过敏；对伤口产品功能不熟悉，错误选择应用不正确产品，而引起伤口恶化或皮肤损伤加重。

三、医用耗材使用与护理人员职业暴露风险因素

在临床工作中进行相关操作时，医用耗材的大量使用也伴随着护理人员的职业暴露风险，针刺伤和患者分泌物喷溅。据调查，因操作不当而导致发生针刺伤和患者分泌物喷溅的发生率为98%，且2次及以上的针刺伤发生率为70%，职业暴露后护士能正确紧急处理的有50%，且100%的护士担心职业暴露后会感染相关疾病，因此正确的使用护理耗材，合理的规避护理人员的职业暴露，需要引起重视及采取有效的预防措施。本节将根据护理耗材品类，逐一列举护理人员职业暴露风险因素，阐述控制风险因素的措施。

（一）静脉治疗护理耗材的使用与护理人员职业暴露风险因素

1. 静脉治疗护理耗材的物流环境的温湿度　对温湿度有要求的医用耗材在运输、存储中温湿度失控可能导致失效。如在潮湿环境中，容易造成留置针钢针生锈。

2. 医护人员的职业暴露风险因素　据报道，全球每年约有300万医务人员感染血源性疾病。医用耗材在使用时被患者的血液等体内物质污染，或被患者血液等体内物质污染。护理人员在日常工作中频繁接触注射静脉治疗类护理医用耗材，极易引起针刺伤，随之而来的就是令人生畏的乙型肝炎、丙肝、艾滋病等疾病，针刺伤是护理人员常见而严重的职业暴露风险因素。静脉留置针在临床使用量较大，而低于5年的初级或实习护士被针刺伤的风险最高。

3. 医用耗材废弃物的环境风险医疗废弃物　是指医疗卫生机构在医疗、预防、保健

以及其他相关活动中产生的具有直接或者间接感染性、毒性以及其他危害性的废物，列入《国家危险废物名录》。使用过的留置针及输液连接管应剪短并存于利器盒，统一交由专门的机构进行销毁处理。

4. 案例分析

2020 年 4 月，A 省医院护士在做好"二级防护"（戴一次性帽子、戴 N95 口罩、眼罩、穿一次性防护衣、戴一次性手套）情况下给患者进行血标本采集，由于当时安全型采血针头准备不足，护士使用普通采血针头，采集完毕后护士从持针器上卸下针头时扎伤左手手指。

原因分析：护士在做好二级防护的情况下，视野清晰度及操作的灵活性受到限制，没有使用安全型采血设施，存在产品耗材固有风险因素和使用操作不当的风险。

风险控制措施：①制订相关规章制度，在需要使用眼罩、面屏等影响视野或接触有传染性疾病患者时需使用安全型采血针头或安全型注射产品；制订针刺伤的标准处理流程。②加强护士培训，包括针刺伤的处理流程和安全型注射用品的选择等、在使用防护产品影响视野情况下的安全采血和注射。③积极推广安全型穿刺设施和无针输液系统的使用。

（二）引流、伤口护理等耗材使用与护理人员职业暴露风险因素

导尿包等各类要求无菌使用的产品，其包装需要严格无菌要求，不当的运输物流过程可致包装破损，导致暴露污染，造成使用后的感染。另外，中心供应室消毒后的材料也需严格遵循无菌要求，避免在送往科室、手术室过程中产生污染。

四、患者配合与护理医用耗材使用中相关风险

许多护理医用耗材的使用需要患者配合，如各种管道的留置、注射静脉治疗等。如患者存在主观不配合、意识不清、谵妄、躁动不安等情况时可能导致静脉治疗导管堵塞、非计划拔管、导管断裂、黏胶性相关性损伤、意外伤害等问题。

第三节　临床护理医用耗材使用安全风险评价

医用护理耗材是医院在开展医疗服务过程中经常使用的一次性卫生材料，随着医疗技术水平提高，一次性医用护理耗材被广泛使用，其安全性要求高、需求及时性强、种类及型号复杂，且大多数护理医用耗材使用时直接接触和侵入人体，具有较高风险，为保证护理医用耗材的质量与安全使用，不仅与其出入库的严格验收有关，还与其院内合理储存、

正确使用密切相关。因此，针对临床护理医用耗材使用安全风险评估是不可或缺的工作，本节将从临床护理医用耗材使用几个方面来综合阐述临床护理医用耗材使用安全风险评价。

一、护理医用耗材使用安全评价

（一）使用准入评价

护理医用耗材存在生产厂家和品牌繁多，国产进口品种参差不齐，同种产品功能、技术参数指标、规格多样的情况，产品的质量、设计、生产、供应链等方面存在不少差异，在临床应用中不同功能、规格的选择会带来不同程度的风险。同时，含有新材料的新产品的引进和使用对临床医护人员和医院管理的要求更高，临床对新项目开展或新技术引进应进行事先准入评估。试用、临时、新引进护理医用耗材需要由申请科室填写相应耗材申请表，通过医院审批后由临床医学工程部审核耗材供应商的资质和产品质量，最后交由临床使用。

（二）产品选择风险评价

护理医用耗材进入临床科室后需注意耗材的存储条件，一次性无菌护理医用耗材与非灭菌耗材分开存放、标识清晰；按效期及批次排序，近效期在前，并遵循先进先出的原则，对超过有效期的产品必须报废。耗材使用前需规范评估产品包装的完整性、有效期，产品的适应证、禁忌证和使用注意事项。

二、护理医用耗材对患者使用安全评价

护理医用耗材使用对于不同患者范畴因素不同，需要掌握护理医用耗材使用适应证和禁忌证，正确使用护理医用耗材对保证患者安全非常重要。常用的护理医用耗材产品适应证和禁忌证如下：

（一）静脉治疗护理耗材使用适应证和禁忌证

1. 外周静脉－留置针 用于外周静脉通路部位，且可耐受的药物特性（刺激性、发泡剂、渗透压等）的输液治疗，其预期输液治疗时间不超过 6 天。

2. 外周静脉－中线导管 适用于预期输液治疗时长为 1～4 周的患者。外周静脉不适宜：持续腐蚀性药物治疗、胃肠外营养、渗透压超过 900mOsm/L 的液体治疗。

3. 中心静脉导管 包含中心静脉导管、经外周静脉置入中心静脉导管、植入式输液港，适用于静脉输液、静脉测压、静脉营养治疗等。中心静脉导管的禁忌证包括严重的不可纠正的凝血功能障碍，无法控制的败血症或阳性血培养、烧伤、创伤。

（二）引流、胃肠营养管类耗材的适应证和禁忌证

1. 各类胃管 适用于经胃营养供给和胃肠减压。禁忌证：对材质过敏者禁用；食道静

脉曲张出血等留置胃管或鼻饲禁忌患者。

2. **各类鼻肠管** 适用于肠内营养输注。禁忌证：食道静脉曲张、食道出血、肠道吸收障碍、肠梗阻、急腹症、对产品材料过敏。

3. **导尿管** 适用于膀胱留置导尿。禁忌证：对聚维酮碘棉球过敏者禁用；对材料过敏者禁用（如乳胶过敏）；对涂层材料（PVP）过敏者禁用；尿道有红肿现象、尿道炎症严重者禁用。

4. **医用体外装置** 包括一般引流袋、胸腔闭式引流、负压引流，分别适用于不同需求的尿液、腹腔胸腔伤口渗液体外引流。无绝对禁忌证。

（三）伤口护理、导管维护类医用耗材

1. **各类伤口造口敷料适应证和禁忌证**

（1）薄膜敷料适应证：固定留置针、导管、保护无感染；表浅伤口及少量渗液或无渗液的创面，也可作为其他敷料的辅助性敷料。禁忌证：感染伤口、渗液多的伤口。

（2）水胶体敷料适应证：表浅或部分皮层损伤的伤口、小到中等渗液的伤口，以及有黄色腐肉及黑色坏死组织的伤口。禁忌证：感染、骨骼和肌腱暴露的伤口；深部潜行和渗液多的伤口。

（3）泡沫敷料适应证：部分或全层损伤的伤口，中至大量渗液的伤口，肉芽水肿和增生的伤口，压力性损伤的预防等。禁忌证：感染性伤口，非软聚硅酮泡沫敷料不适用于需严密观察的伤口或皮肤。

（4）藻酸盐敷料适应证：中至大量渗液、部分或全层皮肤损伤的伤口、有腔隙与窦道的伤口，有出血的伤口。禁忌证：干性、有焦痂的伤口，少量渗出的伤口。

（5）水凝胶敷料适应证：有黑痂、腐肉及坏死组织的伤口，少到中等量渗液的伤口，烧伤及放射性损伤伤口，对暴露跟腱、肌腱的保护。禁忌证：渗液多、感染的伤口。

（6）银离子敷料适应证：严重污染伤口和感染伤口。禁忌证：对银过敏及磁共振检查患者。

（7）高渗盐敷料适应证：肉芽水肿伤口，大量脓性渗出物和坏死组织的伤口，深腔、窦道类及脓肿切开伤口的填塞引流。禁忌证：干痂伤口，骨骼、筋膜、神经外露的伤口，健康的肉芽组织。

（8）亲水性纤维敷料适应证：中到大量渗液的伤口。禁忌证：深腔伤口。

（9）造口袋适应证：造口患者造口排泄物收集。禁忌证：对造口袋底盘及袋体过敏的患者。

2. **各类胶布** 适用于对创面敷料、绷带及管道等提供持续粘贴力，以起到固定作用。

禁忌证：该产品不可直接用于伤口，不可用于对其过敏者。

三、护理医用耗材使用说明书中风险提示

阅读护理医用耗材的使用说明书，理解并规避说明书中提及的风险提示是减少患者及医务人员发生耗材相关不良事件的重要措施。常见护理医用耗材的使用说明书风险提示如下：

（一）静脉治疗护理耗材使用说明

1. 风险提示　静脉治疗系统使用说明书中风险提示输液或注射前先确认导管在静脉内，方可推注药物，以免药物渗出或外渗。

2. 损伤或断裂　切勿将针管重新插入软管，否则可能导致软管损伤或断裂。

3. 使用　勿弯曲针管，取保护套时防止用力过度将软管拔出。

4. 含有 DEHP 的 PVC 制成的产品　慎用于男新生儿、青春期前男性、孕期及哺乳期妇女。

5. 正压接头　使用前应使用正确的消毒剂（如葡萄糖酸氯己定酒精溶液）进行消毒，不可使用丙酮；以"直插直拔"方式插入或拔出接头、带角度的插入或拔出都可能引起装置受损。

6. 警示　禁止输注与 PVC 不相容的药物。非耐高压留置针严禁高压注射。含有橡胶或黏胶成分的产品禁用于过敏者。

（二）引流、胃肠营养管类耗材使用说明

1. 鼻肠管使用说明书中风险提示

（1）每次更换输注容器时或怀疑管道位置不正确时应检查管道位置，一天至少检查 3 次。

（2）每次使用前后应用 10 ~ 25ml 无菌生理盐水冲洗管道，另外每隔 8 小时也应用无菌生理盐水或无菌水冲洗以免管路堵塞。

（3）建议最长使用时间为 42 天。

（4）撤出管道：拔出管道前，先用无菌生理盐水或无菌水冲洗管道，为避免在撤出管道的过程中由残余液体进入气管，关闭鼻肠管连接头出的防护帽或夹住管道外段，随后小心平稳地撤出鼻肠管。

（5）导管定位：X 射线。

2. 导尿管使用说明与注意事项

【使用说明】

（1）打开包装，取出产品；打开包布，戴手套，取镊子，第一次消毒。

（2）脱手套，取出洞巾，进行铺巾；排列应用物品，戴手套（新），第二次消毒。

（3）取出导尿管并用注射用水润滑管体 30 秒，用镊子夹住润滑后的导尿管缓缓插入尿

道，见尿液流出再往里插入 3 ~ 5cm 长度，确保球囊进入膀胱。

（4）取出含有注射用水的注射器插入单向阀，注入 10 ~ 15ml 注射用水，然后将导尿管向外轻轻牵引，使球囊卡住膀胱，接上引流袋。

（5）检查导尿管与引流袋连接是否牢固，确认后即可进行导尿术。

（6）取出导尿管时，可按注水方法用空注射器插入单向阀内，抽吸球囊内的注射用水，也可将管身剪断快速排水后取出导尿管。

【注意事项】

（1）使用前请检查包装，包装破损，禁止使用。

（2）注意使用有效期。如一般产品经环氧乙烷灭菌，无菌有效期两年。

（3）仅限一次性使用，用后销毁。

（4）使用前请检查导尿管的球囊是否漏气，如漏气，请更换。

（5）使用前，用注射用水或生理盐水润滑导尿管，严禁用医用乙醇等有机试剂清洗管体。乳胶导尿管禁止使用液状石蜡、凡士林等石油基质润滑剂。

（6）检查一次性使用无菌导尿管涂层的完整性，涂层起皮，禁止使用。

（7）出现过敏反应，应立即停用本品并进行治疗。

（8）禁止强行插入尿道，请严格遵守手术规程操作，仅限专业人员使用。

（9）本品仅在泌尿道使用，乳胶导尿管在人体留置请勿超过 7 天，硅橡胶导尿管在人体留置请勿超过 30 天。

（10）导尿管球囊内注入生理盐水或注射用水，注水量不得大于标定容量，抽取球囊液体时，请缓慢抽取。定期检查导尿管球囊内水量，防止水量不足引起导尿管脱出。

（三）伤口护理、导管维护类护理耗材使用说明

常用伤口造口敷料使用说明书中风险提示：薄膜敷料使用时，首先对创面进行消毒处理，撕除时注意方式、方法，防止发生黏胶相关性皮肤损伤；水胶体敷料注意吸收渗液后形成凝胶易与感染混淆，可能产生难闻气味，易卷边，易撕伤周围脆弱皮肤；非软聚硅酮泡沫敷料不方便皮肤观察；藻酸盐敷料形成的凝胶易与感染相混淆；水凝胶敷料注意观察有无引起皮肤浸渍；银离子敷料注意避免银中毒的发生；根据造口及周围皮肤情况选用合适的型号，造口底盘吸收水分能力的局限性，需定期更换造口袋，一种类型造口袋使用过敏时，需更换不同其他类型造口袋，使用前取小片进行粘贴试验，无过敏反应方可使用，造口袋为一次性使用，重复使用可能会对患者造成潜在的风险，再次加工清洗、消毒、灭菌都会影响产品的特性，从而给患者带来更多的伤害，或感染的风险。

四、护理医用耗材产品使用定期安全评价

（一）使用初次接触的护理医用耗材或新进护理医用耗材前，医务人员必须认真阅读使用说明书，查看材料灭菌的有效期，检查产品质量等，不得将包装破损、超过灭菌有效期的耗材应用于临床，必要时需厂家或技术人员对医护人员进行正常使用的培训及考核。由临床医学工程部等相关部门对医用护理耗材进行定期安全评价，评价内容包括护理医用耗材申领存储管理、培训与教育、规范使用、条码管理、不良事件的呈报等，强化医用耗材的保管及合理使用，切实提高医用耗材使用的安全性。

（二）建立护理医用耗材条码管理追溯系统，建立每一个产品唯一标识码，通过唯一标识码追溯耗材从供应商到医院入库到科室到患者的全过程，便于产品的追踪和质量控制。

（三）临床科室在使用中如发现可疑不良事件或其他相关并发症时，应立即采取措施，停止使用或封存同类护理医用耗材，及时汇报临床医学工程科和医院相关部门，共同调查不良事件的原因，以便制订出有效的预防措施，防止不良事件的再次发生。

监管部门应开展护理医用耗材法规、规章及规范性文件的修订工作，使得护理医用耗材有法可依，有规可循；加强护理医用耗材上市后监管，定期收集汇总医疗防护耗材在上市后出现的不良事件、警戒及召回事件，并及时发布公告，同时应持续推进护理医用耗材监管的科学研究，构建基于精准风险控制的评价监管体系。

医疗机构应加强培训和管理，医护人员应掌握规范的防护操作技巧。同时应提高医护人员对于护理医用耗材不良事件的认知，及时规避护理医用耗材的使用风险，并能收集和上报医疗器械不良事件。

生产企业应加强护理医用耗材产品全生命周期风险管控，充分识别护理医用耗材产品潜在风险，并采取适当措施将风险降低至可接受水平。相应产品生产企业应主动开展上市后不良事件监测工作，收集可能与用耗材有关的不良事件，并按规定及时向省、自治区、直辖市药品不良反应监测部门报告。

第四节 临床护理医用耗材使用安全风险控制

一、护理人员医用耗材使用职业培训与资质认证

《医疗机构医用耗材管理办法（试行）》[国卫医发 2019（43 号）] 规定，在诊疗活动中：Ⅰ级医用耗材，应当由卫生技术人员使用；Ⅱ级医用耗材，应当由有资格的卫生技

术人员经过相关培训后使用，尚未取得资格的，应当在有资格的卫生技术人员指导下使用；Ⅲ级医用耗材，应当按照医疗技术管理有关规定，由具有有关技术操作资格的卫生技术人员使用。护理用耗材很多是Ⅱ级、Ⅲ级医用耗材；对医用耗材的使用培训是风险控制的重要措施。

（一）护理人员医用耗材使用培训考核内容：

1. 培训内容　培训内容应包括：医用耗材基本知识及临床应用适应证、禁忌证、使用操作方法、应急情况处理、对患者和操作人员可能产生的危害及防范等。国外对护理人员的培训内容更加具体，如美国静脉输液护理学会（INS）制定的《输液治疗实践标准》2016版，对静脉输液护士的临床能力培训内容应以静脉护理核心课程为基础，包括：使用技术与临床应用、体液与电解质平衡、药理学、感染控制、新生儿和儿科学、输血治疗、抗肿瘤和生物学治疗、肠外营养、质量改进。

2. 培训方式　护理人员医用耗材使用培训，理论培训和技能培训，采用不同培训方式。

（1）理论培训方式：理论培训方式包括：日常科室业务学习；医院护理部组织的全院性业务学习；护理产品应用专业培训班；护理学会组织的继续教育学习班等。

（2）技能培训方式：技能培训主要是各种护理相关的医用耗材使用操作技能的培训。培训方式包括：

1）上级医院的进修培训：在有资格的护理人员指导下掌握使用护理耗材的带教式培训，如血液透析室护理人员需要在三级医院血透室进修3个月以上。

2）使用培训中心：对某一类医用耗材操作技能培训，尤其是新产品或医院首次使用的护理用医用耗材。

3）模拟培训：如"情景模拟"案例培训，护理部门临时设置临床案例情境，由各科室医护人员分别进行了现场演示。参演人员采用角色扮演、现场互动、演示等形式，涉及的护理操作技术有静脉留置针技术、给氧、心肺复苏技术等；分别从病情观察、风险评估、交流沟通、健康指导、急救药品和耗材的使用等方面进行了系统的演示；将护理技能操作融入创设的情景中。"情景模拟"案例培训，能够与临床实际情景相结合，将护理专业理论知识、操作技能与实际工作融会贯通。是一种提高护理人员医用耗材使用操作技能的有效方式。

（二）护理人员的资质认证

1. 静脉治疗护理人员的资质要求　2013年11月由国家卫生与计划生育委员会发布的卫生行业标准《静脉治疗护理技术操作规范》中规定：从事静脉治疗的护士应持有护士执业证书，并应定期进行静脉治疗所必需的专业知识及技能培训，PICC置管操作应由经过

PICC 专业知识与技能培训、考核合格且有一定临床工作经验的护士完成。中华护理学会和省护理学会定期培养静脉治疗专科护士，理论学习 1 个月，临床实践操作 2 ~ 3 个月，进行考核合格后获得“静脉治疗专科护士”证书，具有 PICC 置管和维护资质。资质证书见第四章第二节静脉治疗护理技术培训合格证书。

美国静脉输液护理学会（INS）制定的《输液治疗实践标准》2016 版规定参与输液治疗的临床医务人员应该在法定实践范围内进行实践，参与任何类型的输液治疗和血管通路装置置入、使用、维护和拔除的临床医务人员均需经过资质认证，并确保其有能力履行指定职能。

2. *资质认证的考核方法*　护理人员在医用耗材使用资质认证中，国内大都采用培训后考试的方式，考试通过后发证。国外在护理人员进行资格认证考核时，采取多种方法考核，如美国 INS 在《输液治疗实践标准》2016 版中推荐方式有：笔试、临床情景和对评判性思维能力的评估、实验性、模拟技能考核、实际工作环境中对其技能的观察；并规定要定期评价护理人员的静脉输液治疗临床能力。

3. *培训记录*　每次使用科室人员培训，需要记录培训考核记录。下面是某医院护理部在使用更新的导尿管产品前完成导尿管相关培训内容的人员培训及考核，完成培训考核后的记录图 8-9。

条　合计人数：1 人　统计日期：2020年06月01日 至 2020年12月31日

护士级别	年届	科室名称	行政职务	技术职称	学分	学分级别	教学身份	开始时间	结束时间	教学分类	教学题目
N0	2020	泌尿外科1病区	无职务		1	II类	参加者	2020-12-17 12:00	2020-12-17 13:00	其他培训	2020年第四季度疼痛沙龙
N0	2020	泌尿外科1病区	无职务		1	II类	参加者	2020-12-05 12:00	2020-12-05 13:00	其他培训	2020年第四季度糖尿病专科护理培训
N0	2020	泌尿外科1病区	无职务		1	II类	参加者	2020-12-03 12:30	2020-12-03 13:30	其他培训	第四季度静脉输液专科培训
N0	2020	泌尿外科1病区	无职务		1	II类	参加者	2020-12-03 12:30	2020-12-03 13:30	疾病查房	1例PCNL术后护理查房
N0	2020	泌尿外科1病区	无职务		1	II类	参加者	2020-11-05 12:30	2020-11-05 13:30	业务学习	科室常见特殊药物的注意事项
N0	2020	泌尿外科1病区	无职务		1	II类	参加者	2020-10-08 18:30	2020-10-08 19:30	业务学习	快速康复中围术期疼痛管理
N0	2020	泌尿外科1病区	无职务		1	II类	参加者	2020-10-08 12:30	2020-10-08 13:30	业务学习	导尿相关知识
N0	2020	泌尿外科1病区	无职务		1	II类	参加者	2020-10-08 12:30	2020-10-08 13:30	其他培训	2020年第三季度静脉输液质控会议
N0	2020	泌尿外科1病区	无职务		1	II类	参加者	2020-10-03 12:00	2020-10-03 12:45	其他培训	2020年第三季度糖尿病专科护理培训
N0	2020	泌尿外科1病区	无职务		1	II类	参加者	2020-09-24 12:30	2020-09-24 13:30	其他培训	2020年第三季度疼痛沙龙培训
N0	2020	泌尿外科1病区	无职务		1	II类	参加者	2020-09-03 18:00	2020-09-03 19:00	业务学习	急性缺血性脑卒中静脉溶栓治疗及护理
N0	2020	泌尿外科1病区	无职务		1	II类	参加者	2020-08-22 14:00	2020-08-22 17:30	岗前培训	镇痛泵的使用与管理
N0	2020	泌尿外科1病区	无职务		1	II类	参加者	2020-08-22 08:00	2020-08-22 12:00	岗前培训	尿路造口视频；膀胱冲洗操作
N0	2020	泌尿外科1病区	无职务		1	II类	参加者	2020-08-21 14:00	2020-08-21 17:30	岗前培训	前列腺穿刺活检实地观摩；膀胱镜操作观摩
N0	2020	泌尿外科1	无职务		1	II类	参加者	2020-08-21	2020-08-21	岗前培训	泌尿外科专科护理常规；门诊特殊

图 8-9　培训记录

二、根据风险评估结果采取风险控制措施

在风险管理过程中通过风险分析和风险评价，对风险发生的概率、和严重程度有了定量或定性的客观评估结果。采取各种措施，控制和降低风险。下面是某医院依据静脉治疗医用耗材使用风险因素的评估结果，采取风险控制措施的例子，见表 8-1 和表 8-2。

表 8-1　静脉治疗医用耗材风险评估

频率	定性的严重度水平				
	可忽略的	较小的	严重	危重的	灾难性的
经常			R8	R7、R10、R12	R1
有时			R9	R3、R4	R13
偶然				R6	
很少		R11		R2、R5	
非常少					

表 8-2　静脉治疗临床护理医用耗材使用安全风险控制

因素	细分因素	子因素	控制措施
医用耗材固有因素和本身质量因素	医用耗材固有因素风险分析（材料生物相容性、生物毒性）	R1	替代，使用不含DEHP的高分子材料代替含DEHP材料
	医用耗材产品本身质量分析因素分析（生产工艺、质量检测、质量控制）	R2、R3、R4、R5	严格控制，加强来料检测，实现生产自动化，加强成品检验
	医用耗材不良事件	R6、R7	管控，及时跟进及处理
医用耗材临床使用相关的安全风险因素	过度使用和不适当使用的安全风险（适用范围、禁忌证等）	R8	替代，如使用集成式连接管代替三通阀或使用具有正压接头的Y式留置针
	使用操作不当的安全风险（工作疏忽、失误，不规范操作、操作不熟练、）	使用错误R9	培训，加强操作培训，引导规范操作
		非正常使用R10	培训，加强操作技能培训，引导规范操作
医用耗材使用环境相关的风险因素	物流环境的温湿度（包括运输、存储和冷链监控）	R11	替代，选择合格的配送公司
	医护人员的职业暴露风险因素（针刺伤、交叉感染）	R12	替代，如推荐使用具有自动激活安全装置的留置针；培训
	医用耗材废弃物的环境风险	R13	严格控制

三、护理医用耗材不良事件和使用安全事件的监测

对护理医用耗材使用安全、不良事件的监测将能最大限度地控制相关潜在风险，保证安全有效地使用护理医用耗材。临床上大多数护理医用耗材直接作用于人体，具有较高风险等级，监测使用过程发生的可疑不良事件、使用安全事件，并进行风险评估，对护理医用耗材使用质量和安全，控制和降低风险十分重要。

（一）根据《医疗器械监督管理条例》及《医疗器械不良事件监测和再评价管理办法》中的相关规定：医疗器械生产经营企业、使用单位应当对所生产经营或者使用的医疗器械开展不良事件监测；发现医疗器械不良事件或者可疑不良事件，应当按照国务院食品药

监督管理部门的规定，向医疗器械不良事件监测技术机构报告。

（二）为了规范医院医疗器械不良事件的监测和分析报告，医院临床医学工程部应制《医疗器械不良事件监测和报告制度》。发生医疗设备器械相关不良事件与近似错误时需遵循《医院医疗器械不良事件监测与报告流程》见第四章第三节医疗器械不良事件报告流程图。

（三）不良事件案例分析

2020年某日，某三级医院神经外科病区患者，男性，在全麻下行动脉瘤夹闭术后予留置导尿。2天后的早晨，患者烦躁明显欲起床如厕，护士检查发现患者的导尿管已断，连接尿袋处断端长约1/2，尿道口未见另1/2断端，见尿液流出，尿液淡黄无血丝，尿道口未见明显血性液，立即汇报值班医生，行急诊B超检查提示：膀胱内见残余导尿管回声，条状，未见球囊。拟行膀胱镜下取出异物。7：45分患者解小便时自行排出，立即汇报医生。查看导尿管断段平整，球囊完整。再次B超检查提示：膀胱内无导尿管残端，膀胱内未见明显血块。

不良事件上报：神经外科病区护士在事件发生当时，保留断裂导尿管，即刻通过院内网络系统向医院临床医学工程部及护理部上报器械不良事件。

现场处理：临床医学工程部协同护理部到现场了解事件经过、安抚患者、联系经销商。查看断裂导尿管，发现导尿管断裂口在离球囊上端约18.5cm的位置，断裂口平整。联系经销商并寄回断裂导尿管。经销商回顾同批次的留样和生产记录，无发现异常情况。经销商调查后回复：无法确定事件原因，从反馈回样品的情况分析；断裂口平整，主要是因为器械刮伤或刺伤管身，在尿管有缺口的情况下物理性能变差，造成易断裂的情况。可能尿管留置过程中，患者情绪不稳定或者在无意识的情况下，尿管被划伤导致断裂。具体需要结合实际情况分析。上报国家医疗器械不良事件监测信息系统。

后续追踪：临床医学工程部后续继续追踪该产品的质量及不良事件，以便控制产品耗材质量相关安全风险。

四、护理用医用耗材使用管理制度

护理用医用耗材使用中建立科学的护理医用耗材风险管理体系，落实国家相关的医疗管理制度、诊疗指南、技术操作规范，使用中严格遵照使用说明书、技术操作规程等要求，明确相关部门和人员职责是控制护理医用耗材相关风险的有效措施。

（一）医院护理耗材管理机制和制度

1. 建立健全护理医用耗材管理机制　成立由医务部、护理部、质量管理办公室、医学工程部、院感科、信息中心、财务科、监察审计室、临床医疗专家等人员组成的医用耗材管理委员会。护理部门应该有明确的管理职责。

2. 制定护理医用耗材申购、领用制度　医院所用护理医用耗材，由设备科、供应室按照有关管理规定，负责购置、储备、发放管理。未经医院批准，使用科室不得自行购置护理医用耗材；严禁各业务科室或个人将未经报批手续的护理医用耗材进入医院临床使用。同时也不得以任何理由、名义向患者、患者家属介绍购买非医院供应的护理医用耗材，患者自购的耗材也不得应用于临床诊疗。未经正规程序采购的护理医用耗材，医院一律不予付款，并追究当事者（科室或个人）的相关违规责任。

3. 护理医用耗材管理实行专人管理制度　各业务科室应明确科室护理医用耗材管理人员一名，负责科室护理医用耗材管理。或者作为科室二级库房的管理负责人。科室护理医用耗材管理员根据本科室业务开展情况，制定护理医用耗材领用制度。

4. 首次使用护理耗材人员培训制度　在产品首次进入临床科室时需要提供相应说明书，指导使用。护理耗材使用人员有责任在首次使用前阅读说明书，并寻求培训，以确保护理耗材的安全使用。

5. 会议通报制度　定期召开医用耗材管理委员会会议，集中汇报新增护理医用耗材的使用情况和总结。不断分享医用耗材的相关信息、特点、相关知识，分享学习《国家医疗器械不良事件监测信息系统》上通报的安全不良事件，使得大家能正确看待不良事件，同时明确职责。护理医用耗材的储存管理、使用人员的培训、使用安全事件、不良事件的分析上报等均得到提高。

（二）使用督查制度

医用防护耗材进入使用环节，为加强使用环节的管理，可以采取电话咨询、信息反馈、问卷调查、流程跟踪等方式，普查或抽查相关产品在该环节中的综合情况，在为操作使用提供产品信息的同时，全面掌握相关产品在使用过程中出现的薄弱环节与其他异常状况，及早发现问题，及时处理问题，有效规避、控制、降低产品在使用中易发生或存在的潜在风险。

（三）护理耗材使用记录制度

1. 医用耗材使用时应详细记录耗材产品信息　耗材名称、规范、单位、数量、价格、生产厂家、批号、生产日期、灭菌日期、有效日期、发票号、是否有检测报告等各项信息，为溯源管理提供数据基础。

2. 患者信息　使用中应该记录医用耗材使用对象：患者的信息，使用操作人员信息、临床医疗信息、使用中不良事件和使用安全事件记录等，这些记录可以存在于电子病历中，但要实现数据共享。作为医用耗材使用追踪提供客观数据。

五、应急管理

1. 应急处理　根据发生患者伤害事件的严重程度启动医院的应急系统，做好现场应急处理。现场发现者（发生者）立即进行现场评估并根据患者情况给予急救、观察、安慰等相应处理，最大程度的降低患者的损伤，同时紧急汇报相关部门取得支持。相应管理部门到现场协助处理，妥善保管发生伤害事件的护理医用耗材，必要时封存保管。临床医学工程部接到事件报告后需立即到现场了解不良事件的发生原因、危害程度，及时采取补救措施，提供替代产品，必要时召回同批次问题护理医用耗材。

2. 应急调配　在发生公共突发事件时常需要大量护理医用耗材，临床医学工程部需紧急动员全院资源综合调配，确保突发事件相关的重点部门护理医用耗材供应，同时与经销商、厂方联系，积极备货，保障临床的使用需求。

六、护理医用耗材使用溯源管理

随着医学技术的发展和新型材料的涌现，医疗耗材的品种和供应量不断增加。而医疗耗材的使用安全问题直接影响到医院的医疗质量，关系到患者人身安全。临床护理医用耗材使用中一旦发生对患者造成伤害的使用安全事件或者不良事件，往往影响范围广、涉及人群多。因此，耗材的溯源管理在使用安全风险控制中非常重要。

对于护理医用耗材，传统的库房管理模式是中心库根据临床的需求从供应商进货，临床科室按需从中心库领取，中心库的耗材管理系统在入库、出库时记录耗材的批次、有效期。这样的管理方法可以做到医用耗材从供应商到医院，再从医院到临床科室，以生产批号为基本单位的溯源。但在实际情况中，由于医院的发货人员和接收人员等往往较为注重耗材的规格型号、数量、包装完整性、有效期等，往往忽略了生产批号的核对，有时会导致实物和系统的批号不相符，以至于追溯起来有偏差。

SPD 溯源管理

SPD（Supply Processing and Distribution）是一种新型的耗材供应链管理模式。它是一种引入外部服务商，借助信息化系统和智能存储设备对医疗机构的消耗性物品（包括药品、耗材等）的日常采购与供应（Supply）、分拆与简单加工（Processing）、配送与回收（Distribution）等过程进行集成管理的体系。基于这种管理模式可以对护理医用耗材进行较为精确地追溯。

中心库房拥有完整的医院可用医用耗材的字典库，包括医用耗材的生产厂家、供应商等信息。护理医用耗材的追溯通过以下几个步骤：

1. 拆分组装定数包　在护理医用耗材从供应商进入医院中心库房后，在无菌条件下进行拆分和重新组装。拆分以拆到耗材的最小包装为主，重新组装以护理操作为主要依据。结合耗材的最小包装和各个使用科室使用的常规数量，确定不同的"定数包"。"定数包"里包括该病区常规使用的耗材或者做某一诊疗、护理操作所需要的几种耗材。如输液定数包，里面含有敷贴、消毒棉签、输液器、压脉带、留置针等。

2. 院内赋码　组装完定数包后，进行赋码。赋码的作用是给耗材一个统一的身份 ID，以保证其在医院的流通中全程可追溯。赋码由中心库房来完成。每个定数包的条码唯一。可以通过定数包上的条码，查询到该定数包内的耗材及其相关信息（包括生产批次、有效期等）。

3. 扫码出库　护理医用耗材被送往临床科室后，某一患者需要进行护理操作，护理人员将相应定数包扫码，即认为定数包在该患者处出库。系统会将该患者信息与定数包条码相关联，结合条码的一一对应性，即可实现护理医用耗材到患者的精确追溯。系统也会关联 HIS 收费系统，将医保收费等信息一并纳入。对于不可收费的或者无法对应到具体患者的医用护理耗材，以具体的临床科室的使用人作为出库终点。

这样，护理医用耗材在生产厂家 – 供应商 – 医院 – 临床科室 – 患者的流通路径里面，可用做到追溯管理，如（图 8-10）所示。全程扫码操作，也可以减少医护清点耗材的工作量以及人工核对的差错，做到实时监管、精确追溯。

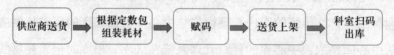

图 8-10　护理医用耗材的追溯路径

第五节　医疗防护用品使用安全风险管理

医疗防护用品是对医院医护人员工作中的职业暴露、感染控制发挥良好的防护作用的医用耗材产品，尤其是在疫情和传染病环境下用于防止来自患者的微生物、病毒向医务人员传播。根据国家药监局最新医疗器械分类目录，医疗防护用耗材中防护口罩、防护服属于一次性使用的 II 类医疗器械，其安全性风险需要严格管理。

一、医疗防护技术发展与应用

（一）医疗防护用耗材定义与分类

医疗防护用耗材是医疗机构防护消耗很频繁的医用材料的统称。是目前医疗机构经常使用的医用低值耗材。

医疗防护用耗材按产品分类，可以分为：手术室感染控制用品、医护人员生物防护用品。

1. **手术室感染控制用品品种与应用**　手术室感染控制用品主要在手术过程中以防止皮屑、微生物传播到开放的手术创面，并阻止手术患者的体液向医务人员传播，起到双向生物防护的作用，防止手术室净化环境免受室内人员的污染。手术室感染控制用品耗材分为手术单、手术膜、外科手套、外科口罩和手术室用衣帽（图 8-11）。

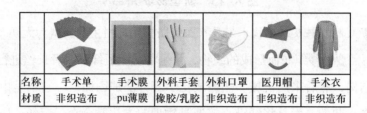

名称	手术单	手术膜	外科手套	外科口罩	医用帽	手术衣
材质	非织造布	pu薄膜	橡胶/乳胶	非织造布	非织造布	非织造布

图 8-11　手术室感染控制用品耗材

2. **医护人员生物防护用品品种与应用**　医护人员防护用品主要用于医疗机构门诊、病房、检验室、检查治疗等，阻止来自患者的病毒向医务人员传播，起阻隔、防护作用。医护人员防护用品品种包括防护口罩、防护服、隔离衣帽、手部防护用品、足部隔离用品、隔离护罩以及医用防护头罩、正压防护服、正压防护头罩等（图 8-12）。

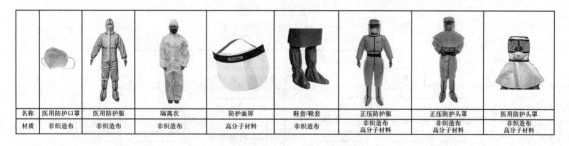

名称	医用防护口罩	医用防护服	隔离衣	防护面屏	鞋套/靴套	正压防护服	正压防护头罩	医用防护头罩
材质	非织造布	非织造布	非织造布	高分子材料	非织造布	非织造布 高分子材料	非织造布 高分子材料	非织造布 高分子材料

图 8-12　医护人员生物防护用品

（二）医疗防护用耗材的技术发展

1. **医疗防护用耗材产品技术发展**　19世纪末口罩开始应用于医护领域。从早期临床医护人员全身棉布防护衣，到2003年，非典（SARS）期间临床诊疗无纺布防护衣，再到2019年新型冠状病毒（2019-nCoV）肺炎疫情时期涌现出了很多新型的防护产品，如图8-13。从最初的无防护到现在的三级防护，防护等级全面提升；从最初的棉布口罩、纱布口罩到现在的非织造布口罩；从简单的手术衣、隔离衣、防护服到现在的医用防护头罩、正压防护头罩、正压防护服，防护产品经历了材质、工艺以及功能性能的飞跃。

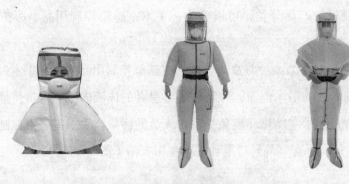

图 8-13　新型防护用品

2. 医疗防护耗材材料及工艺技术发展　医疗防护用耗材主要材料为无纺布（非织造布）。无纺布是一种不需要纺纱织布而形成的织物，只是将纺织短纤维或者长丝进行定向或随机撑列，形成纤网结构，然后采用机械、热黏或化学等方法加固而成。它不是由一根一根的纱线交织、编结在一起的，而是将纤维直接通过物理的方法黏合在一起的，所以，当你拿到你衣服里的黏层时，就会发现，是抽不出一根根的线头的。非织造布突破了传统的纺织原理，并具有工艺流程短、生产速度快，产量高、成本低、用途广、原料来源多等特点。

按照生产工艺性质不同，无纺布可分为三大类：干法、聚合物挤压成网法、湿法，目前国内外最多的生产工艺是干法、聚合物挤压成网法。

下图为某大学对无纺布（非织造布）的分类，如图 8-14，供大家参考：

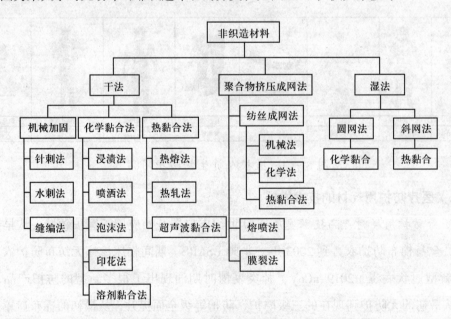

图 8-14　无纺布（非织造布）的分类

无纺布成品生产工艺及特点

无纺布在生产时是没有其他附着加工工艺的，为了产品需要可能要求材料多样化和一些特殊的功能，就会加工无纺布原材料上，根据加工模式的不同产生了不同的工艺，像无纺布的覆膜和淋膜就是无纺布比较常见的工艺。

淋膜无纺布在生产中，塑料融化后加入抗老化剂的技术成本太高，一般常用的淋膜无纺布很少加抗老化剂，这样在阳光照射下，老化速度较快。由于腹膜无纺布使用的 PE 膜在生产之前已经加入了抗老化剂，所以它的抗老化效果也比淋膜无纺布要好。

功能性后处理无纺布对无纺布进行各种特殊的处理，以满足客户对无纺布的各种特殊性能的要求。"三抗"无纺布 – 处理后的无纺布具有抗乙醇、抗血、抗静电功能，主要用于医用手术衣等材料。①抗静电处理 – 抗静电无纺布主要应用于对静电有特殊环境要求的防护用品材料。②吸水处理 – 吸水无纺布主要用于医疗耗材的生产，如手术洞巾，手术垫单等。③阻燃处理 – 阻燃无纺布广泛应用于家具产品和航空用品。

二、医疗防护用耗材使用安全风险分析

医疗防护用耗材的相关使用风险主要来自以下几方面，一是与材料本身相关的风险，二是医疗防护用耗材使用过程中操作的风险，以及运输储存条件等相关的风险问题。

（一）医疗防护用耗材本身相关的安全风险因素

1. 医疗防护用品产品质量问题可能导致的风险 医疗防护用品使用在发现粘连、裂缝、孔洞等质量瑕疵问题，例如有缝合接缝没有密封胶条，或者密封胶条不严密，这些问题都会降低医疗防护用品的防护效果，有害的血液、体液、分泌物、空气中的颗粒物可能从这些地方侵入，对穿着使用者造成安全风险。

2. 医疗防护用品结构设计引起的风险因素 市场上看到很多没有连帽结构的隔离服、手术服等医疗防护用品，其腰部、袖口、脚踝等需要收口用以防止污染物进入，但都未采取收口结构，或开口过大，这样的设计易造成泄漏。为控制该情况的发生，在穿着防护服时，使用者应根据其收口设计，同时考虑到手部、脚部、面部等部位需同时采取防护措施。手部戴手套，脚部穿鞋套，面部配合使用对应的防护口罩或面罩，相互配合好，避免收口设计所导致的污染进入情况发生

3. 标识等因素可能引起的风险因素 产品标志、使用说明也是常见的不符合项目，标准中对医疗防护用品最小包装的标志、使用说明都有详细介绍。因为医疗防护用品属于医疗物资，需要进行医疗注册检验，标识上也需要标上产品注册号。医疗防护用品有灭菌的和非灭菌的，对于灭菌产品要有灭菌字样。医疗防护用品最重要的是防护功能，防护效果

和滤材滤料直接相关。而如果贮藏不当，时间过长可能引起老化造成性能改变，所以在标志、使用说明上要求标注生产日期、贮存条件及有效期。医疗防护用品的阻燃性属于推荐性项目，所以要求有阻燃性说明。此外，由于穿着和使用医疗防护用品的都是高危场所，使用前检查、使用方法及建议使用时间、注意事项这些信息显得尤为重要，使用前检查一次性防护是否破损，清洁完好，穿脱需按照使用说明，以避免防护不当或造成二次污染。标志、使用说明中要求的这些信息，都是在选择、使用及处理防护服时必须了解的。

4. 过滤效率等因素导致的风险因素　过滤效率问题主要分为接缝处没有密封处理和材料选择两个问题，在过滤效率问题上，医疗防护用品无论面料使用多么好的过滤材料，如果接缝处没有密封处理，过滤效率也会不合格，这也印证了上文提到的外观要求。接缝如果没有进行密封处理，就会成为薄弱部位，带来防护漏洞。在材料选择的问题上，一次性医用防护的面料有聚丙烯纺黏布、SMS 结构聚酯纤维、木浆复合水刺布、高聚酯涂层织物、聚乙烯膜非织造布。不同于一般棉或涤的织物，纤维间隙大，或者有芯吸作用，阻隔效果不好；熔喷布或纺黏布纤维比较细，且多为网状结构，对颗粒能起到一定的阻隔作用，医疗防护用品最外层的膜结构需要有良好的阻隔作用。

5. 液体阻隔等因素上导致的风险因素　液体阻隔功能分为抗渗水、透湿量、抗合成血液穿透性、表面抗湿性。其中相对不合格率较高的是抗合成血液穿透性。医疗防护用品作为医护人员工作时穿着的服装，有可能面对血液喷溅的情况。而血液又是微生物病毒的传播载体，如果医疗防护用品不能阻隔血液穿透，将可能引起医护人员的感染。抗合成血液渗透测试采用模拟人工血液通过加压一定时间维持一定时间，看血液是否穿透。标准中要求医疗防护用品不能低于 2 级要求，即 1.75kpa 维持 5 分钟。检测过程中，不合格产品常见的是没有膜结构的亲水材料或是稀疏材料。

6. 医疗防护用耗材的生物兼容性的风险因素　医疗防护用耗材属于防护类材料，主要为防护自身使用，用于穿戴或使用在身体表面，与身体皮肤组织直接或者间接接触，其本身材质对皮肤可能会有刺激性。不仅要具有良好的物理力学性能，而且还要有一定的生物相容性。

（二）医疗防护用耗材在临床使用中的安全风险因素

医疗防护耗材产品较简单，但是对使用者的要求较高，如果使用不当极容易对使用者造成感染风险。对产品的规范使用是产品最为重要的使用风险；

1. 医疗防护用品的选用不当也会造成的风险　目前国家在医疗防护用品的选择上没有明确统一的标准规范（图 8-15）；如果医疗防护用品使用不规范或者选择不正确，也会导致使用者有感染的风险。

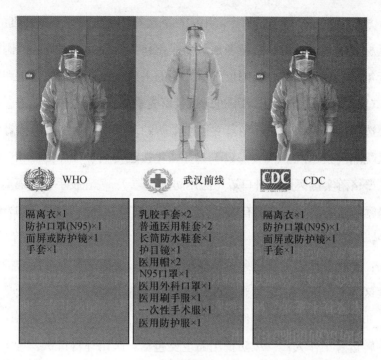

图 8-15　WHO、CDC、武汉前线对医疗防护用品的选择标准

2. 重复使用风险　医疗防护用品大多为一次性使用，若重复使用，风险会增加，虽然目前一些新材料新生产工艺等达到了可重复使用的标准，但是重复使用的方法也有很大的局限性，如果处理不好，其风险比产品本身更大。

（三）医疗防护用耗材储存物流等过程相关安全风险

医疗防护用耗材的存储对环境要求较高，其储存环境不符合产品规定要求，则会导致产品的安全有效性；其包装有无菌要求，不当的物流运输以及搬运可能导致包装破损，导致暴露污染，无法保证无菌的有效性。在使用过程中，可能对患者造成感染的风险。

另外，医用防护耗材一般是一次性使用，使用完作为医疗废弃物处理也需要针对不同的使用场景，做针对性的处理，否则可能对废弃物处理人员造成感染的风险。

三、医疗防护用耗材使用安全风险评估

医疗防护用耗材作为一次性使用低值耗材，医疗机构应制定严格的医用耗材风险评估制度。医用耗材安全风险评估可以是一个前瞻性的过程，也可以在安全（不良）事件发生后，对危害的可能性或后果的严重性的评估。

1. 使用前的风险评估

（1）使用准入评估：医疗防护用耗材为一次性低值耗材，存在生产厂家和品牌繁多，各厂家品种参差不齐，同种产品技术参数指标、规格多样的情况，产品的质量、设计、生

产、供应链等方面存在不少差异，临床应用中产品选择不当会带来不同程度的风险。同时，医疗防护用耗材适用不同手术、防护场景呈多样化趋势，各类不同目的的医疗防护用材料发展迅速，近年来有各类新型材料问世，新产品的引进和使用对临床医生和医院管理的要求更高，临床对新项目开展或新技术引进应进行事先准入评估。

（2）产品选择风险评估：在严格落实标准预防的基础上，根据接诊患者疾病的传播途径，参照《医院隔离技术规》（WS/T311）选择强化接触传播、飞沫传播和（或）空气传播的感染防控，严格落实戴医用外科口罩（医用防护口罩）、戴乳胶手套等隔离要求。根据不同工作岗位暴露风险的差异，根据有关文件要求选择防护用品，并根据风险评估适当调整，做到以下防护：

一级防护：预检分诊点，普通急诊留观区，门诊，普通病区，重症监护病房，密切接触者医学观察区，医务人员通医学观察区，隔离病区的潜在污染区工作人员，以及进行普通患者手术，非新冠肺炎患者的影像检查与病理检查，发热门诊及隔离病区外的安保、保洁、医疗废物转运等工作人；一级防护用品主要包括：医用外科口罩、一次性工作帽、工作服、一次性乳胶手套或丁腈手套等。

二级防护：发热门诊及隔离病区内，隔离重症病区，疑似及确诊患者影像检查及检验，消毒供应中心对新冠病区物品回收、清点及清洗时，疑似及确诊患者转运、体检、尸体处置时，为疑似或确诊患者手术，新冠核酸检测时采用二级防护措施。二级防护主要防护用品：医用防护口罩、护目镜或防护面屏、一次性工作帽、穿防渗隔离衣或防护服、一次性乳胶手套或丁腈手套、鞋套等。

三级防护：有条件的医疗机构在为疑似或确诊患者实施可产生气溶胶操作、手术、新冠病毒核酸检测时可采用三级防护；为疑似或确诊患者实施尸体解剖时采用三级防护。三级防护主要防护用品：正压头套或全面防护型呼吸防护器、穿防渗隔离衣或防护服、一次性乳胶手套或丁腈手套、鞋套等。

2. 使用后风险评估　通过安全、不良事件的使用安全风险评估：针对医疗防护耗材使用中发生的不良事件，在事件分析过程中汇总出的不良事件发生原因、风险发生概率、严重程度评估，对于医疗机构，尤其对于生产企业在医疗防护耗材风险控制方面均具有一定的参考意义。

四、医疗防护用耗材使用安全风险控制

根据风险分析和评估，医疗防护用耗材属于中高风险医疗器械，尤其是医护人员在疫情和传染病环境的隔离病房使用，风险程度很高，其使用安全保障需要在使用的全过程要

做好风险控制。

（一）各类医疗防护用品的风险防范

1. 防护服破损的防范防范措施：①穿防护服前应去除身上的尖锐物，以免在工作中造成防护服的损坏；②穿着前要确认防护服的尺码是否适合，一般选择比自己日常衣服大一码的防护服，太大或太小都会造成工作过程中行动不便或意外挂坏、撕裂；③检查防护服的整体完整性，如缝线处有无开裂等，有破损立即弃用；④在穿好防护服之后，可通过上举双臂、弯腰、下蹲等动作，评估所选防护服是否合适，确保合适后方可进入隔离区；⑤工作中关注防护服的完整性，及时发现开裂与破损。

2. 防护口罩松脱或护目镜松脱的防范　①戴口罩前一定要检查口罩或护目镜的完整性以及松紧带的质量，有异常立即弃用；②正确佩戴防护口罩，在口罩型号不充足的情况下，用调整松紧带弥补，每次佩戴后应做气密性检查；③正确佩戴防护目镜，调整护目镜松紧带，直至已经牢固。

（二）应急处理与流程

1. 防护服破损应急处理措施及流程　护理人员工作中，尤其在隔离病区，发生防护服破损后，应尽快撤离隔离区，更换全套防护用品。处理流程如下：发现防护服破损→75%乙醇喷洒或速干手消毒剂涂抹破损处（喷洒或涂抹范围大于破损处直径的3倍）→告知同班人员→与同班人员交接工作→撤离隔离区→按流程脱摘防护用品→脱工作服→沐浴更衣→根据工作需要重新穿戴防护用品后入隔离区。

2. 防护口罩松脱或护目镜松脱处理措施及流程　当护理工作中，尤其在隔离病区发生防护口罩松脱或护目镜松脱时，应当立即更换。处理流程如下：①防护口罩松脱→告知同班人员→与同班人员交接工作→离开隔离区→按流程脱摘防护用品（摘掉防护服帽子后→手卫生→摘防护口罩→手卫生→戴新医用防护口罩→再按流程脱摘防护用品）→脱工作服→根据工作需要重新穿戴防护用品后进入隔离区。②护目镜松脱→在相应区域实施手卫生→脱外层手套→手卫生→取下护目镜→手卫生→戴外层手套→戴护目镜→进入隔离区。

（金静芬　陈　芳　王海东　徐彩娟　林　娟　王　帅）

第九章

体外诊断试剂安全使用风险管理

第一节　体外诊断试剂分类与临床应用

一、体外诊断试剂的定义与技术发展

（一）体外诊断与体外诊断试剂

体外诊断（In Vitro Diagnostics，简称 IVD）是指在人体之外，对取自人体的体液、细胞、组织等样本进行检测，从而确定人体的功能状态和异常情况。在现代医疗实践中，体外诊断通过对离体样本生物标志物的定性或定量分析，并与正常人的分布水平进行比较，向临床提供了疾病预测预警、早期诊断、用药指导、疗效检测及预后判断等医疗决策所需的相关信息。

体外诊断包括了仪器和试剂两个重要的部分，其中前者具有一定的使用年限，后者为消耗品，使用量与检测次数有关。

根据《体外诊断试剂注册管理办法》，体外诊断试剂定义是指可单独使用或与仪器、器具、设备或系统组合使用，在疾病的预防、诊断、治疗监测、预后观察、健康状态评价以及遗传性疾病的预测过程中，用于对人体样本（各种体液、细胞、组织样本等）进行体外检测的试剂、试剂盒、校准品（物）、质控品（物）等。它的质量安全直接影响到医疗机构诊断结果的准确性和选择治疗方案的合理性、有效性。

（二）体外诊断技术发展

我国的体外诊断发展起步较晚，截至 20 世纪 70 年代，临床检验项目大多限于三大常规和肝肾功能，检验人员主要依靠显微镜、试管、吸管、比浊管、目光比色计，通过原始手工作坊式的操作来进行，体外诊断试剂则由医院检验科人员根据需要自行配制。20 世纪

70 年代后，一些国外设备和技术的引进使我国体外诊断产业化初具雏形，但试剂的研制和生产主要在实验室中进行，没有系统的质量控制和管理，且创新意识薄弱。20 世纪 80 年代后，随着国家的改革开放，国外大量先进技术不断地引入，大医院开始引入自动化检验设备，这一时期我国体外诊断发展的最大亮点就是检验结果质量控制进入了标准化时代，并逐步与国际接轨，全国范围内开始实施检验结果的质量管理，建立室内质控、室间质评，同时国内开始涌现出第一批具有规模的体外诊断试剂生产企业。但由于缺乏监管和行业规范，有大部分企业并不具备合法资质，不同厂家的产品质量参差不齐、鱼龙混杂，这一混乱的市场秩序使我国错过了生化和免疫体外诊断发展的黄金阶段。国家从 1993 年开始开展行业整顿，取缔了部分无生产资质的厂家，之后我国的体外诊断行业开始迈向健康发展的道路，行业集中度也有所提高，并于 2003 年研发出了第一台拥有自主知识产权的全自动生化分析仪，2008 年首台国产全自动化学发光免疫分析仪也问世。近年来，全球体外诊断行业新技术、新模式不断出现，以二代基因测序（NGS）为代表的分子诊断技术、以微流控芯片为代表的即时检测产品，以及以大数据、"互联网 +"为代表的现代健康管理和精准医疗等新技术、新模式为体外诊断行业打开了新的成长空间。伴随着体外诊断技术的不断升级和相关前沿科学技术的广泛应用，全球体外诊断市场规模将保持持续增长态势。另外，全球人口基数不断增加，慢性病、肿瘤等疾病的发病率不断提高，也推动着体外诊断市场持续发展。在人口老龄化加速、创新技术突破和政策红利助推的三轮驱动下，我国体外诊断行业不断朝前发展。我国陆续出台一系列政策扶持体外诊断行业发展，如在《"十三五"医疗器械科技创新专项规划》《"十三五"生物技术创新专项规划》《"健康中国 2030"规划纲要》中都有相应支持政策，进一步激发行业活力。

二、体外诊断试剂相关法律法规

（一）体外诊断试剂注册管理办法

该《办法》分总则、基本要求、产品的分类与命名、产品技术要求和注册检验、临床评价、产品注册、注册变更、延续注册、产品备案、监督管理、法律责任、附则 12 章 90 条，自 2014 年 10 月 1 日起施行。近年来体外诊断试剂发展迅速，为适应科学技术发展和监管工作需要，更好地贯彻体外诊断试剂分类管理原则，强化风险动态管理，2017 年 1 月《体外诊断试剂注册管理办法修正案》将《办法》第二十条第一款由"国家食品药品监督管理总局负责体外诊断试剂产品分类目录的制定和调整"修改为"本办法第十七条、第十八条、第十九条所述的体外诊断试剂分类规则，用于指导体外诊断试剂分类目录的制定和调整，以及确定新的体外诊断试剂的管理类别。国家食品药品监督管理总局可以根据体外诊断试剂的风险变化,对分类规则进行调整。

随着新版《医疗器械监督管理条例》的发布和实施,配套的法规文件也在进行编制和修订。通过比对2014年版本的《体外诊断试剂注册管理办法》,可以发现新版的文件融入了注册人制度,在产品检验、产品技术要求、国家标准品参考品、变更注册等方面做了调整和优化,增加了附条件批准上市、特殊注册程序、临床试验机构及临床试验项目监督管理等方面的内容。随着体外诊断试剂的迭代更新,不断完善和优化法规的内容,优化审批备案程序的同时,更加注重监督管理。

(二)体外诊断的行业标准

全国医用临床检验实验室和体外诊断系统标准化技术委员会成立于1988年,由国家标准化管理委员会(SAC)批准的标准化工作领域为临床检验实验室质量管理、参考系统及体外诊断产品等,行业主管部门为国家食品药品监督管理总局。SAC/TC136为国际标准化组织ISO/TC212(医用临床检验实验室和体外诊断系统)在中国的技术对口单位,秘书处设在北京市医疗器械检验所。针对体外诊断标准缺口大的现状,TC136的工作突飞猛进,标准体系基本建立,标准数量大幅增加,到目前为止SAC/TC136共发布国家标准24项,行业标准141项,可从全国标准信息公共服务平台(http://std.samr.gov.cn)查询,这些标准为促进产业规范、服务行业监管提供了重要的技术支持作用。

三、体外诊断试剂的分类

(一)按国家药监注册证法规的分类

体外诊断试剂由于用途及生产工艺的异同,各国政府对其实行的管理模式不尽相同。国际上,包括WHO在内也没有有关体外诊断试剂管理方面的指南性文件。为了便于开展监管工作,统一全国体外诊断试剂注册审查标准和审查尺度,明确是否需要进行临床试验及制定合理的临床试验方案,国家药监局综合司发布《6840体外诊断试剂分类子目录(2013版)》对体外诊断试剂实行分类管理,根据产品风险程度由低到高,分为第一类、第二类、第三类产品,见表9-1。其中,第二类产品如用于肿瘤的诊断、辅助诊断、治疗过程的监测,或者用于遗传性疾病的诊断、辅助诊断等,按第三类产品管理;用于药物及药物代谢物检测的试剂,如该药物属于麻醉药品、精神药品或者医疗用毒性药品范围的,按第三类产品管理。与第一类体外诊断试剂配合使用的校准品、质控品,按第二类产品进行管理;与第二类、第三类体外诊断试剂配合使用的校准品、质控品,按与试剂相同的类别进行管理;多项校准品、质控品,按其中的高类别进行管理。

体外诊断试剂的管理办法参照医疗器械的管理模式,第一类体外诊断试剂实行备案管理，第二类、第三类体外诊断试剂实行注册管理。境内第一类体外诊断试剂备案，备案人向设区的市级食品药品监督管理部门提交备案资料。境内第二类体外诊断试剂由省、自治区、直辖市食品药品监督管理部门审查，批准后发给医疗器械注册证。境内第三类体外诊断试剂由国家食品药品监督管理总局审查，批准后发给医疗器械注册证。进口第一类体外诊断试剂备案，备案人向国家食品药品监督管理总局提交备案资料。进口第二类、第三类体外诊断试剂由国家食品药品监督管理总局审查，批准后发给医疗器械注册证，医疗器械注册证有效期为 5 年。

表 9-1　体外诊断试剂分类管理

类别	风险高低	监管机构	产品范围
第一类	较低	设区的市级食品药品监督管理部门	1 微生物培养基（不用于微生物鉴别和药敏试验） 2 样本处理用产品，如溶血剂、稀释液、染色液等
第二类	一般	省、自治区、直辖市食品药品监督管理部门	1 用于蛋白质检测的试剂 2 用于糖类检测的试剂 3 用于激素检测的试剂 4 用于酶类检测的试剂 5 用于酯类检测的试剂 6 用于维生素检测的试剂 7 用于无机离子检测的试剂 8 用于药物及药物代谢物检测的试剂 9 用于自身抗体检测的试剂 10 用于微生物鉴别或药敏试验的试剂 11 用于其他生理、生化或免疫功能指标检测的试剂
第三类	高	国家食品药品监督管理总局	1 与致病性病原体（如乙肝、丙肝、梅毒、艾滋病、结核等）抗原、抗体以及核酸检测相关的试剂 2 与血型、组织配型相关的试剂 3 与人类基因检测相关的试剂 4 与遗传性疾病相关的试剂 5 与麻醉药品、精神药品、医疗用毒性药品检测相关的试剂 6 与治疗药物靶点检测相关的试剂 7 与肿瘤标志物检测相关的试剂 8 与变态反应（过敏原）相关的试剂

在 2013 年国家食品药品监督管理总局公布和梳理的体外诊断试剂产品分类目录中，产品分类目录共计 766 种。在 2020 年 10 月，国家药品监督管理局发布关于调整《6840 体外诊断试剂分类子目录（2013 版）》部分内容的公告，对《6840 体外诊断试剂分类子目录》中产品类别为 III-7 与肿瘤标志物相关试剂的部分体外诊断试剂管理类别及预期用途进行调整，将部分三类管理的体外诊断试剂调整至二类管理。

（二）按医疗器械受理和评审的分类

根据检验项目的医疗器械评审分类，体外诊断试剂大致可分为临床血液和体液、化学检验试剂、免疫学和血清学检测试剂、细胞遗传学检测试剂、微生物学检测试剂、体液排泄物及脱落细胞的检测试剂、基因诊断试剂等种类，其中：

1）临床血液学和体液学检验试剂：主要包括有血液一般试剂、溶血试验试剂、血栓与止血试剂、组织配型类试剂、尿液检测试剂、粪便检测试剂及其他体液和排泄物检测试剂等。

2）临床化学检验试剂：主要有测定酶类、糖类、脂类、蛋白和非蛋白氮类、无机元素类、肝功能、临床化学控制血清等几大类产品。

3）临床免疫学检验试剂：免疫诊断试剂在诊断试剂盒中品种最多，根据诊断类别，可分为传染性疾病、内分泌、肿瘤、药物检测、血型鉴定等。

4）微生物学检验试剂：包括有培养基、微生物抗原抗体及核酸类试剂、药敏试剂、生化鉴定培养基及染色液等。

5）组织细胞学检验试剂：分为细胞、组织化学染色剂类试剂和免疫组化人体组织细胞类试剂。

6）变态反应、自身免疫诊断检验试剂。

7）遗传性疾病检验试剂。

8）分子生物学检验试剂：分子诊断试剂主要有临床已经使用的核酸扩增技术（PCR）产品和当前国内外正在大力研究开发的基因芯片产品，包括基因芯片类、蛋白质芯片类及其他生物芯片检测试剂盒。

四、体外诊断试剂的临床应用

随着医疗水平及技术进步，体外诊断试剂行业已先后经历了化学、酶、免疫测定和探针技术四次技术革命，每一次革命都使体外诊断试剂跨上了一个新的台阶，不仅灵敏度、特异度有了极大提高，应用范围也迅速扩大。目前体外诊断试剂已涵盖了五大诊断方向，包括生化诊断、免疫诊断、分子诊断、微生物诊断以及血液和体液学诊断，临床应用领域具体见表9-2。其中，生化、免疫、分子诊断及血液和体液学诊断试剂是我国目前体外诊断试剂主要的四大类品种。

表 9-2 体外诊断试剂的临床应用领域

诊断	方法	检测原理	临床应用领域
生化诊断	化学	各种生物化学反应	尿液化学检测
	其他		肝功能、肾功能、血脂、心肌酶谱、电解质等
免疫诊断	酶联免疫	酶标记的显色反应，依据颜色变化程度确定结果	传染性疾病、内分泌、肿瘤标志物等的检测
	胶体金	胶体金标记，蛋白质等高分子被吸附到胶体金颗粒表面包被	乙肝、HIV抗原抗体的检测、女性妊娠的辅助诊断
	乳胶比浊	抗体吸附在胶乳颗粒上形成致敏源，抗原抗体复合物的形成使乳胶颗粒发生凝集	特定体液蛋白质（如免疫球蛋白、补体等的检测）
	免疫荧光	免疫学方法与荧光标记技术结合来研究特异蛋白抗原在细胞内分布	抗核抗体、病毒的检测
	化学发光	将抗原抗体同样本结合，然后由磁珠捕捉反应物，再加入发光促进剂，加大发光反应的速度与强度	传染性疾病、内分泌、肿瘤标志物等的检测
分子诊断	PCR	DNA高温变成单链，低温互补配对	细菌、病毒的检测
	原位杂交	标记的已知测序核酸为探针与细胞或组织切片中核酸进行杂交，从而对特定核酸进行精确定量定位	基因图谱，病毒检测
	基因芯片	在一块基片表面固定了序列已知的靶核苷酸的探针，互补匹配确定序列	药物筛选、新药开发、疾病诊断
	基因测序	从血液或唾液中分析测定基因全序列	预测多种疾病的可能性，基因图谱、遗传性疾病筛查等
微生物诊断	药物试验	微生物在不同浓度药物环境中的生长能力不同	体外药物敏感试验
	培养+形态观察	对细菌培养观察菌落	细菌、真菌的检测
	全自动微生物分析	不同细菌的生化反应不同	细菌、真菌的检测
血液和体液学诊断	血细胞分析	利用VCS技术对血液中的细胞进行计数、分类等分析	红细胞、白细胞、血小板等的检测
	流式细胞术	以高速分析上万个细胞，并能同时从一个细胞中测得多个参数	红细胞、白细胞、血小板等的检测
	止凝血功能检测	通过检测血浆凝固过程中的光、电、机械信号变化对凝血功能进行了解	凝血功能的筛查、血友病的筛查

（一）生化诊断试剂

生化诊断一般以生化试剂配合开放式的分析仪器，通过各种生物化学反应或免疫反应测定体内生化指标，主要用于酶类、糖类、脂类、蛋白和非蛋白氮类、无机元素类、肝功能、肾功能等医院常规项目的检测，是临床诊断中重要的基本组成部分。我国的生化诊断试剂起步最早，经过 30 多年的发展已基本达到国际同期水平，而且由于生化分析仪多以开放式为主，即多个厂家的试剂可以在一台仪器上使用，因此在与国外同类试剂的竞争中，国产生化诊断试剂具有明显的价格优势，目前已占据约 2/3 的市场份额，基本实现了进口替代。近年来，以乳胶增强免疫比浊法为代表的先进生化技术使一些原本需要用免疫诊断甚至分子手段完成的检测（如胱抑素 C）可以用生化诊断进行，拓宽了生化诊断试剂的应用领域，成为了生化诊断新项目研发的新兴方向。

（二）免疫诊断试剂

免疫诊断是通过抗原与抗体相结合的特异性反应进行测定的诊断方法，对小分子蛋白、激素、脂肪酸、维生素、药物等进行检测，主要用于肝炎检测、性病检测、肿瘤检测、孕检、自身免疫疾病及过敏原检测。免疫诊断试剂品种繁多，先后经历了放射免疫（RIA）、酶联免疫（ELISA）、时间分辨免疫荧光（TRFIA）以及化学发光（CLIA）的技术革新。目前国际国内主流的免疫诊断试剂为酶联免疫和化学发光两大类，相对于酶联免疫试剂，化学发光技术的灵敏度高，能够检出放射免疫分析和酶联免疫分析等方法无法检测出的物质，对疾病的早期诊断有重要的意义。它的线性动力学范围较宽，定量检测程度精准，光信号持续时间较长，结果稳定、误差小。表 9-3 是目前市场上各类发光技术的比较。相对其他技术，化学发光技术壁垒较高，且均为封闭系统（即试剂和仪器必须配套使用），国内企业难以重现生化试剂进口替代的成功模式。在未来，免疫诊断试剂的主要拓展项目将来源于新型肿瘤标志物及其他慢病标志物的检测。

表 9-3　化学发光技术的比较

分类	原理	发光标记物	发光底物	优缺点说明
酶促化学发光	显色酶标记在抗体或抗原上，酶标记的抗原抗体复合物在发光底物的作用下发光	过氧化物酶（HRP）	鲁米诺	优势：信号长而稳定，发光时间较长 劣势标记酶易受环境温度影响，且激发时间长，检测速度慢
		碱性磷酸酶（ALP）	螺旋金刚烷环氧化物苯磷酸酯（AMPPD）	
直接化学发光	氧化物直接标记抗原或抗体，结合后，在含过氧化氢的强碱激发液的作用下发光	吖啶酯	过氧化氢	优势：发光体系简单，检测速度快 劣势：发光时间短，信噪比低
		异鲁米诺（ABEI）	过氧化氢	
电化学发光	三联吡啶钌标记的抗原抗体复合物，在三丙胺的作用下发生氧化还原反应，发出可见光	三联吡啶钌 Ru（bpy）32+	三丙胺（TPA）	优势：灵敏度高，能稳定持续发光 劣势：激发发光过程复杂，存在流动比色池交叉污染的问题

（三）分子诊断试剂

分子诊断是精准医疗的基础，也是体外诊断子领域中增长速度最快的一个领域，它主要应用分子生物学方法检测患者体内遗传物质的结构或表达水平的变化，并依据检测结果做出诊断的技术，检测物质主要是 DNA、RNA 和蛋白质，从技术角度和发展前景看，分子诊断产品是体外诊断试剂中技术最先进、发展最迅速、前景最广阔的一类产品。核酸检测技术具体包括聚合酶链式反应技术（PCR）、荧光原位杂交技术（FISH）以及基因测序技术；生物芯片具体包括基因芯片和蛋白芯片技术。目前来说，基于杂交的检测技术已逐渐被数字 PCR、下一代测序技术（NGS）和质谱技术所取代。与生化试剂和免疫试剂侧重于已发生疾病的检测不同，分子诊断试剂则对感染初期和有可能发生的基因性疾病具有独特的检测优势，它起初用于传染病诊断和器官移植分子配型，目前已经逐渐应用于遗传病、肿瘤早期筛查与诊断、个性化医疗、昂贵药物治疗监测、法医鉴定等领域，未来还将扩展到大规模人群疾病筛查和人类基因库的建立。

目前我国分子诊断试剂应用最广的领域是传染性疾病的检测，主要包括传染病临床诊断和血液传染病筛查，如肝炎、性病、手足口、结核、流感、血液传染病等。传统对导致传染性疾病的病毒、细菌等病原体通常采用体外培养和免疫学试验等方法进行检测，耗时较长，检出率也较低，而分子诊断则能用于非培养样本病原体（如病毒、支原体、衣原体、螺旋体等）的检测，检测窗口期更短，而且能够快速获得病原体基因组，从而实现对病原体的精确鉴定、分型以及耐药性评估。另外遗传性疾病检测方面，目前应用项目在增多，但仍主要集中在无创产前筛查和遗传性癌症检测等少数项目。

个体化分子诊断是近年来临床诊断领域的研究热点，也逐步成为疾病诊疗的发展方向，特别是肿瘤靶向药物的相继问世，使得与其配套使用的分子诊断试剂上升到与药物同等重要的地位，它可有效避免药物的误用和滥用，显著提高治疗有效性。分子诊断中的测序技术将引领精准医疗，它能够从分子层面了解个体发病机制，从而制定精准的治疗方案，达到疗效显著，减少不良反应的目的。目前使用的第二代测序技术获得基因信息相对容易，但这些海量基因信息无法直接形成临床治疗价值，必须通过数理计算、模型构建、基因比对筛选后才能找到真正的致病基因，进而向上找出基因信息与病症之间的关系，向下为临床治疗方案的个性化设计提供参考。

值得一提的是 2020 年伊始新型冠状病毒肺炎疫情在全球各地蔓延，让更多的目光聚焦在分子诊断领域。面对新型冠状病毒核酸检测的市场需求和未来发展，分子诊断产业将会带来更大的关注。

（四）血液和体液学诊断试剂

血液和体液学诊断主要包括血常规、出凝血时间、尿液、胸腔积液和脑脊液的细胞学检测等，属于常规项目，如血常规主要用于分析血液中各类细胞的成分信息，出凝血项目为手术前必查项目，用于了解患者手术前有无止凝血功能缺陷以防止术中出现大出血。我国血液和体液学诊断领域最主要的为血液和尿液检测，这一领域对诊断系统自动化、灵敏度等方面有非常高的技术要求，国内市场参与者一直较少，近年来国内 IVD 企业通过技术积累，自主研发生产的部分血液和体液学诊断试剂已接近或达到国际水平。然而在诊断仪器方面，国内产品与国际水平相比依然有较大的差距，尤其在凝血功能项目上至今未有合适的国内替代厂家。与生化与免疫诊断不同，血液和体液诊断是通过细胞的大小、颗粒的复杂程度来定量不同组分的细胞，虽然现在市面上已有一些炎症项目在血液分析仪上开展，但比起生化免疫的平台，局限性较大。因此血液和体液类诊断试剂在分析仪上的项目扩展性较差。

第二节　体外诊断试剂的新技术进展

近年来，随着分子诊断技术、高通量测序、质谱以及各类组学（谱学）技术的发展与应用，体外诊断标志物的发现与鉴定技术突飞猛进，诊断新技术和新指标迅猛发展。在体外诊断领域，除了传统的生化、免疫、细胞形态学分析自动化程度进一步提高外，高通量测序和质谱的迭代更新加快了临床应用步伐，微流控技术、单分子检测、单细胞测序、外泌体检测等新兴技术正在发展并逐步走向临床，基因组学、转录组学、蛋白组学和代谢组学等多组学联合将是未来的趋势。

一、分子诊断技术

在新型冠状病毒疫情中，病毒的核酸检测对临床诊断和疫情防控起到了至关重要的作用。目前，核酸体外诊断技术正朝着几个方向发展：①高灵敏度。通过创新或改进反应原理，制备核心原材料等，开发高性能的诊断试剂。②多靶标、高通量。发展多靶标扩增或微流控技术，实现一次反应可检测多个病原，一次反应可检测大量样本。③自动化。在实验室建立集核酸提取、扩增与检测于一体的分子诊断系统。④便携化。在基层医疗机构甚至家庭实现操作简便、快速高效"样品进 – 结果出"POCT 检测模式。基于各种不同分子诊断原理的检测试剂和技术平台不断涌现，包括实时荧光 PCR 检测技术、数字 PCR 检测技术、恒温扩增检测技术、POCT 核酸检测技术、CRISPR 检测技术、高通量测序等。各种技术方法相互取长补短，将为感染性疾病等的核酸检测提供更为快速、可靠的检测平台和技术支撑。

（一）荧光 PCR 技术

实时荧光 PCR 检测技术以其灵敏度高、特异性好等优点，依然是当前核酸检测的主要技术平台。针对其扩增时间相对长的缺点，目前已经有开发极速扩增酶或改变加热模块等方式，增加反应速度。传统的实时荧光 PCR 平台的样本核酸提取与扩增检测需分开进行，对实验室条件和操作人员要求较高，因而集核酸提取、扩增和检测于一体的高通量、自动化分子诊断系统应运而生。

（二）数字 PCR 技术

数字 PCR 是继实时定量 PCR 之后新兴发展的一种核酸分子定量分析技术。相比于实时定量 PCR，其检测极限可达单拷贝，具备更加出色的灵敏度、特异性和精确性。

（三）恒温扩增技术

恒温扩增检测技术包括环介导等温扩增（LAMP）、链置换扩增法（SDA）、转录介导扩增（TMA）、重组酶聚合酶扩增（RPA）、核酸序列扩增（NASBA）、交叉引物恒温扩增（CPA）等多种。目前以 LAMP 应用最为广泛，国内也有基于 CPA、NASBA、RAA 等的核酸恒温扩增产品面世。

（四）CRISPR 检测技术

基于 CRISPR/Cas 优异的序列识别能力，CRISPR 检测技术在核酸诊断领域有着优异的表现。2017 年，张锋等将 Cas13a 与重组酶聚合酶等温扩增技术（RPA）结合，开发了基于 CRISPR 的高特异性和灵敏性的 SHERLOCK 系统。2018 年，Doudna 等发现当 Cas12a 结合并切割目标双链 DNA 时，具备非特异性切割单链 DNA 活性，并利用 Cas12a 的功能开发了一种被称为 "DETECTR" 核酸检测系统。

（五）基因检测技术

随着基因组学和遗传学的发展，基因测序技术得到了蓬勃发展。在第一代测序技术（Sanger，双脱氧链终止法）的基础上，涌现了第二代测序技术、第三代测序技术。第二代测序技术（Next generation sequencing，NGS）或高通量测序技术（High-throughput Sequencing，HTS）能一次并行对几百万条 DNA 分子进行序列测定，具有通量大、速度快、成本低、准确率高的特点，根据不同的测序技术原理形成了不同的测序平台，包括焦磷酸测序、SOLiD 寡核苷酸链接测序、Illumina 桥式测序、Ion Torrent 半导体测序等；第三代测序技术是指单分子测序技术，包括 Nanopore 单分子实时测序和 Pac Bio RS 单分子实时测序等。

根据测序原料不同，基因测序还可以分为基因组测序（DNA-seq）和信使或非编码 RNA 或者核糖核酸测序（RNA-seq）。DNA-seq 测序包括：全基因组测序、全外显子测序、靶向测序、染色质免疫共沉淀测序。全基因组测序的技术优点是文库制备不需要任何富集或扩增，全外显子测序仅对编码区进行测序，常通过寡核苷酸探针杂交以"捕获"靶向 DNA 片段，富集外显子序列，与全基因组测序相比，降低了成本和时间。靶向测序针对特定的目标基因，更好的节约时间和成本。染色质免疫共沉淀测序（Chromatin Immunoprecipitation sequencing，ChIP-Seq），主要用于研究体内蛋白质和 DNA 相互作用，能高效地在全基因组范围内检测与组蛋白、转录因子等互作的 DNA 区段，广泛应用于生物过程的多样性检测。RNA-seq 测序针对选择性的基因剪接转录物的发现、转录后修饰、基因融合、突变/单核苷酸多态性的检测以及小/长非编码 RNA 和基因表达变化等研究。单细胞测序（single-cell RNA sequencing，scRNA-seq）指在单细胞水平上，将细胞内微量的转录组 mRNA 通过高效扩增后再进行高通量测序，从而了解细胞群体、疾病状态和发育谱系的异质性。荧光原位 RNA 测序（fluorescent in situ sequencing，FISSeq），不仅能够研究单细胞的转录组，而且可以对细胞内每个转录组进行精确定位。

（六）其他分子检测技术

另外，采用基质辅助激光解析电离源飞行时间质谱（MALDI-TOF MS）的核酸质谱平台可对核酸片段进行分析；利用 PCR 毛细电泳片段分析技术进行病原鉴定；整合多步或全部分子诊断操作环节于一个小型微流控平台进行核酸检测等。

二、质谱技术

1912 年，英国物理学家 J.J.Thomson 发现带电荷离子在电磁场中的运动轨迹与它的质荷比（m/z）有关。1922 年，威廉阿斯顿因发明第一台同位素质谱仪获得诺贝尔化学奖。之后的几十年，随着离子源技术和质量分析器技术的变革，质谱仪器得到快速迭代，逐渐成为生命科学领域最有效的一种分析工具。基于多组学检测和数据分析的有效结合，质谱学与质谱技术已成为当今分析科学领域最为前沿、最为活跃的学科之一。与传统的检测方法相比，质谱技术具有高通量、高灵敏度、高特异性、高准确度、线性范围宽等优点，可在单次检测中同时精准地检测几十个甚至几百个生物标志物。

在临床体外诊断领域，质谱分析技术可以应用于临床生化检验、临床免疫学检验、临床微生物检验以及临床分子生物诊断等多个方面，通过对血液、尿液、体液甚至呼吸气体等样本进行检测，为临床诊治提供依据。目前在我国临床应用最多的质谱仪是基质辅助激光解吸电离飞行时间质谱（MALDI-TOF-MS）和液相色谱质谱联用（LC-MS/MS）。MALDI-

TOF-MS 可用于对核酸、蛋白质、有机物等的快速分析，常见的临床项目有微生物鉴定、核酸分析等；LC-MS/MS 可用于血液、尿液等样品中的各种代谢产物以及蛋白质、多肽、维生素、激素等物质的分析，是临床检验工作中重要的前沿检验技术，目前临床应用最广泛的有新生儿代谢病筛查、药物浓度监测、维生素和微量元素检测、肿瘤标志物等生物分子靶标的筛选等。此外，气相色谱质谱（GC-MS）以及电感耦合等离子体质谱（ICP-MS）也在临床诊断中占有一席之地。

中国临床诊断行业应用质谱技术开展临床诊断及研究已经进入发展快车道，但是，目前质谱技术在临床上的应用也存在一些不足，包括设备成本高、封闭式平台、操作专业技术要求高、标准化困难等，降低了其在临床应用的灵活度。目前许多质谱平台的检测项目缺乏已注册的市场化试剂盒，大多数为临床实验室自建项目，必须制定严格的 LDT 标准才能应用于临床实验室（参考 CLSI C62-A），同时必须建立严格的实验室质量管理体系。质谱检测的样品前处理流程相对复杂，需人工进样，对实验室技术人员的要求相对较高。质谱设备运行需要氮气等气路支持，并配套不间断电源，对环境的温湿度要求较高，分析过程中挥发性有机溶剂的成分也可能对人带来损害，因此要求实验室具备较完善的排风和温湿度保障系统。

加强开发自动化的样本处理系统，提升样本处理的能力和速度，将加速质谱技术在临床诊断中的应用。未来的质谱仪会在离子源、探测器方面进一步升级功能，质谱成像（MS image）可能会是一个研究热点，组织细胞图片可以通过质谱的离子强度来表示，可以对患者和健康人的细胞做出清晰直观的对比。其自动化流水线发展是重要趋势，同时小型化、简单化、智能化的产品也正在迅速得到研发应用。

三、POCT 及智能居家检测技术

现场快速检测（point-of-care testing，POCT）是指在采样现场进行的、利用便携式分析仪器及配套试剂快速得到检测结果的一种检测方式，它能够按临床应用场景划分出类别。近年来由于它即时便捷、样本处理时间短、采样分析速度快等特点，逐渐向基层医疗机构发展。随着分级诊疗政策的推行，以全国县域为核心单位的胸痛、卒中、创伤、危重孕产妇、危重新生儿五大急诊中心大规模建设落地，POCT 给普通检验的"去中心化"提供了广阔的市场增量空间。

POCT 作为体外诊断行业的细分领域之一，因其具有检验程序简便，结果快速，无时间场地限制，无须专业人员操作，仪器小型化等优点，在国内外得到迅猛发展，新产品新技术不断涌现。早中期技术如免疫层析、胶体金、干化学等，迄今仍被众多企业采用；化学发光、微流控、选择性电极、生物传感器、红外和远红外分光光度技术等新兴技术，显著提高了产品的稳定性和准确性，也大大拓宽了POCT的应用范围，一些大型检测设备的小型化/微型化也可用于满足POCT的需求。经历了从定性到定量的转换，新型的POCT技术和产品正在迅速推向市场。目前POCT项目已广泛应用于生殖、传染病、药物、心血管、炎症、血糖监测等，作为POCT产业头牌的心脏标志类、传染类、血糖类及妊娠类产品占据了POCT市场的半壁江山。POCT不仅面向基层医院和社区诊所，同时也可面向执法机构、个人家庭、传染病防控等。以心衰或者心梗生物标志物为例，POCT检测可在15分钟内得到BNP、cTNI等多项心脏标志物的结果，而传统实验室检测一般需要1至2个小时。发病早期关键临床指标的确证对临床诊治是极为关键的，POCT的优势得以最大发挥。在2016年国家《"十三五"国家科技创新规划》中明确提出：体外诊断产品要突破微流控芯片、单分子检测等关键技术，开发全自动核酸检测系统等重大产品，研发一批重大疾病早期诊断和精确治疗诊断试剂以及适合基层医疗机构的高精度诊断产品。

多平台、技术快速更新迭代是POCT不同于其他体外诊断和医疗器械领域的显著特点，掌握最新的一代产品，意味着拿到市场的主动权。表9-4为POCT技术的比较。可以想象，在未来POCT产品将会像手机、电脑等数码产品一样悄然渗透到人们生活的每一个角落，小型化、傻瓜式的自动检测系统将随处可见、随时可用，有望成为第一现场检测或家庭健康管理的必需品。在精准医疗大背景下，以个性化为核心的精准诊断对POCT行业的发展应用带来了新的驱动力，以"精准化、自动化、云端化"为主要特征的"智慧即时检测"——iPOCT已步入发展快车道。基于云端大数据的POCT检验质量管理和服务系统，实时远程设备维护和质量监控，将后台大数据在PC端与手机应用程序APP相关联，建立未来移动医疗的信息传递和数据分析云端化，作为健康监控大数据的入口，POCT云端化将实现与医疗大数据的无缝衔接，实现未来互联网时代医学诊断的新模式。

第四代POCT中的微流控技术涵盖工程学、物理学、化学、微加工和生物工程等多交叉学科。它相当于将一个大型实验室系统微缩在玻璃或塑料基板上，在微米级的空间内完成包括采样、稀释、加试剂、反应、分离、检测等全过程，实现准确、快速、自动地检测，已应用于生化、免疫、细胞、分子检测等各领域。特别在免疫诊断过程中，微流控技术可以做到：快速（4分钟以内）、准确（CV值＜5%）、小样本（5–35微升）、多联测、室温储运等诸多优点，且全自动、智能化、规模化生产有效降低了单品成本，为广泛的普及应用奠定了基础。凭借自身的优越性微流控技术成为POCT技术迭代的首选。

表 9-4 POCT 技术比较

技术特性	产品类型	典型技术	技术原理
第一代技术	定性检测	试纸条	干化学技术
第二代技术	半定量检测	比色板卡、半定量阅读仪器	免疫胶体金技术
第三代技术	定量检测	部分手工操作的POCT系统	化学发光免疫技术
第四代技术	自动化、信息化、智能化整合	全自动化的POCT系统	微流控技术

四、其他体外诊断新技术

无创检测近年来也是体外诊断技术的发展热点，陆续已有传染病、肿瘤、药物滥用等采用唾液、尿液、毛发等样本进行检测。例如智能化马桶，通过日常监测人体排泄物中的生物标志，连接云端数据分析系统，实现个人化健康信息管理，提示疾病风险等。无创检测可以减少检测对象的采样痛苦、感染风险，提高其参与检测的意愿，将健康管理融合到居民的日常生活活动中。

第三节　体外诊断试剂使用安全风险因素分析和评价

在国际上，临床医学检验风险管理的理念和要求写入了医学实验室的国际标准 ISO 15189，是实验室质量管理和能力建设的重要内容。在第 3 版 ISO 15189：2012 版标准的 4.14.6 "风险管理"中提出"当检验结果影响患者安全时，实验室应评估工作过程和可能存在的问题对检验结果的影响，应修改过程以降低或消除识别出的风险，并将做出的决定和所采取的措施文件化"。美国临床和实验室标准协会（CLSI）也制定了关于医学实验室风险管理的相关文件——识别和控制实验室错误来源的风险管理技术（EP18-A2 第 2 版），该文件为医学实验室风险分析［失效模式和影响分析（FMEA）］、故障树（FTA）和风险监控［故障报告、分析和纠正措施系统（FRACAS）］等风险管理提供了理论指导。

风险管理的基本过程包括风险分析、风险评价、风险控制和风险监控。在医学检验领域，风险管理活动是通过对基于临床实验室的信息进行分析，并就如何处理特定风险以及如何选择风险应对策略进行科学决策，风险管理内容包括临床检验的分析前、分析中和分析后过程，临床检验诊断的风险因素涉及检验的常规操作，同时也涉及患者准备、标本采集运输、实验室管理系统（laboratory information system，LIS）的状态、检测报告生成、报告打印等分析前或分析后因素。

体外诊断试剂的风险评估是临床检验分析前和分析中风险管理的重要内容，图 9-1 显示为体外诊断行业的风险模型，它的风险因素涵盖以下几部分：试剂的生产和校准、储存和运输、定标和质控、方法学原理、分析性能、诊断性能、稳定性、有效期（包括开封有效期和定标有效期等）、新批号新试剂的应用、产品性能的批间差异、仪器设备的适用性、安全性等。

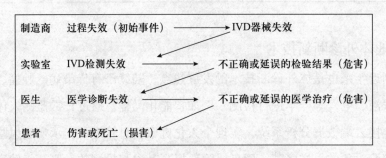

图 9-1 体外诊断试剂的风险模型

一、体外诊断试剂的风险分析

作为风险管理活动的重要组成部分，风险评估提供一种结构性的过程以识别目标如何受各类不确定性因素的影响，并从可能性和后果两个方面来进行风险分析，然后通过评估确定是否需要进一步处理。风险评估工作试图回答以下基本问题：①会发生什么及其原因？②后果是什么？③这些后果发生的可能性有多大？ ④是否存在一些可以减轻风险后果或者降低风险可能性的因素？⑤风险等级是否可容忍或可接受？是否要求进一步的应对和处理？

风险的可能性分析方法

通常主要使用以下三种方法来估计风险的可能性，即发生某些风险的概率，这些方法可单独或组合使用。

1. 利用相关历史数据来识别过去发生的事件或情况，借此推断在未来发生风险的可能性。所使用的历史数据应与使用的体外诊断试剂及所应用的系统和设备、实验室组织或活动类型、实验室质量管理体系及其有效性等有关。数据来源可以是相关的统计数据、投诉、不良事件呈报等。

2. 利用故障树和事件树等技术来预测可能性。当风险的历史数据无法获取或不够充分时，有必要通过分析系统、活动、设备或组织及其相关的失效或成功状况来推断风险的可能性。

3. 系统化和结构化地利用数据和专家观点来估计可能性。充分利用一切现有的相关信息进行判断，包括历史数据、文献资料、试剂相关检测技术原理、说明书、配套的检测系统、实验室质量管理体系、室内质控、室间质评等。

另外不同品牌和不同厂商的体外诊断产品，其分析性能和质量控制差异较大，诊断试剂的风险可能性分析需结合该产品的检测项目、检测技术原理、项目和试剂的诊断性能、试剂的分析性能、企业及实验室室内质控、类似产品的相关资料等多方面多环节进行综合分析。国家和省临床检验中心组织的室间质评结果是体外诊断试剂风险评价的有效资料之一，多中心、大数据的室间质评结果分析，可以作为诊断试剂安全风险因素分析的重要依据。

二、体外诊断试剂的风险因素

体外诊断试剂作为特殊的医疗器械，应该实行有效的质量管理和安全监管，因为它不仅关系到临床检验结果的准确性和稳定性，也关系到疾病预防和治疗过程中的有效性和安全性，会直接影响到临床医生对病情的判断和诊疗。因此保证检验结果的准确性是体外诊断的第一要务。在检验医学领域公认为检测系统的溯源性是保证结果准确的有效途径。保障量值溯源的核心要素在于仪器、试剂、标准品和操作流程四位一体。如果更换不同的仪器、试剂和标准品任何一项，都不能保证结果的一致性，可能导致检测结果不准确。体外诊断试剂的产品质量特性主要包括有：

1）分析特异性（如，干扰物或交叉反应物的影响）

2）准确度（即可接受的偏差）

3）精密度 CV 值

4）检出限和定量范围

5）精确度（精密度和准确度的结合）

6）诊断灵敏度（有病患者真阳性结果的片段）

7）诊断特异性（无病患者真阴性结果的片段）

8）外包装的规范性和一致性

因此在体外诊断试剂全流程的管理过程中，需特别考虑可能产生危害或损害的各类安全风险因素，并进行充分评估和考量。

（一）体外诊断试剂自身特性相关的风险

化学类试剂本身可能具有一定的腐蚀性，需避免接触皮肤和眼睛；试剂本身可能存在的生物危害、环境危害；部分生物试剂对环境和温湿度要求严格，容易存在功能失效的风险。另外，还包括包装和运输过程导致的泄漏风险、因标识或分装导致误用的风险等。

（二）体外诊断试剂物流风险

不同于其他医疗耗材，体外诊断试剂大多含有酶、抗原、抗体等生物活性物质，温度变化容易导致其生物活性发生改变，因此对试剂的存储和物流有着严格的温度要求。为保证试剂质量和有效性，在生产、运输、储存一般都要求在冷藏的环境下，一些特殊试剂还需避光。为保证试剂质量的稳定性，从生产到使用前的每一个环节都需要符合冷链管理的要求。因此冷链运输环节的温度失控是影响体外诊断试剂物流的一个重要危险（源）。

（三）体外诊断试剂检测过程中的风险因素

在体外诊断试剂使用过程中，应考虑操作各个环节可能出现的潜在风险情况。检验前的流程包括医生开出检验医嘱、检验申请单、患者准备、样本采集、样本运输、样本储存及样本的分析前预处理。分析前检验质量控制是保证检验结果准确可靠的重要环节，标本采集运送及前处理是技术含量相对较低，重复性、感染风险高的工作环节。在这一环节中，

1. 检测样本　为主要的风险因素，分析其中可能存在的潜在风险因素：

（1）试剂对检测样本是否有特殊要求。

（2）添加各种不同抗凝血浆样本是否会影响检测结果。

（3）样本内可能存在的干扰物是否会影响检测结果。

（4）不同的样本容器是否会影响检测结果。

（5）对样本储存的条件要求。

（6）针对患者，样本采集的不同时间是否会影响检测结果。

2. 检验中过程　是指从样本制备、检验方法的选择和确认、生物参考区间的评审、检验程序的质量保证到审核签发报告前的过程。检验过程中，针对体外诊断试剂使用中需要考虑的风险因素有：

（1）同一试剂，不同批次是否能混用。

（2）同一试剂，同一批次，不同包装内同一组份是否能混用。

（3）试剂盒能否重复使用。

（4）产品拆分后对各组分的寿命是否能达到产品规定的有效期。

（5）拆封后的试剂产品能否再次使用？拆封后的储存条件及有效期。

（6）体外诊断试剂是否会与患者或其他人员接触。

（7）试剂盒是否需要与其他医疗设备一起使用。

（8）试剂盒内的物质是否会影响环境。

（9）体外诊断试剂的使用是否需要软件系统。

（10）是否需要校准品及质控品。

（11）不同的洗板方式是否会影响检测结果。

（12）是否会有废弃物或污染性物质的输出。

3. 检验后过程风险因素　检验后过程是指标本检测后检验报告单的发出到临床应用这一过程，包括结果审核、规范报告、授权发布、临床解释、标本的留存及处理等。在对诊断结果判定方面，需要考虑的风险因素有：

（1）检测结果是定性还是定量的测量。

（2）对检测结果是否还需要再进行分析处理。

（3）临界值或参考值范围如何确定。

（4）灵敏度、特异性、符合率等性能指标的要求。

（5）批内差及批间差产生的原因。

（四）检验工作的环境风险

大部分的临床检验项目需要在实验室进行，因此也需考虑对检验结果有影响的相关环境因素。根据检验工作的需要，检验项目开展的实验室应具有足够的空间，保证项目顺利开展，且不影响工作质量、人员安全和对患者的医疗服务。对进入影响检验质量的区域学进行划分控制，同时要考虑其安全性、保密性要求，满足行政管理部门的要求。各类设施要确保医疗信息、患者样品和实验室资源得到有效的保护，防止未授权的访问。

实验室的设计与环境要适合所从事的检验工作，以不影响检验结果和质量为前提。实验室中的检验设备应便于进行正确的操作，这些设施包括有：能源、光照、通风、供水、废弃物处置设施等。另外在实验环境因素中，还需检查环境对标本采集、设备运行有无不利影响。另外还要严格控制外来人员进入实验区域，采取适当的措施保护检验标本及检测资源的安全，防止无关人员接触，特别注意对高风险标本或物品需有必要的安全保护措施。

实验室应配备相应的空间和条件确保能够存放检验标本、检验试剂、校准品、微生物菌种、检验设备及其他实验室用品，并完整记录会影响检验结果质量的物品状态。检验过程中使用的不同类别的试剂产品和材料应由专人分类管理，以防止交叉污染。

实验室应保障设施设备功能正常、状态可靠，检验区域应洁净并保持良好状态。当发现环境因素可能影响检验结果的质量时，工作人员应监测、控制并记录环境条件，特别关注无菌、灰尘、电磁干扰、辐射、湿度、电力供应、温度、声音及震动水平这些因素，进行监控和记录，以确保这些因素不会使结果无效或对所要求的检验质量产生不利影响。如果相邻实验室之间有不相容或者产生干扰的业务项目，应采取有效分隔，并采取措施防止交叉感染，各隔离区域须加以明确标识，如微生物室、分子生物学实验室等。

另外实验室对于血细胞和微生物的显微镜分类、分子突变结果的复核应提供安静和不受干扰的工作环境。

实验室应将采取减少污染,降低生物危害的措施告知该设备的工作人员,检验区应留出合适的空间以供维修和放置适当的个人防护用品。

(五)与检验项目配套的设备风险

实验室的检验设备包括检验仪器的硬件、软件、相关测量系统和实验室的信息系统。检验设备是检验工作的基本需求,实验室需配备其提供服务的全部设备,包括样品采集、样品准备、样品处理、检验和储存,同时制定正确的设备使用和维护程序,保障检验设备处于良好的工作状态中。当临床需求发生改变或者实验设备不能满足检验需要时,实验室应更新设备,确保检验结果质量的有效性和实效性。

检验仪器设备,包括实验室的实验设备、租用设备或由实验室授权人员操作使用的其他相关移动设备(如 POCT 设备),应由实验室相关人员和医学工程部人员共同参与安装,并出具安装报告,安装完成的仪器设备在正常使用前必须验收,经过鉴定合格、校准或测试符合要求后方可使用。血液分析仪、凝血分析仪、生化分析仪等需配套使用相关的体外诊断试剂盒消耗品等。对于使用非配套的检验分析系统时,需与配套分析系统(国家注册批准文件中批准的适用系统)的结果进行比对,验证检验分析系统的有效性。另外在设备使用前,实验室还需编写检验仪器作业指导书。指导丛书应参照产品说明书并遵循制造商的建议。

(六)检验人员的操作风险

1. 操作人员资质 在检验实验室内,检验人员的操作性和专业性对检验结果也有着一定的影响作用。检验人员应具备相应的执业资质,经过培训。如果不了解试剂产品使用说明书内容,不熟悉检验操作流程,没有熟练掌握仪器设备的性能和操作程序以及对异常检验结果进行分析及专业评估能力,是重要的风险因素。

2. 操作人员的职业暴露风险 实验室操作人员每天与患者的血液、体液等感染性标本接触,如果防护不当、操作不规范,很容易发生操作人员的感染风险。

(七)体外诊断试剂管理水平的风险

部分实验室的内部管理机制中,体外诊断试剂缺乏科学的风险管理机制,其采购、接收、储存、使用等环节未进行严格或规范化管理,如采购部门与使用部门缺乏沟通导致脱节,甚至可能存在过期体外诊断试剂仍被使用;试剂存储冷柜温度失控等,这些管理方面的问题都可能会导致体外诊断试剂的质量安全性无法得到保障。

三、体外诊断试剂风险的后果分析

通常采用定性和定量分析方法进行风险评价。通过假设特定事件、情况或环境已经出现进行后果分析，可确定风险影响的性质和类型，可以包括从结果的简单描述到制定详细的数量模型等多种形式。

定性分析方法是通过对风险进行调查研究，做出逻辑判断的过程，如计算 RPN 值、风险矩阵等，也可通过"高、中、低"的表述或利用数字分级尺度来界定风险事件的后果、可能性及风险等级。定性分析应当对使用的相关术语进行清晰的定义或说明，并对风险准则的设定基础进行相应的描述。定量分析方法一般采用系统论方法，将若干相互作用、相互依赖的风险因素组成一个系统，抽象成理论模型，运用概率论和数理统计等数学工具，定量计算出风险后果及其可能性的量化数值，结合具体情境，计算出风险等级，并评估出最优的风险管理方案。需要注意的是，即使实现全面的定量分析，其所获得的风险等级值仍是估计值，其精确度可能与所使用的原始数据及分析方法的精确度存在一定的偏差。

由于实际工作中往往存在相关信息不够全面、甚至缺乏数据，或者某些操作中主客观因素的影响等，全面的定量分析未必都是可行的或值得的。在此情况下，由经验丰富的专家或者风险控制团队对风险进行半定量或者定性的分析可能已经足够有效。根据风险分析的目的、可获得的可靠数据以及组织的决策需要，风险分析可以是定性的（半定量的）、定量的或定性定量的方法组合。

风险的影响可能是轻微后果高概率、严重后果低概率或某些中间状况，通常需同时分析具有严重后果和轻微后果的风险，某些频繁而轻微的问题可能会产生很大的累积效应，同时，还应关注具有潜在严重后果的风险。后果分析应考虑现有的后果控制措施及其实施的效能，并关注其他存在的可能影响风险后果的相关因素。

风险评估应对风险事件进行全面的扫描，以识别出最重大的风险，并把不太重要和次要的风险区别出来做进一步分析。进行筛选时，应注意不要漏掉发生频繁低但有重大累积效应的风险，并确保组织资源能集中于应对最严重的风险。风险的筛选应在明确相关信息时所确定的准则基础上进行。可根据初步分析结果采取以下行动方案：立即进行风险应对而无须进行评估；搁置暂不需处理的轻微风险；继续进行更细致的风险评估。

四、不确定性及敏感性因素

（一）不确定的事件

在风险分析过程中经常会涉及相当多的不确定性因素。认识这些不确定性因素，对于有效地理解并说明风险分析结果是必要的。例如在体外诊断试剂的管理中，不确定的事件有：

（1）实验室管理系统（LIS）失效。

（2）临床很少了解的异常危害：如对牛海绵状脑病病原体的传染性了解不准确，就不能对传播的风险进行量化。

（3）对某些毒理性危害，如遗传毒性致癌物和致敏剂，不能确定其暴露的临界值（低于此值不会出现毒性影响）。

对于那些在风险识别和风险分析时所使用的数据、方法及模型，其本身存在的不确定性因素。不确定性因素分析涉及对风险分析结果的方差或偏离性进行明确。

（二）敏感性分析

与不确定性因素分析密切相关的是敏感性分析。敏感性分析是确定某个参数输入的改变对风险等级影响的程度和显著性。这项分析可用来识别哪些数据是对结果影响较大的，从而更应确保其准确性。

应尽可能充分阐述风险分析的完整性及准确度。如有可能，应识别不确定性因素的起因。对敏感的参数及其敏感度应予以说明。

五、风险评价

（一）体外诊断试剂风险评估

根据某年度实验室质量管理计划，实验室技术主管、各专业组组长以及质量监督员等相关人员，对体外诊断相关工作过程可能存在的对检验结果有影响的问题进行全面的风险评估。根据评估数据汇总和分析，报告如表9-5所示：

1. 情况概述　当检验结果影响患者安全时，实验室应评估工作过程中可能存在的对检验结果有影响的问题。应修改过程以降低或消除识别出的风险，并将做出的决定和所采取的措施文件化。实验室质量风险评估由熟悉实验室工作每个环节的实验室质量主管以及各专业组组长、质量监督员共同完成。实验室质量风险评估内容应包括实验室检验前、检验中、检验后的工作流程以及实验室的质量管理活动，针对其所涉及的质量和技术风险进行现场和回顾性地评估，识别出存在风险的工作环节及其严重程度，明确应采取的措施，进行持续质量改进，确保实验室工作安全、有序进行。

2. 评估依据　评估小组依据 CNAS-CL02：15189《医学实验室质量和能力认可准则》、CNAS-CL02-A003《医学实验室质量和能力认可准则在临床化学检验领域的应用说明》、CNAS-CL02-A004《医学实验室质量和能力认可准则在临床免疫学定性检验领域的应用说明》、CNAS-CL02-A002《医学实验室质量和能力认可准则在体液学检验领域的应用说明》、

CNAS-CL02-A005《医学实验室质量和能力认可准则在临床微生物学检验领域的应用说明》、CNAS-CL02-A001《医学实验室质量和能力认可准则在临床血液学检验领域的应用说明》等标准、法规、指南，对常规和特殊条件下实验室所开展检验活动进行风险评估，制定预防措施并对采取预防措施后的残余风险进行评估。

3. 风险评估后果严重性评判标准与描述

表 9-5 风险评估评判标准与描述

危害程度	后果描述
不重要	不造成人员伤害；轻微经济损失；不影响检测质量；略影响TAT；无实验室信息外泄
低度	对人员造成轻微伤害，能及时采取救治措施，无远期后遗症；一定程度的经济损失；影响检测质量及TAT，但未造成投诉；无实验室信息外泄
中度	对人员造成伤害，需一定时期的治疗，但无远期后遗症；经济损失大；影响检测质量及TAT，投诉至实验室管理层；实验室信息有外泄
高度	对人员造成严重伤害，即使治疗后也留有遗症；经济损失严重；严重影响检测质量及TAT，影响临床诊治工作，投诉至医院甚至上级管理部门；有重要实验室信息有外泄；危害物扩散至实验室外，但未造成本实验室以外部门受害
灾难性	人员死亡；经济损失非常严重；极度影响检测质量及TAT，投诉造成不良社会影响，或患者因相应的错误诊治死亡；重要实验室信息有外泄并被盗用；危害物扩散至实验室外，并造成本实验室以外部门受害

4. 风险发生频率与程度评判标准（表 9-6）

表 9-6 风险发生频率与程度

发生的可能性	后果的严重性				
	不重要	低度	中度	高度	灾难性
几乎确定发生	中度	中度	高度	高度	高度
很可能发生	中度	中度	中度	高度	高度
可能发生	低度	中度	中度	高度	高度
不大可能发生	低度	低度	中度	中度	高度
几乎不发生	低度	低度	中度	中度	高度

5. 风险控制措施制定的原则

首先考虑消除危险源（如果可行），然后再考虑降低风险，包括降低危害发生的可能性和降低危害严重的程度，最后考虑采用个体防护。

6. 风险控制措施效果评判标准（表9-7）

表 9-7　风险控制措施效果评判标准

评级	控制措施
很好	控制措施符合最佳操作规范，采用明确的标准，能够切实得到落实。高度强调：对风险清除、采用替代方式或工程控制手段
合理	有控制措施，但未能时刻得到遵循，可能有不符合最佳操作规范之处。高度强调：管理、防护性设备
不足	有部分控制措施或没有，未明确采用相应标准，控制措施中没有强调分等级控制的原则

（二）实验室质量风险项识别及分析流程案例

检验前、中、后的每个环节都有可能影响检验的质量，主要包括标本的质量与管理、仪器性能、试剂和耗材、室内质控和室间质评、环境、人员培训与考核、结果报告和复核、委托检验、外部服务和供应等。实验室本次针对检验前、中、后质量风险的识别、评估、预防措施以及预防措施效果和残余风险的各种工作流程如下：

1. 检验程序适宜性工作流程　检验程序适合当前开展的检验项目（表9-8），满足临床需求。

表 9-8　检测程序的风险评估

可能存在风险的环节	质量和技术风险	初始风险	现有控制措施	现有风险	控制措施效果	建议补充控制措施
检验程序不适宜	影响结果的性能。	低度	制定检验程序适宜性评审程序	低度	可控	
未及时发现临床问题	影响临床结果的使用。	低度	定期评审检验程序适宜性。	低度	可控	

2. 性能验证工作流程　能按需实施性能验证，检测系统性能可靠（表9-9）

表 9-9　性能验证的风险评估

可能存在风险的环节	质量和技术风险	初始风险	现有控制措施	现有风险	控制措施效果	建议补充控制措施
检测系统性能不符合检测需求	严重影响检验结果	中度	制定检测系统性能验证程序	低度	可控	
未及时验证项目性能	仪器性能未知	低度	仪器投入使用前进行一次系统性的性能验证；常规使用期间，实验室可基于检验程序的稳定性利用日常工作产生的检验和质控数据，定期对检程序的分析性能进行评审。新项目或仪器需验证完了才使用	低度	可控	

续表

可能存在风险的环节	质量和技术风险	初始风险	现有控制措施	现有风险	控制措施效果	建议补充控制措施
关键部件维修后未确认	影响之前的结果，也影响之后的结果	中度	仪器设备故障修复后有针对性进行性能验证	低度	可控	故障后验证应详细记录

3. 测量不确定度评估工作流程 实验室每年进行一次测量不确定度评估（表9-10）

表9-10 测量不确定性的风险评估

可能存在风险的环节	质量和技术风险	初始风险	现有控制措施	现有风险	控制措施效果	建议补充控制措施
由于相关系数难以计算，在不确定度评定中，相关性问题被人为确定，或被故意忽略	分析前、中、后众多环节影响不确定度，对临床使用结果信息产生影响	低度	使用评估这种风险的计算公式，并建议在测量不确定度评定的报告中应给出由于忽略相关性问题而带来的风险的估计值	低度	可控	

4. 参考区间工作流程 参考区间适用临床，能定期进行评审和验证（表9-11）

表9-11 参考区间的风险评估

可能存在风险的环节	质量和技术风险	初始风险	现有控制措施	现有风险	控制措施效果	建议补充控制措施
参考区间可能误导对患者个体的解释	设置不正确，影响临床决策。更换试剂、仪器后，应定期评估	低度	定期针对参考区间进行评审和验证，必要时自行建立。加强与患者沟通	低度	可控	
可能无法准确确定疾病的发生发展和变化情况，从而影响对患者的诊断和治疗	未结合生物学变异进行结果判断	低度	对超出参考值界限不大的异常值，可以根据患者的临床表现区别对待，可以采取治疗措施，也可以进行观察	低度	可控	

5. 室内质控工作流程 大部分项目每天开展室内质控，每月定期质控总结，观察CV变化趋势，观察有无失控，针对失控项能及时分析。室内质控情况总体良好（表9-12）。

表 9-12　室内质控的风险评估

可能存在风险的环节	质量和技术风险	初始风险	现有控制措施	现有风险	控制措施效果	建议补充控制措施
未做室内质控	室内质控未做，结果质量难以保证	中度	规范执行室内质控，定期质控总结并进行当日分析、当月分析和当年分析	低度	可控	
质控项目不全	部分项目未开展质控，质量难以保证	中度	逐步完善室内质控项目，力求室内质控项目覆盖率100%	低度	可控	
质控记录不完整	记录不全，体系实施不到位。	中度	严格执行室内质控记录，规范保存质控记录	低度	可控	
失控情况	失控时及时采取纠正措施	高度	出现失控情况时，及时查找原因，及时纠正，及时记录和采取预防措施。完善信息系统和智能化	低度	可控	做好岗前培训

6. 设备校准工作流程　实验室根据仪器设备的不同要求定期进行校准并验证（表9-13）。

表 9-13　设备校准的风险评估

可能存在风险的环节	质量和技术风险	初始风险	现有控制措施	现有风险	控制措施效果	建议补充控制措施
校准品保存和效期管理	冰箱出现问题或运输条件不当。过期校准品未及时发现	中度	工作人员每天核查	低度	可控	
未制定校准程序文件	未按厂家要求进行校准	中度	定期核查按要求使用校准程序	低度	可控	
试备校准过期	设备性能可能不满足要求	中度	组内负责，建立校准一览表，科室定期督查	低度	可控	
未保留校准原始记录	无法追溯校准过程	中度	加强培训，定期督查	低度	可控	

7. 校准品溯源工作流程　实验室已对校准品进行由下而上的量值溯源，并保持现行有效（表9-14）。

表 9-14 校准品溯源的风险评估

可能存在风险的环节	质量和技术风险	初始风险	现有控制措施	现有风险	控制措施效果	建议补充控制措施
因实现参考值的传递非常烦琐，在日常检测中，无法使用参考方法或参考品进行大量患者标本的检测和报告	未按照试剂说明书要求使用	中度	通过一条不间断的比较链，使检测结果或检测标准的值能够与规定的参考标准联系起来。生产厂商须对完成检测涉及的检测系统各组分（仪器、试剂、校准品和操作程序）进行严格的标准化，实现溯源性，实验室进行监督	低度	可控	

8. 环境控制工作流程 实验室温度、湿度、光线照明、冰箱温度等均可控；实验室三区划分合理，人流、物流、标本流设置得当，生物安全有保障（表 9-15）。

表 9-15 环境控制的风险评估

可能存在风险的环节	质量和技术风险	初始风险	现有控制措施	现有风险	控制措施效果	建议补充控制措施
室内温、湿度失控	实验室环境失控，影响仪器性能	中度	医院配备中央空调系统和通风系统；湿度低的季节使用加湿器，湿度过高时使用除湿机；工作人员定期温控巡检，温控失控处理	低度	可控	
实验室内部环境污染	造成生物安全事件	中度	划分生物污染区、缓冲区和清洁区，制定各分区的生物安全要求；定期进行实验室整体清洁和消毒	低度	可控	实验室空间扩大
实验室安全	造成财物丢失	中度	实验室使用门禁系统，配备监控设备	低度	可控	

9. 试剂和耗材管理工作流程 实验室试剂和耗材由各专业组负责人统一在物资申领网站平台申请，由医院统一进行招标和采购，实验室有验收、使用、退货、报废和盘存等记录，管理层和专业组定期对冰柜试剂批号和存储状态进行监控和记录（表 9-16）。

表 9-16 试剂和耗材的风险评估

可能存在风险的环节	质量和技术风险	初始风险	现有控制措施	现有风险	控制措施效果	建议补充控制措施
试剂和耗材变质或过期	影响检测结果质量	中度	严格执行试剂和耗材管理制度，禁止使用过期试剂	低度	可控	
试剂和耗材出现供货紧张	影响日常工作	中度	对试剂和耗材的申购、验收、退货、使用、报废、盘存等环节执行登记制度，试剂耗材管理员负责监督	低度	可控	实验室空间扩大

可能存在 风险的环节	质量和技术风险	初始 风险	现有控制措施	现有 风险	控制措 施效果	建议补充 控制措施
无管理记录	质量事件无法追溯	中度	定期对试剂和耗材供应方进行评估，评估内容包括供应及时性、供应品质量、库存情况、是否有应急措施等	低度	可控	
自行配制的试剂没有评价和记录	质量管理不到位	中度	自配试剂有记录，建议及时评价其质量	低度	可控	

10. **实验室化学品安全工作流程** 有 MSDS 清单，定期培训、演练，日常安全巡查（表 9-17）。

表 9-17　实验室化学平安全的风险评估

可能存在风险的环节	质量和技术风险	初始 风险	现有控制措施	现有 风险	控制措 施效果	建议补充 控制措施
实验室有少量化学危险品	防护不当，对员工造成危险	低度	定期培训和督查	低度	可控	

11. **实验室用水安全工作流程** 医院统一供水，有停水应急制度（表 9-18）。

表 9-18　实验室用水安全的风险评估

可能存在风险的环节	质量和技术风险	初始 风险	现有控制措施	现有 风险	控制措 施效果	建议补充 控制措施
停水、水质污染	影响生化、免疫仪器供水	低度	预先通知，定期监测	低度	可控	

12. **评估结论** 最简单的风险评价结果仅将风险分为两种：需要处理与无需处理的。这样的处理方式简单易行，但其结果通常难以反映出风险估计时的不确定性因素，而且两类风险界限的准确界定有一定难度。

本次实验室风险评估共识别初始风险项高度风险 1 项，中度风险 19 项（比上一年度 14 项数量有所增加，可能与近年新员工急速增加、多院区开张有关），采取补充措施后（加强新员工、实习生培训和考核；优化流程，增加人员等），无残余风险或残余风险轻度，各工作环节和安全风险为实验室所能承受，评估结果有效。如有相关残余风险作为下年度持续改进工作的重点。

第四节　体外诊断试剂使用安全风险控制

体外诊断试剂作为较为特殊的医疗器械之一，应当得到安全有效的管理，以此来确保其应用质量和安全，同时也能为临床医学诊治提供更加精确的数据和结果，为患者疾病的诊断和进一步治疗提供科学依据。

一、体外诊断试剂的使用安全

体外诊断试剂的安全使用不仅关系到临床检验结果的稳定性和准确性，也关系到疾病预防和诊疗过程中的安全性，安全使用涉及物流、储存、验收及使用过程等各个环节。

体外诊断试剂使用的实验室需建立完备的质量体系和专门的文件、程序及完善的样本监测体系来确保患者样本从采集到最终结果报告这过程中的唯一性、完整性及可追溯性。整体的检验质量管理体系应对分析过程中的前、中、后是那个阶段进行连续的监测，以保证结果的可靠性。分析仪器和设备按照生产厂家的操作手册进行校准和维护，以确保仪器设备处于一个良好的工作状态。建立完整的质量控制体系，通过室间质量评价和室内质量控制程序来保证检测结果的正确度和精密度。目前实验室的质量管理主要参照《医学实验室质量和能力认可准则 CNAS-CL：2008》以及 ISO15189：2012，要确保检验临床医疗、教学、科研工作的质量和技术工作的有效运行，保证检验工作有效运作，建立相关的质量体系，配置检验活动的资源，维护并提升检验能力，并按照《医学实验室质量和能力认可准则》建设检验项目。在 2021 年新版《医疗器械监督管理条例》中第四十七条指出，运输、贮存医疗器械，应当符合医疗器械说明书和标签标示的要求；对温度、湿度等环境条件有特殊要求的，应当采取相应措施，保证医疗器械的安全、有效。

质量管理体系是为实施质量管理所需的组织结构、程序、过程和资源，其运行的适用性、充分性和有效性是确保检测工作准确性和可靠性的先觉条件。需参照标准要求，整合所有必需过程，以符合质量方针和质量目标要求并满足临床检验的需求。

（一）体外诊断试剂的供应链安全风险控制

1. 试剂的采购供应　医疗机构对体外诊断试剂的采购应严格监管，杜绝非法渠道采购行为，规范采购渠道，避免使用无证试剂，包括未取得注册证的进口试剂、未取得器械类试剂和药品类试剂注册证的国产试剂、购进检验仪器时配套或附送的无证试剂、借用科研试剂的名义进行使用的试剂以及注册证到期的试剂。

2. 试剂的冷链物流　试剂的冷链运输是不同于其他医用耗材的物流管理特性。冷链物流是指需要冷藏冷冻的产品从生产、存储、运输到使用之前的各个流程，都保持在规定的温度环境下，以保证产品质量安全的特殊供应链系统。2014 年颁布的《医疗器械监督管理条例》（国务院令 650 号）第三十三条规定：运输、贮存医疗器械，应当符合医疗器械说明书和标签标示的要求；2015 年 10 月颁布的《医疗器械使用质量监督管理办法》（国务院令 18 号）中第十条规定：医疗器械使用单位贮存医疗器械的场所、设施及条件应当与医疗器械品种、数量相适应，符合产品说明书、标签标示的要求及使用安全、有效的需要；对温度、湿度等环境条件有特殊要求的，还应当监测和纪录贮存区域的温度、湿度等数据。2016 年 9 月颁布的《医疗器械冷链（运输 贮存）管理指南》（2016 年第 154 号）公告，对冷链管理提出来更加合理规范的解决方案。2021 年颁布的最新版《医疗器械监督管理条例》中第四十七条也指出，运输、贮存医疗器械，应当符合医疗器械说明书和标签标示的要求；对温度、湿度等环境条件有特殊要求的，应当采取相应措施，保证医疗器械的安全、有效。根据这一系列的法律法规和政策要求，需要从试剂的冷链运输、验收管理和仓储管理等方面对体外诊断试剂进行了规范化的要求，为试剂质量的稳定性和有效性提供了保障。

借助于国家监管要求的不断提升和企业的管理意识提高，使得整个体外诊断试剂冷链运输的安全标准得到了提高。目前主要运输方式有：冷藏箱运输、冷藏车运输以及第三方冷链物流公司运输。在运输过程中需要有实时的温度监控设备，主要有：蓝牙温度记录仪、GPRS 温度记录仪、冷链运输环节监控软件及温度探头配套使用。如运用带有 RFID 射频标签的冷藏箱，能够实现体外诊断试剂供应链管理及质量监管，能够确保整个流程的信息可追溯性。

3. 试剂的验收　体外诊断试剂的验收和储存应根据制造商的要求进行有序管理，确保试剂不会损坏或变质。每当试剂盒的试剂成分有可能发生改变，或在使用新批号、新货号的试剂盒之前，应进行性能验证。除此之外，可能会影响检验质量的耗材在使用之前也应进行性能验证。

试剂验收时需要确认的注意事项包括以下几点：

1）运输条件是否与体外诊断试剂所要求的储存条件一致。

2）是否有制造商说明书。

3）体外诊断试剂的包装是否完好，标签是否清楚且具有试剂标识、试剂名称、试剂的批号或货号、规格、储存条件、生产日期、有效期、制造商的名称、制造商的联系方式。

4）是否有具备资质的检测机构出具的检测合格报告，并且体外诊断试剂的产品名称、规格型号是否与检测合格报告中产品名称、规格型号相一致，特殊项目如艾滋病抗体初筛试剂应有批批检定合格证书。

5）体外诊断试剂的数量是否与交接记录单上的数量一致，是否能满足临床试验的需要。

6）当实验室不是验收单位时，应核实接收地点具备充分的储存和处理能力，以保证购买的物品不会损坏或变质。如无问题，试剂管理员接收后按要求储存体外诊断试剂，并做好试剂的交接记录。

7）关注体外诊断试剂的批号信息，对于实验室未使用过的新批号试剂，应和在用批号试剂分开放置。待新批号产品完成性能验证后，方可统一放置。

4. 试剂的储存 体外诊断试剂必须按照制造商建议进行储存和处理，防止环境引发的变化影响实际稳定性和测试性能。试剂在接收后应严格按要求入库，在入库前需记录好试剂的入库数量、入库日期，试剂、校准品、质控品和溶液要按照下列内容恰当粘贴标签：①内容和数量、浓度或滴度；②储存要求；③实验室制备或重新制备的日期；④失效日期。建立试剂和耗材的库存管控系统，物资管理员能实时监控库存变化，及时提出订货需求。库存管理应设置待检区，验收合格后进去储存区域。不合格的试剂和耗材应放置于不合格区域并有显著的标示加以区分。

如果制造商规定了所需的储存温度范围，则储存区的温度必须每天监控和记录，记录温度有两种可行的方法，记录温度值或在图表中相应的温度值上做标记，但不管哪一种方法都需要记录温度记录人员的身份信息。如使用自动（包括远程）温度监控系统，需保证实验室人员能够随时获得温度数据，以便在温度超出合格区间时立即采取适当的纠正措施，同时应每日记录系统的功能情况。为了保证温度的准确性，应定期对测温设备进行校准，对于未经认证的温度计，在初次使用之前应与适当的标准测温设备进行对照检查，并定期评估温度计损坏情况（如水银柱断裂）；对于设备上的温度数字或其他温度显示器，则实验室必须验证读数的准确性，遵循制造商说明对显示器进行初步检查。如发现温度异常、断电或出现故障时立即通知医院设备科，并将试剂放入适量冰袋保持其有效的保存温度；短时间内不能供电或排除故障时，须将试剂转移到其他备用冰箱内，并做好临时标识。对于易燃、易爆、腐蚀性、有毒、有害类试剂应当置于化学品存储柜内并上锁，严格执行收发、登记、清点和检查制度。

5. 专业组的领用及验收使用 各专业组领用需要备足一个周期的使用量，试剂储存原则按照"先进先出"的原则，避免储存时间过久。若有新试剂批号进来，需和旧批号试剂分开放置，待校准及性能验证后再行使用。岗位上的操作人员日常发现试剂不足应及时汇报，并申领需要的试剂。专业组的自配试剂，每月由操作人员进行核查，对过期或不足的试剂及时进行配制并登记。所有检验试剂一经开启，必须标注：试剂开启时期，失效日期，开启人姓名，并且登记相关的试剂使用登记表。

（1）生化试剂的验收：对于新批号的生化试剂，需选择5份检测结果均匀分布在线性范围内的患者样本，使用新批号试剂和（或）新到同批号试剂应与之前或现在放置于设备中的旧批号、旧试剂平行检测，将检测值进行比对，要求80%以上的偏倚小于1/3TEa。

（2）免疫试剂的验收：新批号试剂和（或）新到同批号试剂应与之前或现在放置于设备中的旧批号、旧试剂平行检测以保证患者结果的一致性。比对方案应至少利用一份已知阳性、一份弱阳性样品和一份已知阴性的患者样品（HIV等特殊项目除外）。不同批号、相同批号不同试剂盒、同一试剂盒内的不同组分不应混用，如果混用则实验室应提供混用的方法及确认程序和结果。

（3）分子诊断试剂的验收：对于核酸提取试剂的性能验收，可采用凝胶电泳试验比较核酸提取物与核酸标准物确认核酸片段提取的完整性，在260nm紫外波长测定确认核酸提取的产率，260nm/280nm比值确认核酸提取的纯度以验证该试剂的核酸提取效率。用于定性检验的试剂，选择阴性和弱阳性的样品进行试剂批号验证；用于定量检验的试剂，应进行新旧试剂批间的差异验证，对关键耗材还应检测是否存在核酸扩增的抑制物。

（4）微生物诊断试剂的验收：新批号及每一次试剂和耗材使用前，应通过直接分析参考物质、新旧批号平行实验或常规质控等方法进行验证，并记录。吲哚试剂，杆菌肽，奥普托辛，X、V因子纸片等生化试剂或纸片的性能可采用阴性和阳性质控物进行验证；药敏试验纸片使用前应以标准菌株进行验证；染色剂（革兰染色、特殊染色和荧光染色）的染色效果应用已知阳性和阴性的质控菌株进行验证；培养基首先检查外观，要求表面平滑、水分适宜、无污染、颜色正常、厚度适中，培养性能则以质控菌株进行无菌试验、生长试验和生长抑制试验等来验证；一次性定量接种环每批次应抽样验证。

（5）实验室自配试剂：对于实验室自行制备的培养基或试剂应具有包括培养基（试剂）名称和类型、制备或复溶日期、有效期、制备人员、培养基（试剂）的体积、分装体积、成分及其含量、最初和最终pH值、无菌措施实施的方式、时间和温度等信息在内的详细记录。

6. 试剂的使用环节风险控制　根据质量安全要求，在试剂使用时，不同批号的试剂盒不能合并或混用。所有试剂均应在指定有效期内使用。所有试剂的使用与配制均要做好登记，对于常规的自配试剂，应填写科室的自配试剂配制与取用记录表。实验室操作人员应根据次日预计试剂用量进行相关试剂的准备，避免试剂大量残留。考虑到各类在仓试剂，始终会有一个试剂死腔，实验室每周应进行一次试剂整理，将残余试剂弃去。所有实验室人员应当了解本实验室内各类体外诊断试剂的用途、禁忌、标准等，培养应用人员和管理人员的安全意识，使用腐蚀性试剂时要注意个人的防护，禁止：口尝、直接鼻嗅、手直接接触的方法鉴别试剂，用移液管、吸管吸取有毒或腐蚀性试剂时，严禁用嘴直接吸。使用易燃易爆试剂时，应在通风橱内进行，远离热源、火源，在使用过程中需要加热挥发，须采用水浴加热，严禁用明火，并在通风橱内进行（电源开关、电源插头等须在通风橱外）。

7. 新批号试剂的验证　在新批号试剂用于检测患者样品之前，应先安排对新批号试剂进行性能验证，验证合格后方能发放至实验室。整批或者分批的新试剂在替换旧批号试剂前，应进行新批号试剂的校准盒性能验证，并填写相关的校准验证记录，确保试剂更换新批号后与旧批号的检测结果保持一致。

8. 试剂干扰物　干扰物是体外诊断试剂使用过程中造成测量物质误差的一个主要原因，针对体外诊断试剂进行的干扰实验是指通过实验查找出对体外诊断试剂测量结果产生影响的物质的过程。干扰物的来源可能来自于内源或者外源物资。可疑的干扰物质来源有以下几方面：

（1）病理状态下的代谢物：糖尿病，骨髓瘤，胆汁郁积性肝炎。

（2）患者治疗过程中引入的成分：药物，非肠道营养，血浆膨胀剂，抗凝剂等。

（3）患者消化物：乙醇，滥用的药品（毒品），营养补充物，各种食物及饮料。

（4）样本准备过程中的添加剂：抗凝剂，防腐剂和稳定剂等。

（5）样本处理过程中引入的污染物：手套的粉末，血清分离物等。

（6）样本本身的物理或化学性质让其区别于其他理想的新鲜血液。

所有体外诊断试剂相关的干扰物均需要在各检验项目的操作说明书中详细描述。

9. 报废试剂的管理　当体外诊断试剂超过有效期或者其他客观原因导致报废时，需填写相关的报废申请表经实验室负责人批准后方可报废，不能随意弃置，应作为医疗废物专门处置。

（二）体外诊断试剂包装标示的 UDI 应用管理

为了医疗机构的使用人员和监督管理人员能够更准确地判别诊断试剂的合法性，应对诊断试剂的包装标识说明书做好专项检验，监督厂商及进口产品代理商规范体外诊断试剂的说明书和包装标识，能够保证从根源上强化试剂的包装标识。信息化的管理手段可以通过利用试剂外包装上的医疗器械唯一标识码（Unique Device Identification，UDI 码），对它进行快速有效的管理。现在市场上体外诊断试剂较多是以二维码作为 UDI 的载体。通过系统绑定体外诊断试剂的主码并设置相关的条码规则解析副码，利用二维码扫描枪，扫描即可正确识别产品的名称、规格、批号、效期等信息，为试剂供应链闭环管理的提供信息化基础（图 9-2）。

XX 医院体外诊断试剂入库清单

入库科室：检验科　　　　入库时间 2020-05-15　　　　供货单位 XXX 医疗设备有限公司

序号	试剂名称	规格型号	数量	有效期	生产批号
1	铜蓝蛋白测定试剂盒	1*2ml	1	2022-07-27	153859A

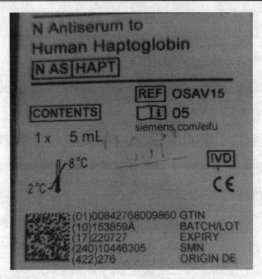

图 9-2　体外诊断试剂的 UDI 标示应用

　　建立相对完整的体外诊断试剂的条码库，对在用的试剂实行全面的条码管理，在出库、入库、盘存等环节均采用条码管理，实现精准匹配，避免了配送产品和订单不相符的情况发生；及时准确地掌握试剂入库、出库、库存和使用情况，实现先进先出，先使用较近效期的试剂。在合理安全的范围内，通过盘存和监管出库量，能够有效管理库存量，确保试剂的供给。对试剂的效期及批号进行有效监管，避免频繁更换批号或者近效期试剂的使用。医疗器械唯一标示 UDI 编码与应用详见第十章第三节。

二、体外诊断试剂不良事件的监测

　　由体外诊断试剂或耗材引起的不良事件和事故在逐年增加。2020 年国家药品不良反应监测中心收到的医疗器械不良事件报告中涉及体外诊断试剂的不良事件报告共计 3672 份，占报告总数的 0.69%。

（一）体外诊断试剂的不良事件报告

　　当检验中发生重大事件或变更时，需按法律法规的要求向上级部门报告，包括认证认可机构（如 CNAS、CAP、质监局等）和行政主管部门（如卫生健康管理局等）。当接收到（发现）使用体外诊断试剂可能有疑似不良事件出现时，接受信息人员（发现人员）应及时将信息反馈到实验室主任处，由实验室主任判定是否为疑似不良事件（不良事件）。当实验室主任判定为疑似不良事件后，将信息告知专业组组长，同时停用正在使用的该种医疗器械（体外诊断试剂）。禁用所有已使用的该种体外诊断试剂。不良事件报告遵循"可疑即报原则"。

不良事件应当向所在省、市药品与医疗器械不良反应监测中心、省、市食品药品监督管理局报告。发生突发、群发的不良事件时，立即进行报告，并在 24 小时内填写《可疑医疗器械不良事件报告》，记录实验室参与整个可疑医疗器械不良事件报告的全过程，并向制造商和相应的监管部门报告。实验室要处理供应商的缺陷通告、与供应有关的事宜。对不良事件的监控，在很大程度上会控制不良事件的蔓延以及重复发生风险。而且，在促进体外诊断试剂生产厂家改进和改良生产技术方面具有重大意义。

（二）体外诊断试剂的不良事件分析

由试剂或耗材直接引起的不良事件和事故，应按要求进行调查、分析。江苏省药品不良反应监测中心 在 2015 年对江苏省 2011—2014 年上报的体外诊断试剂相关的 519 例不良事件进行了统计分析，主要包括有试剂盒、校准品、试剂、微生物培养基、染色液等（表 9-19）。

表 9-19　体外诊断试剂不良事件主要问题和初步原因分析

主要问题	初步原因分析	占比
测量不准确	原因不明确	44.89%
	操作失误	4.05%
试剂失效	原因不明确	30.64%
	操作失误	1.35%
	试纸断裂	0.96%
操作影响	生产、运输、存储等原因导致的包装破损或试剂漏液	7.9%
	试剂盒颜色干扰溶液颜色判断	1.16%
	地域性空气压导致的漏液	0.19%
	说明书缺失	0.19%
材料变质	运输、储存等原因导致的溶液变质	3.66%
	试纸污染	2.12%
	培养基染菌	0.58%
显色异常	显色不清晰	1.35%
	显色异常	0.96%
合计		100%

在此项分析报告中，Ⅱ类的试剂产品的不良事件比例占较大份额，有 86.51%。其中，有关孕检的人绒毛膜促性腺激素检测试纸、促黄体生成素检测试纸的相关病例报告占总报告数的 43.35%，表明不准确的性激素项目检测对孕妇存在较大风险；血糖试纸测量不准确的

病例报告占比 15.03%，结果大多导致糖尿病患者自我用药过度，发生恶心、呕吐、低血糖休克等不良事件。体外诊断试剂不良事件初步原因主要有试纸断裂、试纸污染、使用者操作不当等，但原因分析不详的报告超过 50%。

体外诊断试剂的可疑不良事件中 Ⅱ 类产品报告数量较多，但与其他医疗器械相比，体外诊断试剂的操作者使用前未经专业培训的可能性大得多，测量结果更易受到操作方法和主观判断等因素的影响，也无法对可疑不良事件发生的原因做出准确分析。因此，使用群体中非专业人士居多，成为体外诊断试剂的使用风险因素之一。

另外在报告中还指出，测量结果不准确或失效，分别占比 48.94% 和 32.95%；同时可疑不良事件报告表中体外诊断试剂的批号、有效期的填写不规范，无法对试剂开展深入的调查。例如，某医院为心绞痛患者使用心肌肌钙蛋白 Ⅰ 检测试剂盒，测试结果和临床表现明显不符，造成二次采血，延误了疾病治疗，加重了患者的痛苦。由于这些伤害事件的间接性、延时性和事件原因的不确定性，还是有很多的体外诊断试剂的可疑不良事件可能未被上报，难以形成聚集性的风险信号。

三、体外诊断试剂的使用质量控制措施

体外诊断试剂在投入临床应用前，对其进行性能验证是进行质量控制的有力措施，常规的试剂产品性能验证指标包括线性范围、参考区间、正确度、检测限、精密度，性能验证内容如下：

（一）可报告范围的验证

1. 概念　是测量方法可以报告的所有结果范围，即在这个检测范围内，由测量方法得到的结果是可靠的，可报告范围包括分析测量范围和临床可报告范围。分析测量范围指样本没有进行任何稀释或浓缩处理时系统最终的输出值（活性或浓度）与分析物的活性或浓度呈线性比例的范围。临床可报告范围是指可将样本通过稀释、浓缩等预处理使分析物浓度处于分析测量范围内，最后结果乘以稀释或浓缩倍数所获得范围。

2. 验证方案　不同浓度样本制备：取线性范围内尽可能地较高值和较低值样本各一份，按如下配比：

标本1	4份低浓度样本
标本2	3份低浓度样本与1份高浓度样本混匀
标本3	2份低浓度样本与2份高浓度样本混匀
样本4	1份低浓度样本与3份高浓度样本混匀
样本5	4份高浓度样本

检测时，按标本 1，2，3，4，5，5，4，3，2，1 顺序检测，每个标本测量 2 次，记录检测结果。以预期值（X）为横坐标，以实测均值（Y）为纵坐标，手工绘制通过整个分析范围点与点之间的连线，可目测观察是否具有直线关系。若所有实验点呈明显直线关系，用直线回归统计对数据处理，求出直线回归方程 Y=a+bX，理想状态下，该直线为一条斜率 b 为 1，截距 a 为 0。一般要求实测值与理论值偏倚小于 10%，b1 ≤ 1±0.03，b0 接近于 0，相关系数 r ≥ 0.975，则可直接判断该评价方法或可报告范围在实验已涉及浓度范围内呈线性，若 b 不接近 1，a 不接近 0，应进行显著性检验。

（二）正确度的验证

1. 概念　正确度是无穷多次重复测量所得量值的平均值与被测量真值间的一致程度。正确度通常用偏倚（bias）表示，测定均值与参考值（真值）的差异即为偏倚。

2. 验证方案　正确度常用评价方法有已赋值的参考物质验证、回收试验、干扰试验和方法比较试验等。

（1）已赋值的参考物质验证：推荐的参考物质包括①具有互换性的有证参考物质；②具有溯源性及互换性的正确度验证物质。选择适合的验证方法且覆盖整个测量区间的多个参考物（至少 2 个浓度，其中 1 个为医学决定值附近的浓度）。每个参考物浓度每天测定 2 次，连续测定 5 天，剔除离群值，并计算验证区间。验证区间在厂家给出的范围内，说明实验数据能证实厂家声明的正确度；如未落入此范围，则认为实验室数据未达到生产厂家声明的正确度。

（2）回收试验：回收试验用于评估实验方法正确测定在常规样本中加入纯分析物（质量、浓度、活性）的能力，结果用回收率表示。通常采用在常规检测样本中分别加入一定量分析物标准物和同样量无分析物的溶剂，制作回收样本和基础样本（在医学决定水平附近），分别测定浓度并计算回收率。

$$回收率\% = \frac{回收浓度}{加入浓度} \times 100\%$$

$$回收浓度 = 样本最终测定浓度 - 基础样本浓度$$

$$加入浓度 = 标准液浓度 \times \frac{标准液提体积}{基础样本体积 + 标准液体积}$$

要求回收率在 95% ~ 105%，最理想回收率应是 100%。将误差大小与 CLIA'88 规定的 TEa 标准进行比较，若小于 TEa 标准即表明方法的正确度可接受。

（3）干扰试验：将可能引起干扰的物质配成一定浓度溶液，加到患者样本中成为干扰分析样本；原患者样本加入相同量无干扰物质溶剂作为基础样本。对此两种样本同时测定，两者之差即表示该干扰物质产生的干扰所引起的误差，即干扰值。将干扰值与 CLIA'88 规定总允许误差标准进行比较，若小于总允许误差即可接受。

（4）方法比较试验：通过将试验方法（待评价或待验证方法）与比对方法（参考方法或准确度已知方法）进行比较，从测定结果间差异了解待评价方法检测结果偏倚。选择20份患者的新鲜样本，所含分析物浓度分布于实验方法的整个线性范围，在3~4天内用试验方法和比对方法分别检测这20份样本。每天测定5~7份样本，应在同一天的4小时内检测完毕，估计的偏倚与生产厂家声明的偏倚比较。

（三）生物参考区间的验证

1. 概念　生物参考区间是解释检验结果分析检验信息的一个基本尺度和依据。实验室给临床提供检验项目可靠的生物参考区间，才能使临床对患者或健康体检者的诊断治疗有明确的指引。

2. 验证方案　选择无任何已知疾病、近期内未用任何药物的健康自愿者20名。必要时可按不同的年龄段和性别进行分组，每组至少20名。根据验证的检验项目和检验方法不同，采集标本时应排除影响检测结果的一些因素，如血液标本应禁食8~12小时、采血前不能饮用任何饮品、不能服用任何药物、禁烟、避免剧烈运动等。合理选择采血时间、采血方法、采血次序、加入抗凝剂的类别等。根据本实验室制定的《标准操作规程》检测，测量系统应参加室间质评，成绩合格且实施室内质控，变异系数（CV）在允许的范围内。首先要检验参考个体的检测结果中是否有离群值，必须剔除所有离群值，并获得替代样本，使在每个统计同质组中至少有20个参考值可用于既定参考区间的比较，规定小于或等于2份标本结果超出参考区间，即为验证通过或 R= 测定结果在参考范围内的例数／总测定例数≥95% 即合格。

（四）检出限的验证

1. 概念　检出限是由给定测量程序获得的测得值，其声称的物质成分不存在的误判概率为 β，声称的物质成分存在的误判概率为 α，通常 α 和 β 默认值为 0.05。检出限也被称为"检测低限"，"最小可检测浓度"是检测系统可检测出分析物的最小值。此浓度限值对于要求准确定量体液中某些低浓度物质，如毒物、肿瘤标志物等检测特别重要。

2. 验证方案　收集空白样本，空白样本是不含有分析物的样本，理想的空白样本应具有和患者样本相同的基质，常使用检测系统的系列校准品中的"零浓度"校准品或不含分析物的样；本专用稀释液作为空白样本。将收集到的空白样本批内重复测定12次，记录每次检测所得到的吸光度值。计算空白样本的吸光度均值 $\bar{A}_{空白}$ 和标准差 $S_{空白}$，采用99.7%的可能性来估计检测低限，空白样本吸光度均值加3倍标准差即为检出限。

（五）精密度验证

1. 概念　精密度是指测量程序在相同条件下，对同一样本进行连续多次测量时所得结果之间的一致性，是表示测定结果中随机误差大小程度的指标。通常用标准差（SD）和变异系数（CV）来描述不精密度。精密度包括重复精密度、再现精密度和中间精密度。重复精密度又称批内精密度，指在重复测量条件下的精密度；再现精密度又称实验室间精密度，指在再现性测量条件下的精密度；中间精密度指在期间精密度条件下（在重复性条件和再现性条件之间的条件）的精密度，包括"批间"和"日间"精密度。

2. 验证方案　依据 CLSI EP15-A3 中提供的精密度验证试验要求重复检测至少 2 个不同浓度的样本，每天检测 1 批，每批重复 5 次，共检测 5 天，每个样本总共得到 25 个结果，计算批内与总不精密度与厂商的声明要求比较，小于厂商提供的精密度性能指标，说明由实验室评价的检测系统的不精密度性能可接受，符合要求。若大于判断限，检测系统的不精密度是否符合要示，应再进一步做统计学处理作出判断。

$$批内不精密度（S_{批内}）= \sqrt{\frac{\sum_{d=1}^{D}\sum_{i=1}^{n}(X_{di}-\overline{X_d})^2}{D(n-1)}}$$

$$变量\ B = \frac{\sum_{d=1}^{D}(\overline{X_d}-\overline{X})^2}{D-1}$$

$$总不精密度（S_{总}）= \sqrt{\frac{(n-1)}{n} \times S_{批内}^{\ 2}+B}$$

D：实验天数；n：每天重复次数 X_{di}：第 d 天第 i 次重复结果 $\overline{X_d}$：第 d 天所有结果的均值 $\overline{X}$：所有结果的均值

在体外诊断试剂的质量控制环节，除了对上述性能指标进行验证外，还需依据具体项目在临床实验室应用中的实际要求，选择额外的性能验证指标，例如试剂的批间差和批内瓶间差、试剂抗溶血、黄疸、乳糜等因素干扰能力、试剂稳健性和稳定性等的验证。

（杨大干　应　悦）

第十章

信息化技术在医用耗材使用安全风险管理中的应用

本章将论述信息化技术在医用耗材使用安全风险管理中的应用，讨论医用耗材临床使用安全风险管理与信息化技术结合的应用方法。医用耗材临床使用安全管理分为三个阶段，即临床使用前的准入管理、使用中的安全风险管理及使用后的追踪溯源，这三个阶段并不是孤立的，而是相互联系、相互促进，共同保障医用耗材使用的安全性和有效性。目前在使用前管理阶段，已有较为成熟可用的信息化手段，主要体现为医用耗材软硬件一体化智能管控系统的建设，该系统采用管理软件结合智能硬件的模式，有效地解决了管理目标与临床实践间的冲突，通过软件进行流程和数据整体管理，通过智能硬件高效准确执行二级库房基础数据采集。在提高临床及管理部门工作效率，固化所有内控节点的同时，形成了合规、完整的闭环数据，为院内管理、决策，以及主管部门监督、管理提供了数字化支撑。但在事中管理及事后追溯环节还存在有制度执行难的问题，平衡管理及临床实践需求，综合运用物联网、大数据、人工智能、区块链、5G等技术建设即符合临床实践又满足管理规则的信息化系统是落实管理为临床服务、临床为患者服务的重要方法，也是智慧医院建重要课题。

第一节 医用耗材信息化管理技术应用现状及发展趋势

一、医用耗材使用安全风险管理信息技术应用现状及发展

《医疗机构医用耗材管理办法（试行）》规定，医疗机构应当逐步建立医用耗材信息化管理制度和系统。耗材管理信息系统应当与医疗机构其他相关信息系统整合，做到信息互

联互通。要求医疗机构耗材管理信息系统应当全面覆盖医用耗材的全生命周期，各医疗机构应当建立医用耗材临床应用登记制度，使医用耗材信息、患者信息以及诊疗相关信息相互关联，保证使用的医用耗材向前可溯源、向后可追踪。

（一）现状

目前，医院医用耗材信息化管理应用的主要模式是以准入、采购、物流和经济管理为主的医用耗材信息化管理模式。

医院医用耗材管理已经经历了从手工管理、单机版电子化、网络版电子化到应用管理信息化阶段。

1. 当前耗材常规管理业务包括

（1）医疗耗材分类管理。

（2）医疗新耗材引进管理。

（3）医疗耗材采购管理。

（4）医疗耗材的物流与库存管理。

（5）医疗耗材的质量控制管理。

随着医用耗材全流程精细化管理理念的提出，其中（3）和（4）业务中的信息化应用程度比较高。具体包括引入物流供应链管理系统，配合院内仓储管理和物流服务，建立医用耗材全流程精细管理体系和信息化系统。对医用耗材资质、科室计划、采购汇总、订单发货、到货验收、入库、仓储管理、物流配送、质量监控、月末盘点、对账结算等业务实行医用耗材全流程精细化管理，建立规范化、流程化、精细化的医疗耗材物流管理体系。尽管部分系统也涉及医用耗材合规、合法和合理地进入医院使用，实现了批号、效期信息的管理和跟踪，控制了医用耗材的质量安全，但在管理模式主要以满足耗材日常购销存业务要求为目标的经济管理为主，具体包括 HRP 管理模式和 SPD 管理模式。无论是 HRP 系统还是 SPD 系统，都更专注在耗材的经济属性管理上。在医用耗材使用安全风险管理以及合理使用评价方面是目前医院医用耗材信息化管理的"短板"。

2. 现有医用耗材管理信息系统还存在以下主要问题

（1）数据格式不统一。

（2）可追溯性内容不足。

（3）临床使用管理的数据整合有限。

各个系统之间虽然相互存在联系，但是并没有形成有效的数据整合和数据支撑，因此目前各大医疗机构中基于耗材管理业务数据所进行的二次分析比较有限。

（二）发展

以使用安全管理为目标的综合医用耗材管理信息系统是发展方向。医用耗材的使用安全涉及很多方面，有耗材自身的安全问题，也有耗材在临床不同环境、不同患者下使用时可能遇到各种安全问题。目前国际和国内对耗材的安全管理并没有统一的定义，但是可以明确的是，医用耗材使用安全相关的信息不仅仅来自使用医用耗材产品本身，还包括临床使用中有关患者信息、使用中发生的不良事件、使用安全事件，并发症；使用环境等信息，数据来自医院各个信息管理系统，如电子病历（EMR）、实验室信息管理系统（LIS）、手术麻醉系统以及临床信息系统（CIS）等。由于当前这些系统的字典和索引往往不一致，信息很难做到互联互通，在医院内部生成的信息是碎片化的，数据整合有限，形成医用耗材使用安全风险管理的瓶颈。因此目前医用耗材使用安全风险管理信息化应考虑在以下两个方面进一步引入新的技术和管理思路：

一方面是业务深度上继续挖掘，应用新技术（如应用 UDI、物联网技术）加强业务关联性和数字化程度，提升耗材的可追溯性和管理实时性；

另一方面是进行数据整合，与临床数据深度整合，更好地进行临床合理使用及安全评价。

理想的医用耗材使用安全风险管理信息化应用，不应该再是一个或几个单独的系统，而是构架在医疗机构信息集成的基础设施之上的，综合考虑服务对象、需求和适宜的信息技术三个维度，形成的兼顾灵活性和专业性的模块化的管理功能。如图 10-1 所示。

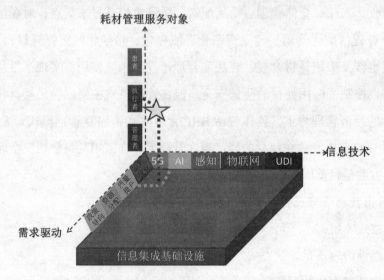

图 10-1　多维度医用耗材使用安全风险管理信息化应用模块构成示意图

具体到以耗材使用安全为中心，发散业务管控点，建设医院耗材使用安全管理系统的思路，可以参考临床专科、专病管理系统的建设思路。技术架构如图 10-2 所示：

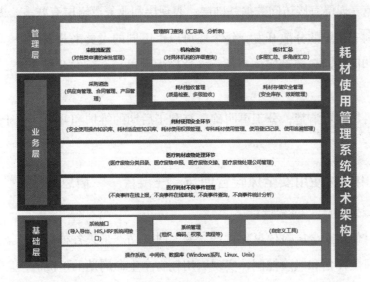

图 10-2 医院耗材使用安全管理平台系统架构示意图

在当前的软件体系架构设计中，分层式结构是软件开发中使用最频繁，也是应用效果最好的一种结构，按照高内聚低耦合的架构思想进行划分，通常分为三个层面，分别为：管理层（表现层）、业务层、基础支撑层。

1. 表现层 位于三层架构的最上层，与用户直接接触，主要是 B/S 信息系统中的 Web 浏览页面。作为 Web 浏览页面，表现层的主要功能是显示系统数据的传入与输出。全面支撑医院管理人员的决策支持能力，依托全面完整的底层业务数据和系统强大的数据分析功能，能够对医院耗材资源的使用等多个层面进行分析，为进行耗材使用安全管理提供精确的数据参考依据。

2. 业务层 对具体业务问题进行逻辑判断与执行操作，位于表现层和数据基础层中间位置，同时也是表现层和数据基础层的桥梁，实现三层直接的数据连接和指令传达，可以对接数据进行逻辑处理，实现数据的修改、获取、删除等，并将处理结果反馈到表现层中，建立统一、规范的医用耗材使用安全业务管理平台，使得医用耗材安全使用在各级单元得到有效的执行记录。实现医院管理者能够对医用耗材安全使用有效监控，快速提升医用耗材安全使用管理的管控能力。

3. 数据基础支撑层 建立实时动态的医用耗材使用安全信息数据库，实现对业务数据的增加、删除、修改、查询等操作，并将操作结果反馈到业务逻辑层。利用信息技术构建实时动态医用耗材档案数据库，全面了解医用耗材使用安全相关数据情况，提高医用耗材安全使用风险管理效率和精细化水平。

分层体系结构具有以下三个优点：

（1）避免表现层直接访问数据基础层，表现层和业务逻辑层有联系，提高数据安全性。

（2）有利于系统的分散开发，每个层可以由不同的人员来开发维护，但必须遵循接口标准和利用相同的对象模型实体类就行，这样大大提高系统的开发速度，便于需求功能的新增和更新。

（3）项目结构更清楚，分工更明确，有利于后期的维护和升级，便于医院业务功能的优化和新增。

二、医用耗材使用安全风险管理与"三链合一"信息采集

（一）"三链合一"的管理理念

医用耗材使用安全风险信息化管理需要实时、动态采集各种数据，汇集各种使用安全信息，用于风险评估和风险控制，实现医用耗材全生命周期的追溯管理。医用耗材在生命周期包括生产、供应与使用三个环节，存在三条信息链，即医用耗材产业链、供应链和使用信息链，三者与医用耗材使用安全管理密切相关，但三者的管理体系和信息源往往相对独立。所以，实现医用耗材使用安全风险管理信息化必须打通三者之间的"屏障"，通过信息化手段自动整合，实现"三链合一"数据采集。

1. 产业链　产业链中相关信息除了市场厂家相对固定的资质信息以外，在医用耗材安全风险管理中与使用安相关的更重要的是产品信息（规格、型号）、生产信息（产品批号、效期等）、产品特征信息（使用材料、使用范围等）、不良事件信息、产品召回信息。这些信息存在于国内外医疗器械监管部门的相关数据库，如产品唯一标识数据库、不良事件数据库、问题产品召回信息库以及定期或不定期发布的各种通报、警戒等。

2. 供应链　医用耗材供应链是指医用耗材产品出厂后到临床使用前的过程，包括物流配送（院外物流和院内物流）、验收、存储和发放。通过对医用耗材供应链系统运作流程。医用耗材供应链管理中与使用安全相关的信息包括：运输相关的信息，如冷链运输的温度监控信息；验收记录（产品批号、使用有效期）；入库/出库领用记录等。

供应链信息来自不同耗材管理系统，如 SPD 系统；基于物联网技术的智能设备，如使用 RFID 的耗材智能管理柜；医院 HIS 系统中的医用耗材管理模块等。各个系统数据格式、数据接口的不统一和兼容是供应链风险信息采集的主要瓶颈。

3. 使用链　医用耗材使用安全风险管理中临床使用环节是十分重要的一环。大量风险信息来自临床使用过程，需要记录、采集的信息包括：使用记录（医疗、护理记录和电子病历）；患者信息；使用过程中或使用后出现的使用安全事件，不良事件、安全隐患及并发症；使用后医用耗材的处置记录（医疗废物处理）等。

使用链的信息来源于医院各个临床信息系统，如手术麻醉信息系统（OANMS），ICU 管理系统，实验室信息系统（LIS），电子病历系统（EMR）等。同样存在各个系统数据格式、数据接口的不统一和兼容性问题。

（二）"三链合一"信息采集在医用耗材安全风险管理中的应用难点

1. 风险信息的可溯源性　医疗器械的唯一标识（UDI）虽然可以作为"三链合一"风险信息采集的纽带，但是目前 UDI 普及工作尚在推广中，还不具备直接替代医院信息系统中耗材管理的主索引作为医院信息系统中耗材唯一 ID 的条件。各家医疗机构的信息系统已经应用多年，已经具有承载内部管理规则的耗材编码方式。只有实现 UDI 与不同应用目的的编码的关联性，确保关联性存在并准确，才能够实现向上到产品信息和生产信息的可溯源，向下到患者的耗材使用安全的追踪。

2. 风险信息的数据可及性　当前医疗机构进行的耗材使用安全风险评价，数据采集往往聚焦于供应链中产品信息和生产信息等相对便于管理的环节，这主要是受到数据可及性等因素的制约。但是对于医用耗材全生命周期进行使用安全评价，特别是高风险耗材（如植入性耗材）来说，往往忽略该耗材在患者使用后的安全评价。此外，当前的医用耗材特别是高值植入性耗材的安全信息追溯主要在医疗文书如电子病历层面，但是其记录内容、格式都没有标准化。很多与使用安全相关的信息没有记录或记录信息不完整，数据的不可及性对患者的使用安全后期分析、评价带来一定的困难。但对于已经出院的医用耗材使用患者，如何获取相应的数据，这是医疗机构的研究者和临床医护共同的难题。借用新疗效研发的临床试验中的概念，患者报告的结果（Patient Report Outcome，PRO）可以作为患者使用链中的数据支撑之一。

（三）医用耗材使用安全风险管理可参考的信息业务

目前为止，无论从政策法规还是研究文献上都可以看出，对医用耗材使用安全风险管理尚没有已经成熟的信息化平台建设规范，但耗材风险管理信息化可以借鉴已经相对比较成熟的面向患者的数据整合与利用方法，因为同样都是基于医疗机构的数据集成，同样都关注人、财、物的记录和临床使用安全。可以关注借鉴的几项工作包括：

1. 全院级别的数据治理　数据时代数据产生的价值越来越大，而数据治理的重要性也日益凸显。数据治理体系是指从组织架构、管理制度、操作规范、绩效考核支持等多个维度，对组织的数据模型、数据架构、数据质量、数据安全、数据生命周期等各方面进行全面的梳理、建设以及持续改进的体系。这一体系的目标是提高数据的质量（准确性和完整性），保证数据的安全性（保密性、完整性及可用性），实现数据资源在各组织机构部门的共享，推进信息资源的整合和对接，从而提升整个机构的信息化水平，充分发挥数据资产的作用。

一般认为，数据治理是将数据作为组织资产而展开的一整套管理行为。国际数据管理协会将数据治理定义为"数据资产管理的权威性和控制性活动（数据使用和管理的规划、监视和执行），是对数据管理的高层计划与控制"。在这一概念中，数据治理被视为一个过程，而非一项事务。

国内有研究认为，数据治理不仅是通过数据的管理提升数据质量，更强调流程设定和权责划分，以服务组织各层决策为目标，涉及有关数据管理的技术、过程、标准和政策的集合。

目前，尚没有对数据治理框架的统一定义。一般认为，数据治理框架包含以下 10 个部分的内容：数据架构、数据模型及设计、数据存储与操作、数据安全、数据整合及互用性、文档及内容、引用与主数据、数据仓库与商业智能、元数据、数据质量。

国际和国内金融等领域已推行"数据治理"来应对行业大数据带来的机会和挑战。但在我国医疗机构中，接受要从全局考虑推进数据治理的理念，并在其技术框架下设计并实施的具体应用还比较少。因此，如何在开发智能应用的同时，综合考虑所应用的多源医疗大数据融合，实现全机构数据层面的整合和质量提升，避免医疗数据资源和人力投入的巨大浪费，是推进卫生健康治理能力现代化时必须考虑的问题。

2. 主索引统一　全院级患者主索引（Enterprise Master Patient Index，EMPI）功能，是按照医学信息交互集成（Integrating the Healthcare Enterprise，IHE）技术规范中的患者标识交叉索引（Patient Identifier Cross-Referencing，PIX）集成规范，通过 EMPI 适配器与 PIX/PDQ 服务进行通讯，实现以下功能：

（1）信息登记：患者基本信息需要发送至 EMPI 系统进行交叉索引，主要包括以下要素：系统 ID、患者的业务系统 ID（patient's local ID，LID）、患者姓名、性别、出生日期、出生地、国籍、婚姻状况、家属姓名、身份证号码、家庭住址、联系电话等，通过 PIX/PDQ 服务进行交叉索引，检查系统中是否已存在患者的注册信息，然后根据交叉索引结果进行进一步的操作（创建或更新索引信息），同时更新患者主索引数据；

（2）信息匹配：当交叉索引系统接收到外部信息系统发送的患者信息注册请求时，系统首先使用系统 ID 和 LID 进行搜索，如果查询到精确的匹配结果，则只需对原始索引进行简单的更新操作。如果无法获取匹配结果，则需要使用患者的其他基本信息，根据医院自身的 EMPI 匹配规则进行交叉匹配。

另外，EMPI 还应实现主索引信息更新、主索引数据发布、操作日志记录等。

EMPI 服务是为了解决不同系统中的同一患者索引统一问题，对于医用耗材，如果管理得当，业务设计合理，不会存在不同系统索引不同的情况。但是如果在既往的数据库中出现了耗材索引不统一的问题，可以考虑借鉴 EMPI 中信息匹配和索引更新的技术方案，至少在医疗机构层面保障耗材索引的唯一性，进而保障耗材的可追溯性。

3. 患者报告的结果 美国食品和药物管理局（FDA）将其定义为"任何直接来自患者的健康状况报告，不需要临床医生或其他任何人解释患者的反应。"患者报告的结果通常包括与健康有关的生活质量、症状、功能、对医疗或症状缓解的满意度、对处方药物或其他疗法的依从性以及对治疗的感知价值等信息。患者报告的结果数据被用来通知和指导以患者为中心的医疗、临床决策和卫生政策决定，是学习型医疗系统的一个重要组成部分。

美国 FDA 建议，当被测量的概念为患者所熟知或从患者的角度进行测量时，应该使用专业工具。许多人可能都很熟悉的一个简单而广泛使用的患者数据工具的例子是 Wong-Baker FACES 量表，它允许患者（特别是儿童）向医疗保健提供者传达自我评估的不适或疼痛程度。

美国 FDA 行业指南：对于患者报告的结果测量，FDA 鼓励研究者确定是否存在足够的工具来处理和测量感兴趣的信息元素，或者是否可以适当地修改现有的工具以达到信息采集、处理、测量的目标。制定测量策略可能涉及结合以前开发和验证的工具，为新的目的修改或调整现有工具，或开发新的问题或工具。当创建新的患者数据工具时，研究人员必须在开发过程中提供患者输入的文档，以及工具在预期的特定应用中的性能证据。第一步是为感兴趣的概念假设一个基于专家知识和文献综述的概念框架。概念框架应与研究目标紧密一致，并应包括感兴趣的结果、感兴趣的人群以及所涉及的特定结果或治疗决策的基本原理。该框架由可测量的数据元素组成，这些数据元素共同描述了一个领域——被测量的特定感觉、功能或感知。

三、医用耗材使用安全风险管理信息化中创新技术的应用

（一）人工智能在医疗行业中的应用

人工智能是 20 世纪 50 年代中期兴起的一门新兴边缘科学，它既是计算机科学分支，又是计算机科学、控制论、信息论、语言学、神经生理学、心理学、数学、哲学等多种学科相互参透而发展起来的综合性学科。人工智能又称智能模拟，是用计算机系统模仿人类的感知、思维、推理等思维活动。它研究和应用的领域包括模拟识别、自然语言理解与生产、专家系统、自动程序设计、定理证明、联想与思维的机理、数据智能检索等。例如，用计算机模拟人脑的部分功能进行学习、推理、联想和决策；模拟医生给患者诊病的医疗诊断专家系统；机械手与机器人的研究和应用等。

在当代新的科学技术革命浪潮中，人工智能越来越显示出强大的生命活力，具有无限广阔的发展前景，其主要优越性体现在以下几方面：

人工智能是人类智能的必要补充。人工智能是随着科学技术的发展，在人们创造了各种复杂的机器设备，大大延伸和扩展了自己的手脚功能，迫切需要相应地延伸思维器官和放大智力功能的情况下，产生发展起来的。它是机器进化的结果，也是人类智能的物质化。它和人脑功能相互联系、相互促进，使人类的认识范围不断地向微观和宏观两极扩展，使人能通过间接方式达到对事物更深层次的本质的认识，使意识的内容得到极大丰富和增长。它已成为人类科学认识和社会实践活动不可缺少的技术"助手"。

随着计算机的发展，人工智能也有了高速的发展。人工智能是研究、开发以模拟、延伸和扩展人的智能的理论、方法、技术及应用系统的一门新的技术科学。如今，人工智能已经应用到多个行业，并产生了非常重要积极的影响，例如电子产品、机器人、智能设备都发挥着重要的作用。其中，医疗行业也不例外。当前，其主要应用领域包括：

1. 医疗领域的数据分析。

2. 基于计算机视觉技术对医疗影像智能诊断。

3. 基于语音识别技术的人工智能虚拟助理。

4. 从事医疗或辅助医疗的智能医用机器人。

5. 分析海量文献信息加快药物研发。

6. 基于数据处理和芯片技术的智能健康管理。

人工智能技术的发展，远远地超过了互联网与大数据，与此同时也出现了许多实验性的成果。倘若人工智能技术更加灵活地应用到医疗领域中，便能够更加准确、更加科学地识别诊断方案，为患者提供更佳的治疗服务，大大地推动我国医疗事业的发展，具有十分广阔的应用前景。

特别是在智能辅助临床用械安全方面，将人工智能算法应用到医疗用械安全系统中，通过导入海量信息，包括医学期刊、权威教科书、临床指南相关数据，系统应用人工智能的计算并结合大数据分析技术总结的历史病历数据，根据临床业务需求，自动筛选类似病例和治疗效果，为医生提供可选择的循证治疗方案，提供合适的临床使用耗材，为临床医生筛选出适合患者的治疗耗材，将能够有效提高用械安全性，减少耗材使用安全风险。

（二）大数据应用与数据挖掘、共享

大数据顾名思义就是数量极其庞大的数据资料。大数据的意义在于提供"大见解"：从不同来源收集信息，然后分析信息，以揭示用其他方法发现不了的趋势。早期，IBM 定义了大数据的 5v 特性：大量性（Volume）、多样性（Variety）、快速性（Velocity）、价值

（Value）、真实（Veracity）。

早期，大部分医疗相关数据是纸张化的形式存在，而非电子数据化存储，比如医药记录，收费记录，护士医生手写的病历记录，处方药记录，X光片记录，磁共振成像（MRI）记录，CT影像记录等等。随着强大的数据存储，计算平台，及移动互联网的发展，现在的趋势是医疗数据的大量爆发及快速的电子数字化。以上提到的医疗数据都在不同程度上向数字化转化。移动互联网、大数据、云计算等多领域技术与医疗领域跨界融合，新兴技术与新服务模式快速渗透到医疗各个环节，并让人们的就医方式出现重大变化，也为中国医疗带来了新的发展机遇。大数据技术在医疗领域的技术层面，业务层面都有十分重要的应用价值。

在技术层面：大数据技术可以应用于非结构化数据的分析、挖掘、大量实时监测数据分析等，为医疗卫生管理系统，综合信息平台等建设提供及时支持。

在业务层面：大数据技术可以向医生提供临床辅助决策和科研支持，向管理者提供管理复杂决策、行业监管、绩效考核支持，向患者提供健康监测支持，向药品和耗材研发者提供统计学分析和就诊行为分析支持。

大数据在医疗耗材临床使用安全中的运用主要体现在对耗材使用数据的统计分析上，通过运用大数据解决方案，医疗数据的采集方式和分析方法已经与过去有了很大的不同，现在所采用的数据往往不再局限于某一个单一的医疗机构，而是来自于不同的医疗场所，也可能不仅仅来自成型的结构化数据，也可能来自自由文本，使用数据科学方法来总结这类数据，通过描述性统计分析，探索性数据分析，和预测性分析，制定一套对某些疾病最具性价比的耗材使用方案，并减少不必要的耗材使用。

（三）区块链技术

1. 区块链技术的定义及现状　区块链是一种以密码学算法为基础的点对点分布式账本技术，其本质是一种多方共同维护，以块链结构存储数据，使用密码学保证传输和访问安全的互联网共享数据库，能够实现数据一致存储、无法篡改、无法抵赖的技术体系。区块链引人关注之处在于，能够在网络中建立点对点之间可靠的信任，既公开信息又保护隐私，既共同决策又保护个体权益，这种机制提高了价值交互的效率并降低了成本，给世界带来了无限的遐想空间。

区块链最著名的应用之一是加密货币比特币。中本聪提出，希望可以创建一套新型的电子支付系统，这套系统"基于密码学原理而不是基于信用，使得任何达成一致的双方能够直接进行支付，从而不需要第三方中介参与"。2013年末以太坊将区块链技术应用于数字货币以外的领域中。

2014 年后，区块链技术逐渐被应用到其他领域，当前正在探索在公共管理、社会保障等领域的应用。相关实践表明，这种技术有助于提升公众参与度，提高社会管理的质量和效率，对社会管理和治理水平的提升具有重要的促进作用。

2. 区块链技术在医疗卫生领域的优势　尽管区块链技术已得到广泛承认，但在医疗行业，很多人还是把它和比特币划等号，认为是黑客勒索的费用支付方式。这种勒索已经影响了许多医疗保健系统，包括我国国内的医疗机构也不能幸免。如果撇去比特币的负面效用和币圈炒作的浮华，越来越多的医疗卫生机构认识到比特币背后的技术，即区块链技术，并不等同于比特币，在医疗卫生行业可能有广阔的应用前景。

区块链技术在医疗领域的优势包括：

（1）数据分散管理存储。

（2）不变的审计线索。

（3）数据来源的可靠性。

（4）既可靠又可用。

（5）使用加密算法提高安全性和隐私性。

由于上述区块链的优势对医疗卫生应用和研究至关重要，医疗卫生行业已经成为区块链技术最重要的新兴应用领域之一。其中讨论最多的应用是通过区块链作为健康信息交换的基础设施。这些应用根据利用区块链数据的主要目标进一步分类，主要分为如下四类。

（1）改善医疗记录管理。

（2）加强保险索赔程序。

（3）加速临床 / 生物医学研究。

（4）实现先进的生物医学（健康）数据分类记账。

（四）物联网技术

物联网（Internet of Things，IOT）是指通过各种信息传感器、射频识别技术、全球定位系统、红外感应器、激光扫描器等各种装置与技术，实时采集任何需要监控、连接、互动的物体或过程，采集其声、光、热、电、力学、化学、生物、位置等各种需要的信息，通过各类可能的网络接入，实现物与物、物与人的泛在连接，实现对物品和过程的智能化感知、识别和管理。物联网是一个基于互联网、传统电信网等的信息承载体，它让所有能够被独立寻址的普通物理对象形成互联互通的网络。

物联网是新一代信息技术的重要组成部分，IT 行业又叫：泛互联，意指物物相连，万物万联。由此，"物联网就是物物相连的互联网"。这有两层意思：第一，物联网的核心和基础仍然是互联网，是在互联网基础上的延伸和扩展的网络；第二，其用户端延伸和扩展到了任何物品与物品之间，进行信息交换和通信。因此，物联网的定义是通过射频识别、红外感应器、全球定位系统、激光扫描器等信息传感设备，按约定的协议，把任何物品与互联网相连接，进行信息交换和通信，以实现对物品的智能化识别、定位、跟踪、监控和管理的一种网络。

物联网的基本特征从通信对象和过程来看，物与物、人与物之间的信息交互是物联网的核心。物联网的基本特征可概括为整体感知、可靠传输和智能处理。

整体感知——可以利用射频识别、二维码、智能传感器等感知设备感知获取物体的各类信息。

可靠传输——通过对互联网、无线网络的融合，将物体的信息实时、准确地传送，以便信息交流、分享。

智能处理——使用各种智能技术，对感知和传送到的数据、信息进行分析处理，实现监测与控制的智能化。

根据物联网的以上特征，结合信息科学的观点，围绕信息的流动过程，可以归纳出物联网处理信息的功能：①获取信息的功能。主要是信息的感知、识别，信息的感知是指对事物属性状态及其变化方式的知觉和敏感；信息的识别指能把所感受到的事物状态用一定方式表示出来。②传送信息的功能。主要是信息发送、传输、接收等环节，最后把获取的事物状态信息及其变化的方式从时间（或空间）上的一点传送到另一点的任务，这就是常说的通信过程。③处理信息的功能。是指信息的加工过程，利用已有的信息或感知的信息产生新的信息，实际是制定决策的过程。④施效信息的功能。指信息最终发挥效用的过程，有很多的表现形式，比较重要的是通过调节对象事物的状态及其变换方式，始终使对象处于预先设计的状态。

物联网技术在智能医疗领域的主要应用技术，主要在于物资管理可视化技术、医疗信息数字化技术、医疗过程数字化技术三个方面。

（五）信息集成

信息集成（集成平台 Integrated information 或 Integrated platform）是指系统中各子系统和用户的信息采用统一的标准，规范和编码，实现全系统信息共享，进而可实现相关用户软件间的交互和有序工作。

标准化是信息集成的基础，主要包含通信协议标准化（如 MAP/TOP，制造自动化协议 / 技术办公室协议等），产品数据标准话（如 STEP，产品模型数据交换标准等），以及调节网络标准化，电子文档标准化，交互图形标准化等。

集成平台是信息集成的有力工具，这是面向对象的开放式集成技术，例如有 X 个需要交互的应用软件，只要把每个应用软件分别接到集成平台，就可在一组集成服务器的支持下，实现 X 个应用软件的集成，因而集成的复杂性由多个降到一个。集成平台技术正在逐步完善之中。

医疗行业的系统集成相较其他行业起步较晚，采用的是总线式的集成方案，通常围绕集成引擎与医疗信息行业特有的信息交换标准（HL7、DICOM、IHE 等）与信息内容标准（ICD、SNOMED、LONIC、C-DRGs、卫生信息数据元等）形成解决方案。

医疗行业的集成平台主要集中解决系统集成、数据集成、公共服务集成的问题。并且在建立数据中心的基础上，集成平台还提供数据分析服务，提供医院信息平台所必需的数据交换管道与数据标准化核心能力。

集成的方式总体分为以下两类：

第一类，基于标准协议的集成。这种方式简单借鉴了国外现有医疗行业的协议和规范，其特点在于，基本上不使用适配器，所有的信息系统都需要改造，平台基本只起到消息路由的功能。因此，各个系统可能都需要进行现场改造，改造成本和风险相对较高。

第二类，通过面向服务对业务和数据进行抽象与封装，这是目前比较成熟的方案。使用适配器，利用其现有信息系统接口能力连接各个系统，但其目标是尽量不改造或者是少改造业务系统，根据现有临床业务，对临床信息系统的服务在平台上进行封装，以保障安全、稳定的连接。

一个独立的集成平台，通常包含的模块有：集成引擎、统一身份认证、公共服务管理、患者主索引管理、主数据管理、元数据管理、数据中心、统一患者视图与综合辅助决策分析系统。

通过建立集成信息平台，集成各类应用系统以及日常运营的业务，整合医院内部业务应用系统，形成一个互联互通的医院业务协作网络。集成信息平台为临床数据中心的数据来源提供了技术基础和保障，通过信息标准、交换原则的制定，对业务系统提供标准的信息交换服务，确保数据交换过程的安全性、可靠性，实现数据在系统平台范围内自由、可靠、可信的交换。在医院信息系统中的各子系统中，如 HIS、LIS、RIS、EMR 等，传递和展现整个医疗过程中的相关信息。

通过医院信息平台建设，一方面可以规避"点对点"式的信息共享与交换，并使医院可以基于信息平台整体上进行业务流程优化与管理，对内提高管理水平，对外以统一的方式接入区域卫生协同网络，更好地为人民健康服务。另一方面利于医院信息系统建设的持续性发展，以适应未来的需求变化，避免信息化建设的大范围的推倒重来；另外，持续性发展还必须要有一套合适的实施和服务模式做支撑。

（六）真实世界数据

1. 真实世界的数据可用性　近些年来，真实世界数据和真实世界研究是非常火的名词，但是，如何利用真实世界数据进行医用耗材或设备的研究，对于器械监管部门、医疗环境下的器械使用者，管理者以及数据分析人员来说，都还是比较模糊的界定。

美国 FDA 对无论是真实世界数据还是真实世界证据的定义都比较宽泛，但是我们从真实世界证据的定义中还是能看到，FDA 反复强调的数据是来自研究设计或分析，FDA 在 2018 年发布的条例中，所举的例子基本都是登记数据库，即事先做好了研究设计，之后才去采集对应的患者数据。这与某些做大数据分析的专家所设想以及倡导的对过去的数据进行数据挖掘，通过大数据算法的应用挖掘出使用评价的相关因素这种思路有本质区别。

以华西医院为首的中国真实世界数据与研究联盟对真实世界研究实验设计已经出台了一系列的技术规范。用药评价由于有厂商的支持，随机对照研究试验严谨的体系作为基础，因此进入真实世界研究的难度相对较低。

对于耗材来说，前期的进行随机对照研究实验的评价方案基础本身就相对薄弱，相关公司后期开展真实世界研究进行上市后效果再评价的驱动力也有限，因此，专门针对某种耗材的应用构建患者登记数据库难度较大，业内还是希望能够基于现有的真实使用情况的数据能够完成耗材相关的真实世界研究。

目前真实世界研究对既有健康医疗数据的数据库是抱有一定疑虑的，表 10-1 列出既有健康医疗数据的数据库的一些问题和适宜研究领域。我们在基于这些数据库进行耗材使用的真实世界研究时，应该对目标耗材进行评估，主要评估其数据的需求是否能在现有数据库中得到满足。如果基本能得到满足，则可以认为此类耗材的使用研究是该数据库的适宜研究领域。

表 10-1　患者登记数据库与既有健康医疗数据的研究型数据库的比较

数据库类型	覆盖人群类型	覆盖数据变量	优势	局限	适宜的研究领域	备注
患者登记数据库						
特定疾病或者医疗状态的患者登记	具备特定疾病或者医疗状态的患者	据研究目的确定数据范围	能获得研究目的下较完整数据；人群代表性较好，数据准确性较高；能获得患者自报数据；能获得长期随访数据	资源需求高；研究时间长；协调管理难度相对更大	疾病自然史；疾病负担评估；病因探索；防治策略评估；预后管理策略；药械评价	数据质量与研究设计、执行情况密切相关；患者登记数据库数据若部分来自既有健康医疗数据，则同时具备其特征

数据库类型	覆盖人群类型	覆盖数据变量	优势	局限	适宜的研究领域	备注
医疗产品登记	使用特定医疗产品的患者	医疗产品暴露数据、结局和其他数据	能获得患者自报数据；能获得长期随访数据	可能缺少对照医疗产品；难以开展归因研究	新上市药械安全性评价研究；支持医疗器械审评；治疗依从性；探索新适应证	
综合医疗服务登记	使用特定综合医疗服务的患者	综合医疗服务暴露、结局和其他数据	能获得患者自报数据；能获得长期随访数据	可能缺少未接受医疗服务人群数据	评估综合医疗服务效果	
基于既有健康医疗数据的研究型数据库						
单一医疗机构电子病历数据	医院门诊、住院患者	患者特征、病史、体格检查、诊断、门诊和住院医嘱、病程记录、手术、护理、检验、影像等	诊疗过程数据相对完善；医嘱信息完整，能获得院内用药数据	无院外诊疗数据；通常无法获得患者生活行为习惯数据；无院外随访数据；数据缺失可能较多；非结构化数据需要转化和验证	疾病负担评估；防治策略评估；诊断价值评估；预后管理策略；药械评价	数据完整性与医疗机构管理制度和医生填写习惯密切相关
区域性医疗数据	区域内户籍人口或常住人口	区域内医院EMR数据、区域内疾病防控数据、出生/死亡登记、环境数据等	能获得患者在多家医疗机构的就诊、转诊数据；能获得患者既往患病和就诊信息；能链接多个数据库（如预防接种、出生登记等）	医疗机构间数据质量有差异；患者链接可能不完善；药品编码可能不完善；数据缺失可能较多	疾病负担（区域内人群）；病因探索；预后管理策略；部分疾病自然史；药械评价	理论上是最全面和丰富的数据来源，但数据完整性、结构化程度与区域化数据库的成熟度密切相关
医保数据	参保患者	医保报销疾病诊断、部分诊疗数据、报销疾病费用数据	人群代表性好；费用数据准确性高	疾病诊断可能不准确；缺乏次要诊断数据；缺乏诊疗过程数据；无患者自报数据	药物经济学评价；疾病负担评估；部分病因探索；部分疾病自然史	可能缺少各种混杂变量数据

为了提高基于既有健康数据的医疗数据库进行研究的真实世界研究的可信度以及产生的真实世界研究的证据等级，我们认为可以考虑应用以下步骤开展真实世界研究：

（1）根据临床指南和既往文献，界定与被研究对象密切相关的因素、指标。

（2）明确因素——测量方式——具体指标之间的关联和对应关系。

（3）指标与现有数据项目进行对应，区分哪些指标数据可及，哪些不可及。

（4）逐个对可及指标数据预采集，进行数据浏览，对数据的真实性、全面性，是否包含混杂因素等数据质量问题进行分析，确定该指标的采集方法和口径。

（5）对不可及因素展开专家讨论，看是否存在可替代指标，可替代指标是否仅限于本院本研究还是具有普适性。

（6）重复：数据提取→清洗→问题梳理→进一步修正口径，重新提取数据。

（7）使用常规统计方法对合格数据进行统计，与临床和专业人员合作，讨论分析结果和合理性。

（8）个案分析，对其中单体变异比较显著的患者进行个案分析，看是否存在有价值因素。

2. 真实世界信息系统的数据采集　在解决了证据等级的可靠性，明确什么因素可以用来评价目标耗材，并且在数据源中验证，确定具有相关对应的数据后，我们可以按照这些因素的组成，设计一个研究，进行此方面的使用评价。

现实工作中面临的具体问题就是数据采集口径的问题。如何定义哪些耗材属于这一类耗材，耗材的领用与使用之间是否有字典上的关联，耗材使用的信息应该来自医嘱还是收费条目？如何定义耗材在患者身上的留驻时间？如何匹配耗材所配套其他耗材或者药品的使用？这些问题指南无法回答，护理、医工的专家也很难回答，需要临床使用者和信息系统支持人员以及分析人员一起，从数据录入的源头开始追溯，逐步解决这个问题。

老生常谈的一件事就是在信息系统中尽量采用通用的字典，对耗材进行分类，同时，保障耗材从入院到使用到患者身上到付款的信息连贯性，不要人为割裂购和用之间的关联关系。

另外，除了传统的关系型数据库，随着各类新技术的发展，我们也可以考虑从描述性文本如病程记录或护理记录中尽量多的去获取信息。比如PICC插拔管的信息，可能在医嘱和收费记录中只能精确到天，但是在护理记录里就能精确到小时，可以更好地计算管路在人体驻留的时间。

3. 可供利用的新技术　自然语言处理技术在我国推行结构化医疗文书多年，目前推出的解决技术是能否帮助对现有的非结构化文档进行目标内容提取知识，实现后结构化。知识图谱则是提升自然语言处理泛能力的一个重要工具。

20世纪末，医疗信息化在国际上的发展已经达到了一定的成熟阶段，具有大规模的语料库和研究方法，还建立了一体化医学语言系统（unified medical language system，UMLS）。在医学领域的研究中，自然语言处理（natural language processing，NLP）中的实体识别（entity recognition，NER）和实体关系抽取（relation extraction，RE）一直是热点与难点。

在信息提取阶段，实体识别的主要任务是从电子病历中找到当前知识架构基础上已经存在的概念词语，其中包括疾病、病症、药物、检测、治疗等；实体关系抽取的主要任务是发现并建立两个实体之间的关系，包括疾病和病症之间的关系，疾病和药物之间的关系等。这两个阶段也使得未来构建个性化医疗健康服务系统有了一个很好的准备工作。

关于实体识别和实体关系提取的研究，广泛应用的方法可分为三类：

1）基于词典的方法；

2）基于规则的方法；

3）基于机器学习方法。

基于词典与规则的方法太过于依赖词典、规则等人工预料库的构建，泛化能力弱，可移植性差。基于机器学习的实体识别方法通常可分为两类，一类是基于分类的方法，另一类是基于将实体识别问题转化为序列的整体标注问题，即同时对一段话中多个词进行标记，最后选择联合概率最大的标注序列，有较强的扩展性和适应性。例如，传统的序列标注一般使用"BIO"标注方法，在实体识别过程中加入一个实体类别标签"C"，标签形式为"BIO+C"。其中，"B"表示一个实体的开始，"I"表示实体的继续，"O"代表不属于已定义的任何一种实体，"C"为实力类别标签。在语料库的构建过程中，需要统一规范。

在实体识别和实体关系抽取的基础上，一般通过采用率最高的图数据库如 Neo4j 对电子病历中的疾病，病症，以及它们之间的关系，以图形化的方式显示出来，更能增强医疗服务的便捷性和医疗知识的可理解性。

第二节　医疗器械唯一标识（UDI）编码与医用耗材管理应用

一、医疗器械唯一标识国际进展和相关技术标准

（一）医疗器械唯一标识国际进展

医疗器械唯一标识（Unique Device Identification，以下简称 UDI）是一种通过全球可接

受医疗器械识别和编码标准创建的字母或数字的序列，用以实现市场上特定医疗器械产品的明确识别。随着全球经济一体化的不断深入，国际社会逐渐认识到通用的全球统一 UDI 系统将给生产商、医疗保健提供者、患者和监管部门带来显著获益，也可降低注册合规性的成本。医疗器械唯一标识是国际医疗器械监管领域关注的焦点和热点。

国际医疗器械监管机构论坛（IMDRF）吸取各国 UDI 研究实施的经验，结合国际医疗器械法规协调要求，提出了建立全球统一的 UDI 系统的技术框架建议。国际医疗器械监管机构论坛（IMDRF，前身为 GHTF）2011 年正式成立。该组织由美国、欧盟、加拿大、澳大利亚和日本在内的 5 个成员国家和地区发起。2013 年我国加入 IMDRF。IMDRF 下设多个工作组，负责具体工作项目研究和相应技术文件的起草。为形成全球协调一致的医疗器械唯一身份标识，便于对医疗器械在全球进行监管，指导各国建立 UDI 系统。IMDRF 成立 UDI 工作组（UDIWG），并于 2013 年对 GHTF 的《医疗器械唯一标识（UDI）系统》指导草案进行了修订，提出了《医疗器械 UDI 系统》指导性最终文件，文件指出推荐全球采用标准化的编码标识系统来实施 UDI。目前 UDI 已成为解决医疗器械全球监管问题的通用语言。

IMDRF 于 2013 年 12 月发布《UDI 指南》，拉开了全球实施 UDI 的序幕。由于《UDI 指南》只是一个框架性文件，不包括具体应用层面的指导，2017 年 9 月，IMDRF 重开 UDI 工作组，并于 2019 年 3 月发布《UDI 应用指南》和两个信息文件：《在电子健康系统中记录 UDI》和《UDI 数据元素在不同 IMDRF 成员国的使用》，给各国实施 UDI 提供细化的指导。

全球范围内，美国、欧盟、沙特阿拉伯和韩国等国家和地区也已经发布 UDI 相关的法规和指导性文件。美国是首个在国家层面、由政府以法规形式实施医疗器械唯一标识系统（UDI system）项目的国家，当前已经实施 6 年。2013 年 9 月，美国 FDA 发布医疗器械唯一标识系统法规，明确提出医疗器械必须要有 UDI 标识，且分阶段实施，要求利用 7 年时间全面实施医疗器械唯一标识。到 2020 年 9 月，美国 FDA 要求所有医疗器械生产企业都要对其生产的产品进行 UDI 标识，并将相关产品数据上报到 UDI 数据库。欧洲医疗器械行业协会（Eucomed）在此框架下进一步制定了《基于风险管理的不同包装级别医疗器械 UDI 标识要求》，2017 年，欧盟立法要求实施医疗器械唯一标识，

日本、澳大利亚、阿根廷等国家也相继开展相关工作，全球医疗器械唯一标识工作不断推进。

（二）医疗器械唯一标识国内进展

我国医疗器械唯一标识工作始于 2012 年，国务院印发《"十二五"国家药品安全规

划》，要求启动高风险医疗器械国家统一编码工作。2014 年，在充分考虑我国医疗器械监管和产业发展实际，起草了《医疗器械唯一标识系统规则（草案）》。2015 年，在密切跟踪国际进展，结合最新技术研究成果，针对使用范围、编码要求及数据库建设等，对《医疗器械唯一标识系统规则（草案）》进一步修改完善。2016 年，国务院印发的《十三五国家药品安全规划》中要求"构建医疗器械编码体系，制定医疗器械编码规则"。2017 年，召开医疗器械编码工作会议，制定了《医疗器械编码体系建设工作方案》，形成《医疗器械编码规则（征求意见稿）》，后经反复研究论证，修改为《医疗器械唯一标识系统规则（征求意见稿）》。

2019 年 7 月 1 日国家药监局会同国家卫生健康委员会联合印发《医疗器械唯一标识系统试点工作方案》拉开我国 UDI 系统建设的序幕，医疗器械唯一标识系统试点工作正式启动，参与单位有国家药品监督管理局、国家卫生健康委员会，部分省级药品监督管理部门、省级卫生健康管理部门遴选境内外医疗器械注册人、经营流通企业、使用单位、学会协会以及发码机构等。试点品种以心脏、颅脑植入物、假体类等高风险植（介）入类医疗器械为重点品种，同时覆盖不同种类的典型产品。

2019 年 8 月国家药品监督管理局（NMPA）发布《医疗器械唯一标识系统规则》，自 2019 年 10 月 1 日起正式实施。8 月 26 日国家药监局发布《医疗器械唯一标识系统规则》，我国 UDI 系统工作正式进入有法可依、有章可循、分步实施、组织保障的新阶段。医疗器械唯一标识系统 UDI 采用分步实施，10 月 14 日国家药监局印发《关于做好第一批实施医疗器械唯一标识工作有关事项的通告》明确了第一批 UDI 实施品种范围进度安排、工作要求，要求第一批实施唯一标识的医疗器械产品的注册人于 2021 年 1 月 1 日起，严格按照《医疗器械唯一标识系统规则》等有关要求开展产品赋码、数据上传和维护等工作，并对数据真实性、准确性、完整性负责；2020 年 10 月 1 日起列入首批实施目录的医疗器械将正式开始实施 UDI。第一批实施唯一标识的九大类 18 个一级目录下 64 个品种包括心脏起搏器、血管支架、关节假体和整形填充材料等各种植入类产品，均为高风险第三类医疗器械，按照《医疗器械唯一标识系统规则》，从 2020 年 10 月 1 日起，新上市的这 64 种医疗器械产品必须具备医疗器械唯一标识，并在将相关数据上传至医疗器械唯一标识数据库，方可上市销售。

在 UDI 数据库建设方面，国家药监局已经建立 UDI 数据库，截至 2020 年 9 月 27 日，已在国家药监局 UDI 数据库成功上传的医疗器械企业达到 283 家，覆盖省份 23 个，上传 PI 数据 100 万以上，上传 DI 数据 116 717 个，平均每家企业上传数据超过 400 条。2020 年 12 月 10 日由国家药监局组织建设的 UDI 数据库正式上线运行，面向试点企业开放数据报送功能，共计 23 个省份已领取医用耗材统一 UDI 编码和与数据库对接。

（三）医疗器械唯一标识相关技术标准

1. UDI 技术标

（1）基础通用标准

- YY/T 1681–2019《医疗器械唯一标识系统基础术语和定义》
- YY/T 1630–2018《医疗器械唯一标识基本要求》

（2）信息化标准

- 《医疗器械唯一标识数据库基本数据集》
- 《医疗器械唯一标识数据库填报指南》

2. 医疗器械唯一标识系统设计规则与构架

（1）系统设计规则

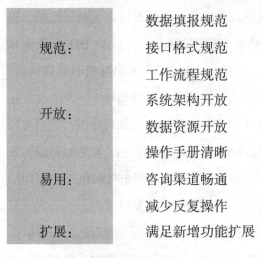

规范：	数据填报规范
	接口格式规范
	工作流程规范
开放：	系统架构开放
	数据资源开放
	操作手册清晰
易用：	咨询渠道畅通
	减少反复操作
扩展：	满足新增功能扩展

（2）总体架构（图 10-3）

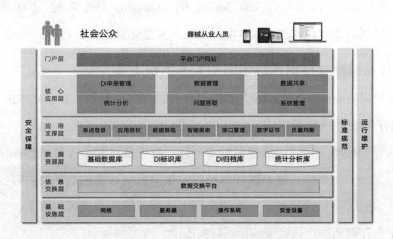

图 10-3　UDI 总体架构图

（四）UDI 编码的发放机构

根据 ISO/IEC 15459 标准的相关规定，注册机构进行代码发行必须确保全球唯一性和可追溯性，因此在审核分配代码发行机构时有着严格的规范要求。

1. 国际 UDI 编码发码机构　目前 FDA 接受的 UDI 编码三家发放机构包括国际物品编码协会 GS1、保健业商务通信委员会 HIBCC 和国际血库自动化委员会 ICCBBA，其中 GS1 的使用范围最广和接受最高，而 HIBCC 作为专门的医疗行业的编码机构，在医疗行业的使用也较为普遍。其中 GS1 是目前国内认可的 UDI 编码发码机构。

2. 国内 UDI 代码发码机构　国内 UDI 代码发行机构目前有中关村工信二维码技术研究院（ZIIOT）和阿里健康等。

中关村工信二维码技术研究院（ZIIOT）成立于 2014 年 1 月 26 日，是专注于二维码技术研究和标准制订的科研服务机构，主要开展二维码公共服务平台规划建设、二维码注册解析服务，二维码关键技术研发、标准制订、科技成果转化，承担政府重大科研课题，组织国际交流与合作等工作。2018 年 8 月 1 日，ZIIOT 获得国际标准化组织（ISO）、欧洲标准委员会（CEN）、国际自动识别与移动技术协会（AIM Global）三大国际组织共同认可，成为国际代码发行机构，发行代码（IAC）为"MA"，是首家（也是目前唯一一家）设立在中国的全球代码发行机构，代码"MA"将首先用以向全球用户发放二维码标识；其自主研发的 IDcode 编码体系也成为《ISO/IEC 15459 信息技术 自动识别与采集技术 唯一标识》系列国际标准的组成部分。ZIIOT 是与国际物品编码协会（GS1）、美国电气和电子工程师协会（IEEE）、万国邮政联盟（UPU）等大型国际组织并列的国际代码发行机构。

ZIIOT 主导成立了"统一二维码标识注册管理中心（UTC Global）"向全球统一提供二维码代码发行和注册服务，UTC Global 将在全球各国设立代码发行运营机构，目前已建立 UTC China 和正在建设 UTC Korea、UTC India、UTC Canada、UTC 老挝、UTC 缅甸等国家分支发行机构，计划到 2020 年在全球 50 个以上的国家建立分支发行机构。

二、医疗器械唯一标识系统中的相关术语和定义

主要根据国家行业标准 YY/T 1681-2019《医疗器械唯一标识系统基础术语》相关术语。

（一）医疗器械唯一标识系统 unique device identification system

是指由医疗器械唯一标识、医疗器械唯一标识数据载体和医疗器械唯一标识数据库组成的医疗器械统一识别系统。建立医疗器械唯一标识系统通常包括下列内容：①医疗器械唯一标识的生成；②将医疗器械唯一标识应用于医疗器械产品或者包装上；③将产品标识和其他相关信息存储到医疗器械唯一标识数据库中。

（二）医疗器械唯一标识 unique device identifier

基于标准创建的一系列由数字、字母和（或）符号组成的代码，包括产品标识和生产标识，用于对医疗器械进行唯一性识别。

注 1："唯一"一词并不意味着对单个产品进行序列化管理。

注 2：可用于医疗器械产品的管理和追溯等。

1. 产品标识（device identifier）　特定于某种规格型号和包装医疗器械的唯一性代码。

注：产品标识可用作对医疗器械唯一标识数据库存储信息的"访问关键字"，关联医疗器械产品信息、制造商信息、注册信息等。

2. 生产标识（production identifier）　识别医疗器械生产过程相关数据的代码。

注：根据实际应用需求，生产标识可包含医疗器械序列号、生产批号、生产日期、失效日期等。

（1）生产批号（production batch）：指在一段时间内，同一工艺条件下连续生产出的具有同一性质和质量的产品。

（2）批号（batch/lot number）：用于识别一个特定批的具有唯一性的数字和（或）字母的组合。

（3）序列号（serial number）：用于识别单个医疗器械产品的特定数字和（或）字母的组合。

注：改写自 IMDRF/RPS WG/N19 FINAL：2016 定义 5.5.1.6.2.1

3. 数据分隔符（data delimiter）　在医疗器械唯一标识中，定义特定数据元素的字符或字符集。数据分隔符示例为应用标识符（AI），对象标识符（OID）等。

4. 使用单元产品标识（unit of use device identifier）　是分配给医疗器械使用单元等级的标识符，当在医疗器械使用单元等级上没有医疗器械唯一标识的情况下分配，其目的是将医疗器械的使用和患者相关联。

（三）医疗器械唯一标识数据库 unique device identification database

医疗器械唯一标识数据库是储存医疗器械唯一标识的产品标识与关联信息的数据库。

目前国家药监局已经建立 UDI 数据库（图 10-4），截至 2020 年 9 月 27 日，已在国家药监局 UDI 数据库成功上传的医疗器械企业达到 283 家，覆盖省份 23 个，上传 DI 数据 116 717 个，上传 PI 数据 100 万以上，平均每家企业上传数据超过 400 条。2020 年 12 月 10 日由国家药监局组织建设的 UDI 数据库正式上线运行，面向试点企业开放数据报送功能，共计 23 个省份 116 械企、108 家医院先试点已领取医用耗材统一 UDI 编码和与数据库对接。

UDI 数据库（UDID）由国家药监局建立，相关用户在系统中进行产品备案，填写相关产品 DI 信息。UDID 是指储存医疗器械唯一标识的产品标的数据库。

UDID 包含所有市场流通的医疗器械的器械标识符（UDI-DI）以及其他核心要素。生产企业应负责首次提交并更新 UDID 数据库中的标识信息和其他医疗器械数据元素。UDID 要求使用 HL7 结构性产品标识（SPL）标准进行数据提交和更新。

医疗机构的使用医疗器械（医用耗材）的 UDI 中 PI 信息与数据库中信息对接，可以在医用耗材不良事件、召回管理中进行精准溯源。

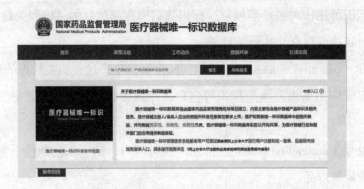

图 10-4　UDI 数据库网站

三、医疗器械唯一标识系统规则

（一）医疗器械唯一标识系统组成

如图 10-5 所示，医疗器械唯一标识系统由医疗器械唯一标识、唯一标识数据载体和唯一标识数据库组成，三者共同组成医疗器械唯一标识系统。通过建立医疗器械唯一标识系统，有利于运用信息化手段实现对医疗器械在生产、经营和使用各环节的快速、准确识别，有利于实现产品监管数据的共享和整合，有利于创新监管模式，提升监管效能，有利于加强医疗器械全生命周期管理，实现政府监管与社会治理相结合，形成社会共治的局面，进一步提升医疗器械使用安全有效的保障水平。

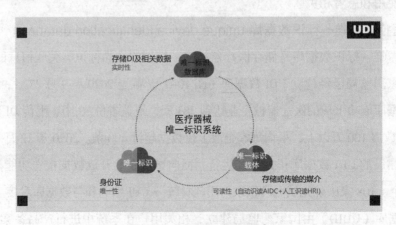

图 10-5　UDI 系统组成

（二）医疗器械唯一标识

医疗器械唯一标识，是指在医疗器械产品或者包装上附载的，由数字、字母或者符号组成的代码，用于对医疗器械进行唯一性识别。

1. 医疗器械唯一标识的结构 唯一标识包括产品标识 DI 和生产标识 PI 两部分组成。产品标识为识别注册人 / 备案人、医疗器械型号规格和包装的唯一代码；生产标识主要是企业生产的动态信息，由医疗器械生产过程相关信息的代码组成，根据监管和实际应用需求，可包含医疗器械序列号、生产批号、生产日期、失效日期等（图 10-6）。

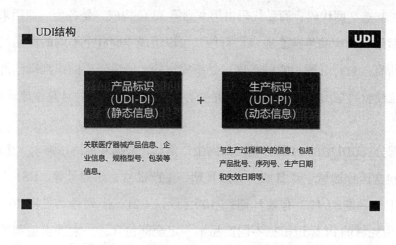

图 10-6 医疗器械唯一标识结构

2. 医疗器械唯一标识的要求 医疗器械唯一标识应当符合唯一性、稳定性和可扩展性的要求。唯一性，是指医疗器械唯一标识应当与医疗器械识别要求相一致；稳定性，是指医疗器械唯一标识应当与产品基本特征相关，产品的基本特征未变化的，产品标识应当保持不变；可扩展性，是指医疗器械唯一标识应当与监管要求和实际应用不断发展相适应。

（三）医疗器械唯一标识编码规则

根据国际物品编码协会的相关标准和国家药品监督管理局发布的《医疗器械唯一标识系统规则》，医疗器械生产企业按照医疗器械唯一标识的编制标准创建、维护医疗器械唯一标识。医疗器械唯一标识编制标准应当符合国家药品监督管理局以及符合《规则》要求的发码机构制定的相关标准。不同的 UDI 编码发码机构的编码规则是不同的。

1. 国际物品编码协会（GS1）编码规则 目前 GS1 全球有 150 多个国家或地区会员，我国的中国物品编码中心是 GS1 会员之一。GS1 编码（GS1-128 编码）是全球广泛使用的编码，目前绝大多数医疗器械厂商运用 GS1 编码以符合美国 FDA 的 UDI 要求，在不久将来，随着欧盟，澳大利亚和中国等国家地区强制执行 UDI 要求，将会有越来越多国家地区使用 GS1 编码来符合 UDI 要求。进口医疗器械产品基本上按 GS1 标准编码规则。

（1）DI 部分：在 GS1-128 编码里称为 GTIN（（Global Trade Item Number）全球贸易项目代码，包括了应用标识符、包装指示符、厂商识别码、商品项目代码、校验码，共 14 位（包括应用标识则 16 位）纯数字，其中（01）为应用标识符，前三位数字为国家编码：如 00-09 代表美国、加拿大；45、49 代表 日本；69 代表中国大陆；471 代表中国台湾地区，489 代表香港特区；包装指示符是第四位数字（0-9），1-8 代表装定量产品的包装，9 是指装变量产品的包装，单个产品本身上的标签用 0 标示；厂商识别码是第 5 到第 8 位，是用来标识不同生产厂家的代码，赋码权在各个国家或地区的物品编码组织，中国由国家物品编码中心赋予制造厂商代码；商品代码由第 9 到第 13 位构成，是各个厂商用来标识自己商品的代码，赋码权由产品生产企业自己行使，可以组成 10000 个不同的商品代码，是由厂商识别代码所有人自行分配，它的长度也是不固定的，取决于厂商识别码已占用多少位数字；最后 1 位校验码是用来校验前面编码是否有误的编码，由软件计算生成。见表 10-2 和图 10-8。

（2）PI 部分：UDI 中的 PI 部分是产品的生产信息，根据实际应用需求，生产标识（PI）部分内容可包含医疗器械生产日期、有效日期、生产批号、序列号等。GS1 应用标识符分别为（11）生产日期；（17）有效日期；（10）批号；（21）序列号参见图 10-7、图 10-8、图 10-9。医用耗材的 PI 标识根据不同产品不一定全部包含，一般要求追溯到批次（10），对于高风险产品如心脏起搏器，则需要追溯到单个产品。具体规则见（表 10-2，表 10-3，表 10-4，表 10-5）。

表 10-2　GSI 编码规则

UDI结构	GS1标准	应用标识符	对应识别码意义	数据类型	可读数值段范围数	存储数值段范围数
DI	GTIN（全球贸易项目代码）	（01）	生产识别 Device Identifier（D）	数字	16	14
PI	AI（应用标识符）	（11）	生产日期	数字（YYMMDD）	8	6
		（17）	有效日期	数字（YYMMDD	8	6
		（10）	批号	字母与数字	22	20
		（21）	序列号	字母与数字	22	20
DI+PI=UDI	GTIN+AI（S）=UDI	Total	最大的UDI组合	字母与数字	76	66

表 10-3 医疗器械唯一标识 MA 编码

发码机构	数据分隔符	数据项名称	数据类型	数据格式
MA（IDCODE）	MA.	产品标识PI	字符型	an25
MA（IDCODE）	.M	生产日期	日期型	YYMMDD
MA（IDCODE）	.P	生产日期	日期型	YYYYMMDD
MA（IDCODE）	.V	有效期	日期型	YYMMDD
MA（IDCODE）	.E	失效日期	日期型	YYMMDD
MA（IDCODE）	.L	生产批号	字符型	an..20
MA（IDCODE）	.D	灭菌批号	字符型	an..20
MA（IDCODE）	.S	序列号	字符型	an..20
MA（IDCODE）	.B	保质期	日期型	YYMMDD
自定义扩展部分				
MA（IDCODE）	.F	防伪溯源编码	字符型	an..30
MA（IDCODE）	.Y	医保编码	字符型	an20
MA（IDCODE）	.U	URL	字符型	an..70
MA（IDCODE）	.Ca~.Cz	自定义信息	字符型	an..30

表 10-4 数据格式中字符的含义

表示格式	说明
..ul	长度不确定的文本
.	长度确定的文本，后面附加固定长度
..	从最小长度到最大长度，前面附加最小长度，后面附加最大长度
YYMMDD	"YY"表示年份，"MM"表示月份，"DD"表示日期
A	表示字母
N	表示数字
An	表示字母、数字字符

(01) 1 4987578 12345 0 (17) 251210 (10) ABC12345

图 10-7 GS1 编码样本 1

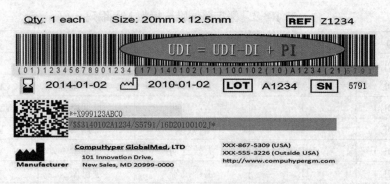

图 10-8 GS1 编码样本 2

2. 中关村工信二维码技术研究院（ZIIOT）MA（IDcode）编码规则

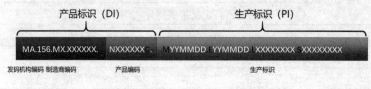

图 10-9 MA（IDcode）编码

图 10-8 具体说明如下：

（1）产品标识（DI）单元数据串：产品标识单元数据串由发码机构编码"MA"、分隔符"."、制造商编码、分隔符"."、产品编码组成，应作为第一个单元数据串出现。在产品标识单元数据串为必选项。

制造商编码包含国家和地区代码 3 位、分隔符"."、行业代码 2 位 M0、分隔符"."、注册人代码 6 位组成。代码由国际商品条码总会授权，我国大陆的代码为 690~695，我国台湾的代码是 471，我国香港的代码是 489，我国澳门的代码是 958。

产品编码由包装编码 1 位、项目（产品）代码 6 位和校验码 1 位组成。产品代码系代表单项产品的号码，由生产企业自由编定。

（2）生产标识（PI）单元

1）批次号单元数据串：批次号单元数据串由分隔符".L"以及医疗器械的批次号数据字段组成。批次号数据字段为字母数字字符，长度可变，包含表 10.3 中的所有字符。批次号单元数据串为可选项。

2）序列号单元数据串：序列号单元数据串由分隔符".S"以及医疗器械的序列号数据字段组成。序列号数据字段为字母数字字符，长度可变，包含表 10.3 中的所有字符。序列号单元数据串为可选项。

3）生产日期单元数据串：生产日期单元数据串由分隔符".M"以及医疗器械的生产日期数据字段组成。生产日期数据字段为 6 位长度固定的数字，由年（取后 2 位）、月（2 位）和日（2 位）按顺序组成。有效生产日期单元数据串为可选项。

4）有效期单元数据串：有效期单元数据串由分隔符".V"以及医疗器械的有效期数据字段组成。有效期数据字段为 6 位长度固定的数字，由年（取后 2 位）、月（2 位）和日（2 位）按顺序组成。有效期单元数据串为可选项。

5）失效期单元数据串：失效期单元数据串由分隔符".E"以及医疗器械的有效期数据字段组成。失效期数据字段为 6 位长度固定的数字，由年（取后 2 位）、月（2 位）和日（2 位）按顺序组成。失效期单元数据串为可选项。

6）校验位数据串：为保证医疗器械唯一标识编码的编码和译码的可靠性提供数据校验数据串，系为防止条码扫瞄器误读的自我校正，位于产品标识末位

下面示例编码结构示例：

MA.156.M0.123456.N123456C. E200725.L190726A.S1907260001

表 10-5 医疗器械唯一标识编码字符集

！（感叹号）	"（引号）	'（省略号）	（（左括号）	）（右括号）	*（星号）
+（加号）	，（逗号）	–（连字号）	>（大于号）	<（小于号）	=（等于号）
:（冒号）	0（数字0）	1（数字1）	2（数字2）	3（数字3）	4（数字4）
5（数字5）	6（数字6）	7（数字7）	8（数字8）	9（数字9）	A（大写字母A）
B（大写字母B）	C（大写字母C）	D（大写字母D）	E（大写字母E）	F（大写字母F）	G（大写字母G）
H（大写字母H）	I（大写字母I）	J（大写字母J）	K（大写字母K）	L（大写字母L）	M（大写字母M）
N（大写字母N）	O（大写字母O）	P（大写字母P）	Q（大写字母Q）	R（大写字母R）	S（大写字母S）
T（大写字母T）	U（大写字母U）	V（大写字母V）	W（大写字母W）	X（大写字母X）	Y（大写字母Y）
Z（大写字母Z）	_（下划线）	a（小写字母a）	b（小写字母b）	c（大写字母c）	d（大写字母d）
e（小写字母e）	f（小写字母f）	g（小写字母g）	h（小写字母h）	i（小写字母i）	j（小写字母j）
k（小写字母k）	l（小写字母l）	m（小写字母m）	n（小写字母n）	o（小写字母o）	p（小写字母p）
q（小写字母q）	r（小写字母r）	s（小写字母s）	t（小写字母t）	u（小写字母u）	v（小写字母v）
w（小写字母w）	x（小写字母x）	y（小写字母y）	z（小写字母z）		

（四）医疗器械唯一标识数据载体

医疗器械唯一标识数据载体是指存储或者传输医疗器械唯一标识的数据媒介。医疗器械唯一标识数据载体应符合自动识别和数据采集（AIDC）技术以及人工识读的要求，应位于标签或器械本体以及外包装上，可重复使用的医疗器械本身应带有 UDI 载体。在医疗器械的正常使用期间和整个生命周期内，UDI 载体应保持清晰可读，对于载体的放置位置，应确保正常使用或贮存期间可通过 AIDC 方式读取。

医疗器械唯一标识数据载体形式：医疗器械唯一标识数据载体包括一维条码、二维码或者射频标签等形式（图 10-10，图 10-11，图 10-12），采用一维条码时，可将产品标识和生产标识串联，也可多行并联（2 段一维条码）；采用射频标签时，应当同时具备一维条码或者二维码。

图 10-10 UDI 的产品标识 DI 和生产标识 PI 一维码串联格式

图 10-11　UDI 的产品标识和生产标识并联（2 段一维条码）格式

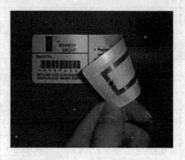

图 10-12　UDI 的二维码和射频标签

自动识别和数据采集，是指不通过键盘直接将数据输入计算机系统或者其他微处理器控制的设备的技术。

人工识读是指与机器识读媒介相对应的，可通过一维码或二维码下面的数字，由人眼直接识别的编码信息，见图 10-13。

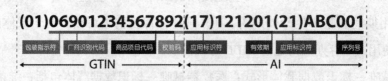

图 10-13　UDI 码人工阅读

第三节　信息安全管理

一、医用耗材使用风险管理中患者隐私信息的安全保护

关于信息安全的内容从国家层面的法律法规到对生产商的合规要求，都已经比较丰富，但是作为医用耗材的运营者和使用者——医疗机构，应该如何对待医用耗材使用过程中的信息安全问题，目前尚没有明确统一的指南。

一般来讲，提到信息安全，最终都会把影响归结到 3 个方面：机密性（Confidentiality）、真实性（Integrity）和可及性（Availablity）。机密性可防止错误地查看或访问敏感数据，同时确保那些有合法需要的人可以访问数据；真实性意味着确保数据在其生命周期内保持准确和一致；可用性是指保持计算机系统在线的重要性。

把这个传统的 C.I.A. 模型对照到医疗机构日常业务中，按照 ECRI 的建议，可以将信息安全问题作如下的分类。考虑到医疗环境的特殊性，这些问题不仅仅可能影响到医院的正常运营，还可能造成患者安全受到威胁。

（一）数据传输问题

1. 数据传输延迟　对于产生实时数据的设备，如果其产生的数据不能被及时整合到医生依据做决策的软件界面，也就意味着数据传输延迟，可能导致临床医生做出的决定是建立在过时的信息之上，这对医疗质量以及患者安全的影响程度有可能是非常重大的。

2. 数据匹配错误　造成耗材的数据与真实患者匹配错误的可能原因多种多样，有可能是流程的缺陷，也有可能是培训的疏忽。但无论是什么原因，其影响都有可能是静默的，影响不止一名患者，且追溯起来困难度比较大。

（二）网络安全与隐私保护问题

这部分问题是当前关注的热点，基本上可以分为如下两类：

1. 黑客或恶意病毒攻击导致的网络系统安全威胁　目前很多医院存在一个普遍问题是以静态的观念去做安全建设，不注重安全运营。因而，造成了医院的信息系统防护能力偏弱，同时医疗机构工作人员网络安全意识薄弱，因此容易成为黑客攻击勒索的对象。加密勒索软件是一种恶意软件，黑客会想方设法将这类软件植入受害机构或者企业的系统中，将用户的数据资产包括文档、邮件、数据库、源代码、图片、压缩文件等多种文件加密，然后索要赎金。医院被病毒袭击事件也是屡见不鲜，2017 年 WannaCry 病毒暴发时，英国国立医疗服务系统就曾成为重灾区，旗下 248 个医疗机构中有 48 个受到攻击，许多医院正常的治疗活动受到影响，部分患者被迫转院。

对付勒索病毒必须以预防为主，需要在服务器、网络安全和应用三个层面检查和加固。安全防护是一个动态的过程，及时关注并跟进网络安全的技术进步，有条件的还可以采取基于大数据的流量监测设备并配合专业分析服务，做到第一时间发现、处置和溯源除根。此外，尽量不使用来历不明的 USB 和移动硬盘。

2. 隐私泄露　除设备和网络、数据传输等技术原因，隐私保护意识和隐私尊重的伦理道德也是影响健康医疗数据安全与隐私保护的重要因素。近几年相继被爆出数据泄露的丑闻，如 Fitbit 存在网络连接状态下易被他人获取数据以及网络地址易被识别等安全漏洞，Jawbone 等厂家也纷纷出现数据泄露的问题，其中有些可穿戴设备因为侵犯个人隐私阻碍自身产品发展而被迫退出市场。

在健康医疗数据安全与隐私保护中，需要健康医疗服务机构、政府相关部门以及耗材供应商和第三方数据管理方彼此合作、达成一致，从多个层面实施数据及隐私保护，用户也需要主动提高隐私保护意识，共同保障健康医疗数据和隐私安全。

二、应对策略

临床工程部门对于上述相关的信息安全问题，应该充分与信息技术部门合作，跨越科室的壁垒，以医院和患者利益作为工作开展的出发点，联合制造商，对设备从投入使用到废弃全流程中的安全风险进行梳理。

（一）标准 IEC80001-1 简介

IEC80001-1 是国际标准化组织（技术委员会）IEC 联合工作组 7 组制定的国际自愿性最佳做法标准，题为《医疗器械 IT 网络风险管理的应用——第一部分：角色、职责和活动》，该条约于 2010 年获得批准。

该标准侧重于医疗机构在将医疗设备连接到医院 IT 网络时应该采取的行动。标准规定，在医疗信息技术网络的整个生命周期，从实施到中止，都要进行风险管理，这样的过程需要识别、评估和处理可能的风险，它在连接到医院 IT 网络之前就开始了，以便医院在早期阶段了解和减轻任何风险，在采取了适当的风险控制措施之后，对任何剩余风险进行可接受性评估。一旦设备连接到网络，就需要持续监控，包括正式的事件管理流程，以解决所遇到的任何问题。对网络的任何修改，如新的应用程序或计划的升级，都通过标准中规定的变更管理过程来处理。

（二）ECRI 推荐操作

不同信息安全的问题，所推荐的操作可能不尽相同。例如面向隐私保护，推荐的操作包括：合理的权限配置、数据传输加密、丢弃设备注意去掉患者索引数据等。

但是，作为医院的临床工程部门，在进行新的医疗设备的技术论证以及实施时，推荐至少应进行一些基础信息的调研工作，了解清楚基础情况，尽量避免唯厂家论或者唯 IT 论的工作思路，尽可能多的理清设备与 IT 整合的潜在风险点。ECRI 推荐临床工程部门要做的基础调研工作建议包括：

（1）设备数据与连接：医疗设备的预期寿命较长，通常采用一种方便的删除数据的方法将使得在设备的使用寿命结束时或设备维修时的数据管理变得更加容易。有些设备能储存和交换大量受保护的健康资讯，但有些设备可能只包含不可识别的资料（例如警报记录）。如果受保护的健康资讯储存在装置上，可能需要使用加密方法来保护该数据，同时，控制 USB 接口连接访问可以提供一个额外的安全层。

（2）加密及认证：医疗机构要求设备符合特定的加密及认证协议（例如 WPA2 EAP-TLS），才可考虑无线实施。

（3）设备服务器：一些服务器可以现场保存患者特定的数据，但其他服务器可以将信息传送到设施外的服务器，以便进行总体分析或其他目的。设备应该了解其数据的所有潜在传输方法、用途和位置，以便它们能够识别任何关于数据安全性、可用性和所有权的潜在问题。远程服务器访问有故障排除系统、连续系统监控、设备校准等功能，为了减少未经授权访问的风险，严格控制制造商进行远程服务器访问，访问在任何时候都是关闭的，只有经过授权的用户才能访问。

（4）服务器访问控制：记录访问和任何设置修改，可追溯事件调查和审计。在开发设备访问和密码策略时，应考虑临床使用要求。在临床环境下使用密码可能会遇到困难，特别是在紧急情况下必须迅速访问的设备 / 系统。提供支持基于用户的集中访问管理，如活动目录，可以基于用户控制对网络资产的访问，包括网络医疗设备的访问。

（5）安全更新：要求设备制造商说明其通知客户有关医疗设备及将更新应用于医疗设备的方法和政策。通常软件更新难以在临床环境中进行，因为设备可能持续在临床使用，可能会有与更新有关的设备停机时间，而进行更新可能需要物理访问设备。适当更新和修补程序管理计划对于尽量减少潜在的未来风险至关重要。

（6）漏洞扫描：漏洞扫描以确定网络中的弱点，机构也在积极监控他们医疗设备的漏洞。要求设备或系统能够承受正常的网络漏洞扫描工具。

（7）网络物理隔离：为信息装上绝对安全的大门物理隔离就是采用物理的方法让专有网络不与其他网络直接进行互联。大家也许会有疑问：网络建设的初衷就是为了进行数据交换，现在为了防止信息泄露而进行网络物理隔离，是不是因噎废食？不能进行数据交换，那网络又有什么意义？其实物理隔离并不是让网络成为信息孤岛、不再与外界进行数据交换，这些物理隔离的网络也会通过一定的方式与外界进行数据交换。事实上涉密网络包括军事、金融、政务内网等网络均采取了物理隔离措施。要想知道隔离的网络是如何进行数据交换的，我们需要详细了解物理隔离的原理。

我们通常采用的防火墙、入侵检测等防护手段都是基于软件的保护，是一种逻辑的保护，如果设计者在这些软件中预留了后门，这些逻辑实体极易受到操纵，特别是涉密网络不能把机密数据的安全寄托在用概率来做判断的防护上，必须有一道绝对安全的大门来保证这些涉密网络的信息不被泄露和破坏，这道绝对安全的大门就是一网络物理隔离。在我国《计算机系统国际互联网保密管理规定》中明确指出，"涉及国家秘密的计算机信息系统不得直接或间接与国际互联网或其他公共信息网络相连接，必须实行物理隔离。"那什么是物理隔离呢？物理隔离的原理是：每一次数据交换都经历了数据写入、数据读出两个过程，内网与外网永不连接；内网与外网在同一时刻最多只能有一个同物理隔离设备建立连接，物理隔离的原理是利用单刀双掷开关使内外处理单元分时存取共享设备完成数据交换，实现在空气隔离情况下的数据交换。

物理隔离技术也在不断地发展之中，先后经历了完全隔离、硬件卡隔离、数据转播隔离、空气开关隔离、安全通道隔离，其中安全通道隔离是通过专用通讯硬件和专用安全协议等安全机制来实现内网和外网的隔离和数据交换，不仅解决了以前隔离技术存在的问题，并有效地把内外网进行隔离、实现了数据交换，成为当前隔离技术发展的方向。正是由于涉密网络采取了物理隔离措施，尽管黑客或是某些利益集团会侵入公众电信网，但军方的信息却不会受到影响，原因就在于军方网络实现了物理隔离。物理隔离虽能保证信息的安全，但也给数据交换带来了麻烦，因此只有非常重要的涉密网络才会考虑物理隔离。从长远看，只有我们自己掌握了核心技术信息安全才能不受制于人。

第四节　医用耗材使用安全风险管理信息化应用案例

一、SPD 管理在追踪管理中应用案例

（一）SPD 模式的概念：SPD 在供应链管理中的定义为（Supply —供给、Processing —分析加工、Distrbution —配送），是由医院医疗物资管理部门为主导、以物流信息技术为工具，通过引入专业服务商或相关理念方法对全院医疗物资在医院内的供应、加工、配送等院内物流的集中管理方法。SPD 服务于医院，以医院耗材精细化管理为核心，实现耗材零库存管理，建立供应链延伸服务体系，降低运营成本。

（二）SPD 运营模式：在 SPD 模式下，医用耗材的物流运作一般涉及供应商、物流中心和使用部门三者之间的协作。在全流程实际运行中，医用耗材由供应商按订单，按时配送到物流中心，物流中心对医用耗材验货、上库、定数、加工等操作后，由专人运送至使用科室，如门诊、住院病区等。科室建设专门的 SPD 库房，科室取用时对应患者扫码消耗。物流中心根据系统消耗的实际数量与供应商进行结算。SPD 信息管理系统与 HIS 系统相关联，通过解析医嘱收费或诊疗项目等方式进行耗材的使用情况追溯。下面是 SPD 模式下的医用耗材物流模型，如下图 10-14 所示：

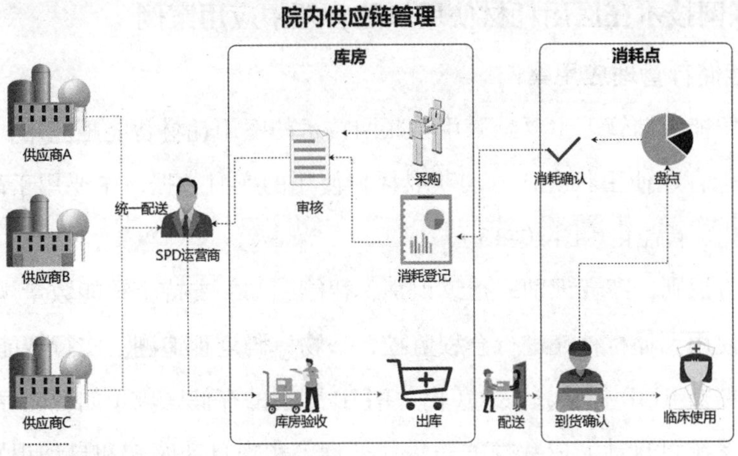

院内供应链管理

图 10-14　SPD 模式下的医用耗材物流模型

SPD 模式对医用耗材使用风险管控作用包括：

（1）医用耗材通过 SPD 运行模式和全过程信息化以后，可以减少很多在管理流程当中的风险点。

（2）对临床申领风险的规避：对科室库房的库存物资管控实时监控，通过信息化建设明确各个科室库房的实际库存及物资的去向。无患者消耗时，科室无法提前使用。规避可能存在的囤货风险，消减与供应商可能存在的利益关联。

（3）对临床使用的风险的规避：各类耗材使用前都需要在中心库统一调配，根据各科室库存安排配送，不存在耗材领用失误，库存大量积压的可能。消费是对应领取人员及使用患者，保证了计费的准确性和流程的可追溯性。所有耗材必须经过中心库统一验货，赋码，使用品种需临床向采购中心提交申请，经过相关流程审批，审核通过后，通过采购流程进入无法直接跳过中心库直接使用计费或事后回补，规避供应商直接向医生推荐使用给予利益的风险。

（4）对库存量、消耗管控的帮助：通过信息系统对科室库存进行管控设置，包含最高库存，安全库存及补货点。当科室耗材库存降到补货点时，系统将会生成科室补货计划，补至科室最高库存。由库房配送，无须科室申领。对重要的品种可实行数量预警监管，用量到达预警值时，系统将会提醒并限制使用。规避采购部门执行人员权限过大的风险。

（5）对耗材管控的帮助：高值耗材较低值耗材，增有条码管控和智能柜的应用，所有高值耗材在使用前都必须经过中心库房验收、赋码。收费按照扫条形码进行记账收费，与患者绑定。减少了使用人员，在高值耗材使用的随意性。通过智能柜取用高值耗材，领取人员及物品信息——配比，降低使用，漏费风险，全流程可追溯。并且高值耗材只根据实际品种对应，若订货渠道变更，通过采购中心按规定，流程处理，避免医生和供应商不发生直接联系。

二、物联网技术在医用耗材使用风险管理中应用案例

（一）智能储存管理应用案例

医用耗材智能存储管理主要是采用物联网技术的医用耗材智能柜应用，可实时监测柜内医用耗材的储存、使用状况，自动获取耗材使用的实时数据，主要用于高值耗材管理，实现管理自动化、智能化（图 10-15）。

通过（人脸识别，声音识别，指纹识别，智能感知）支持全智能数量规格监测，实现从领用、患者使用到耗材补充进行全程监控，一物一码全程追溯。实行智能储存管理的每一件耗材通过粘贴 RFID 标签，在入（出）RFID 识别的存储区域（如智能存储柜、智能存储屋等）时，系统可自动完成数据的采集和处理，实现自动感知和自动识别存量、品规、生产批号、有效期等，还可以在耗材库存降至补货点时自动发出补货报警，并可通过与医院收费系统对接实现耗材收费提醒。有效实现医用耗材的使用溯源管理，为医疗耗材的追踪溯源提供真实可靠的数据支撑。

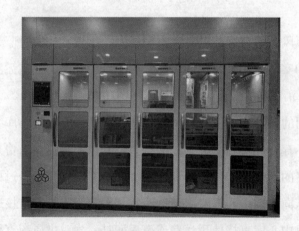

图 10-15　医用耗材智能柜使用场景图

智能储存管理应用流程如（图 10-16 ~ 图 10-19）所示：

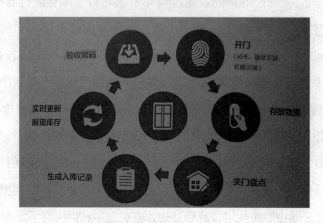

图 10-16　智能柜系统医用耗材入库流程

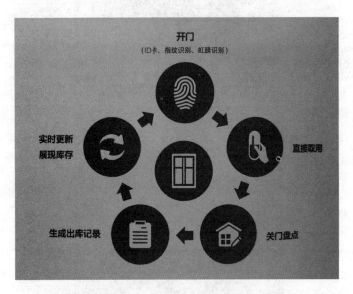

图 10-17　智能柜系统医用耗材取用（出库）流程

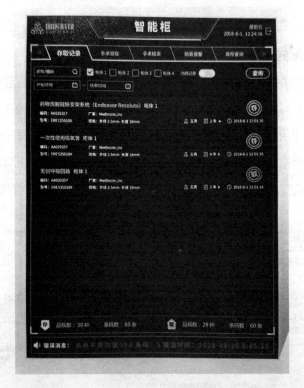

图 10-18　智能柜系统主界面

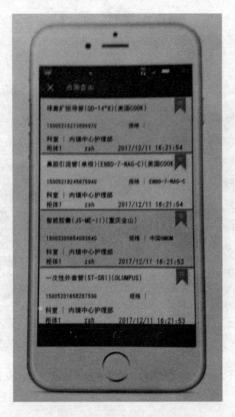

图 10-19 手机端追溯查询功能

（二）冷链物流配送的信息化管理案例

某些医用耗材如体外诊断试剂需要冷链物流配送，在运输、存储过程中使用的冷链车、冷藏箱、保温箱等，需要对在整个供应链过程中温度进行实时检测、监控，温度检测系统的控制系统与检测系统分别使用独立的传感器，通过物联网方式实时采集、显示、记录、传送储存过程中的温湿度数据和运输过程中的温度数据，并具有远程及就地实时报警功能，可通过移动终端读取和存储所记录的监测数据。图 10-20 展现了冷链物流配送运输、存储物联网监控系统。

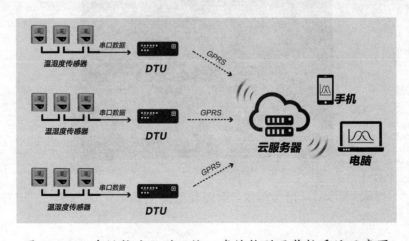

图 10-20 冷链物流配送运输、存储物联网监控系统示意图

（三）医疗废物信息化管理应用案例

1. 医疗废物信息化管理的背景 医院医疗废物很多部分是医用耗材使用后的废弃物，医疗废物的院内感染、医护人员职业暴露、环境污染的风险很高。国家的医疗废物管理十分重视，2003年国务院发布了《医疗废物管理条例》（国务院令380号），2020年国家各部委接连发布有关医疗废物管理文件，如国家卫生健康委员会等十部委联合发文《关于印发医疗机构废弃物综合治理工作方案的通知》（国卫医发〔2020〕3号）、国家三部委《关于印发医疗废物集中处置能力建设实施方案（发改环资【2020】696号）》、国家七部委《关于开展医疗机构废弃物专项整治工作的通知（国卫办医发【2020】389号）》等。

医疗机构对医疗废物加强管理，有效预防医疗废物意外事故及院内感染事件的发生，及时控制和消除医疗废物带来的危害，保障广大人民群众身体健康与生命安全，维护正常的就医环境和稳定的社会秩序，医疗废物管理中逐渐占有越来越重要的位置。

从医疗废物管理的现状分析，医疗机构医疗废物的管理体系不完善，没有实现医疗废物的收集、储存、运输、处理处置的全过程实时跟踪管理，医疗废物的环境污染问题没有从源头得到有效控制。传统的医疗废物的收集暂存处置主要都是人工操作，以纸质交接单为依据，无法实现医疗废物的收集、储存、运输、处理处置的全过程跟踪管理；各级卫生监督执法机构难以对每家单位实施有效监管，特别是乡镇村卫生室、诊所等小型医疗机构分布在全市各地，监督管理难度更大；监管人员对医疗废物收集的流程不能及时掌握，在不规范操作的情况发生时难以追溯责任人员；同时每月统计数据需要人工计算，工作量大且可能会产生误差，这种人工管理模式已经不能适合当前的管理要求。通过信息化管理，实现医疗废物管理的自动化、电子化、智能化势在必行，目前很多城市、医疗机构已经开始建立相应的医疗废物管理信息系统。

2. 医疗废物信息化管理实施案例

（1）医疗废物信息化管理系统构架

1）物联网技术应用：通过物联网利用网络通信技术把智能设备、人员、传感器等通过信息化管理模式组合成一个整体，实现信息化、远程管理控制和智能化的网络。具体模式：一是通过二维码、无线射频技术（RFID）等技术标识特定的对象，作为对象的智能标签；二是基于物联网云平台和智能网络，依据传感器网络获取的数据进行决策分析，进行对象的智能控制。

2）工作流程信息化：按管理要求对医疗废物的投递储存→科室收集→院内运送→暂存入库→箱袋绑定→出库移交等各个环节形成准确的电子记录。

3）医疗废物数据的采集、传输信息化，采集的信息包括医疗废物回收信息（包括种类、重量、科室、交接人员、交接时间）、入库信息、出库信息、遗失登记、泄露登记、破损登记、废物追踪、预警、统计汇总等。医疗废物等信息数据通过 4G/5G 实时完整上传至医疗废物智慧监管系统以及经确认的其他系统。

4）使用配套智能设备：医疗废物信息化管理系统运行需要配套使用智能化存储、运输设备。先进的智能设备具有的功能包括：支持 RFID 感应自动认证开门、自动开锁；平台上垃圾桶容量实时检测；自动称重；自动识读卡；GPS 定位；语音播报；NB-IOT/4G 数据上传；自动打印标签纸；支持 WIFI，4G 通信等（图 10-21 和图 10-22）。

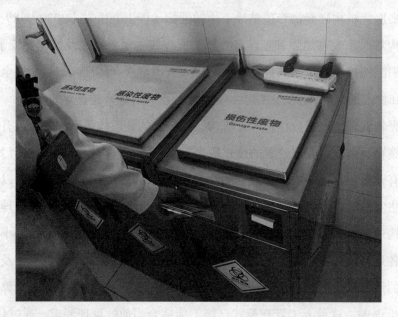

图 10-21　医疗废物智能存储柜

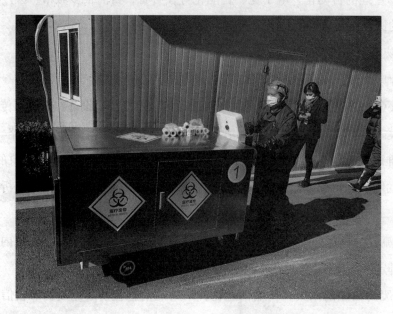

图 10-22　医疗废物智能运输车

医疗废物信息化管理系统由上面各部分软硬件的组合。系统框架见图 10-23。

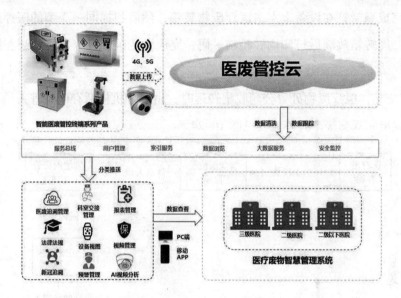

图 10-23 医疗废物信息化管理系统构架图

（2）系统操作流程

1）医疗废物投递：医护人员随身携带 RFID 身份卡，靠近智能医疗废物存储箱时自动认证并开启上方投递口，将产生的医疗废物投递进相对应的医疗废物种类口，完成科室医疗废物储存。

2）科室交接：保洁人员或清运人员随身携带 RFID 身份卡，靠近智能医疗废物存储箱时自动认证，再由科室内的医护人员靠近识别完成双交接认证后，自动打开下方清理门，将医疗废物取出的同时热敏打印机自动打印医疗废物标签纸（二维码信息、医院信息、科室信息、医疗废弃物种类、重量、收集人信息、确认人信息、收集时间），打包好医疗废弃物垃圾后，将标签纸贴于医疗废物袋上。

3）院内运输：清运人员操作医疗废物智能运输车到达生产医疗废物科室或楼层污物间，使用无线扫码枪扫码医疗废物袋二维码，完成信息核对后与相关科室负责人或楼层负责人交接，自动打印交接单，并继续收集直至运输至暂存间。

4）入库交接：清运人员操控医疗废物智能运输车抵达暂存间，使用无线扫码枪扫码，扫描暂存间二维码后，APP 系统自动对比科室内产生的医疗废弃物重量情况和医疗废物管控车现运载的医疗废弃物重量，重量一致后完成整车重量复核入库操作流程，平台上同步显示相应医疗废弃物到库状态，并和暂存间管理人员完成交接后，医疗废物管控车自动打印入库交接单给到管理人员，完成入库复核操作。

5）暂存入库、装箱：医疗机构暂存间管理人员开启医疗废物管控仪，扫码暂存间管理人员二维码完成登录，在设备上点击医疗废物装箱，然后扫描同一类型的医疗废弃物，放入周转箱内，周转箱放满后打印周转箱唯一码，完成绑定医疗废弃物垃圾袋与周转箱的操作流程。

6）出库交接：医疗废物处置公司收集转运时，由医疗机构暂存间管理人员与处置公司清理人员完成出库双交接。具体流程见图 10-24。

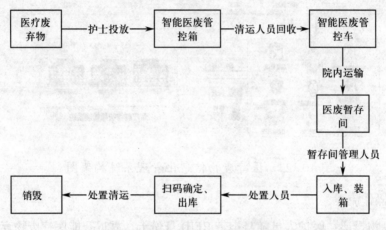

图 10-24　医疗废物管理系统操作流程图

3. 医疗废物信息化管理建设前后的对比　医疗废物信息化管理系统建设，实现了医疗废物处理过程的全电子化管理，自动记录医疗机构每日产生医疗废物的信息，通过无线网络将数据实时发送到数据中心，从而将医疗废物产生、收集、入库、出库这一系列状态和数据实时记录下来并可以查看，实现医院内全程的医疗废物全生命周期监管，在管理上有明显优势，产生很好的效果。见表 10-6，表 10-7。

表 10-6　医疗废物信息化管理系统建设前后工作状况对比

	使用前	使用后
业务流程	规范化操作靠保洁员或清运员自觉性，较难管理	由电子化流程保证操作规范化，如果不按照规范无法将数据计入系统中，管理人员可以实时通过系统看到操作人员的业务操作，便于监督管理
业务数据	人工机械称重，手工记录在纸质联单，易产生操作误差，事后由专门人员统一整理，检查管理需要核对纸质联单，数据颗粒度粗，形成电子表报还需要专人另外手工录入，纸质单据长期保持、查找困难，占用空间多	智能设备自动获取精确数据，数据实时上传，详细记录数据信息整个生命周期并细化到每一袋医疗废物的产生时间、地点、操作人员、交接人员、状态、种类、重量等，自动生成电子报表，可实时监控查看，不占空间且保持长久需要时可以随时下载打印

续表

	使用前	使用后
业务监管	需要现场检查和事后核对纸质联单，较难管理不规范操作	远程实时监控，易于管理，不规范操作细节均可在系统平台上自动判断并展示
库存管理	无量化数据，不方便与医疗废物处置单位沟通交涉	有实时以及每日统计入库、出库信息，便于根据数据表报情况协调管理
统计分析	人工统计，工作量大，且统计维度较少，统计分析表报输出麻烦	系统平台上通过历史数据自动完成各类统计分析，丰富的图标展现手段，统计分析表报方便的自动生成输出
追溯管理	追溯难度大，很难确定医疗机构、时间、责任人等重要信息	通过扫描二维码自动查询相关数据，医疗机构、时间、责任人、种类、重量等医疗废物信息可以一目了然

表 10-7 某医疗机构 2020 年 4 月份与 2021 年 4 月份同期数据对比

	使用前	使用后
人工记录	人工记录统计每次8分钟	人工记录统计每次2.5分钟
医疗废物混装	医疗废物混放15例	医疗废物混放3例
利器盒过满	废物收集利器盒过满18例	废物收集利器盒过满2例
登记不全	医疗废物登记不全8例	医疗废物登记不全0例
未贴标签	医疗废物未贴科室标签9例	医疗废物未贴科室标签0例

分析：①人员效率提升了 70%；②医疗废物混装率下降 80%；③医疗废物登记率达到 100%；④医疗废物袋标签符合率达到 100%。

三、医疗器械唯一标识在医用耗材使用安全溯源管理中的应用

医疗机构在医用耗材管理中使用 UDI 标识为基础，建立医用耗材标准数据字典库，以数据流、信息流连接闭环，辅以智能化管理设施、设备，促使医用耗材实物流、资金流形成管理闭环，实现现代医疗机构的医用耗材管理信息化、智能化，在保证医用耗材使用安全性、有效性的同时，助力提升医疗机构对医用耗材的管理能力，实现降低医用耗材使用安全风险的目标。

1. 建立以 UDI 为标准的数据平台　医疗器械信息流、实物流、资金流在实际的运营中不断产生，其中数据流会被多个系统应用推动实物流、资金流运行，不统一的数据库会阻碍信息交互，形成多个信息孤岛，当某个产品出现不良事件后，无法快速、准确地判断，较难实现精确召回、终止、减少因不良事件的发生带来的风险和损失。UDI 不同于一般"分类码"，具备唯一性、标识性，等同于医疗器械的"身份证"，基于 UDI-DI 编码为核心，关

联其他业务数据，在多个系统之上建立一个完整、可控、有效的核心数据集合。

2. 医用耗材 UDI 管理模式　医用耗材包括高值耗材，这类耗材一般指植入人体用于支持，维持生命或对人体具有潜在危险的医疗器械产品，新版《医疗器械监督管理条例》强化了对高值耗材的监管力度，明确并强调了使用单位的质量控制、安全使用管理等责任，突出了高值耗材的溯源管理。该类医用耗材的流入渠道和临床应用管理均要求记录在案并严格监管，保证每个产品在安全准入、合格验收、规范使用等各个环节流转路径清晰可查、质量可控、可快速溯源。

基于 UDI 的高值医用耗材可实现对医用耗材安全使用的质量管控，包括产品验收、安全使用、使用登记、追溯管理。

（1）产品验收：在将该类医用耗材被配送至医院后，经验收预入库，对医用耗材的 UDI 标签扫描验证，可获取 UDI 数据库中的产品信息形成电子化验收档案。

（2）安全使用：医用耗材存放在手术室内的 RFID 智能货柜中，对产品进行实时盘点和效期追溯，确保在院产品存放安全。效期自动监控，失效或邻近效期自动提示，临床在使用前在智能柜中进行拿取，自动匹配 UDI 信息确认医用耗材是否在效期内，以确保医用耗材使用的安全性及来源的合法性。结合耗、药品一体化智能管理车，通过人工智能、物联网、5G 等技术提升临床工作效率，对耗材临床使用过程中的使用情况、不良事件等使用安全相关数据进行实时采集并与患者信息做对应关联，为后续不良事件管控做好数据储备。

（3）使用登记：临床科室拿取并使用产品后，通过扫描 UDI 条形码自动调用并录入产品信息；HIS 做计费确认，智能柜自动与 HIS 对接，完成消耗计费并绑定使用患者的基础信息，快速形成完整精确的使用记录，为后续溯源管理奠定了基础。

（4）追溯管理：在系统中可根据医用耗材的 UDI 编码信息，查询医用耗材从验收到使用的电子化记录，因此一旦某一个批次甚至某一个序列号的产品需要追溯，即可通过 UDI 唯一标识快速查询到其使用及库存情况，为医疗器械不良事件的迅速响应及召回奠定了基础。对于医疗机构，利用唯一标识，有利于减少用械差错，提升院内耗材管理水平，维护患者安全；管理部门可实现对医疗器械来源可查、去向可追、责任可究，实现医用耗材的安全智能监管。

第五节　信息化平台在医用耗材使用安全风险管理应用

一、医用耗材全生命周期管理信息化平台建设案例（图10-25）

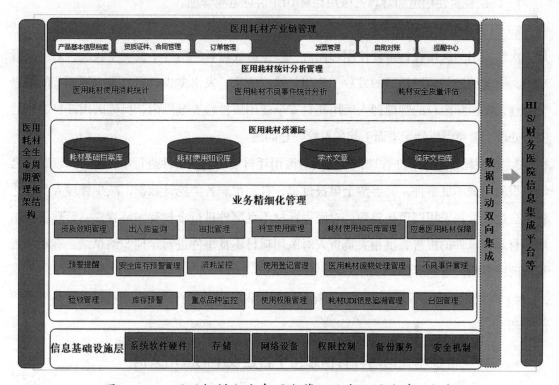

图 10-25　医用耗材全生命周期管理信息化平台建设框架

业务模块

1. 医用耗材安全使用前管理模块　包括医用耗材的安全采购，产品资质证照管理，验收审核，存储安全，安全库存管理，效期管理等保证医用耗材产品本身的质量安全。

2. 医用耗材安全使用中管理模块

1）设置医用耗材使用中的使用权限控制：对医用耗材使用人员的资质进行核验，特殊医用耗材使用人员的资质，上岗条件，是否接受培训的资料进行信息化管理，使各科室医用耗材上岗操作人员信息一目了然，减少发生无资质人员上岗操作特殊耗材的情况，保障医用耗材正确，安全使用。

2）医用耗材的临床使用规范学习模块：临床耗材使用规范知识库学习模块是指在医用耗材使用安全风险管理工作中，建立规范的耗材使用流程，各种耗材使用操作流程，使用说明，使用操作培训 PPT，视频等信息索引提供给医院临床老师，方便医护人员查询、学习和专业技术培训。按照正确的方法和要求来使用医用耗材是医用耗材安全使用的重要保证。

3）使用医用耗材的数据记录：结合物联网硬件设备，获取准确的医用耗材使用记录，为后续追溯提供准确有效的数据追溯证据。

3. 医用耗材安全使用后管理功能模块

1）医用耗材使用追溯管理：医用耗材 UDI 信息追溯管理。

2）医用耗材废物处理信息登记：根据卫生部《医疗废弃物管理条例》的相关规定，严禁一次性使用的医用耗材重复使用和回流，以免造成患者感染等不良安全状况。系统支持准确，详细地记录医用耗材的发放、使用、回收记录、发出多少、回收多少等环节的信息化管理，将医疗废料的管理列入医用耗材安全使用质控检查范围内，保障医用耗材废物的安全处理，避免因废物污染而引起的医疗安全问题。

3）医用耗材不良事件管理：可在线对医用耗材使用不良事件进行申报，可持续跟进已经申报的相关不良事件，完善整个申报过程，自动生成各类统计数据，减少管理人员工作量。全过程管理采用图形化界面，对医用耗材不良事件进行全过程闭环管理，管理院内医用耗材不良事件的报告，供相关负责人对医用耗材不良事件进行定期归纳总结，有利于查找出问题根源，避免不良事件的发生。

4）医疗耗材召回管理：发布医用耗材召回公告，以及对召回的医用耗材进行科学合规的管理。

二、区块链技术在医用耗材信息化平台建设中的应用案例

（一）区块链技术与类型

区块链是一个信息技术领域的术语，从本质上讲，它是一个共享数据库，存储于其中的数据或信息，具有"不可伪造""全程留痕""可以追溯""公开透明""集体维护"等特征。基于这些特征，区块链技术奠定了坚实的"信任"基础，创造了可靠的"合作"机制，具有广阔的运用前景。

区块链技术根据实际应用场景和需求有公共链、联盟链和私有链三种应用模式，公共链是完全去中心化的区块链，无官方组织及管理机构，无中心服务器，参与的节点按照系统规则自由接入网络、不受控制，节点间基于共识机制开展工作；联盟链则是部分去中心化的区块链，适用于多个实体构成的组织或联盟；私有链则是完全中心化的区块链，其写入权限由中心机构控制，读取权限可视需求有选择性地对外开放，适用于特定机构的内部数据管理等。医院区块链根据区块链的类型可分为公链、共同体区块链和私链。图 10-26 为医院区块链类型示意。公链是公司权益规范的面对个人的应用基础链；

共同体区块链是区域内医院应用，每家医院都是一个节点；私链是院内面对医院各科室内终端的应用链。

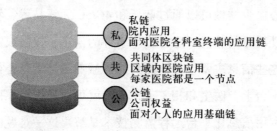

图 10-26 医院区块链类型示意图

（二）区块链技术在医用耗材风险管理应用

1. 区块链在医用耗材管理中信息资源的整合与共享 医用耗材风险管理涵盖医院使用的各种高值、低值耗材的全流程、全过程管理。医用耗材使用安全信息来自不同的数据链，如耗材物流供应链信息、临床使用安全信息、患者安全信息。这些数据存在于医院不同管理信息系统中，如医用耗材管理系统、电子病历、手术麻醉系统、ICU 管理系统等。不同公司开发的不同系统不能互联互通，存在"信息孤岛"问题，为了跨平台的数据共享，更好地解决信息孤岛问题，实现医用耗材使用安全信息的流转与聚合，区块链技术能更好地解决医院医用耗材使用安全风险管理信息化由于不同厂家、不同技术、不同标准、不同软件系统集成导致的信息孤岛、信息交换、信息安全等问题，真正实现全院信息资源的整合与共享。

2. 区块链在医用耗材安全追溯管理中的应用 通过基于区块链公开的接口程序开发院内的应用系统，完成医用耗材各种使用安全数据的录入和上传功能，如使用安全事件、医疗器械不良事件信息。通过分布式数据库的形式存储使用安全信息。医用耗材安全追溯系统基于区块链的分布式去中心化结构的高效率、低成本的特性，利用区块链上不可篡改、信息真实、灵活的可编程等特性解决目前的痛点问题。利用区块链可以追溯医用耗材从供应链管理、临床使用、患者使用状态的生命周期的全过程情况，对医用耗材使用风险分析、风险评价、风险控制实现闭环管理。

三、有源植入性医用耗材的远程监测信息化网络平台建设和应用案例

医用耗材中有源植入性耗材使用后的信息化管理，尤其是在植入式心血管器械使用后管理中的应用迅速发展。随着心血管疾病患病率的增加，我国近年来植入永久起搏（PMs）、植入型心律转复除颤器（ICD）以及心脏再同步治疗（CRT）的数量逐年增加，为保证了患者安全，其术后患者需要定期随访，成为患者和随访医师共同面临的负担，患者

植入后随访任务日益繁重。目前患者定期到医院随访的模式已不能满足随访要求，因此，心血管植入性电子器械（CIEDs）远程监测是近年发展起来的新型医用耗材管理信息化应用例子。最新的植入式心血管器械可以通过蓝牙和4G/5G无线技术，利用信息化手段，远程收集与传输有源植入性耗材的功能或患者临床事件的信息，按需或定时的发送报告并及时传递特殊警报信息，这些信息主要包括监测到的器械功能异常与心律失常事件等。将收集到的信息上传到网络平台上，医生和相关工作人员就可以通过登录网络平台，查看患者植入设备的相关信息。利用信息化平台远程监测技术是解决这一难题的有效方法，可以及时监测 CIED 患者的心脏事件，增加患者随访依从性，加速对临床事件的干预，减少不良事件发生；同时可以节省医疗资源，减少急诊，减少住院，缩短住院时间，提高门诊效率减少患者花费；提高 CRT/ICD 患者的生存率，优势明显。

2015年美国心律学会（HRS）发表的专家共识指出，CIEDs 远程监测应作为所有植入器械患者的标准随访管理策略，并提出将远程监测和每年至少一次的常规随访相结合的随访方式，并获得了 I 类推荐，证据水平 A 类。2019年中国室性心律失常大会上发表了中国专家共识建议 CIEDs 远程监测应作为所有 CIEDs 植入患者的标准随访管理策略。

（一）实施方案

1. 监测功能　目前远程监测系统有多种，监测系统大多数与4G网络系统兼容，无论患者身处何处，该系统通过网络平台，每天以固定的时间间隔定时传输以及出现临床特定事件触发，自动发送相关数据，无须患者进行操作，定时传输主要是根据医生的医嘱，按照随访的周期设定自动上传；特定事件触发则是在植入设备出现特殊事件时监测，如室性心律失常时发生放电治疗时。有的系统通过智能手机把 CIEDs 的工作信息传输给医生，有的系统还可以把监测随访的结果自动发送到患者手机上给以反馈（如：一切正常），实现双向传输。同时，系统支持移动终端（智能手机、iPAD）在移动网络上查看的功能。

2. 监测内容　植入式心血管器械远程监测的内容包括（但不限于）：基本心律、心律失常、心功能改变、器械内在/外在工作状况、电池、导线、阻抗、起搏、药物治疗效果、心率变异性、房颤负荷、双心室起搏的百分比、室性早搏、患者活动度、左室导线阈值监测、经胸阻抗测定、心衰指数、放电和 ATP 治疗等内容。有的系统是除了传输 CIEDs 的工作信息外，还可以传输体重和血压监测信息。

远程监测的报告内容包括：设备状态和参数报告，起搏器参数及趋势图，心衰指数、心律变异、患者活动度等各类趋势图，房颤管理报告，VT/VF 治疗报告。

（二）CIEDs 远程监测优点

1. 提高患者安全性，改善治疗　可以提早发现 CIEDs 相关临床事件的时间，提高发现事件的概率，加速对临床事件的干预，减少安全不良事件发生，也可以提示医生尽早介入进行针对病因（诱发因素）的治疗，保证了患者的安全，降低 ICD，CRT 患者的死亡率。

2. 减少随访次数　远程监测与诊室随访相比，可以显著减少随访次数相关研究表明，随访次数下降 38%~45%，节省了患者的时间与费用。

（费晓璐　谢松城　胡咏梅　陈建华　陈建英　郑　焜　周　强　吴　韬）

参考文献

[1] 陈郁韩. 医用耗材安全使用体系的构建 [J]. 中国医疗设备，2010，25（4）：4-7.

[2] 陈柱，汤志卫，王绍红. 高值医用耗材的信息化管理 [J]. 中国医疗设备，2010，25（4）：10-12.

[3] 郑小溪，李怡勇. 军队医院医用耗材信息化管理的问题及对策 [J]. 中国医疗设备，2017，（3）：156-158.

[4] 张锦，刘立明，李晓燕. 浅谈医用耗材的安全管理 [J]. 中国医疗设备，2008，23（8）：63-65.

[5] 刘小丽，魏岚，费晓璐，等. 植入人体耗材的信息化追踪管理 [J]. 北京生物医学工程，2007，26（2）：163-166.

[6] 尹军，董尉，邓玲. 医用耗材安全与质量控制 [J]. 重庆医学，2012，41（12）：1239-1240.

[7] 李国艺. 探讨高值医用耗材的分类方法及信息化管理 [J]. 世界最新医学信息文摘，2017，17（23）：171-173，219.

[8] 朱江华，童美英，黄亮，等. 医用耗材临床使用安全管理 [J]. 医疗卫生装备，2015，36（4）：146-147.

[9] 王小瑜，李博，王高峰，等. 医用高值耗材临床应用存在问题与对策 [J]. 中国医疗管理科学，2015，5（3）：55-57.

[10] 顾其胜，候春林，徐放. 实用生物医学材料学 [M]. 北京：上海科学技术出版社，2005.

[11] 杨俊，钱正瑛，金伟. 医用耗材临床使用环节风险管理的实践研究 [J]. 中国医疗设备，2018，33（1）：167-170.

[12] 姜玲莉，龚纯贵. 医用耗材信息化管理现状与对策 [J]. 解放军医院管理杂志，2012（4）.

[13] 黄志水，周文光. 医用耗材管理中存在的问题与应对措施 [J]. 中国误诊学杂志，2011，11（13）：3150-3151.

[14] 种银保，赵玛丽，李楠. 医用耗材应用现状及其规范管理 [J]. 中国医疗器械杂

志，2005，（6）：460-461.

［15］屠庆，周嫣，钱正，等.医用耗材 spd 一体化供应和配送模式在临床护理单元［J］.中国护理管理，2016，16（3）：415-418.

［16］刘阳，石馨.基于"物联网+"的医用耗材管理模式探究［J］.中国医疗设备，2016，31（8）：118-120.

［17］李欣.医疗器械全生命周期风险管理［D］.北京：对外经济贸易大学，2015.

［18］中华护理学会护理管理专业委员会.中国针刺伤防护专家共识［M］.北京：中华护理学会护理管理专业委员会，2018.

［19］GBZ/T 213 — 2008，血源性病原体职业接触防护导则［S］.

［20］WS/T 433-2013，静脉治疗护理技术操作规范［S］.

［21］杨海.医院卫生技术评估在医用耗材管理中的应用［J］.中国医疗设备，2017，32（5）123-125.

［22］彭雪莲.医院卫生技术评估在医用耗材管理中的应用探索［J］.管理观察，2019，（21）：191-192.

［23］杨海.基于医院的卫生技术评估在医用耗材管理中的运用［A］.中华医学会医学工程学分会第十五次全国学术年会论文汇编［C］.北京：中华医学会医学工程学分会，2015.

［24］梁兆，方仪，章伟，等.关于医用耗材使用分析方法的研究与探讨［A］.中国医学装备大会暨第27届学术与技术交流年会论文汇编［C］.苏州：中国医学装备学会，2018.

［25］杨林，胡雄鹰，惠杰，等.医用耗材全程风险控制的实践研究［J］.中国医疗设备，2013，28（10）：71-73.

［26］杨海，唐密，李斌，等.基于医院技术评估的医用耗材管理探索［J］.中国卫生资源，2018，21（2）：101-105.

［27］冯靖祎.医用耗材规范化管理［A］.中华医学会医学工程学分会第十次学术年会暨2009中华临床医学工程及数字医学大会论文集［C］.南京：中华医学会医学工程学分会，2009.

［28］王志康.ERP 在医用耗材管理中的应用［J］.中华医院管理杂志，2012，28（3）：229-231.

［29］谢松城，严静.医疗器械管理与技术规范［M］.杭州：浙江大学出版社，2016.

［30］赵燕，郑立佳，王刚，等.医疗器械召回典型案例研究［J］.中国药物警戒.2011，

8（12）.215–219.

［31］张倩，冯靖祎，吕颖莹，等.2018年上半年医疗器械召回情况探讨［J］.中国医疗设备.2018，33（12）.215–219.

［32］李月平.医疗器械召回法律制度研究［D］.重庆：重庆大学，2011.

［33］陈绍辉，何春生，黄淑云.医疗职业风险防范与化解机制研究［J］.中华医院管理杂志，2005，21（8）：521–526.

［34］袁和静，胡兵，赵丽.医生职业安全调查与风险防控机制研究——以北京中青年医务工作者为例［J］.中国医学伦理学，2015，28（03）：303–307.

［35］韩英，鲍谢雨.肝移植监护室护士的职业风险因素和防护措施［J］.大家健康（学术版），2015，9（07）：230–230.

［36］韦媛.核医学科护理人员的职业风险与应对措施［J］.全科护理，2015，13（13）：1239–1240.

［37］李淑芹.感染科护理人员的职业风险及防护［J］.内蒙古中医药，2014，33（018）：107–107.

［38］宋来全，王鑫.我院可疑医疗器械不良事件上报情况分析及思考［J］.中国医疗设备，2019，34（03）.149–151.

［39］邓素彤，汪淼，江夏荔.医用耗材物流管理的探讨［J］.中国医疗器械杂志，2011，35（005）：389–391.

［40］徐胜，胡伟标，徐凌云，等.浅谈手术室高值医用耗材的安全风险管理［J］.中医药管理杂志，2010，18（012）：1133–1134.

［41］祝佳伟.基于样品库的医用耗材风险控制［J］.中国医疗设备，2013，28（004）：78–80.

［42］胡世辉，王文芳，林卫，等.浅谈医用耗材的安全风险控制［A］.2016年湖北省医学会医学工程学分会学术年会暨医学工程青年发展论坛论文集［C］.武汉：湖北省医学会医学工程学分会，2016：253–257.

［43］夏慧琳，赵国光.临床工程技术评估与评价［M］.北京：人民卫生出版社，2017.

［44］张涵宇，郭红，田宗梅，等.基于GS1医疗器械唯一标识的医用耗材信息化管理体系建设与实践［J］.中国医疗设备，2019，34（05）：102–106.

［45］YYT 0316–2016，医疗器械风险管理对医疗器械的应用［s］.

［46］赵延红，原宝华，梁军.区块链技术在医疗领域中的应用探讨［J］.中国医学教育技术，2018，32（1）：1–7.

［47］WST 654-2019，医疗器械安全管理［s］.

［48］杨越，朱燕刚，王天鹰.医用耗材优化管理 SPD 模式探索［J］.中国医院，2019，23（03）：73-74.

［49］张红.医院卫生技术评估在医用耗材管理中的运用［J］.中国医疗器械信息，2019，25（19）：157-158.

［50］上海市药品监督管理局，胸/腹主动脉支架系统不良事件报告指南（试行）［M］.上海：上海市药品监督管理局，2019.

［51］何飞，王昆华，王海东.新型冠状病毒肺炎常用防护用品实用读本［M］.昆明：云南科技出版社，2020.

［52］国际血管联盟中国分会，中国老年医学学会.周围血管疾病管理分会输液导管相关静脉血栓形成防治中国专家共识（2020 版）［J］.中国实用外科杂志，2020，40（4）：377-383.

［53］中心静脉血管通路装置安全管理专家组.中心静脉血管通路装置安全管理专家共识［J］.中华外科杂志，2020，58（4）：261-272.

［54］顾成雄.风险管理在医院医疗器械管理中的应用［J］.中国医疗器械杂志，2007，31（3）：222-224.

［55］黄清芳，蔡莹，吴陈欢，等.医疗设备中的电池管理研究［J］.中国医疗器械信息，2017，23（14）：135-136.

［56］黄世安，吴航，刘保真.医疗设备中的电池管理研究［J］.医疗卫生装备，2015，36（10）：139-140，143.

［57］Jonsson E，Banta D. Management of health technologies：an international view［J］.British Medical Journal，1999，319（7220）：1293.

［58］HTA glossary. International Network of Agencies for Health Technology Assessment and Health Technology Assessment international［EB/OL］.http：//www.htaglossary.net/，2010-2011.

［59］张虹，夏慧琳，高关心，等.欧洲卫生技术评估发展对我国的启示［J］.中国医学装备，2019（6）：182-186.

［60］杨俊，金伟，张恒.Mini-HTA 在医院医疗器械评价中的分析与探讨［J］.中国医疗设备，2016，31（01）：77-79.

［61］Sampietro-Colom L，Lach K，Cicchetti A，et al.The AdHopHTAHandbook：a handbook of hospital-based Health Technology Assessment（HB-HTA）［M］.USA：Public deliverable，2015.

［62］Gagnon MP. Hospital-based health technology assessment：developments to date ［J］. Pharmacoeconomics，2014，32（9）：819-824.

［63］Grundstrom JP，Friberg S，Medin E. PMD39 mini-HTA trends for medical devices in the nordics［J］.Value Health，2011，14（3）：A85.

［64］Cicchetti A，Marchetti M，Iacopino V，et al. Organizational models of hospital based HTA：empirical evidence from adhophta european project［J］. Value Health，2015，18（7）：A560-A561.

［65］卢静雅，沈建通，赵齐园，等.医院卫生技术评估的流程与方法新进展［J］.中国循证医学杂志，2019，19（11）：1367-1372.

［66］Caliendo AM. Multiplex PCR and Emerging Technologies for the Detection of Respiratory Pathogens［J］. Clinical Infectious Diseases，2011，52（4）：S326.

［67］L. Yan，J. Zhou，Y. Zheng，et al，Isothermal amplified detection of DNA and RNA［J］. Molecular BioSystems，2014，10：970-1003.

［68］JS Chen，E Ma，LB Harrington，et al.CRISPR-Cas12a target binding unleashes indiscriminate single-stranded DNase activity［J］. Science，2018，360：436-439.

［69］Christian D. Ahrberg，Andreas Manz，Bong Geun Chung. Polymerase chain reaction in microfluidic devices［J］.Lab on a Chip，2016，16：3866.

［70］REUTER J，SPACEK D，SNYDER M J M C. High-throughput sequencing technologies ［J］.Molecular Cell，2015，58（4）：586-597.

［71］WU Y，ZHANG K J N R N. Tools for the analysis of high-dimensional single-cell RNA sequencing data［J］.nature reviews nephrology，2020，16（7）：408-421.

［72］HESS J，KOHL T，KOTROVÁ M，et al. Library preparation for next generation sequencing：A review of automation strategies［J］. Biotechnology Advances，2020，41：107537.

［73］Clinical and Laboratory Standards Institute .CLSI.Risk management techniques to identify and control laboratory error sources-Approved guideline［M］.Wayne，PA：Clinical and Laboratory Standards Institute，2009.

［74］ISO 15189：2012，Medical laboratories-Requirements for quality and competence［s］.

［75］CHENG C Y，CHIANG K L，CHEN M Y.Intermittent demand forecasting in a tertiary pediatric intensive care unit［J］.Journal of Medical Systems，2016，40（10）：217.

［76］TALEIZADEH A A，NIAKI S T A，ARYANEZHAD M B，et al.A hybrid method of fuzzy simulation and genetic algorithm to optimize constrained inventory control systems with stochastic replenishments and fuzzy demand［J］.Information Sciences，2013，220（3）：425-441.

［77］李春燕.2016版《输液治疗实践标准》要点解读［J］.中国护理管理，2017，17（2）：150-153.

［78］费晓璐，李嘉，黄跃等.医疗大数据应用中的数据治理实践［J］.中国卫生信息管理杂志，2018，15（05）：554-558.

［79］吴心怡.以循证医学为基础的静脉输液实践指南［EB/OL］.https：//wenku.baidu.com/view/42919b12ad45b307e87101f69e3143323868f57c.html/2021-5-15

［80］中华护理学会护理管理专业委员会.中国针刺伤防护专家共识［M］.北京：中华护理学会护理管理专业委员会，2018.

［81］Hanrahan KM. Hyaluronidase for Treatment of Intravenous Extravasations：Evidence-based practice Guideline［M］. Lowa City IA：University of lowa College of Nursing, office for nursing research，2012.

［82］上海市护理学会静脉输液专业委员会.超声引导下PICC置管技术专家共识［J］,中华护理杂志，2020，55（11）增刊2：143-149.

［83］刘宇，陈羽中，柏涌海.2012~2014年我院职业暴露监测分析及预防［J］.中国医疗管理科学，2016，6（1）：63-67.

［84］滕中华，肖敏.安全型留置针与精密过滤器预防多巴胺致静脉炎的效果观察［J］.现代临床护理，2015，14（5）：64-66.

［85］程荣.近五年安全型静脉留置针的应用进展［J］.实用临床护理学电子杂志，2019，004（005）：186-187.

［86］冯雪景，管泱，李君，等.一次性除菌吸氧管在氧疗病人中的应用效果观察［J］.护理研究，2015.

［87］袁忠，谌永毅，李旭英，等.《PICC固定标准操作流程图》在PICC固定质量管理中的实践与效果评价［J］.中国实用护理杂志，2018，34（01）：42-47.

［88］杨慧.蝶形固定法在双腔PICC置管患者中的应用［J］.护理与康复，2017，16（04）：352-353.

［89］孟婧雅，沈旭慧，谢新芳，等.深静脉置管相关接触性皮炎护理的研究进展［J］.护士进修杂志，2018，33（02）：125-128.

［90］郭卫婷，王文君，曹英娟，等.老年患者医用胶粘剂相关性皮肤损伤预防的最佳证据总结［J］.中华护理杂志，2020，55（01）：63-67.

辖市人民政府药品监督管理部门提交注册申请资料。申请第三类医疗器械产品注册，注册申请人应当向国务院药品监督管理部门提交注册申请资料。

向我国境内出口第二类、第三类医疗器械的境外注册申请人，由其指定的我国境内企业法人向国务院药品监督管理部门提交注册申请资料和注册申请人所在国（地区）主管部门准许该医疗器械上市销售的证明文件。未在境外上市的创新医疗器械，可以不提交注册申请人所在国（地区）主管部门准许该医疗器械上市销售的证明文件。

国务院药品监督管理部门应当对医疗器械注册审查程序和要求作出规定，并加强对省、自治区、直辖市人民政府药品监督管理部门注册审查工作的监督指导。

第十七条　受理注册申请的药品监督管理部门应当对医疗器械的安全性、有效性以及注册申请人保证医疗器械安全、有效的质量管理能力等进行审查。

受理注册申请的药品监督管理部门应当自受理注册申请之日起3个工作日内将注册申请资料转交技术审评机构。技术审评机构应当在完成技术审评后，将审评意见提交受理注册申请的药品监督管理部门作为审批的依据。

受理注册申请的药品监督管理部门在组织对医疗器械的技术审评时认为有必要对质量管理体系进行核查的，应当组织开展质量管理体系核查。

第十八条　受理注册申请的药品监督管理部门应当自收到审评意见之日起20个工作日内作出决定。对符合条件的，准予注册并发给医疗器械注册证；对不符合条件的，不予注册并书面说明理由。

受理注册申请的药品监督管理部门应当自医疗器械准予注册之日起5个工作日内，通过国务院药品监督管理部门在线政务服务平台向社会公布注册有关信息。

第十九条　对用于治疗罕见疾病、严重危及生命且尚无有效治疗手段的疾病和应对公共卫生事件等急需的医疗器械，受理注册申请的药品监督管理部门可以作出附条件批准决定，并在医疗器械注册证中载明相关事项。

出现特别重大突发公共卫生事件或者其他严重威胁公众健康的紧急事件，国务院卫生主管部门根据预防、控制事件的需要提出紧急使用医疗器械的建议，经国务院药品监督管理部门组织论证同意后可以在一定范围和期限内紧急使用。

第二十条　医疗器械注册人、备案人应当履行下列义务：

（一）建立与产品相适应的质量管理体系并保持有效运行；

（二）制定上市后研究和风险管控计划并保证有效实施；

（三）依法开展不良事件监测和再评价；

（四）建立并执行产品追溯和召回制度；

（五）国务院药品监督管理部门规定的其他义务。

境外医疗器械注册人、备案人指定的我国境内企业法人应当协助注册人、备案人履行前款规定的义务。

第二十一条 已注册的第二类、第三类医疗器械产品，其设计、原材料、生产工艺、适用范围、使用方法等发生实质性变化，有可能影响该医疗器械安全、有效的，注册人应当向原注册部门申请办理变更注册手续；发生其他变化的，应当按照国务院药品监督管理部门的规定备案或者报告。

第二十二条 医疗器械注册证有效期为 5 年。有效期届满需要延续注册的，应当在有效期届满 6 个月前向原注册部门提出延续注册的申请。

除有本条第三款规定情形外，接到延续注册申请的药品监督管理部门应当在医疗器械注册证有效期届满前作出准予延续的决定。逾期未作决定的，视为准予延续。

有下列情形之一的，不予延续注册：

（一）未在规定期限内提出延续注册申请；

（二）医疗器械强制性标准已经修订，申请延续注册的医疗器械不能达到新要求；

（三）附条件批准的医疗器械，未在规定期限内完成医疗器械注册证载明事项。

第二十三条 对新研制的尚未列入分类目录的医疗器械，申请人可以依照本条例有关第三类医疗器械产品注册的规定直接申请产品注册，也可以依据分类规则判断产品类别并向国务院药品监督管理部门申请类别确认后依照本条例的规定申请产品注册或者进行产品备案。

直接申请第三类医疗器械产品注册的，国务院药品监督管理部门应当按照风险程度确定类别，对准予注册的医疗器械及时纳入分类目录。申请类别确认的，国务院药品监督管理部门应当自受理申请之日起 20 个工作日内对该医疗器械的类别进行判定并告知申请人。

第二十四条 医疗器械产品注册、备案，应当进行临床评价；但是符合下列情形之一，可以免于进行临床评价：

（一）工作机理明确、设计定型，生产工艺成熟，已上市的同品种医疗器械临床应用多年且无严重不良事件记录，不改变常规用途的；

（二）其他通过非临床评价能够证明该医疗器械安全、有效的。

国务院药品监督管理部门应当制定医疗器械临床评价指南。

第二十五条 进行医疗器械临床评价，可以根据产品特征、临床风险、已有临床数据等情形，通过开展临床试验，或者通过对同品种医疗器械临床文献资料、临床数据进行分析评价，证明医疗器械安全、有效。

　　按照国务院药品监督管理部门的规定，进行医疗器械临床评价时，已有临床文献资料、临床数据不足以确认产品安全、有效的医疗器械，应当开展临床试验。

　　第二十六条　开展医疗器械临床试验，应当按照医疗器械临床试验质量管理规范的要求，在具备相应条件的临床试验机构进行，并向临床试验申办者所在地省、自治区、直辖市人民政府药品监督管理部门备案。接受临床试验备案的药品监督管理部门应当将备案情况通报临床试验机构所在地同级药品监督管理部门和卫生主管部门。

　　医疗器械临床试验机构实行备案管理。医疗器械临床试验机构应当具备的条件以及备案管理办法和临床试验质量管理规范，由国务院药品监督管理部门会同国务院卫生主管部门制定并公布。

　　国家支持医疗机构开展临床试验，将临床试验条件和能力评价纳入医疗机构等级评审，鼓励医疗机构开展创新医疗器械临床试验。

　　第二十七条　第三类医疗器械临床试验对人体具有较高风险的，应当经国务院药品监督管理部门批准。国务院药品监督管理部门审批临床试验，应当对拟承担医疗器械临床试验的机构的设备、专业人员等条件，该医疗器械的风险程度，临床试验实施方案，临床受益与风险对比分析报告等进行综合分析，并自受理申请之日起60个工作日内作出决定并通知临床试验申办者。逾期未通知的，视为同意。准予开展临床试验的，应当通报临床试验机构所在地省、自治区、直辖市人民政府药品监督管理部门和卫生主管部门。

　　临床试验对人体具有较高风险的第三类医疗器械目录由国务院药品监督管理部门制定、调整并公布。

　　第二十八条　开展医疗器械临床试验，应当按照规定进行伦理审查，向受试者告知试验目的、用途和可能产生的风险等详细情况，获得受试者的书面知情同意；受试者为无民事行为能力人或者限制民事行为能力人的，应当依法获得其监护人的书面知情同意。

　　开展临床试验，不得以任何形式向受试者收取与临床试验有关的费用。

　　第二十九条　对正在开展临床试验的用于治疗严重危及生命且尚无有效治疗手段的疾病的医疗器械，经医学观察可能使患者获益，经伦理审查、知情同意后，可以在开展医疗器械临床试验的机构内免费用于其他病情相同的患者，其安全性数据可以用于医疗器械注册申请。

第三章　医疗器械生产

第三十条　从事医疗器械生产活动，应当具备下列条件：

（一）有与生产的医疗器械相适应的生产场地、环境条件、生产设备以及专业技术人员；

（二）有能对生产的医疗器械进行质量检验的机构或者专职检验人员以及检验设备；

（三）有保证医疗器械质量的管理制度；

（四）有与生产的医疗器械相适应的售后服务能力；

（五）符合产品研制、生产工艺文件规定的要求。

第三十一条　从事第一类医疗器械生产的，应当向所在地设区的市级人民政府负责药品监督管理的部门备案，在提交符合本条例第三十条规定条件的有关资料后即完成备案。

医疗器械备案人自行生产第一类医疗器械的，可以在依照本条例第十五条规定进行产品备案时一并提交符合本条例第三十条规定条件的有关资料，即完成生产备案。

第三十二条　从事第二类、第三类医疗器械生产的，应当向所在地省、自治区、直辖市人民政府药品监督管理部门申请生产许可并提交其符合本条例第三十条规定条件的有关资料以及所生产医疗器械的注册证。

受理生产许可申请的药品监督管理部门应当对申请资料进行审核，按照国务院药品监督管理部门制定的医疗器械生产质量管理规范的要求进行核查，并自受理申请之日起20个工作日内作出决定。对符合规定条件的，准予许可并发给医疗器械生产许可证；对不符合规定条件的，不予许可并书面说明理由。

医疗器械生产许可证有效期为5年。有效期届满需要延续的，依照有关行政许可的法律规定办理延续手续。

第三十三条　医疗器械生产质量管理规范应当对医疗器械的设计开发、生产设备条件、原材料采购、生产过程控制、产品放行、企业的机构设置和人员配备等影响医疗器械安全、有效的事项作出明确规定。

第三十四条　医疗器械注册人、备案人可以自行生产医疗器械，也可以委托符合本条例规定、具备相应条件的企业生产医疗器械。

委托生产医疗器械的，医疗器械注册人、备案人应当对所委托生产的医疗器械质量负责，并加强对受托生产企业生产行为的管理，保证其按照法定要求进行生产。医疗器械注册人、备案人应当与受托生产企业签订委托协议，明确双方权利、义务和责任。受托生产企业应当依照法律法规、医疗器械生产质量管理规范、强制性标准、产品技术要求和委托协议组织生产，对生产行为负责，并接受委托方的监督。

具有高风险的植入性医疗器械不得委托生产，具体目录由国务院药品监督管理部门制定、调整并公布。

第三十五条 医疗器械注册人、备案人、受托生产企业应当按照医疗器械生产质量管理规范，建立健全与所生产医疗器械相适应的质量管理体系并保证其有效运行；严格按照经注册或者备案的产品技术要求组织生产，保证出厂的医疗器械符合强制性标准以及经注册或者备案的产品技术要求。

医疗器械注册人、备案人、受托生产企业应当定期对质量管理体系的运行情况进行自查，并按照国务院药品监督管理部门的规定提交自查报告。

第三十六条 医疗器械的生产条件发生变化，不再符合医疗器械质量管理体系要求的，医疗器械注册人、备案人、受托生产企业应当立即采取整改措施；可能影响医疗器械安全、有效的，应当立即停止生产活动，并向原生产许可或者生产备案部门报告。

第三十七条 医疗器械应当使用通用名称。通用名称应当符合国务院药品监督管理部门制定的医疗器械命名规则。

第三十八条 国家根据医疗器械产品类别，分步实施医疗器械唯一标识制度，实现医疗器械可追溯，具体办法由国务院药品监督管理部门会同国务院有关部门制定。

第三十九条 医疗器械应当有说明书、标签。说明书、标签的内容应当与经注册或者备案的相关内容一致，确保真实、准确。

医疗器械的说明书、标签应当标明下列事项：

（一）通用名称、型号、规格；

（二）医疗器械注册人、备案人、受托生产企业的名称、地址以及联系方式；

（三）生产日期，使用期限或者失效日期；

（四）产品性能、主要结构、适用范围；

（五）禁忌、注意事项以及其他需要警示或者提示的内容；

（六）安装和使用说明或者图示；

（七）维护和保养方法，特殊运输、贮存的条件、方法；

（八）产品技术要求规定应当标明的其他内容。

第二类、第三类医疗器械还应当标明医疗器械注册证编号。

由消费者个人自行使用的医疗器械还应当具有安全使用的特别说明。

第四章　医疗器械经营与使用

第四十条　从事医疗器械经营活动，应当有与经营规模和经营范围相适应的经营场所和贮存条件，以及与经营的医疗器械相适应的质量管理制度和质量管理机构或者人员。

第四十一条　从事第二类医疗器械经营的，由经营企业向所在地设区的市级人民政府负责药品监督管理的部门备案并提交符合本条例第四十条规定条件的有关资料。

按照国务院药品监督管理部门的规定，对产品安全性、有效性不受流通过程影响的第二类医疗器械，可以免于经营备案。

第四十二条　从事第三类医疗器械经营的，经营企业应当向所在地设区的市级人民政府负责药品监督管理的部门申请经营许可并提交符合本条例第四十条规定条件的有关资料。

受理经营许可申请的负责药品监督管理的部门应当对申请资料进行审查，必要时组织核查，并自受理申请之日起 20 个工作日内作出决定。对符合规定条件的，准予许可并发给医疗器械经营许可证；对不符合规定条件的，不予许可并书面说明理由。

医疗器械经营许可证有效期为 5 年。有效期届满需要延续的，依照有关行政许可的法律规定办理延续手续。

第四十三条　医疗器械注册人、备案人经营其注册、备案的医疗器械，无需办理医疗器械经营许可或者备案，但应当符合本条例规定的经营条件。

第四十四条　从事医疗器械经营，应当依照法律法规和国务院药品监督管理部门制定的医疗器械经营质量管理规范的要求，建立健全与所经营医疗器械相适应的质量管理体系并保证其有效运行。

第四十五条　医疗器械经营企业、使用单位应当从具备合法资质的医疗器械注册人、备案人、生产经营企业购进医疗器械。

购进医疗器械时，应当查验供货者的资质和医疗器械的合格证明文件，建立进货查验记录制度。从事第二类、第三类医疗器械批发业务以及第三类医疗器械零售业务的经营企业，还应当建立销售记录制度。

记录事项包括：

（一）医疗器械的名称、型号、规格、数量；

（二）医疗器械的生产批号、使用期限或者失效日期、销售日期；

（三）医疗器械注册人、备案人和受托生产企业的名称；

（四）供货者或者购货者的名称、地址以及联系方式；

（五）相关许可证明文件编号等。

进货查验记录和销售记录应当真实、准确、完整和可追溯，并按照国务院药品监督管理部门规定的期限予以保存。国家鼓励采用先进技术手段进行记录。

第四十六条 从事医疗器械网络销售的，应当是医疗器械注册人、备案人或者医疗器械经营企业。从事医疗器械网络销售的经营者，应当将从事医疗器械网络销售的相关信息告知所在地设区的市级人民政府负责药品监督管理的部门，经营第一类医疗器械和本条例第四十一条第二款规定的第二类医疗器械的除外。

为医疗器械网络交易提供服务的电子商务平台经营者应当对入网医疗器械经营者进行实名登记，审查其经营许可、备案情况和所经营医疗器械产品注册、备案情况，并对其经营行为进行管理。电子商务平台经营者发现入网医疗器械经营者有违反本条例规定行为的，应当及时制止并立即报告医疗器械经营者所在地设区的市级人民政府负责药品监督管理的部门；发现严重违法行为的，应当立即停止提供网络交易平台服务。

第四十七条 运输、贮存医疗器械，应当符合医疗器械说明书和标签标示的要求；对温度、湿度等环境条件有特殊要求的，应当采取相应措施，保证医疗器械的安全、有效。

第四十八条 医疗器械使用单位应当有与在用医疗器械品种、数量相适应的贮存场所和条件。医疗器械使用单位应当加强对工作人员的技术培训，按照产品说明书、技术操作规范等要求使用医疗器械。

医疗器械使用单位配置大型医用设备，应当符合国务院卫生主管部门制定的大型医用设备配置规划，与其功能定位、临床服务需求相适应，具有相应的技术条件、配套设施和具备相应资质、能力的专业技术人员，并经省级以上人民政府卫生主管部门批准，取得大型医用设备配置许可证。

大型医用设备配置管理办法由国务院卫生主管部门会同国务院有关部门制定。大型医用设备目录由国务院卫生主管部门商国务院有关部门提出，报国务院批准后执行。

第四十九条 医疗器械使用单位对重复使用的医疗器械，应当按照国务院卫生主管部门制定的消毒和管理的规定进行处理。

一次性使用的医疗器械不得重复使用，对使用过的应当按照国家有关规定销毁并记录。一次性使用的医疗器械目录由国务院药品监督管理部门会同国务院卫生主管部门制定、调整并公布。

列入一次性使用的医疗器械目录，应当具有充足的无法重复使用的证据理由。重复使用可以保证安全、有效的医疗器械，不列入一次性使用的医疗器械目录。对因设计、生产工艺、消毒灭菌技术等改进后重复使用可以保证安全、有效的医疗器械，应当调整出一次性使用的医疗器械目录，允许重复使用。

第五十条 医疗器械使用单位对需要定期检查、检验、校准、保养、维护的医疗器械，应当按照产品说明书的要求进行检查、检验、校准、保养、维护并予以记录，及时进行分析、评估，确保医疗器械处于良好状态，保障使用质量；对使用期限长的大型医疗器械，应当逐台建立使用档案，记录其使用、维护、转让、实际使用时间等事项。记录保存期限不得少于医疗器械规定使用期限终止后5年。

第五十一条 医疗器械使用单位应当妥善保存购入第三类医疗器械的原始资料，并确保信息具有可追溯性。

使用大型医疗器械以及植入和介入类医疗器械的，应当将医疗器械的名称、关键性技术参数等信息以及与使用质量安全密切相关的必要信息记载到病历等相关记录中。

第五十二条 发现使用的医疗器械存在安全隐患的，医疗器械使用单位应当立即停止使用，并通知医疗器械注册人、备案人或者其他负责产品质量的机构进行检修；经检修仍不能达到使用安全标准的医疗器械，不得继续使用。

第五十三条 对国内尚无同品种产品上市的体外诊断试剂，符合条件的医疗机构根据本单位的临床需要，可以自行研制，在执业医师指导下在本单位内使用。具体管理办法由国务院药品监督管理部门会同国务院卫生主管部门制定。

第五十四条 负责药品监督管理的部门和卫生主管部门依据各自职责，分别对使用环节的医疗器械质量和医疗器械使用行为进行监督管理。

第五十五条 医疗器械经营企业、使用单位不得经营、使用未依法注册或者备案、无合格证明文件以及过期、失效、淘汰的医疗器械。

第五十六条 医疗器械使用单位之间转让在用医疗器械，转让方应当确保所转让的医疗器械安全、有效，不得转让过期、失效、淘汰以及检验不合格的医疗器械。

第五十七条 进口的医疗器械应当是依照本条例第二章的规定已注册或者已备案的医疗器械。

进口的医疗器械应当有中文说明书、中文标签。说明书、标签应当符合本条例规定以及相关强制性标准的要求，并在说明书中载明医疗器械的原产地以及境外医疗器械注册人、备案人指定的我国境内企业法人的名称、地址、联系方式。没有中文说明书、中文标签或者说明书、标签不符合本条规定的，不得进口。

医疗机构因临床急需进口少量第二类、第三类医疗器械的，经国务院药品监督管理部门或者国务院授权的省、自治区、直辖市人民政府批准，可以进口。进口的医疗器械应当在指定医疗机构内用于特定医疗目的。

禁止进口过期、失效、淘汰等已使用过的医疗器械。

第五十八条　出入境检验检疫机构依法对进口的医疗器械实施检验；检验不合格的，不得进口。

国务院药品监督管理部门应当及时向国家出入境检验检疫部门通报进口医疗器械的注册和备案情况。进口口岸所在地出入境检验检疫机构应当及时向所在地设区的市级人民政府负责药品监督管理的部门通报进口医疗器械的通关情况。

第五十九条　出口医疗器械的企业应当保证其出口的医疗器械符合进口国（地区）的要求。

第六十条　医疗器械广告的内容应当真实合法，以经负责药品监督管理的部门注册或者备案的医疗器械说明书为准，不得含有虚假、夸大、误导性的内容。

发布医疗器械广告，应当在发布前由省、自治区、直辖市人民政府确定的广告审查机关对广告内容进行审查，并取得医疗器械广告批准文号；未经审查，不得发布。

省级以上人民政府药品监督管理部门责令暂停生产、进口、经营和使用的医疗器械，在暂停期间不得发布涉及该医疗器械的广告。

医疗器械广告的审查办法由国务院市场监督管理部门制定。

第五章　不良事件的处理与医疗器械的召回

第六十一条　国家建立医疗器械不良事件监测制度，对医疗器械不良事件及时进行收集、分析、评价、控制。

第六十二条　医疗器械注册人、备案人应当建立医疗器械不良事件监测体系，配备与其产品相适应的不良事件监测机构和人员，对其产品主动开展不良事件监测，并按照国务院药品监督管理部门的规定，向医疗器械不良事件监测技术机构报告调查、分析、评价、产品风险控制等情况。

医疗器械生产经营企业、使用单位应当协助医疗器械注册人、备案人对所生产经营或者使用的医疗器械开展不良事件监测；发现医疗器械不良事件或者可疑不良事件，应当按照国务院药品监督管理部门的规定，向医疗器械不良事件监测技术机构报告。

其他单位和个人发现医疗器械不良事件或者可疑不良事件，有权向负责药品监督管理的部门或者医疗器械不良事件监测技术机构报告。

第六十三条　国务院药品监督管理部门应当加强医疗器械不良事件监测信息网络建设。

医疗器械不良事件监测技术机构应当加强医疗器械不良事件信息监测，主动收集不良事件信息；发现不良事件或者接到不良事件报告的，应当及时进行核实，必要时进行调查、分析、评估，向负责药品监督管理的部门和卫生主管部门报告并提出处理建议。

医疗器械不良事件监测技术机构应当公布联系方式，方便医疗器械注册人、备案人、生产经营企业、使用单位等报告医疗器械不良事件。

第六十四条 负责药品监督管理的部门应当根据医疗器械不良事件评估结果及时采取发布警示信息以及责令暂停生产、进口、经营和使用等控制措施。

省级以上人民政府药品监督管理部门应当会同同级卫生主管部门和相关部门组织对引起突发、群发的严重伤害或者死亡的医疗器械不良事件及时进行调查和处理，并组织对同类医疗器械加强监测。

负责药品监督管理的部门应当及时向同级卫生主管部门通报医疗器械使用单位的不良事件监测有关情况。

第六十五条 医疗器械注册人、备案人、生产经营企业、使用单位应当对医疗器械不良事件监测技术机构、负责药品监督管理的部门、卫生主管部门开展的医疗器械不良事件调查予以配合。

第六十六条 有下列情形之一的，医疗器械注册人、备案人应当主动开展已上市医疗器械再评价：

（一）根据科学研究的发展，对医疗器械的安全、有效有认识上的改变；

（二）医疗器械不良事件监测、评估结果表明医疗器械可能存在缺陷；

（三）国务院药品监督管理部门规定的其他情形。

医疗器械注册人、备案人应当根据再评价结果，采取相应控制措施，对已上市医疗器械进行改进，并按照规定进行注册变更或者备案变更。再评价结果表明已上市医疗器械不能保证安全、有效的，医疗器械注册人、备案人应当主动申请注销医疗器械注册证或者取消备案；医疗器械注册人、备案人未申请注销医疗器械注册证或者取消备案的，由负责药品监督管理的部门注销医疗器械注册证或者取消备案。

省级以上人民政府药品监督管理部门根据医疗器械不良事件监测、评估等情况，对已上市医疗器械开展再评价。再评价结果表明已上市医疗器械不能保证安全、有效的，应当注销医疗器械注册证或者取消备案。

负责药品监督管理的部门应当向社会及时公布注销医疗器械注册证和取消备案情况。被注销医疗器械注册证或者取消备案的医疗器械不得继续生产、进口、经营、使用。

第六十七条 医疗器械注册人、备案人发现生产的医疗器械不符合强制性标准、经注册或者备案的产品技术要求，或者存在其他缺陷的，应当立即停止生产，通知相关经营企业、使用单位和消费者停止经营和使用，召回已经上市销售的医疗器械，采取补救、销毁等措施，记录相关情况，发布相关信息，并将医疗器械召回和处理情况向负责药品监督管理的部门和卫生主管部门报告。

医疗器械受托生产企业、经营企业发现生产、经营的医疗器械存在前款规定情形的，应当立即停止生产、经营，通知医疗器械注册人、备案人，并记录停止生产、经营和通知情况。医疗器械注册人、备案人认为属于依照前款规定需要召回的医疗器械，应当立即召回。

医疗器械注册人、备案人、受托生产企业、经营企业未依照本条规定实施召回或者停止生产、经营的，负责药品监督管理的部门可以责令其召回或者停止生产、经营。

第六章　监督检查

第六十八条　国家建立职业化专业化检查员制度，加强对医疗器械的监督检查。

第六十九条　负责药品监督管理的部门应当对医疗器械的研制、生产、经营活动以及使用环节的医疗器械质量加强监督检查，并对下列事项进行重点监督检查：

（一）是否按照经注册或者备案的产品技术要求组织生产；

（二）质量管理体系是否保持有效运行；

（三）生产经营条件是否持续符合法定要求。

必要时，负责药品监督管理的部门可以对为医疗器械研制、生产、经营、使用等活动提供产品或者服务的其他相关单位和个人进行延伸检查。

第七十条　负责药品监督管理的部门在监督检查中有下列职权：

（一）进入现场实施检查、抽取样品；

（二）查阅、复制、查封、扣押有关合同、票据、账簿以及其他有关资料；

（三）查封、扣押不符合法定要求的医疗器械，违法使用的零配件、原材料以及用于违法生产经营医疗器械的工具、设备；

（四）查封违反本条例规定从事医疗器械生产经营活动的场所。

进行监督检查，应当出示执法证件，保守被检查单位的商业秘密。

有关单位和个人应当对监督检查予以配合，提供相关文件和资料，不得隐瞒、拒绝、阻挠。

第七十一条　卫生主管部门应当对医疗机构的医疗器械使用行为加强监督检查。实施监督检查时，可以进入医疗机构，查阅、复制有关档案、记录以及其他有关资料。

第七十二条 医疗器械生产经营过程中存在产品质量安全隐患，未及时采取措施消除的，负责药品监督管理的部门可以采取告诫、责任约谈、责令限期整改等措施。

对人体造成伤害或者有证据证明可能危害人体健康的医疗器械，负责药品监督管理的部门可以采取责令暂停生产、进口、经营、使用的紧急控制措施，并发布安全警示信息。

第七十三条 负责药品监督管理的部门应当加强对医疗器械注册人、备案人、生产经营企业和使用单位生产、经营、使用的医疗器械的抽查检验。抽查检验不得收取检验费和其他任何费用，所需费用纳入本级政府预算。省级以上人民政府药品监督管理部门应当根据抽查检验结论及时发布医疗器械质量公告。

卫生主管部门应当对大型医用设备的使用状况进行监督和评估；发现违规使用以及与大型医用设备相关的过度检查、过度治疗等情形的，应当立即纠正，依法予以处理。

第七十四条 负责药品监督管理的部门未及时发现医疗器械安全系统性风险，未及时消除监督管理区域内医疗器械安全隐患的，本级人民政府或者上级人民政府负责药品监督管理的部门应当对其主要负责人进行约谈。

地方人民政府未履行医疗器械安全职责，未及时消除区域性重大医疗器械安全隐患的，上级人民政府或者上级人民政府负责药品监督管理的部门应当对其主要负责人进行约谈。

被约谈的部门和地方人民政府应当立即采取措施，对医疗器械监督管理工作进行整改。

第七十五条 医疗器械检验机构资质认定工作按照国家有关规定实行统一管理。经国务院认证认可监督管理部门会同国务院药品监督管理部门认定的检验机构，方可对医疗器械实施检验。

负责药品监督管理的部门在执法工作中需要对医疗器械进行检验的，应当委托有资质的医疗器械检验机构进行，并支付相关费用。

当事人对检验结论有异议的，可以自收到检验结论之日起 7 个工作日内向实施抽样检验的部门或者其上一级负责药品监督管理的部门提出复检申请，由受理复检申请的部门在复检机构名录中随机确定复检机构进行复检。承担复检工作的医疗器械检验机构应当在国务院药品监督管理部门规定的时间内作出复检结论。

复检结论为最终检验结论。复检机构与初检机构不得为同一机构；相关检验项目只有一家有资质的检验机构的，复检时应当变更承办部门或者人员。复检机构名录由国务院药品监督管理部门公布。

第七十六条 对可能存在有害物质或者擅自改变医疗器械设计、原材料和生产工艺并存在安全隐患的医疗器械，按照医疗器械国家标准、行业标准规定的检验项目和检验方法无法检验的，医疗器械检验机构可以使用国务院药品监督管理部门批准的补充检验项目和检验方法进行检验；使用补充检验项目、检验方法得出的检验结论，可以作为负责药品监督管理的部门认定医疗器械质量的依据。

第七十七条 市场监督管理部门应当依照有关广告管理的法律、行政法规的规定，对医疗器械广告进行监督检查，查处违法行为。

第七十八条 负责药品监督管理的部门应当通过国务院药品监督管理部门在线政务服务平台依法及时公布医疗器械许可、备案、抽查检验、违法行为查处等日常监督管理信息。但是，不得泄露当事人的商业秘密。

负责药品监督管理的部门建立医疗器械注册人、备案人、生产经营企业、使用单位信用档案，对有不良信用记录的增加监督检查频次，依法加强失信惩戒。

第七十九条 负责药品监督管理的部门等部门应当公布本单位的联系方式，接受咨询、投诉、举报。负责药品监督管理的部门等部门接到与医疗器械监督管理有关的咨询，应当及时答复；接到投诉、举报，应当及时核实、处理、答复。对咨询、投诉、举报情况及其答复、核实、处理情况，应当予以记录、保存。

有关医疗器械研制、生产、经营、使用行为的举报经调查属实的，负责药品监督管理的部门等部门对举报人应当给予奖励。有关部门应当为举报人保密。

第八十条 国务院药品监督管理部门制定、调整、修改本条例规定的目录以及与医疗器械监督管理有关的规范，应当公开征求意见；采取听证会、论证会等形式，听取专家、医疗器械注册人、备案人、生产经营企业、使用单位、消费者、行业协会以及相关组织等方面的意见。

第七章 法律责任

第八十一条 有下列情形之一的，由负责药品监督管理的部门没收违法所得、违法生产经营的医疗器械和用于违法生产经营的工具、设备、原材料等物品；违法生产经营的医疗器械货值金额不足 1 万元的，并处 5 万元以上 15 万元以下罚款；货值金额 1 万元以上的，并处货值金额 15 倍以上 30 倍以下罚款；情节严重的，责令停产停业，10 年内不受理相关责任人以及单位提出的医疗器械许可申请，对违法单位的法定代表人、主要负责人、直接负责的主管人员和其他责任人员，没收违法行为发生期间自本单位所获收入，并处所获收入 30% 以上 3 倍以下罚款，终身禁止其从事医疗器械生产经营活动：

（一）生产、经营未取得医疗器械注册证的第二类、第三类医疗器械；

（二）未经许可从事第二类、第三类医疗器械生产活动；

（三）未经许可从事第三类医疗器械经营活动。

有前款第一项情形、情节严重的，由原发证部门吊销医疗器械生产许可证或者医疗器械经营许可证。

第八十二条 未经许可擅自配置使用大型医用设备的，由县级以上人民政府卫生主管部门责令停止使用，给予警告，没收违法所得；违法所得不足1万元的，并处5万元以上10万元以下罚款；违法所得1万元以上的，并处违法所得10倍以上30倍以下罚款；情节严重的，5年内不受理相关责任人以及单位提出的大型医用设备配置许可申请，对违法单位的法定代表人、主要负责人、直接负责的主管人员和其他责任人员，没收违法行为发生期间自本单位所获收入，并处所获收入30%以上3倍以下罚款，依法给予处分。

第八十三条 在申请医疗器械行政许可时提供虚假资料或者采取其他欺骗手段的，不予行政许可，已经取得行政许可的，由作出行政许可决定的部门撤销行政许可，没收违法所得、违法生产经营使用的医疗器械，10年内不受理相关责任人以及单位提出的医疗器械许可申请；违法生产经营使用的医疗器械货值金额不足1万元的，并处5万元以上15万元以下罚款；货值金额1万元以上的，并处货值金额15倍以上30倍以下罚款；情节严重的，责令停产停业，对违法单位的法定代表人、主要负责人、直接负责的主管人员和其他责任人员，没收违法行为发生期间自本单位所获收入，并处所获收入30%以上3倍以下罚款，终身禁止其从事医疗器械生产经营活动。

伪造、变造、买卖、出租、出借相关医疗器械许可证件的，由原发证部门予以收缴或者吊销，没收违法所得；违法所得不足1万元的，并处5万元以上10万元以下罚款；违法所得1万元以上的，并处违法所得10倍以上20倍以下罚款；构成违反治安管理行为的，由公安机关依法予以治安管理处罚。

第八十四条 有下列情形之一的，由负责药品监督管理的部门向社会公告单位和产品名称，责令限期改正；逾期不改正的，没收违法所得、违法生产经营的医疗器械；违法生产经营的医疗器械货值金额不足1万元的，并处1万元以上5万元以下罚款；货值金额1万元以上的，并处货值金额5倍以上20倍以下罚款；情节严重的，对违法单位的法定代表人、主要负责人、直接负责的主管人员和其他责任人员，没收违法行为发生期间自本单位所获收入，并处所获收入30%以上2倍以下罚款，5年内禁止其从事医疗器械生产经营活动：

（一）生产、经营未经备案的第一类医疗器械；

（二）未经备案从事第一类医疗器械生产；

（三）经营第二类医疗器械，应当备案但未备案；

（四）已经备案的资料不符合要求。

第八十五条　备案时提供虚假资料的，由负责药品监督管理的部门向社会公告备案单位和产品名称，没收违法所得、违法生产经营的医疗器械；违法生产经营的医疗器械货值金额不足1万元的，并处2万元以上5万元以下罚款；货值金额1万元以上的，并处货值金额5倍以上20倍以下罚款；情节严重的，责令停产停业，对违法单位的法定代表人、主要负责人、直接负责的主管人员和其他责任人员，没收违法行为发生期间自本单位所获收入，并处所获收入30%以上3倍以下罚款，10年内禁止其从事医疗器械生产经营活动。

第八十六条　有下列情形之一的，由负责药品监督管理的部门责令改正，没收违法生产经营使用的医疗器械；违法生产经营使用的医疗器械货值金额不足1万元的，并处2万元以上5万元以下罚款；货值金额1万元以上的，并处货值金额5倍以上20倍以下罚款；情节严重的，责令停产停业，直至由原发证部门吊销医疗器械注册证、医疗器械生产许可证、医疗器械经营许可证，对违法单位的法定代表人、主要负责人、直接负责的主管人员和其他责任人员，没收违法行为发生期间自本单位所获收入，并处所获收入30%以上3倍以下罚款，10年内禁止其从事医疗器械生产经营活动：

（一）生产、经营、使用不符合强制性标准或者不符合经注册或者备案的产品技术要求的医疗器械；

（二）未按照经注册或者备案的产品技术要求组织生产，或者未依照本条例规定建立质量管理体系并保持有效运行，影响产品安全、有效；

（三）经营、使用无合格证明文件、过期、失效、淘汰的医疗器械，或者使用未依法注册的医疗器械；

（四）在负责药品监督管理的部门责令召回后仍拒不召回，或者在负责药品监督管理的部门责令停止或者暂停生产、进口、经营后，仍拒不停止生产、进口、经营医疗器械；

（五）委托不具备本条例规定条件的企业生产医疗器械，或者未对受托生产企业的生产行为进行管理；

（六）进口过期、失效、淘汰等已使用过的医疗器械。

第八十七条　医疗器械经营企业、使用单位履行了本条例规定的进货查验等义务，有充分证据证明其不知道所经营、使用的医疗器械为本条例第八十一条第一款第一项、第八十四条第一项、第八十六条第一项和第三项规定情形的医疗器械，并能如实说明其进货来源的，收缴其经营、使用的不符合法定要求的医疗器械，可以免除行政处罚。

第八十八条　有下列情形之一的，由负责药品监督管理的部门责令改正，处1万元以上 5 万元以下罚款；拒不改正的，处 5 万元以上 10 万元以下罚款；情节严重的，责令停产停业，直至由原发证部门吊销医疗器械生产许可证、医疗器械经营许可证，对违法单位的法定代表人、主要负责人、直接负责的主管人员和其他责任人员，没收违法行为发生期间自本单位所获收入，并处所获收入 30% 以上 2 倍以下罚款，5 年内禁止其从事医疗器械生产经营活动：

（一）生产条件发生变化、不再符合医疗器械质量管理体系要求，未依照本条例规定整改、停止生产、报告；

（二）生产、经营说明书、标签不符合本条例规定的医疗器械；

（三）未按照医疗器械说明书和标签标示要求运输、贮存医疗器械；

（四）转让过期、失效、淘汰或者检验不合格的在用医疗器械。

第八十九条　有下列情形之一的，由负责药品监督管理的部门和卫生主管部门依据各自职责责令改正，给予警告；拒不改正的，处 1 万元以上 10 万元以下罚款；情节严重的，责令停产停业，直至由原发证部门吊销医疗器械注册证、医疗器械生产许可证、医疗器械经营许可证，对违法单位的法定代表人、主要负责人、直接负责的主管人员和其他责任人员处 1 万元以上 3 万元以下罚款：

（一）未按照要求提交质量管理体系自查报告；

（二）从不具备合法资质的供货者购进医疗器械；

（三）医疗器械经营企业、使用单位未依照本条例规定建立并执行医疗器械进货查验记录制度；

（四）从事第二类、第三类医疗器械批发业务以及第三类医疗器械零售业务的经营企业未依照本条例规定建立并执行销售记录制度；

（五）医疗器械注册人、备案人、生产经营企业、使用单位未依照本条例规定开展医疗器械不良事件监测，未按照要求报告不良事件，或者对医疗器械不良事件监测技术机构、负责药品监督管理的部门、卫生主管部门开展的不良事件调查不予配合；

（六）医疗器械注册人、备案人未按照规定制定上市后研究和风险管控计划并保证有效实施；

（七）医疗器械注册人、备案人未按照规定建立并执行产品追溯制度；

（八）医疗器械注册人、备案人、经营企业从事医疗器械网络销售未按照规定告知负责药品监督管理的部门；

（九）对需要定期检查、检验、校准、保养、维护的医疗器械，医疗器械使用单位未按照产品说明书要求进行检查、检验、校准、保养、维护并予以记录，及时进行分析、评估，

第三十五条　医疗机构应当真实记录医疗器械保障情况并存入医疗器械信息档案，档案保存期限不得少于医疗器械规定使用期限终止后 5 年。

第五章　使用安全事件处理

第三十六条　医疗机构应当对医疗器械使用安全事件进行收集、分析、评价及控制，遵循可疑即报的原则，及时报告。

第三十七条　发生或者发现医疗器械使用安全事件或者可疑医疗器械使用安全事件时，医疗机构及其医务人员应当立即采取有效措施，避免或者减轻对患者身体健康的损害，防止损害扩大，并向所在地县级卫生健康主管部门报告。

第三十八条　发生或者发现因医疗器械使用行为导致或者可能导致患者死亡、残疾或者 3 人以上人身损害时，医疗机构应当在 24 小时内报告所在地县级卫生健康主管部门，必要时可以越级上报。医疗机构应当立即对医疗器械使用行为进行调查、核实；必要时，应当对发生使用安全事件的医疗器械同批次同规格型号库存产品暂缓使用，对剩余产品进行登记封存。

第三十九条　县级卫生健康主管部门获知医疗机构医疗器械使用安全事件或者可疑医疗器械使用安全事件后，应当进行核实，必要时应当组织调查。对医疗机构医疗器械使用行为可能导致患者死亡、残疾或者 2 人以上人身损害的，应当进行现场调查，并将调查结果逐级上报至省级卫生健康主管部门。

省级以上卫生健康主管部门获知医疗机构医疗器械使用安全事件或者可疑医疗器械使用安全事件，认为应当开展现场调查的，应当组织开展调查。省级卫生健康主管部门开展相关调查的，应将调查结果及时报送国家卫生健康委。

第四十条　地方各级卫生健康主管部门在调查结果确定前，对可疑医疗器械质量问题造成患者损害的，应当根据影响采取相应措施，对于影响较大的，可以采取风险性提示、暂停辖区内同批次同规格型号的医疗器械使用等措施，以有效降低风险，并通报同级药品监督管理部门。

经调查不属于医疗器械使用安全事件的，卫生健康主管部门应当移交同级药品监督管理部门处理。

第六章　监督管理

第四十一条　县级以上地方卫生健康主管部门应当编制并实施本行政区域的医疗器械

使用单位年度监督检查计划，确定监督检查的重点、频次和覆盖率。对风险较高的医疗器械、有特殊保存管理要求的医疗器械使用单位应当实施重点监管。

第四十二条　县级以上卫生健康主管部门应当加强对医疗机构医疗器械临床使用行为的监督管理，并在监督检查中有权行使以下职责：

（一）进入现场实施检查、抽取样品；

（二）查阅、复制有关档案、记录及其他有关资料；

（三）法律法规规定的其他职责。

医疗机构应当积极配合卫生健康主管部门的监督检查，并对检查中发现的问题及时进行整改。

第四十三条　县级以上地方卫生健康主管部门应当组织对医疗机构医疗器械临床使用管理情况进行定期或者不定期抽查，并将抽查结果纳入医疗机构监督管理档案。

第七章　法律责任

第四十四条　医疗机构有下列情形之一的，由县级以上地方卫生健康主管部门依据《医疗器械监督管理条例》的有关规定予以处理：

（一）未按规定建立并执行医疗器械进货查验记录制度的；

（二）对重复使用的医疗器械，未按照消毒和管理的规定进行处理的；

（三）重复使用一次性使用的医疗器械，或者未按照规定销毁使用过的一次性使用的医疗器械的；

（四）未妥善保存购入第三类医疗器械的原始资料，或者未按照规定将大型医疗器械以及植入和介入类医疗器械的信息记载到病历等相关记录中的；

（五）发现使用的医疗器械存在安全隐患未立即停止使用、通知检修，或者继续使用经检修仍不能达到使用安全标准的医疗器械的。

第四十五条　医疗机构违反本办法规定，有下列情形之一的，由县级以上地方卫生健康主管部门责令改正，给予警告；情节严重的，可以并处 5000 元以上 3 万元以下罚款：

（一）未按照要求建立医疗器械临床使用管理工作制度的；

（二）未按照要求配备专（兼）职人员负责本机构医疗器械临床使用管理工作的；

（三）未建立医疗器械验收验证制度的；

（四）未按照要求报告医疗器械使用安全事件的；

（五）对卫生健康主管部门组织开展的调查不予配合的；

（六）其他违反本办法规定的。

第四十六条　医疗机构及其医务人员在医疗器械临床使用中违反《执业医师法》《医疗机构管理条例》等有关法律法规的，依据有关法律法规的规定进行处理。

第四十七条　县级以上地方卫生健康主管部门不履行医疗机构医疗器械临床使用监督管理职责或者滥用职权、玩忽职守、徇私舞弊的，上级卫生健康主管部门可以建议有管理权限的监察机关或者任免机关对直接负责的主管人员和其他直接责任人员依法给予警告、记过或者记大过处分；造成严重后果的，建议有管理权限的监察机关或者任免机关依法给予降级、撤职或者开除处分；构成犯罪的，依法追究刑事责任。

第八章　附　　则

第四十八条　本办法所称医疗器械使用安全事件，是指医疗机构及其医务人员在诊疗活动中，因医疗器械使用行为存在过错，造成患者人身损害的事件。

第四十九条　取得计划生育技术服务机构执业许可证的计划生育技术服务机构，以及依法执业的血站、单采血浆站等单位的医疗器械使用管理按照本办法执行。

第五十条　对使用环节的医疗器械质量的监督管理，按照国务院药品监督管理部门的有关规定执行。

第五十一条　本办法自 2021 年 3 月 1 日起施行。

附录三

医疗器械不良事件监测和再评价管理办法

（国家市场监督管理总局令第1号）

第一章 总 则

第一条 为加强医疗器械不良事件监测和再评价，及时、有效控制医疗器械上市后风险，保障人体健康和生命安全，根据《医疗器械监督管理条例》，制定本办法。

第二条 在中华人民共和国境内开展医疗器械不良事件监测、再评价及其监督管理，适用本办法。

第三条 医疗器械上市许可持有人（以下简称持有人），应当具有保证医疗器械安全有效的质量管理能力和相应责任能力，建立医疗器械不良事件监测体系，向医疗器械不良事件监测技术机构（以下简称监测机构）直接报告医疗器械不良事件。由持有人授权销售的经营企业、医疗器械使用单位应当向持有人和监测机构报告医疗器械不良事件。

持有人应当对发现的不良事件进行评价，根据评价结果完善产品质量，并向监测机构报告评价结果和完善质量的措施；需要原注册机关审批的，应当按规定提交申请。境外持有人指定的代理人应当承担境内销售的进口医疗器械的不良事件监测工作，配合境外持有人履行再评价义务。

第四条 本办法下列用语的含义：

（一）医疗器械上市许可持有人，是指医疗器械注册证书和医疗器械备案凭证的持有人，即医疗器械注册人和备案人。

（二）医疗器械不良事件，是指已上市的医疗器械，在正常使用情况下发生的，导致或者可能导致人体伤害的各种有害事件。

（三）严重伤害，是指有下列情况之一者：

1. 危及生命；

2. 导致机体功能的永久性伤害或者机体结构的永久性损伤；

3. 必须采取医疗措施才能避免上述永久性伤害或者损伤。

（四）群体医疗器械不良事件，是指同一医疗器械在使用过程中，在相对集中的时间、区域内发生，对一定数量人群的身体健康或者生命安全造成损害或者威胁的事件。

（五）医疗器械不良事件监测，是指对医疗器械不良事件的收集、报告、调查、分析、评价和控制的过程。

（六）医疗器械重点监测，是指为研究某一品种或者产品上市后风险情况、特征、严重程度、发生率等，主动开展的阶段性监测活动。

（七）医疗器械再评价，是指对已注册或者备案、上市销售的医疗器械的安全性、有效性进行重新评价，并采取相应措施的过程。

第五条 国家药品监督管理局建立国家医疗器械不良事件监测信息系统，加强医疗器械不良事件监测信息网络和数据库建设。

国家药品监督管理局指定的监测机构（以下简称国家监测机构）负责对收集到的医疗器械不良事件信息进行统一管理，并向相关监测机构、持有人、经营企业或者使用单位反馈医疗器械不良事件监测相关信息。

与产品使用风险相关的监测信息应当向卫生行政部门通报。

第六条 省、自治区、直辖市药品监督管理部门应当建立医疗器械不良事件监测体系，完善相关制度，配备相应监测机构和人员，开展医疗器械不良事件监测工作。

第七条 任何单位和个人发现医疗器械不良事件，有权向负责药品监督管理的部门（以下简称药品监督管理部门）或者监测机构报告。

第二章 职责与义务

第八条 国家药品监督管理局负责全国医疗器械不良事件监测和再评价的监督管理工作，会同国务院卫生行政部门组织开展全国范围内影响较大并造成严重伤害或者死亡以及其他严重后果的群体医疗器械不良事件的调查和处理，依法采取紧急控制措施。

第九条 省、自治区、直辖市药品监督管理部门负责本行政区域内医疗器械不良事件监测和再评价的监督管理工作，会同同级卫生行政部门和相关部门组织开展本行政区域内发生的群体医疗器械不良事件的调查和处理，依法采取紧急控制措施。

设区的市级和县级药品监督管理部门负责本行政区域内医疗器械不良事件监测相关工作。

第十条 上级药品监督管理部门指导和监督下级药品监督管理部门开展医疗器械不良事件监测和再评价的监督管理工作。

第十一条 国务院卫生行政部门和地方各级卫生行政部门负责医疗器械使用单位中与医疗器械不良事件监测相关的监督管理工作，督促医疗器械使用单位开展医疗器械不良事件监测相关工作并组织检查，加强医疗器械不良事件监测工作的考核，在职责范围内依法对医疗器械不良事件采取相关控制措施。上级卫生行政部门指导和监督下级卫生行政部门开展医疗器械不良事件监测相关的监督管理工作。

第十二条 国家监测机构负责接收持有人、经营企业及使用单位等报告的医疗器械不良事件信息，承担全国医疗器械不良事件监测和再评价的相关技术工作；负责全国医疗器械不良事件监测信息网络及数据库的建设、维护和信息管理，组织制定技术规范和指导原则，组织开展国家药品监督管理局批准注册的医疗器械不良事件相关信息的调查、评价和反馈，对市级以上地方药品监督管理部门批准注册或者备案的医疗器械不良事件信息进行汇总、分析和指导，开展全国范围内影响较大并造成严重伤害或者死亡以及其他严重后果的群体医疗器械不良事件的调查和评价。

第十三条 省、自治区、直辖市药品监督管理部门指定的监测机构（以下简称省级监测机构）组织开展本行政区域内医疗器械不良事件监测和再评价相关技术工作；承担本行政区域内注册或者备案的医疗器械不良事件的调查、评价和反馈，对本行政区域内发生的群体医疗器械不良事件进行调查和评价。设区的市级和县级监测机构协助开展本行政区域内医疗器械不良事件监测相关技术工作。

第十四条 持有人应当对其上市的医疗器械进行持续研究，评估风险情况，承担医疗器械不良事件监测的责任，根据分析评价结果采取有效控制措施，并履行下列主要义务：

（一）建立包括医疗器械不良事件监测和再评价工作制度的医疗器械质量管理体系；

（二）配备与其产品相适应的机构和人员从事医疗器械不良事件监测相关工作；

（三）主动收集并按照本办法规定的时限要求及时向监测机构如实报告医疗器械不良事件；

（四）对发生的医疗器械不良事件及时开展调查、分析、评价，采取措施控制风险，及时发布风险信息；

（五）对上市医疗器械安全性进行持续研究，按要求撰写定期风险评价报告；

（六）主动开展医疗器械再评价；

（七）配合药品监督管理部门和监测机构组织开展的不良事件调查。

第十五条 境外持有人除应当履行本办法第十四条规定的义务外，还应当与其指定的代理人之间建立信息传递机制，及时互通医疗器械不良事件监测和再评价相关信息。

第十六条　医疗器械经营企业、使用单位应当履行下列主要义务：

（一）建立本单位医疗器械不良事件监测工作制度，医疗机构还应当将医疗器械不良事件监测纳入医疗机构质量安全管理重点工作；

（二）配备与其经营或者使用规模相适应的机构或者人员从事医疗器械不良事件监测相关工作；

（三）收集医疗器械不良事件，及时向持有人报告，并按照要求向监测机构报告；

（四）配合持有人对医疗器械不良事件的调查、评价和医疗器械再评价工作；

（五）配合药品监督管理部门和监测机构组织开展的不良事件调查。

第三章　报告与评价

第一节　基本要求

第十七条　报告医疗器械不良事件应当遵循可疑即报的原则，即怀疑某事件为医疗器械不良事件时，均可以作为医疗器械不良事件进行报告。报告内容应当真实、完整、准确。

第十八条　导致或者可能导致严重伤害或者死亡的可疑医疗器械不良事件应当报告；创新医疗器械在首个注册周期内，应当报告该产品的所有医疗器械不良事件。

第十九条　持有人、经营企业和二级以上医疗机构应当注册为国家医疗器械不良事件监测信息系统用户，主动维护其用户信息，报告医疗器械不良事件。持有人应当持续跟踪和处理监测信息；产品注册信息发生变化的，应当在系统中立即更新。鼓励其他使用单位注册为国家医疗器械不良事件监测信息系统用户，报告不良事件相关信息。

第二十条　持有人应当公布电话、通讯地址、邮箱、传真等联系方式，指定联系人，主动收集来自医疗器械经营企业、使用单位、使用者等的不良事件信息；对发现或者获知的可疑医疗器械不良事件，持有人应当直接通过国家医疗器械不良事件监测信息系统进行医疗器械不良事件报告与评价，并上报群体医疗器械不良事件调查报告以及定期风险评价报告等。

医疗器械经营企业、使用单位发现或者获知可疑医疗器械不良事件的，应当及时告知持有人，并通过国家医疗器械不良事件监测信息系统报告。暂不具备在线报告条件的，应当通过纸质报表向所在地县级以上监测机构报告，由监测机构代为在线报告。各级监测机构应当公布电话、通讯地址等联系方式。

第二十一条　持有人应当对收集和获知的医疗器械不良事件监测信息进行分析、评价，主动开展医疗器械安全性研究。对附条件批准的医疗器械，持有人还应当按照风险管控计划开展相关工作。

第二十二条 持有人、经营企业、使用单位应当建立并保存医疗器械不良事件监测记录。记录应当保存至医疗器械有效期后 2 年；无有效期的，保存期限不得少于 5 年。植入性医疗器械的监测记录应当永久保存，医疗机构应当按照病例相关规定保存。

第二十三条 省级监测机构应当对本行政区域内注册或者备案的医疗器械的不良事件报告进行综合分析，对发现的风险提出监管措施建议，于每季度结束后 30 日内报所在地省、自治区、直辖市药品监督管理部门和国家监测机构。国家监测机构应当对国家药品监督管理局批准注册或者备案的医疗器械的不良事件报告和各省、自治区、直辖市药品监督管理部门的季度报告进行综合分析，必要时向国家药品监督管理局提出监管措施建议。

第二十四条 省级监测机构应当按年度对本行政区域内注册或者备案的医疗器械的不良事件监测情况进行汇总分析，形成年度汇总报告，于每年 3 月 15 日前报所在地省、自治区、直辖市药品监督管理部门和国家监测机构。国家监测机构应当对全国医疗器械不良事件年度监测情况进行汇总分析，形成年度报告，于每年 3 月底前报国家药品监督管理局。省级以上药品监督管理部门应当将年度报告情况通报同级卫生行政部门。

第二节 个例医疗器械不良事件

第二十五条 持有人发现或者获知可疑医疗器械不良事件的，应当立即调查原因，导致死亡的应当在 7 日内报告；导致严重伤害、可能导致严重伤害或者死亡的应当在 20 日内报告。

医疗器械经营企业、使用单位发现或者获知可疑医疗器械不良事件的，应当及时告知持有人。其中，导致死亡的还应当在 7 日内，导致严重伤害、可能导致严重伤害或者死亡的在 20 日内，通过国家医疗器械不良事件监测信息系统报告。

第二十六条 除持有人、经营企业、使用单位以外的其他单位和个人发现导致或者可能导致严重伤害或者死亡的医疗器械不良事件的，可以向监测机构报告，也可以向持有人、经营企业或者经治的医疗机构报告，必要时提供相关的病历资料。

第二十七条 进口医疗器械的境外持有人和在境外销售国产医疗器械的持有人，应当主动收集其产品在境外发生的医疗器械不良事件。其中，导致或者可能导致严重伤害或者死亡的，境外持有人指定的代理人和国产医疗器械持有人应当自发现或者获知之日起 30 日内报告。

第二十八条 设区的市级监测机构应当自收到医疗器械不良事件报告之日起 10 日内，对报告的真实性、完整性和准确性进行审核，并实时反馈相关持有人。

第二十九条　持有人在报告医疗器械不良事件后或者通过国家医疗器械不良事件监测信息系统获知相关医疗器械不良事件后，应当按要求开展后续调查、分析和评价，导致死亡的事件应当在 30 日内，导致严重伤害、可能导致严重伤害或者死亡的事件应当在 45 日内向持有人所在地省级监测机构报告评价结果。对于事件情况和评价结果有新的发现或者认知的，应当补充报告。

第三十条　持有人所在地省级监测机构应当在收到持有人评价结果 10 日内完成对评价结果的审核，必要时可以委托或者会同不良事件发生地省级监测机构对导致或者可能导致严重伤害或者死亡的不良事件开展现场调查。其中，对于国家药品监督管理局批准注册的医疗器械，国家监测机构还应当对省级监测机构作出的评价审核结果进行复核，必要时可以组织对导致死亡的不良事件开展调查。

审核和复核结果应当反馈持有人。对持有人的评价结果存在异议的，可以要求持有人重新开展评价。

第三节　群体医疗器械不良事件

第三十一条　持有人、经营企业、使用单位发现或者获知群体医疗器械不良事件后，应当在 12 小时内通过电话或者传真等方式报告不良事件发生地省、自治区、直辖市药品监督管理部门和卫生行政部门，必要时可以越级报告，同时通过国家医疗器械不良事件监测信息系统报告群体医疗器械不良事件基本信息，对每一事件还应当在 24 小时内按个例事件报告。

不良事件发生地省、自治区、直辖市药品监督管理部门应当及时向持有人所在地省、自治区、直辖市药品监督管理部门通报相关信息。

第三十二条　持有人发现或者获知其产品的群体医疗器械不良事件后，应当立即暂停生产、销售，通知使用单位停止使用相关医疗器械，同时开展调查及生产质量管理体系自查，并于 7 日内向所在地及不良事件发生地省、自治区、直辖市药品监督管理部门和监测机构报告。

调查应当包括产品质量状况、伤害与产品的关联性、使用环节操作和流通过程的合规性等。自查应当包括采购、生产管理、质量控制、同型号同批次产品追踪等。

持有人应当分析事件发生的原因，及时发布风险信息，将自查情况和所采取的控制措施报所在地及不良事件发生地省、自治区、直辖市药品监督管理部门，必要时应当召回相关医疗器械。

第三十三条　医疗器械经营企业、使用单位发现或者获知群体医疗器械不良事件的，应当在 12 小时内告知持有人，同时迅速开展自查，并配合持有人开展调查。自查应当包括产品贮存、流通过程追溯，同型号同批次产品追踪等；使用单位自查还应当包括使用过程是否符合操作规范和产品说明书要求等。必要时，医疗器械经营企业、使用单位应当暂停医疗器械的销售、使用，并协助相关单位采取相关控制措施。

第三十四条 省、自治区、直辖市药品监督管理部门在获知本行政区域内发生的群体医疗器械不良事件后，应当会同同级卫生行政部门及时开展现场调查，相关省、自治区、直辖市药品监督管理部门应当配合。调查、评价和处理结果应当及时报国家药品监督管理局和国务院卫生行政部门，抄送持有人所在地省、自治区、直辖市药品监督管理部门。

第三十五条 对全国范围内影响较大并造成严重伤害或者死亡以及其他严重后果的群体医疗器械不良事件，国家药品监督管理局应当会同国务院卫生行政部门组织调查和处理。国家监测机构负责现场调查，相关省、自治区、直辖市药品监督管理部门、卫生行政部门应当配合。调查内容应当包括医疗器械不良事件发生情况、医疗器械使用情况、患者诊治情况、既往类似不良事件、产品生产过程、产品贮存流通情况以及同型号同批次产品追踪等。

第三十六条 国家监测机构和相关省、自治区、直辖市药品监督管理部门、卫生行政部门应当在调查结束后 5 日内，根据调查情况对产品风险进行技术评价并提出控制措施建议，形成调查报告报国家药品监督管理局和国务院卫生行政部门。

第三十七条 持有人所在地省、自治区、直辖市药品监督管理部门可以对群体不良事件涉及的持有人开展现场检查。必要时，国家药品监督管理局可以对群体不良事件涉及的境外持有人开展现场检查。现场检查应当包括生产质量管理体系运行情况、产品质量状况、生产过程、同型号同批次产品追踪等。

第四节　定期风险评价报告

第三十八条 持有人应当对上市医疗器械安全性进行持续研究，对产品的不良事件报告、监测资料和国内外风险信息进行汇总、分析，评价该产品的风险与受益，记录采取的风险控制措施，撰写上市后定期风险评价报告。

第三十九条 持有人应当自产品首次批准注册或者备案之日起，每满一年后的 60 日内完成上年度产品上市后定期风险评价报告。其中，经国家药品监督管理局注册的，应当提交至国家监测机构；经省、自治区、直辖市药品监督管理部门注册的，应当提交至所在地省级监测机构。第一类医疗器械的定期风险评价报告由持有人留存备查。获得延续注册的医疗器械，应当在下一次延续注册申请时完成本注册周期的定期风险评价报告，并由持有人留存备查。

第四十条 省级以上监测机构应当组织对收到的医疗器械产品上市后定期风险评价报告进行审核。必要时，应当将审核意见反馈持有人。

第四十一条　省级监测机构应当对收到的上市后定期风险评价报告进行综合分析，于每年 5 月 1 日前将上一年度上市后定期风险评价报告统计情况和分析评价结果报国家监测机构和所在地省、自治区、直辖市药品监督管理部门。国家监测机构应当对收到的上市后定期风险评价报告和省级监测机构提交的报告统计情况及分析评价结果进行综合分析，于每年 7 月 1 日前将上一年度上市后定期风险评价报告统计情况和分析评价结果报国家药品监督管理局。

第四章　重点监测

第四十二条　省级以上药品监督管理部门可以组织开展医疗器械重点监测，强化医疗器械产品上市后风险研究。

第四十三条　国家药品监督管理局会同国务院卫生行政部门确定医疗器械重点监测品种，组织制定重点监测工作方案，并监督实施。国家医疗器械重点监测品种应当根据医疗器械注册、不良事件监测、监督检查、检验等情况，结合产品风险程度和使用情况确定。国家监测机构组织实施医疗器械重点监测工作，并完成相关技术报告。药品监督管理部门可根据监测中发现的风险采取必要的管理措施。

第四十四条　省、自治区、直辖市药品监督管理部门可以根据本行政区域内医疗器械监管工作需要，参照本办法第四十三条规定，对本行政区内注册的第二类和备案的第一类医疗器械开展省级医疗器械重点监测工作。

第四十五条　医疗器械重点监测品种涉及的持有人应当按照医疗器械重点监测工作方案的要求开展工作，主动收集其产品的不良事件报告等相关风险信息，撰写风险评价报告，并按要求报送至重点监测工作组织部门。

第四十六条　省级以上药品监督管理部门可以指定具备一定条件的单位作为监测哨点，主动收集重点监测数据。监测哨点应当提供医疗器械重点监测品种的使用情况，主动收集、报告不良事件监测信息，组织或者推荐相关专家开展或者配合监测机构开展与风险评价相关的科学研究工作。

第四十七条　创新医疗器械持有人应当加强对创新医疗器械的主动监测，制定产品监测计划，主动收集相关不良事件报告和产品投诉信息，并开展调查、分析、评价。创新医疗器械持有人应当在首个注册周期内，每半年向国家监测机构提交产品不良事件监测分析评价汇总报告。国家监测机构发现医疗器械可能存在严重缺陷的信息，应当及时报国家药品监督管理局。

第五章　风险控制

第四十八条　持有人通过医疗器械不良事件监测，发现存在可能危及人体健康和生命安全的不合理风险的医疗器械，应当根据情况采取以下风险控制措施，并报告所在地省、自治区、直辖市药品监督管理部门：

（一）停止生产、销售相关产品；

（二）通知医疗器械经营企业、使用单位暂停销售和使用；

（三）实施产品召回；

（四）发布风险信息；

（五）对生产质量管理体系进行自查，并对相关问题进行整改；

（六）修改说明书、标签、操作手册等；

（七）改进生产工艺、设计、产品技术要求等；

（八）开展医疗器械再评价；

（九）按规定进行变更注册或者备案；

（十）其他需要采取的风险控制措施。

与用械安全相关的风险及处置情况，持有人应当及时向社会公布。

第四十九条　药品监督管理部门认为持有人采取的控制措施不足以有效防范风险的，可以采取发布警示信息、暂停生产销售和使用、责令召回、要求其修改说明书和标签、组织开展再评价等措施，并组织对持有人开展监督检查。

第五十条　对发生群体医疗器械不良事件的医疗器械，省级以上药品监督管理部门可以根据风险情况，采取暂停生产、销售、使用等控制措施，组织对持有人开展监督检查，并及时向社会发布警示和处置信息。在技术评价结论得出后，省级以上药品监督管理部门应当根据相关法规要求，采取进一步监管措施，并加强对同类医疗器械的不良事件监测。同级卫生行政部门应当在本行政区域内暂停医疗机构使用相关医疗器械，采取措施积极组织救治患者。相关持有人应当予以配合。

第五十一条　省级以上监测机构在医疗器械不良事件报告评价和审核、不良事件报告季度和年度汇总分析、群体不良事件评价、重点监测、定期风险评价报告等过程中，发现医疗器械存在不合理风险的，应当提出风险管理意见，及时反馈持有人并报告相应的药品监督管理部门。省级监测机构还应当向国家监测机构报告。持有人应当根据收到的风险管理意见制定并实施相应的风险控制措施。

第五十二条　各级药品监督管理部门和卫生行政部门必要时可以将医疗器械不良事件所涉及的产品委托具有相应资质的医疗器械检验机构进行检验。医疗器械检验机构应当及时开展相关检验，并出具检验报告。

第五十三条　进口医疗器械在境外发生医疗器械不良事件，或者国产医疗器械在境外发生医疗器械不良事件，被采取控制措施的，境外持有人指定的代理人或者国产医疗器械持有人应当在获知后 24 小时内，将境外医疗器械不良事件情况、控制措施情况和在境内拟采取的控制措施报国家药品监督管理局和国家监测机构，抄送所在地省、自治区、直辖市药品监督管理部门，及时报告后续处置情况。

第五十四条　可疑医疗器械不良事件由医疗器械产品质量原因造成的，由药品监督管理部门按照医疗器械相关法规予以处置；由医疗器械使用行为造成的，由卫生行政部门予以处置。

第六章　再评价

第五十五条　有下列情形之一的，持有人应当主动开展再评价，并依据再评价结论，采取相应措施：

（一）根据科学研究的发展，对医疗器械的安全、有效有认识上改变的；

（二）医疗器械不良事件监测、评估结果表明医疗器械可能存在缺陷的；

（三）国家药品监督管理局规定应当开展再评价的其他情形。

第五十六条　持有人开展医疗器械再评价，应当根据产品上市后获知和掌握的产品安全有效信息、临床数据和使用经验等，对原医疗器械注册资料中的综述资料、研究资料、临床评价资料、产品风险分析资料、产品技术要求、说明书、标签等技术数据和内容进行重新评价。

第五十七条　再评价报告应当包括产品风险受益评估、社会经济效益评估、技术进展评估、拟采取的措施建议等。

第五十八条　持有人主动开展医疗器械再评价的，应当制定再评价工作方案。通过再评价确定需要采取控制措施的，应当在再评价结论形成后 15 日内，提交再评价报告。其中，国家药品监督管理局批准注册或者备案的医疗器械，持有人应当向国家监测机构提交；其他医疗器械的持有人应当向所在地省级监测机构提交。持有人未按规定履行医疗器械再评价义务的，省级以上药品监督管理部门应当责令持有人开展再评价。必要时，省级以上药品监督管理部门可以直接组织开展再评价。

第五十九条　省级以上药品监督管理部门责令开展再评价的，持有人应当在再评价实施前和再评价结束后 30 日内向相应药品监督管理部门及监测机构提交再评价方案和再评价报告。

再评价实施期限超过 1 年的，持有人应当每年报告年度进展情况。

第六十条　监测机构对收到的持有人再评价报告进行审核，并将审核意见报相应的药品监督管理部门。

药品监督管理部门对持有人开展的再评价结论有异议的，持有人应当按照药品监督管理部门的要求重新确认再评价结果或者重新开展再评价。

第六十一条　药品监督管理部门组织开展医疗器械再评价的，由指定的监测机构制定再评价方案，经组织开展再评价的药品监督管理部门批准后组织实施，形成再评价报告后向相应药品监督管理部门报告。

第六十二条　再评价结果表明已注册或者备案的医疗器械存在危及人身安全的缺陷，且无法通过技术改进、修改说明书和标签等措施消除或者控制风险，或者风险获益比不可接受的，持有人应当主动申请注销医疗器械注册证或者取消产品备案；持有人未申请注销医疗器械注册证或者取消备案的，由原发证部门注销医疗器械注册证或者取消备案。药品监督管理部门应当将注销医疗器械注册证或者取消备案的相关信息及时向社会公布。

国家药品监督管理局根据再评价结论，可以对医疗器械品种作出淘汰的决定。被淘汰的产品，其医疗器械注册证或者产品备案由原发证部门予以注销或者取消。被注销医疗器械注册证或者被取消备案的医疗器械不得生产、进口、经营和使用。

第七章　监督管理

第六十三条　药品监督管理部门应当依据职责对持有人和经营企业开展医疗器械不良事件监测和再评价工作情况进行监督检查，会同同级卫生行政部门对医疗器械使用单位开展医疗器械不良事件监测情况进行监督检查。

第六十四条　省、自治区、直辖市药品监督管理部门应当制定本行政区域的医疗器械不良事件监测监督检查计划，确定检查重点，并监督实施。

第六十五条　省、自治区、直辖市药品监督管理部门应当加强对本行政区域内从事医疗器械不良事件监测和再评价工作人员的培训和考核。

第六十六条　药品监督管理部门应当按照法规、规章、规范的要求，对持有人不良事件监测制度建设和工作开展情况实施监督检查。必要时，可以对受持有人委托开展相关工作的企业开展延伸检查。

第六十七条　有下列情形之一的，药品监督管理部门应当对持有人开展重点检查：

（一）未主动收集并按照时限要求报告医疗器械不良事件的；

（二）持有人上报导致或可能导致严重伤害或者死亡不良事件的报告数量与医疗机构的报告数量差距较大，提示其主体责任未落实到位的；

（三）瞒报、漏报、虚假报告的；

（四）不配合药品监督管理部门开展的医疗器械不良事件相关调查和采取的控制措施的；

（五）未按照要求通过不良事件监测收集产品安全性信息，或者未按照要求开展上市后研究、再评价，无法保证产品安全有效的。

第六十八条　持有人未按照要求建立不良事件监测制度、开展不良事件监测和再评价相关工作、未按照本办法第四十八条规定及时采取有效风险控制措施、不配合药品监督管理部门开展的医疗器械不良事件相关调查和采取的控制措施的，药品监督管理部门可以要求其停产整改，必要时采取停止产品销售的控制措施。需要恢复生产、销售的，持有人应当向作出处理决定的药品监督管理部门提出申请，药品监督管理部门现场检查通过后，作出恢复生产、销售的决定。持有人提出恢复生产、销售申请前，可以聘请具备相应资质的独立第三方专业机构进行检查确认。

第六十九条　省级以上药品监督管理部门统一发布下列医疗器械不良事件监测信息：

（一）群体医疗器械不良事件相关信息；

（二）医疗器械不良事件监测警示信息；

（三）需要定期发布的医疗器械不良事件监测信息；

（四）认为需要统一发布的其他医疗器械不良事件监测信息。

第八章　法律责任

第七十条　持有人有下列情形之一的，依照《医疗器械监督管理条例》第六十八条的规定，由县级以上药品监督管理部门责令改正，给予警告；拒不改正的，处 5000 元以上 2 万元以下罚款；情节严重的，责令停产停业，直至由发证部门吊销相关证明文件：

（一）未主动收集并按照时限要求报告医疗器械不良事件的；

（二）瞒报、漏报、虚假报告的；

（三）未按照时限要求报告评价结果或者提交群体医疗器械不良事件调查报告的；

（四）不配合药品监督管理部门和监测机构开展的医疗器械不良事件相关调查和采取的

控制措施的。

第七十一条 医疗器械经营企业、使用单位有下列情形之一的，依照《医疗器械监督管理条例》第六十八条的规定，由县级以上药品监督管理部门和卫生行政部门依据各自职责责令改正，给予警告；拒不改正的，处 5000 元以上 2 万元以下罚款；情节严重的，责令停产停业，直至由发证部门吊销相关证明文件：

（一）未主动收集并按照时限要求报告医疗器械不良事件的；

（二）瞒报、漏报、虚假报告的；

（三）不配合药品监督管理部门和监测机构开展的医疗器械不良事件相关调查和采取的控制措施的。

第七十二条 持有人未按照要求开展再评价、隐匿再评价结果、应当提出注销申请而未提出的，由省级以上药品监督管理部门责令改正，给予警告，可以并处 1 万元以上 3 万元以下罚款。

第七十三条 持有人有下列情形之一的，由县级以上药品监督管理部门责令改正，给予警告；拒不改正的，处 5000 元以上 2 万元以下罚款：

（一）未按照规定建立医疗器械不良事件监测和再评价工作制度的；

（二）未按照要求配备与其产品相适应的机构和人员从事医疗器械不良事件监测相关工作的；

（三）未保存不良事件监测记录或者保存年限不足的；

（四）应当注册而未注册为医疗器械不良事件监测信息系统用户的；

（五）未主动维护用户信息，或者未持续跟踪和处理监测信息的；

（六）未根据不良事件情况采取相应控制措施并向社会公布的；

（七）未按照要求撰写、提交或者留存上市后定期风险评价报告的；

（八）未按照要求报告境外医疗器械不良事件和境外控制措施的；

（九）未按照要求提交创新医疗器械产品分析评价汇总报告的；

（十）未公布联系方式、主动收集不良事件信息的；

（十一）未按照要求开展医疗器械重点监测的；

（十二）其他违反本办法规定的。

第七十四条 医疗器械经营企业、使用单位有下列情形之一的，由县级以上药品监督管理部门和卫生行政部门依据各自职责责令改正，给予警告；拒不改正的，处 5000 元以上 2 万元以下罚款：

（一）未按照要求建立医疗器械不良事件监测工作制度的；

（二）未按照要求配备与其经营或者使用规模相适应的机构或者人员从事医疗器械不良事件监测相关工作的；

（三）未保存不良事件监测记录或者保存年限不足的；

（四）应当注册而未注册为国家医疗器械不良事件监测信息系统用户的；

（五）未及时向持有人报告所收集或者获知的医疗器械不良事件的；

（六）未配合持有人对医疗器械不良事件调查和评价的；

（七）其他违反本办法规定的。

药品监督管理部门发现使用单位有前款规定行为的，应当移交同级卫生行政部门处理。

卫生行政部门对使用单位作出行政处罚决定的，应当及时通报同级药品监督管理部门。

第七十五条　持有人、经营企业、使用单位按照本办法要求报告、调查、评价、处置医疗器械不良事件，主动消除或者减轻危害后果的，对其相关违法行为，依照《中华人民共和国行政处罚法》的规定从轻或者减轻处罚。违法行为轻微并及时纠正，没有造成危害后果的，不予处罚，但不免除其依法应当承担的其他法律责任。

第七十六条　各级药品监督管理部门、卫生行政部门、监测机构及其工作人员，不按规定履行职责的，依照《医疗器械监督管理条例》第七十二条和第七十四条的规定予以处理。

第七十七条　持有人、经营企业、使用单位违反相关规定，给医疗器械使用者造成损害的，依法承担赔偿责任。

第九章　附　　则

第七十八条　医疗器械不良事件报告的内容、风险分析评价报告和统计资料等是加强医疗器械监督管理、指导合理用械的依据，不作为医疗纠纷、医疗诉讼和处理医疗器械质量事故的依据。

对于属于医疗事故或者医疗器械质量问题的，应当按照相关法规的要求另行处理。

第七十九条　本办法由国家药品监督管理局会同国务院卫生行政部门负责解释。

第八十条　本办法自 2019 年 1 月 1 日起施行。

附录四

医疗机构医用耗材管理办法（试行）

国卫医发〔2019〕43 号

第一章 总 则

第一条 为加强医疗机构医用耗材管理，促进医用耗材合理使用，保障公众身体健康，根据《执业医师法》《医疗机构管理条例》《医疗器械监督管理条例》等有关法律法规规定，制定本办法。

第二条 本办法所称医用耗材，是指经药品监督管理部门批准的使用次数有限的消耗性医疗器械，包括一次性及可重复使用医用耗材。

本办法所称医用耗材管理，是指医疗机构以患者为中心，以医学科学为基础，对医用耗材的采购、储存、使用、追溯、监测、评价、监督等全过程进行有效组织实施与管理，以促进临床科学、合理使用医用耗材的专业技术服务和相关的医用耗材管理工作，是医疗管理工作的重要组成部分。

第三条 国家卫生健康委、国家中医药局负责全国医疗机构医用耗材管理工作的监督管理。县级以上地方卫生健康行政部门、中医药主管部门负责本行政区域内医疗机构医用耗材管理工作的监督管理。

第四条 本办法适用于二级以上医院医用耗材管理，其他医疗机构可参照执行。其中，非公立医疗机构的医用耗材遴选、采购工作可参照本办法进行。

第五条 医疗机构应当指定具体部门作为医用耗材管理部门，负责医用耗材的遴选、采购、验收、存储、发放等日常管理工作；指定医务管理部门，负责医用耗材的临床使用、监测、评价等专业技术服务日常管理工作。

第六条 医疗机构从事医用耗材管理相关工作的人员，应当具备与管理工作相适应的专业学历、技术职称或者经过相关技术培训。

医疗机构直接接触医用耗材的人员，应当每年进行健康检查。传染病患者、病原携带者和疑似传染病患者，在治愈前或者在排除传染病嫌疑前，不得从事直接接触医用耗材的工作。

第二章 机构管理

第七条 二级以上医院应当设立医用耗材管理委员会；其他医疗机构应当成立医用耗材管理组织。村卫生室（所、站）、门诊部、诊所、医务室等其他医疗机构可不设医用耗材管理组织，由机构负责人指定人员负责医用耗材管理工作。

医用耗材管理委员会由具有高级技术职务任职资格的相关临床科室、药学、医学工程、护理、医技科室人员以及医院感染管理、医用耗材管理、医务管理、财务管理、医保管理、信息管理、纪检监察、审计等部门负责人组成。

医疗机构负责人任医用耗材管理委员会主任委员，医用耗材管理部门和医务管理部门负责人任医用耗材管理委员会副主任委员。

第八条 医用耗材管理委员会的日常工作由指定的医用耗材管理部门和医务管理部门分工负责。

第九条 医用耗材管理委员会的主要职责：

（一）贯彻执行医疗卫生及医用耗材管理等有关法律、法规、规章，审核制定本机构医用耗材管理工作规章制度，并监督实施；

（二）建立医用耗材遴选制度，审核本机构科室或部门提出的新购入医用耗材、调整医用耗材品种或者供应企业等申请，制订本机构的医用耗材供应目录（以下简称供应目录）；

（三）推动医用耗材临床应用指导原则的制订与实施，监测、评估本机构医用耗材使用情况，提出干预和改进措施，指导临床合理使用医用耗材；

（四）分析、评估医用耗材使用的不良反应、医用耗材质量安全事件，并提供咨询与指导；

（五）监督、指导医用耗材的临床使用与规范化管理；

（六）负责对医用耗材的临床使用进行监测，对重点医用耗材进行监控；

（七）对医务人员进行有关医用耗材管理法律法规、规章制度和合理使用医用耗材知识教育培训，向患者宣传合理使用医用耗材知识；

（八）与医用耗材管理相关的其他重要事项。

第十条　医疗机构应当为医用耗材管理部门、医务管理部门配备和提供必要的场所、设备设施和人员。

第十一条　医疗机构应当建立健全医用耗材管理相应的工作制度、操作规程和工作记录，并组织实施。

第三章　遴选与采购

第十二条　医疗机构应当遴选建立本机构的医用耗材供应目录，并进行动态管理。医用耗材管理部门按照合法、安全、有效、适宜、经济的原则，遴选出本机构需要的医用耗材及其生产、经营企业名单，报医用耗材管理委员会批准，形成供应目录。供应目录应当定期调整，调整周期由医用耗材管理委员会规定。

纳入供应目录的医用耗材应当根据国家药监局印发的《医疗器械分类目录》明确管理级别，为 I 级、II 级和III 级。

第十三条　医疗机构应当从已纳入国家或省市医用耗材集中采购目录中遴选本机构供应目录。确需从集中采购目录之外进行遴选的，应当按照有关规定执行。

第十四条　医疗机构应当加强供应目录涉及供应企业数量管理，统一限定纳入供应目录的相同或相似功能医用耗材供应企业数量。

第十五条　医用耗材的采购相关事务由医用耗材管理部门实行统一管理。其他科室或者部门不得从事医用耗材的采购活动，不得使用非医用耗材管理部门采购供应的医用耗材。

第十六条　医用耗材使用科室或部门应当根据实际需求向医用耗材管理部门提出采购申请。

第十七条　医用耗材管理部门应当根据医用耗材使用科室或部门提出的采购申请，按照相关法律、行政法规和国务院有关规定，采用适当的采购方式，确定需要采购的产品、供应商及采购数量、采购价格等，并签订书面采购协议。

第十八条　医用耗材采购工作应当在有关部门有效监督下进行，由至少 2 名工作人员实施。

第十九条　医疗机构应当加强临时性医用耗材采购管理。医用耗材使用科室或部门临时性采购供应目录之外的医用耗材，需经主任委员、副主任委员同意后方可实施。对一年内重复多次临时采购的医用耗材，应当按照程序及时纳入供应目录管理。对于实施集中招标采购的地方，需要按有关程序报上级主管部门同意后实施临时性采购。

第二十条　遇有重大急救任务、突发公共卫生事件等紧急情况，以及需要紧急救治但缺乏必要医用耗材时，医疗机构可以不受供应目录及临时采购的限制。

第二十一条　医疗机构应当加强医疗设备配套使用医用耗材的管理。医疗机构采购医疗设备时，应当充分考虑配套使用医用耗材的成本，并将其作为采购医疗设备的重要参考因素。

第二十二条　鼓励医联体内医疗机构或者非医联体内医疗机构联合进行医用耗材遴选和采购。

第四章　验收、储存

第二十三条　医用耗材管理部门负责医用耗材的验收、储存及发放工作。

第二十四条　医疗机构应当建立医用耗材验收制度，由验收人员验收合格后方可入库。

验收人员应当熟练掌握医用耗材验收有关要求，严格进行验收操作，并真实、完整、准确地进行验收记录。

验收人员应当重点对医用耗材是否符合遴选规定、质量情况、效期情况等进行查验，不符合遴选规定以及无质量合格证明、过期、失效或者淘汰的医用耗材不得验收入库。

第二十五条　使用后的医用耗材进货查验记录应当保存至使用终止后 2 年。未使用的医用耗材进货查验记录应当保存至规定使用期限结束后 2 年。植入性医用耗材进货查验记录应当永久保存。购入Ⅲ级医用耗材的原始资料应当妥善保存，确保信息可追溯。

第二十六条　医疗机构应当设置相对独立的医用耗材储存库房，配备相应的设备设施，制订相应管理制度，定期对库存医用耗材进行养护与质量检查，确保医用耗材安全有效储存。对库存医用耗材的定期养护与质量检查情况应当作好记录。

第二十七条　医用耗材需冷链管理的，应当严格落实冷链管理要求，并确定专人负责验收、储存和发放工作，确保各环节温度可追溯。

第二十八条　医疗机构应当建立医用耗材定期盘点制度。由医用耗材管理部门指定专人，定期对库存医用耗材进行盘点，做到账物相符、账账相符。

第五章　申领、发放与临床使用

第二十九条　医用耗材使用科室或部门根据需要，向医用耗材管理部门提出领用申请。医用耗材管理部门按照规定进行审核和发放。

申领人应当对出库医用耗材有关信息进行复核，并与发放人共同确认。

第三十条 医疗机构应当建立医用耗材出库管理制度。医用耗材出库时，发放人员应当对出库的医用耗材进行核对，确保发放准确，产品合格、安全和有效。出库时，应当按照剩余效期由短至长顺序发放。

第三十一条 出库后的医用耗材管理由使用科室或部门负责。使用科室或部门应当指定人员负责医用耗材管理，保证领取的医用耗材品种品规和数量既满足工作需要，又不形成积压，确保医用耗材在科室或部门的安全和质量。

第三十二条 医用耗材临床应用管理是对医疗机构临床诊断、预防和治疗疾病使用医用耗材全过程实施的监督管理。医疗机构应当遵循安全、有效、经济的合理使用医用耗材的原则。

第三十三条 医务管理部门负责医用耗材临床使用管理工作，应当通过加强医疗管理，落实国家医疗管理制度、诊疗指南、技术操作规范，遵照医用耗材使用说明书、技术操作规程等，促进临床合理使用医用耗材。

第三十四条 医疗机构应当对医用耗材临床使用实施分级分类管理。

在诊疗活动中：Ⅰ级医用耗材，应当由卫生技术人员使用；Ⅱ级医用耗材，应当由有资格的卫生技术人员经过相关培训后使用，尚未取得资格的，应当在有资格的卫生技术人员指导下使用；Ⅲ级医用耗材，应当按照医疗技术管理有关规定，由具有有关技术操作资格的卫生技术人员使用。

植入类医用耗材，应当由具有有关医疗技术操作资格的卫生技术人员使用，并将拟使用的医用耗材情况纳入术前讨论，包括拟使用医用耗材的必要性、可行性和经济性等；非植入类医用耗材的使用，应当符合医疗技术管理等有关医疗管理规定。

第三十五条 医疗机构使用安全风险程度较高的医用耗材时，应当与患者进行充分沟通，告知可能存在的风险。使用Ⅲ级或植入类医用耗材时，应当签署知情同意书。

第三十六条 医疗机构应当加强对医用耗材使用人员培训，提高其医用耗材使用能力和水平。在新医用耗材临床使用前，应当对相关人员进行培训。

第三十七条 医疗机构应当加强对医用耗材临床应用前试用的管理。医用耗材在遴选和采购前如需试用，应当由使用科室或部门组织对试用的必要性、可行性以及安全保障措施进行论证，并向医务管理部门提出申请或备案。

第三十八条 医疗机构应当在医用耗材临床使用过程中严格落实医院感染管理有关规定。一次性使用的医用耗材不得重复使用；重复使用的医用耗材，应当严格按照要求清洗、消毒或者灭菌，并进行效果监测。

第三十九条　医疗机构应当建立医用耗材临床应用登记制度，使医用耗材信息、患者信息以及诊疗相关信息相互关联，保证使用的医用耗材向前可溯源、向后可追踪。

第四十条　医疗机构应当加强对使用后医用耗材的处置管理。医用耗材使用后属于医疗废物的，应当严格按照医疗废物管理有关规定处理。

第四十一条　医疗机构应当加强医疗质量控制，对医用耗材尤其是重点监控医用耗材的临床使用情况设立质控点，纳入医疗质量控制体系。

第四十二条　医疗机构应当结合单病种管理、临床路径管理、支付管理、绩效管理等工作，持续提高医用耗材合理使用水平，保证医疗质量和医疗安全。

第六章　监测与评价

第四十三条　医务管理部门负责本单位医用耗材监测与评价工作。

第四十四条　医疗机构应当建立医用耗材临床应用质量安全事件报告、不良反应监测、重点监控、超常预警和评价制度，对医用耗材临床使用安全性、有效性和经济性进行监测、监控、分析、评价，对医用耗材应用行为进行点评与干预。

第四十五条　医疗机构发生医用耗材相关质量安全事件，应当按照规定向卫生健康、药品监管行政部门报告相关信息，并采取措施做好暂停使用、配合召回、后续调查以及对患者的医疗救治等工作。

第四十六条　医疗机构通过监测发现医用耗材不良事件或者可疑不良事件，应当按照有关规定报告。

第四十七条　县级以上卫生健康行政部门、中医药主管部门以及医疗机构应当对临床应用技术要求较高、风险较大、价格较昂贵的医用耗材进行重点监控。

第四十八条　医疗机构应当建立医用耗材超常使用预警机制，对超出常规使用的医用耗材，要及时进行预警，通知相关部门和人员。

第四十九条　医疗机构应当对医用耗材的临床使用进行评价。根据相关法律法规、技术规范等，建立评价体系，对医用耗材临床使用的安全性、有效性、经济性等进行综合评价，发现存在的或潜在的问题，制定并实施干预和改进措施，促进医用耗材合理使用。

第五十条　医疗机构应当加强医用耗材临床使用评价结果的应用。评价结果应当作为医疗机构动态调整供应目录的依据，对存在不合理使用的品种可以采取停用、重新招标等干预措施；同时将评价结果作为科室和医务人员相应临床技术操作资格或权限调整、绩效考核、评优评先等的重要依据，纳入对公立医疗卫生机构的绩效考核。

第五十一条 医疗机构应当定期将质量安全事件报告、不良反应监测、重点监控、超常预警和评价结果进行内部公示，指导使用科室和部门采取措施，持续改进医用耗材临床使用水平。

第七章 信息化建设

第五十二条 医疗机构应当逐步建立医用耗材信息化管理制度和系统。

第五十三条 医疗机构耗材管理信息系统应当与医疗机构其他相关信息系统整合，做到信息互联互通。

第五十四条 医疗机构耗材管理信息系统应当覆盖医用耗材遴选、采购、验收、入库、储存、盘点、申领、出库、临床使用、质量安全事件报告、不良反应监测、重点监控、超常预警、点评等各环节，实现每一件医用耗材的全生命周期可溯源。

第五十五条 医用耗材管理部门应当在医用耗材验收入库时，将有关信息录入信息系统。信息内容至少包括医用耗材的级别、风险类别、注册证类别、医用耗材类别、用途、功能、材质、规格、型号、销售厂商、价格、生产批号、生产日期、消毒灭菌日期等。

第八章 监督管理

第五十六条 医疗机构医用耗材管理应当严格落实医疗卫生领域行风管理有关规定，做到廉洁购用。不得将医用耗材购用情况作为科室、人员经济分配的依据，不得在医用耗材购用工作中牟取不正当经济利益。

对违反行风规定的医疗机构和相关人员，卫生健康行政部门、中医药主管部门应当根据情节轻重，给予相应处罚和处理。

第五十七条 医疗机构应当落实院务公开有关规定，将主要医用耗材纳入主动公开范围，公开品牌品规、供应企业以及价格等有关信息。

第五十八条 医疗机构应当广泛开展行风评议活动，加大对医用耗材管理过程中存在的违反"九不准"规定等行为的查处力度，对问题严重的医疗机构依法追究相关领导责任。

第五十九条 医疗机构应当按照国家有关规定收取医用耗材使用相关费用，不得违规收取国家规定医用耗材收费项目之外的费用。

第六十条 医疗机构和相关人员不得接受与采购医用耗材挂钩的资助，不准违规私自使用未经正规采购程序采购的医用耗材。

第六十一条　医疗机构应当加强本单位信息系统中医用耗材相关统计功能管理，严格统计权限和审批程序。严禁开展商业目的的医用耗材相关信息统计，或为医用耗材营销人员统计提供便利。

第六十二条　医疗机构应当加强对本机构医用耗材的管理工作，定期检查相关制度的落实情况。

第六十三条　县级以上卫生健康行政部门、中医药主管部门应当加强对医疗机构医用耗材管理工作的监督与管理，定期进行监督检查。

第六十四条　卫生健康行政部门、中医药主管部门的工作人员依法对医疗机构医用耗材管理工作进行监督检查时，应当出示证件。被检查的医疗机构应当予以配合，如实反映情况，提供必要的资料，不得拒绝、阻碍、隐瞒。

第六十五条　医疗机构出现下列情形之一的，根据其具体情形及造成后果由县级以上地方卫生健康行政部门、中医药主管部门及相关业务主管部门依法依规予以处理：

（一）违反医疗器械管理有关法律、法规、行政规章制度、诊疗指南和技术操作规范的；

（二）未建立医用耗材管理组织机构，医用耗材管理混乱，造成医疗安全隐患和严重不良后果的；

（三）医用耗材使用不合理、不规范问题严重，造成医疗安全隐患和严重不良后果的；

（四）非医用耗材管理部门擅自从事医用耗材采购、存储管理等工作的；

（五）将医用耗材购销、使用情况作为个人或者部门、科室经济分配依据，或在医用耗材购销、使用中牟取不正当利益的；

（六）违反本办法的其他规定并造成严重后果的。

第九章　附　　则

第六十六条　本规定自 2019 年 9 月 1 日起施行。

第六十七条　军队医疗机构耗材管理工作依照军队卫生主管部门规定执行。

第六十八条　医用耗材临床试验按照相关规定执行。

手术缝合线评价

摘　要

　　手术缝合线被用于将伤口或切口的对侧边缘连接在一起，进行组织吻合，或闭合假体材料周围的伤口。这项技术为许多临床专业提供了一种伤口闭合的解决方案。

　　这已经是一项相对成熟的技术。然而，制造商们依然没有停止对缝合线技术的升级，希望能在更多的性能维度上有更好的表现：例如通过使用不需要打结的倒钩线来提升伤口闭合的安全性，以及通过倒钩线和缝合线装置的联合使用来优化伤口缝合操作的时间。一些其他的最新技术升级包括通过抗菌缝合线的使用来预防手术部位的感染，使用具有足够内在弹性的缝合线来缓冲缝合部位肿胀的情况，以及缝合针在特定组织环境中使用时的穿透锐度和抗弯曲性。这些功能的可用性和使用表现将对该类产品的评价产生关键影响。

　　ECRI 研究所已经对缝合线市场上的两家头部制造商供应的大部分缝合线产品线进行了测试。他们都提供了多种不同材料、长度、直径、结构和不同几何形状的针尖和针形，以及用于无结伤口闭合的多种倒钩缝合线。

　　ECRI 研究所估计，单个医疗机构因各类缝合线的使用而产生的年度采购成本约为：

　　小型医院 51 000 美元，中型医院 320 000 美元，大型医院 1 300 000 美元。影响购置成本的主要因素有：

- 该医疗机构手术室，操作室和 1 级急诊室的数量
- 该机构所设置的外科专科对缝合线相关产品的需求
- 外科医生对使用特定缝合线产品线的倾向性
- 遵守制造商合同，以及在合同内对购买腔镜吻合设备（例如吻合器，施夹器）的

约定。

以上是我们对手术缝合线进行评估的背景，概括出了做出合理购买决定需要考虑的关键因素，这有助于人们了解如何使用该技术以及我们针对哪些因素进行测试。

一、综述

手术缝合线由医用级线（天然、合成或金属）组成，被用于将伤口或切口的对侧边缘连接在一起，进行组织吻合，或闭合假体材料周围的伤口。缝合线通常连接在弯曲的一次性针头上，并且通过对不同类型的缝合线进行不同颜色的着色，以便在手术过程中易于识别与区分。

缝合线有以下几项主要特性：

1. 吸收性　制造商通常将他们提供的缝合线产品大致分为可吸收缝线和不可吸收缝线两类。

a）可吸收缝合线：这些缝合线由合成或天然材料制成（即由牛或绵羊胶原蛋白制成的外科肠道缝合线），为伤口提供 1 到 6 周的拉伸支撑，并将通过酶促降解（天然缝合线）或水解（合成缝合线）的方式被患者的身体吸收。这些缝合线还可能具有抗菌涂层，来降低手术部位感染的发生率。

b）不可吸收缝合线：身体不吸收这些缝线；此类缝线在手术修复过程中植入身体提供拉伸支撑，适用于需要永久性生物力学支持的手术修复，例如血管吻合术或疝气修复以确保形成永久性支持网格。它们也可以用于闭合浅表伤口，但需要在伤口愈合期后移除。它们通常是天然丝绸、合成聚合物或金属材料制成。

2. 材料　缝合线由多种材料制成，无论是合成材料（例如聚酯、尼龙）、天然材料（例如手术肠线、丝绸）还是金属材料（例如不锈钢）。患者的组织反应性随缝合材料的不同而不同；天然缝线比合成缝线更容易引起异物炎症。此外，某些材料比其他材料更具弹性，这可以在出现水肿时产生更大的缓冲余量，同时在肿胀消退时仍具有较好的的抗拉强度。

3. 结构　无论缝合线是单股还是多股，均可分为以下两种类型：

a）单丝：这些是单链缝合线，在受污染的伤口中感染的风险较低，但柔韧性较弱。

b）复丝/编织：这些缝合线采用编织设计，易于操作，但引入不太光滑且更大的表面积往往会增加感染或组织反应性的风险，并增加通过组织的阻力。

4. 尺寸　缝合线的直径通常小于 1 毫米，并以零的数量来衡量，直径较大的缝合线具有较少的零。例如，2/0 缝线（00）比 8/0（00000000）大得多。此外，直径还取决于缝合线材料的类型，因此相同规格的缝合线尺寸可能会有所不同；例如，2/0 尼龙缝合线与 2/0 外科肠线缝合线的直径不同。缝合线的直径范围通常为 0 到 10/0，最小的缝合线用于美容皮肤伤口闭合，以及眼科应用和神经修复。通常用于手术的缝合线尺寸为 2/0 至 5/0。请注意，最大直径的缝合线不带零表示：表示为 "1"、"2" 或 "3" 或更高。

5. 断裂力　断裂缝合线所需的力。打结缝线的断裂力约为未打结缝线的三分之一，这一点很重要，因为打结处是缝线容易失效断裂的两个主要位置之一（另一个是缝线与组织的交界面）。

6. 线结安全性　具有更高摩擦系数的缝合材料将具有更高的线结安全性（即能更好地固定线结），但可能会牵拽缝合处的组织并产生更多炎症。

缝合线技术的发展历史悠久，是一项非常成熟的技术：例如，古埃及人首先记载了使用头发和植物材料将伤口边缘贴近以达到愈合的目的。最近的一项技术升级是通过将沿着细线放置的小倒钩与组织接合来代替打结的方法。此法使得伤口愈合处出现明显滑移的风险及相关的受伤风险降至最低。倒钩缝合线可以是单向的（如典型的手术缝合线），也可以是双向的（即从伤口中间开始向外工作）。目前，倒钩缝合线仅适用于直径为 4/0 或更大的规格；因此，它们不建议用于更细小和脆弱的伤口闭合。

一些其他的新进展包括抗菌涂层缝合线，旨在降低手术部位感染的发生率；以及聚丁酯缝合线，通过最小的应变张力，来增强缝合材料的弹性。

缝合线的主要组成部分是线和针。线可以是合成的或天然的，长度和直径各不相同；它可以使伤口边缘紧密贴近，以便愈合。缝合针穿透组织并在其穿透的路径中埋入缝合材料，且有利于打结；它通常是弯曲的，但也可以是直的。针尖的类型不同，从钝的安全针到尖端锋利的针等。

缝合线用于普外科、心胸外科、整形外科、神经外科、骨科、皮肤科、眼科、泌尿科、妇产科、肾脏科、急诊科、儿科、胃肠科、介入放射科和介入心脏病学等。它们被外科医生、内科医生（普通科和创伤科）、注册护士第一助理、医生助理和高级执业注册护士使用。

这些缝合装备有多种叫法，常见的别名包括手术缝合线和手术结扎线等。

二、ECRI 研究所的测试

本次缝合线测试重点是在性能和工作流程上，不会对安全性、患者体验、互操作性或用户体验等一些我们习惯用来分类的维度进行特定评估。这些主题要么与我们的测试无关，要么在其他方面的评价时已有覆盖。例如，一些安全相关的特性，例如强度、打结保持率和断裂强度保持率等部分，将会在性能测试部分中提及。

（一）性能

本次缝合线性能评价包括以下内容：

1. 缝线断裂力

a）根据美国药典（USP）缝合线抗拉强度程序，我们使用校准后的 5965 型拉伸强度试验机（1kN 测力传感器和气动纱线夹具），在绳股上打一个简单的反手结，并施加张力直到它断开。我们记录了断裂力（N）及其断裂的方式：例如，它是在打结处还是在缝线夹紧固定处断裂。倒钩缝合线通过直拉方式（即无结方式）进行测试。

b）对于缝合线尺寸的设置，我们要求平均断裂力至少在 USP 最低要求的 0.05N 之内。

c）与竞争产品相比，在所有测试尺寸中初始断裂力高约 20% 的产品被认为具有显著优势。

d）当在竞品之间发现断裂力存在显着差异时，我们将评估在标称的尺寸和产品线的情况下的缝线直径的一致性。

e）我们对最常用类型的抗菌涂层缝合线进行测试，以确定抗菌涂层是否对抗拉强度产生不利影响。

f）针对每种尺寸的缝合线，我们测试其 10 个样品。

2. 夹紧测试

我们通过用缝合针驱动器夹住缝合线 10 秒来在缝合线中产生潜在的薄弱点。然后，我们进行断裂力测试，将断裂力与未夹紧的缝合线股线进行比较，并记录股线在夹紧段或打结段是否断裂，以及断裂力大小是否在未夹紧的股线对应断裂力大小的 15% 以内。我们测试了每种尺寸缝合线的五个样品。

3. 可吸收合成缝线的断裂强度保持率（BSR）　由于供应商之间没有测试 BSR 的标准方法，我们使用相同的体外测试方法测试所有合成可吸收缝合线。

a）我们将产品置于 pH 为 7.4、温度为 37℃ 的磷酸盐缓冲溶液中，以达到预期的停留时间（例如，短期缝合线 7 天，中期缝合线 21 天，长期缝合线 42 天），然后将打结断裂力与初始打结断裂力进行比较以建立 BSR。

b）我们针对我们的评价结果与制造商在产品使用说明中对断裂强度保持率的说明的关联性进行了一些评论。制造商的 BSR 说明基于体内模型，并且可以与 USP 规定的最小值而不是测量的初始断裂力进行比较。

（1）体内模型可在 pH 维持方面提供更具临床相关性的性能：一些可吸收缝合线在降解时往往会释放酸 -- 这会在体内被中和，但在体外需要定期对缓冲液进行 pH 测试和更换。

（2）体内模型更有助于反映通过酶相互作用和患者移动时的机械张力对缝合线进行降解的影响。

（3）由于制造商的体内模型与我们的体外评价方法之间存在差异，他们的说明可能无法与我们的结果进行直接比较。

c）我们在每个时间间隔点测试每个尺寸的五个样品（例如，对于长期缝合线，每个尺寸的五个样品在第 7、14、21、28、35 和 42 天分别测试）。

4. 线结滑移 由于打结的方式是统一的，因此导致线结滑开的根源应该是线绳，而不是结。我们将外科医生的结系在一个大泡沫芯轴上，编织缝线多打 3 圈，单丝缝合线多打 7 圈，后使用拉伸强度试验机对每个针施加 80% 的 USP 最大断裂力，以模拟外科医生的手系结。我们将结的耳朵修剪到 3 毫米，然后将打结的绳索拉到失效断开。之后我们将线结失效的模式（缝线滑动或结断裂）以及断裂力（N）记录下来。

a）此项测试不包含倒钩缝合线。

b）我们测试每种缝合线尺寸的 10 个样本。

5. 倒钩缝合线对拉拔力的抵抗性 测试时缝合线上的倒钩应与组织接合，并需要在与缝合线嵌入方向相反的方向上施加一致的力，以克服组织中倒钩的力。我们选用来自各个产品线上形状和尺寸都相似的针头，并操控针头达到最大深度，穿过猪皮下组织的两段连续部分。之后缝合针将从缝合线上切下，并将组织安装在拉伸强度试验机装置的底部夹具中，同时将缝合线的环端放置在顶部夹具中，然后以恒定速率向上移动，直到将绳完全移除。此过程中克服倒钩所需的最大力将会被记录下来。请注意，虽然这种方法允许我们比较一种组织中缝合线材料和倒钩几何形状的性能，但 ECRI 研究所认识到，在临床使用中，倒钩缝合线的性能取决于多种因素的组合，包括沿着伤口闭合长度接合倒钩的数量、材料的核心强度、外科医生的技术以及需要闭合的患者组织的特定类型和层数。

a）此测试不适用于无倒钩缝线。

b）我们测试每种尺寸的 10 个样品。

c）在测试的所有尺寸中，拥有比竞争产品高出约 20% 的抗拉拔能力的产品被认为具有显著优势。在我们的性能类测试中，倒钩缝合线的抗拉拔能力和断裂力比竞品均高出约 20% 的产品可获得"优秀（Excellent）"评级。

6. 缝合针的锐度是通过多次测量针头穿透模拟组织（Duraflex 橡胶，0.15cm）所需的穿透力的大小来评估。我们对缝合针多次穿透模拟组织的早期（第 1 ~ 3 次穿透）、中期（第 14 ~ 16 次）和后期（第 28 ~ 30 次）三个阶段所需的力进行测量并分别取均值。缝合针按照 ASTM 国际标准 F3014-14，外科缝合针穿透测试的标准测试方法（Standard Test

Method for Penetration Testing of Needles Used in Surgical Sutures）进行测试。

a）与竞品相比，穿透力的值在三个测试阶段均比竞品低至少 20% 或 15 克力（g-f）的针被认为具有显著优势。

b）我们测试每种针类型的 30 个样品。

7. 缝合针的强度是通过其抗弯性来测量的　测试按照 ASTM 国际标准 F1874-98，用于手术缝合线中使用的针弯曲测试的标准测试方法（Standard Test Method for Bend Testing of Needles Used in Surgical Sutures）进行测试，以确定针开始永久弯曲时的弯曲力矩或扭矩。

a）与竞争产品线相比，抗弯曲能力至少高出 20% 的针被认为具有显著优势。

b）我们测试了每种针类型的 10 个样品。

关于 ECRI 研究所缝合针测试的说明：我们的测试基于 ASTM 国际缝合针标准，该标准提供两项独立的测试 ── 一项用于评估穿透力作为锐度的量度，另一项用于评估弯曲力矩作为强度的量度。因此，我们分别对这两个测试的结果进行了评级。然而，我们也认识到临床用针的性能不仅取决于这两个因素的组合，还取决于其他因素，包括延展性和针体几何形状。

（二）工作流程

我们对缝合工作流程的测试包括：

1. 盒子上或单个缝合包上是否包含符合相关标准的信息。

2. 缝合线被取出时，由于其不再受制于包装时的形状，因此我们关注他是否能展现出尽可能小的"记忆性"。当缝合线首次从包装中取出时，我们测量缝合线在重力作用下展开的长度，并将其与缝合线的完全拉直长度进行比较。

a）数字越大越好：零记忆的缝合线将展开至其整个长度，因此结果为 100%。

b）我们认为展开至其全长至少 75% 的缝合线具有次要优势。

三、技术背景

（一）影响手术缝合效果的因素

外科医生的偏好和专业、适当的缝合技术和程序以及患者的需求决定了所用缝合线的类型。

1. 偏好决定缝合类型的例子：

（1）外科医生可能不希望偏离他或她在住院医生实习期间训练使用过的缝合线品牌。

（2）抗拉强度：心脏外科医生会用力拉动股线，需要缝合线在操作过程中不会磨损或失去抗拉强度。

（3）BSR 相关：

a）整形外科医生喜欢较短的 BSR 时间以减少瘢痕并快速愈合，而普通外科医生可能更喜欢较长的 BSR 周期，从而延长愈合时间。

b）皮肤切口需要拉伸支撑一段特定的时间，然后拆除缝线，而对于手术伤口闭合，缝线可以留在原位，直到被身体吸收。

2. 决定缝合类型的程序和患者需求示例：

a）考虑到全身皮肤和组织在弹性、厚度和所需的伤口支撑方面各不相同，因此伤口位置可以决定所需缝合线的类型。

b）由于皮肤厚度随年龄变化以及可能影响组织及其愈合的后天获得性的情况，老年患者可能具有与婴儿不同的伤口愈合要求。

（二）正常操作程序

1. 手术过程中将材料在需要时从无菌包装中取出，然后用于将伤口或切口边缘缝合在一起。缝合技术有多种，具体取决于外科医生的偏好和手术要求。

2. 缝合线应打好结并修剪好线结的耳朵，以防止打结滑移时受伤。针头应被安全地丢弃在锐器容器中。打结技术有多种，具体取决于外科医生的偏好和手术要求，以及所用缝合材料的特性。

（三）安全

针刺是一种常见的操作员伤害。美国国家职业安全与健康研究所（NIOSH）和 FDA 推荐使用钝缝合针。然而，一些临床医生抵制这种做法，因为他们认为钝缝合针比锋利缝合针更耗时且更难使用。操作者也应遵循其他一些预防针刺的措施，例如切勿用手指接触缝合针等。

四、价格指南国家报告（PriceGuide National Report）

附录图 5-1 基于 ECRI 研究所 2016 年 6 月至 2017 年 6 月所有缝合线类别前 10 名制造商的价格指南数据（PriceGuide）。总体而言，在价格指南数据库中，大约有 2.7 亿美元的缝合线相关费用数据，购买了大约 250 万件的使用量。

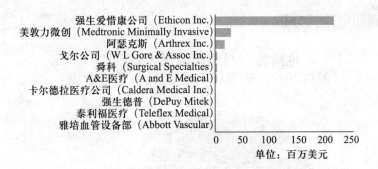

附录图 5-1　缝合线制造商缝合线相关总销售额排名前十位（2016.6 至 2017.6）

四、缝合线的总购置成本估计

根据向 ECRI 研究所价格指南（PriceGuide）数据库中报告的使用情况和平均成本数据，我们计算了小型、中型或大型医院可能为每个缝合线类别支付的年均金额。我们假设年使用量（即购买的缝合线盒数）如图所示。对于每个缝合线类别，我们计算①使用量占总缝合线使用量的百分比和②每个医院规模的年度支出估计。

附录表 5-1　缝合线购置成本估计

缝合线分类	小型医院 < 100 张床位，500 缝合包 / 年	中型医院 100-600 张床位，2，500 缝合包 / 年	大型医院 > 600 张床位，10，000 缝合包 / 年	小型医院 < 100 张床位，500 缝合包 / 年	中型医院 100-600 张床位，2，500 缝合包 / 年	大型医院 > 600 张床位，10，000 缝合包 / 年
	单类使用量占总缝合线使用量的百分比			年度支出估计		
可吸收的天然缝合线——胶原蛋白 / 手术肠线	5%	6%	5%	$2，200	$14，000	$49，000
可吸收合成编织缝线——短期 / 中期	34%	35%	37%	$14，000	$88，000	$400，000
可吸收合成单丝缝合线——长期	5%	7%	7%	$2，800	$18，000	$75，000
可吸收合成单丝缝合线——短期 / 中期	10%	9%	9%	$3，800	$16，000	$67，000
金属缝合线（未评估）	1%	3%	2%	$2，100	$29，000	$72，000
不可吸收的天然编织缝线——丝绸	8%	10%	11%	$2，700	$27，000	$94，000
不可吸收合成编织物	7%	7%	6%	$7，000	$32，000	$130，000

五、召回和危险性分析

危险性和召回问题优先级占比
（源自2014.1至2016.12健康设备警报数据）

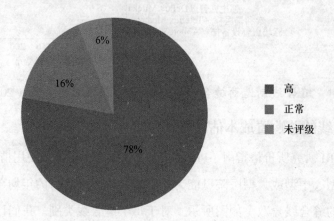

附录图 5-2　危险性和召回问题优先级占比（源自 2014.1 至 2016.12 健康设备警报数据）

危险性和召回问题分类占比
（源自2014.1至2016.12健康设备警报数据）

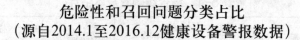

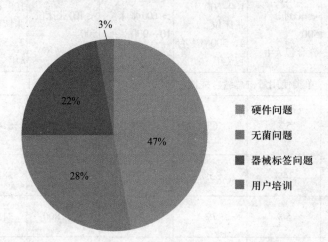

附录图 5-3　危险性和召回问题分类占比（源自 2014.1 至 2016.12 健康设备警报数据）

1. 以上数据基于 ECRI 研究所 2014 年 1 月至 2016 年 12 月的健康设备警报（Health Devices Alerts）记录，共纳入 32 个警报。我们不包括包含"缝合"一词的无关报告；此外，具有一项或多项更新的报告仅计算一次。

a）硬件问题占问题报告的大部分，这些被视为缝合线性能问题，例如不满足强度要求等。

b）无菌问题通常为包装的过程污染了材料与装置的情况。

c）器械标签问题包括产品贴错标签以及包装中装入了错误的产品。

d）用户培训仅占两个警报；建议包括调整缝合线张力并确保正确放置线结。

2. 建议：医院应及时了解缝合线召回和警报情况，并且临床医生应核实包装好的缝合线的确是手术流程中所需要的品类。

（源：ERIC）